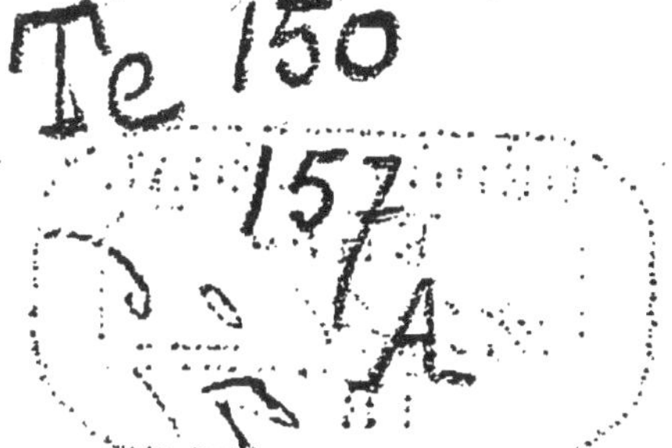

AF315698

FORMULAIRE

DE LA

FACULTÉ DE MÉDECINE DE VIENNE

TYPOGRAPHIE FIRMIN-DIDOT ET Cie. — MESNIL (EURE).

FORMULAIRE

DE LA

F CULTÉ DE MÉDECINE

DE VIENNE

DONNANT LES PRESCRIPTIONS THÉRAPEUTIQUES

UTILISÉES PAR LES PROFESSEURS

ALBERT, BAMBERGER, BENEDIKT, BILLROTH, C. BRAUN
GRUBER, KAPOSI, MEYNERT, MONTI, NEUMANN, SCHNITZLER
STELLWAG DE CARION, ULTZMANN, WIDERHOFER

PUBLIÉ PAR LE

Dr Théodore WIETHE

ANCIEN CHEF DE CLINIQUE A VIENNE

Traduit sur la huitième édition allemande, par le Dr E. VOGT

DEUXIÈME ÉDITION
REVUE CORRIGÉE ET AUGMENTÉE D'UN
FORMULAIRE DESTINÉ A L'ART DENTAIRE

PARIS

C. REINWALD & Cie, LIBRAIRES-ÉDITEURS
15, RUE DES SAINTS-PÈRES, 15
1891

TYPOGRAPHIE FIRMIN-DIDOT ET Cie. — MESNIL (EURE).

FORMULAIRE

DE LA

F CULTÉ DE MÉDECINE

DE VIENNE

DONNANT LES PRESCRIPTIONS THÉRAPEUTIQUES

UTILISÉES PAR LES PROFESSEURS

ALBERT, BAMBERGER, BENEDIKT, BILLROTH, C. BRAUN
GRUBER, KAPOSI, MEYNERT, MONTI, NEUMANN, SCHNITZLER
STELLWAG DE CARION, ULTZMANN, WIDERHOFER

PUBLIÉ PAR LE

Dr Théodore WIETHE

ANCIEN CHEF DE CLINIQUE A VIENNE

Traduit sur la huitième édition allemande, par le Dr E. VOGT

DEUXIÈME ÉDITION
REVUE CORRIGÉE ET AUGMENTÉE D'UN
FORMULAIRE DESTINÉ A L'ART DENTAIRE

PARIS

C. REINWALD & Cie, LIBRAIRES-ÉDITEURS
15, RUE DES SAINTS-PÈRES, 15
1891

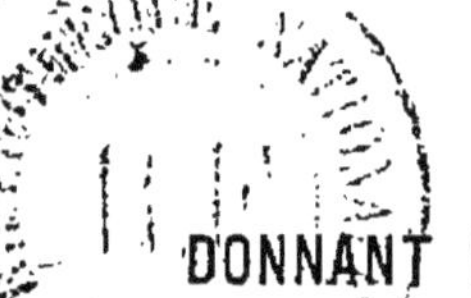

CLINIQUE CHIRURGICALE

ET CONSULTATION EXTERNE

DU

Professeur Dr Édouard Albert.

De tous les progrès de la chirurgie moderne, le plus important, surtout au point de vue du perfectionnement de la technique.opératoire, est sans contredit le traitement antiseptique des plaies.

Les malades doivent, avant d'être opérés, avoir pris, si possible, un bain chaud de longue durée : si une raison quelconque a empêché le malade de satisfaire à cette prescription, ou si l'opération est de peu d'importance et doit être faite à la consultation externe, on nettoiera le champ opératoire de la façon suivante : les souillures produites par des graisses, des huiles ou des substances poisseuses variées seront soumises à l'action de l'éther sulfurique : on rase ensuite la région que le pansement doit recouvrir. En dernier lieu, on brossera le champ opératoire au savon et on le lavera avec une solution aqueuse de sublimé à 1 $^{00}/_{00}$.

En ce moment, c'est cette dernière solution hydrargyrique, dont le titre varie entre 1/2 et 2 $^{00}/_{00}$, qui est la plus employée à la clinique comme désinfectant : on la colore, pour la distinguer de l'eau commune, avec deux ou trois gouttes de violet d'aniline par litre de liquide. Le meilleur procédé de préparation de doses très exactes de solutions sublimées, consiste dans l'emploi de pastilles contenant un gramme de sublimé (v. p. 45).

Les avantages du sublimé consistent en son action désinfectante si énergique et en son bas prix, les inconvénients sont les suivants :

1º C'est un poison violent.

2º Le danger d'intoxication est assez grand.

3º Il provoque la naissance d'exanthèmes.

4º Il est facilement décomposable.

5º Il ternit les métaux polis.

L'opérateur commence par nettoyer à fond ses mains et avant-bras avec le savon et la brosse (il devra surtout ne pas oublier les détritus qui s'assemblent sous les ongles et enlever avec une solution d'acide oxalique les taches d'encre ou de substances colorantes); puis il procède à la désinfection avec une solution de sublimé au millième ou d'acide phénique à 2 1/2 %. Pour désinfecter les instruments, l'acide phénique, en général à 2 1/2 %, est seul utilisé. Les instruments qui ont subi le contact de plaies gangréneuses ou infectieuses (dans les cas de syphilis ou d'actinomycose, p. ex.) seront chauffés au rouge. Si cette pratique est impossible à exécuter, ils seront plongés pendant 12 à 24 heures dans une solution phéniquée à 5 %, puis ils seront polis, nickelés au besoin et repassés.

Moins un instrument présente de fentes, d'éraillures et de sillons, plus il sera facile à nettoyer. Les meilleurs instruments sont, à ce point de vue, ceux à poignées lisses de métal ou d'ébonite.

Pour une laparotomie, on observera les prescriptions spéciales suivantes : immédiatement avant l'opération, on fait bouillir les instruments, à l'exception des bistouris et des aiguilles, pendant une heure dans une solution phéniquée à 5 % : on les place enfin dans une solution tiède à 2 1/2 %, d'où on les passera au fur et à mesure à l'opérateur.

Si c'est possible, on pratique l'hémostase (ligature circulaire sur les membres, ou méthode d'Esmarch, ou compression digitale des artères principales).

L'anesthésie locale est obtenue par une injection de cocaïne (voir p. 41) ou par la pulvérisation d'éther sulfurique ou mieux hydramylique (1), avec l'appareil de Richardson.

Pour obtenir la *narcose profonde* dans les cas d'examens douloureux ou d'opérations, on ne se sert que de chloroforme pur. Si le malade est agité, on obtiendra une chloroformisation facile en faisant au préalable une injection sous-cutanée de morphine.

L'inhalation se fait au moyen du masque d'Esmarch : on observe en premier lieu un stade d'excitation, rappelant l'ivresse alcoolique; puis vient le stade chirurgical caractérisé par une anesthésie absolue avec abolition des réflexes de la cornée.

Précautions à prendre pour la narcose chloroformique.

1° Le patient est à jeun : en cas de vomissements, il faut de suite nettoyer la cavité buccale.

2° Les vêtements qui gênent la respiration sont enlevés.

3° S'il y a des fausses dents, les faire ôter.

4° Contrôler exactement le pouls et la respiration; le malade est couché sur le dos ou le côté, jamais sur le ventre.

La narcose trop profonde se reconnaît : 1° à la mydriase; 2° à l'irrégularité des battements cardiaques et de la respiration; 3° à la cyanose ou à la pâleur cadavérique.

S'il y a arrêt de la respiration ou du cœur, on supprime *de suite* le chloroforme et l'on prend les mesures suivantes :

1° Respiration artificielle, pendant laquelle on pousse en avant le maxillaire inférieur, à moins qu'on ne tire la langue hors de la bouche.

2° Excitation de la peau (froid, frictions, etc.).

3° Faradisation des nerfs phréniques dans les fosses susclaviculaires, derrière les muscles sterno-cleido-mastoïdens.

4° Sels à respirer (voir p. 50).

---

(1) Cet éther provient, par flacons de cent grammes, de Londres (J. Robbin et Cⁱᵉ), au prix de 6 francs le flacon : une grande prudence doit présider à son emploi, car c'est un produit très inflammable.

5° Injection sous-cutanée, de musc, camphre (voir p. 50).

Pendant l'opération, le pourtour de la plaie sera couvert de compresses antiseptiques. Ces dernières représentent des compresses propres ordinaires, qui ont bouilli pendant 3/4 d'heure dans une solution de sublimé à 1 00/00 ou d'acide phénique à 5 % ; elles sont ensuite placées dans de l'eau sublimée à 2 00/00 jusqu'au moment où elles seront utilisées.

Pour retenir et réchauffer les intestins dans le cours d'une laparotomie, on emploie des compresses de toile extrêmement fine, très exactement ourlées : on les soumet aux mêmes traitements que les compresses ordinaires et avant l'opération, on les place dans de l'eau phéniquée à 2 1/2 %, d'où on les extrait dans le cours de l'opération.

Pour faire une *irrigation* pendant l'opération, on se sert d'eau phéniquée à 2 1/2 % ou sublimée à 1/2 00/00 : en cas de laparotomie ou de herniotomie, on choisira une solution chaude d'acide salicylique à 1 % : on ne se servira que d'irrigateurs à embout de verre ou d'ébonite, car les seringues courantes ne doivent jamais être utilisées dans ce but.

On n'emploie plus de spray ou pulvérisation de vapeurs avant ou après l'opération, car cette pratique est superflue.

Pour enlever le sang dans le cours d'une opération, on emploiera des tampons de gaze hydrophile : ce n'est que dans le cas d'opérations dans la région buccale ou nasale, ou en cas de bec-de-lièvre que l'emploi d'éponges aseptiques s'est maintenu.

Les tampons sont constitués par des pièces de gaze hydrophile, repliées en 4 à 16 couches superposées ; les surfaces sectionnées devront toujours se trouver à l'intérieur des tampons, et on évitera une déformation possible, au moyen de quelques points de suture. Les tampons seront bouillis pendant une heure dans une solution de sublimé à 1 00/00 et conservés, une fois rendus aseptiques, dans une solution à 2 00/00.

Les *éponges* seront désinfectées par le procédé d'Esmarch :

1º Battage à sec entre deux linges avec des battoirs de bois, jusqu'à ce que tout le sable ait quitté les pores.

2º Expression répétée des éponges dans l'eau tiède.

3º Séjour de 24 heures dans une solution 1 $^{00}/_{00}$ de permanganate de potasse (les éponges en sortent brunies).

4º Nouvelle expression dans l'eau tiède.

5º Séjour de quelques minutes dans une solution d'une partie d'hypo-sulfite de soude dans 100 parties d'eau, additionnée de quelques gouttes d'acide chlorhydrique concentré. Le tout est agité avec un morceau de bois jusqu'à décoloration, puis on enlève les éponges, car un plus long contact avec le liquide les ramollirait trop.

6º Lavage à l'eau pure jusqu'à ce qu'elles soient devenues inodores.

7º Pour permettre aux spores non détruites de germer, les éponges sont placées, dans un endroit ayant une température constante de 35º, dans un baquet plein d'eau ; cette dernière sera changée tous les jours, et l'opération durera cinq ou six jours.

8º Au bout de ce temps, on place enfin les éponges dans une solution phéniquée à 5 % ou dans le sublimé en solution aqueuse à 2 $^{00}/_{00}$. La solution est changée au bout de deux jours, et au bout d'une semaine de séjour, les éponges seront prêtes à être employées.

Pendant l'opération, les éponges souillées de sang seront exprimées dans de l'eau tiède, désinfectées ensuite dans une solution phéniquée à 2 1/2 % et enfin bien exprimées et employées à nouveau de suite. Jamais on ne se sert d'une éponge qui a servi pour une autre opération, sans l'avoir au préalable nettoyée et désinfectée à fond, de la façon suivante : 1º les éponges sont exprimées dans l'eau tiède qu'on renouvelle à diverses reprises, jusqu'à ce que l'eau du baquet reste limpide ; 2º ensuite on les lave à fond dans une solution concentrée de soude, pour enlever la graisse et les caillots ; 3º le cas échéant, désinfection obtenue avec une solution à 1 00/00 de permanganate de potasse et décoloration (voir ci-dessus la description du procédé) ; 4º on place les éponges dans une solution phéniquée à 5 % (voir ci-dessus, numéro 8).

Il faut détruire les éponges qui ont été en contact avec de la sanie et du contenu stomacal ou intestinal.

A la place des éponges on emploie aussi des tampons en laine de bois, de deux espèces. Les uns se composent d'un morceau de gaze au sublimé de 15 centimètres carrés, sur lequel on place un paquet de laine de bois désinfectée, gros comme le pouce; le tout est enveloppé de gaze. Les autres tampons se composent de grosses masses de laine de bois enveloppées d'un morceau de gaze dont les quatre angles sont réunis et attachés avec de la laine résistante. Les tampons ne servent jamais qu'une fois.

On peut aussi employer des bourdonnets d'ouate de Bruns, imbibés d'une solution de phénol ou de sublimé, quand il s'agit d'essuyer le sang ou des sécrétions provenant de plaies.

Soie.

Pour faire les sutures, on n'emploie pour ainsi dire que de la soie aseptique; cette dernière s'obient ainsi : la soie est mise en pelotes sur des sphères de verre, puis bouillie dans un récipient en verre, pendant trois quarts d'heure dans une solution phéniquée à 5 % ou de sublimé à 1 00/00, puis conservée dans une solution phéniquée à 5 % ou de sublimé à 2 00/00 : au bout de huit jours, la soie peut servir. Il y a dix grosseurs employées en chirurgie (nos 1, 2, 3, 4, 6, 8, 10, 12, 14, 16). Le no 16 est le plus fin, les plus employés sont les nos 4, 6 et 8.

Pour les sutures osseuses, on emploie des tendons de kangourous coupés dans le sens de leur longueur et désinfectés par le procédé usité pour le catgut.

Les aiguilles, le fil d'argent pour les sutures profondes ou osseuses, les plaques de plomb et les grains de grenaille perforés, ainsi que les ligatures élastiques (fils forts ou petits, tubes de caoutchouc vulcanisé rouge), sont continuellement placés dans la glycérine phéniquée à 5 %.

Pour les ligatures de vaisseaux, on ne se sert que de catgut conservé dans de l'alcool au sublimé (voir page 46).

Le catgut en boyau de mouton a quatre numéros 0, 1, 2, 3; on le désinfecte par un séjour de huit à douze heures dans une solution de sublimé à 2 00/00. Les fils sont alors placés dans une solution alcoolique de sublimé, que l'on changera souvent, pendant quinze jours; à ce moment le catgut sera prêt à être utilisé.

En cas de plaies profondes, l'écoulement des sécrétions sera obtenu par le

Drainage.

Qui sera encore facilité par des contre-ouvertures s'il y a lieu.

1º Le plus souvent on se sert de tubes de caoutchouc fenêtrés, qu'on fixe au bord de la plaie par une suture, ou qui sont fixés par des épingles de sûreté désinfectées : plus la plaie sera profonde et plus la cavité sera grande, plus gros aussi sera le drain !

Les drains en caoutchouc vulcanisé rouge sont de 16 grandeurs différentes : le nº 1 a 1 millimètre de diamètre et le nº 16, 10 millimètres. On lave les drains en les agitant dans l'eau, puis on les place dans une solution de sublimé au deux millièmes, qu'on change tous les cinq jours : au bout de trois semaines ils sont utilisables. On fait les fenêtres au dernier moment, soit avec une paire de ciseaux, soit avec un emportporte-pièce (semblable à ceux des employés de chemin de fer). La largeur d'une fenêtre ne doit pas dépasser 1/3 de la circonférence du drain pour éviter le plissement. Dans les petites plaies et les fistules on ne met qu'un demi-drain formant rigole, coupé en deux dans le sens de sa longueur. Les drains résorbables sont des os de poulet ou de lapin décalcifiés.

2º Si la sécrétion est faible, ou la plaie petite, on emploie des bandes de silk larges d'un demi à un centimètre.

Le silk est une espèce de soie verte trempée dans une solution préparée avec une partie de dextrine, 2 d'amidon et 16 d'eau ; on chauffe jusqu'à production d'empois et on ajoute une partie d'acide phénique : il faut le conserver à sec, et l'humecter, avant de le placer dans une solution d'acide phénique ou de sublimé.

3° Dans beaucoup de cas un ruban de gaze iodoformée hydrophile servira aussi de drain ; ce drain ne devra pas rester trop longtemps dans la plaie, pour empêcher que les granulations n'envahissent les espaces vides entre les mailles, ce qui produirait des blessures au moment où on enlève la gaze. Il ne faut pas oublier que si la gaze iodoformée arrive à adhérer à la plaie, le malade court le danger d'une rétention purulente.

Toutes les méthodes de drainage des plaies entraînent l'irritation des tissus (corps étrangers).

L'opération terminée, on place un pansement antiseptique, 1° pour empêcher l'influence nocive de diverses causes de complications, 2° pour tenir les lèvres de la plaie aussi rapprochées que faire se peut (essayer par une compression modérée d'empêcher la présence de cavités où la sécrétion peut s'accumuler), 3° pour absorber aussi vite que possible les sécrétions qui s'écoulent et empêcher leur putréfaction, 4° enfin pour écarter le danger de contagion dans les cas de plaies infectieuses ou pour l'atténuer au moins.

Sur des plaies fraîchement suturées, qu'on essaye de guérir par première intention, on place trois ou quatre couches de gaze iodoformée. Les plaies sales qui ne donnent pas l'espoir d'une première intention seront lavées avec des solutions désinfectantes fortes, puis saupoudrées d'iodoforme et recouvertes de gaze iodoformée. Par-dessus on place une grande quantité de gaze au sublimé molle, à plis irréguliers, puis une dizaine de couches de gaze posées à plat et enfin un coussinet de laine de bois, au lieu d'ouate de Bruns, puis on fixe le tout avec des bandes de calicot. Dans les plaies qui donnent peu de sécrétion, on placera au lieu de coussin, pour empêcher que les sécrétions ne traversent le pansement, un morceau de toile imperméable par-dessus les couches de gaze.

On emploiera surtout à cet effet la batiste de Billroth et

le papier à la gutta-percha. La batiste consiste en de la toile fine rendue imperméable par imprégnation d'une solution de caoutchouc : le papier est constitué par de la gutta-percha laminée en fines lamelles.

Comme pièces de pansement on emploie en ce moment à la clinique la gaze au sublimé : c'est de la gaze dégraissée par un séjour dans la lessive de soude bouillante, et imprégnée ensuite de sublimé à 1 00/00 : cette gaze est conservée humide jusqu'au moment de l'emploi. On peut aussi se servir de gaze phéniquée (ne pas oublier que ces deux genres de gaze perdent avec le temps leurs qualités antiseptiques). L'acide phénique s'évapore rapidement, et le sublimé se transforme en calomel, substance non antiseptique.

On prépare la gaze iodoformée hydrophile ordinaire en imprégnant la gaze désinfectée de poudre d'iodoforme : 100 grammes de glycérine sont mélangés à environ 150 grammes d'iodoforme pendant une 1/2 heure environ, dans un mortier, jusqu'à production d'une pâte uniforme, puis on ajoute un litre d'alcool concentré. Cette solution servira à imbiber environ 15 mètres carrés de gaze dégraissée, et cela jusqu'à saturation : la gaze est ensuite enroulée sur un rouleau et séchée à l'air libre. On peut aussi employer une autre méthode consistant à saupoudrer de poudre d'iodoforme un morceau de gaze, en opérant dans un vase désinfecté. Il faut mélanger intimement le tout, jusqu'à ce que la gaze prenne une couleur uniformément jaune. En faisant digérer la gaze dans de l'éther iodoformé (voir la formule p. 47), on peut rapidement préparer une petite quantité de la gaze iodoformée.

Après des opérations dans les cavités buccales, nasale ou rectale, on se servira d'une gaze iodoformée spéciale qui s'attache aux plaies et arrête ainsi les hémorragies : cette gaze peut rester quinze jours dans la plaie sans rien perdre de sa force.

Voici son mode de préparation :

On ajouté au mélange destiné à préparer la gaze iodoformée hydrophile, 50 grammes de poudre fine de colophane : cette préparation sert à saturer de la gaze dégraissée, qu'on laisse ensuite sécher à l'air libre.

Pour remplir les coussinets et tampons, on prend la laine et la charpie de bois (la première est à fibres courtes, la seconde à fibres longues), désinfectées par une cuisson de trois quarts d'heure dans une solution de sublimé à 2 00/00. Voici le mode de préparation des coussinets :

On étale à plat un grand morceau de gaze sublimée double ; on place au milieu, sans serrer, la laine de bois, puis on referme par-dessus les quatre coins de la gaze.

Les coussinets sont préparés d'avance et de taille variable, de 10 sur 15 centimètres jusqu'à 30 sur 50 centimètres en longueur et en largeur, l'épaisseur variant de 1 à 3 centimètres.

Pour les petits pansements on utilisera de préférence l'ouate de Bruns : cette dernière coûte beaucoup plus cher.

L'ouate de Bruns est constituée par du coton dégraissé et blanchi par l'action d'une solution carbonatée sodique à 4 % dans laquelle elle a bouilli pendant 1 à 2 heures : cette ouate a le précieux avantage d'absorber très facilement le sang et les liquides provenant des plaies.

On fixe les pansements avec des bandes. On fait en général des bandes de calicot : les bandes de flanelle, de toile ou d'organdi sont rarement employées. L'extrémité de la bande sera fixée soit avec des épingles de sûreté, soit en déchirant par le milieu la bande dans le sens de sa longueur, et en attachant.

Le premier pansement restera aussi longtemps que possible en place (pansements rares).

Il faut changer le pansement dans les cas suivants :

1° En cas de fièvre et surtout de frissons, avec perte de l'euphorie, ce qui ferait penser à de la septicémie commençante ;

2° En cas de violentes douleurs dans la plaie ;

3° En cas d'apparition de taches de sang ou de secrétions de la plaie sur la surface extérieure du pansement ;

4° En cas de mauvaise odeur du pansement ;

5° En cas de manque de solidité et de déplacement du pansement;

6° En cas de nécessité, lorsqu'il faut enlever des drains ou des sutures.

Au bout d'une semaine, on enlève généralement ces dernières et les drains sont alors remplacés par d'autres plus petits ou par des bandes de silk. Les drains qui doivent rester dans la plaie doivent être extraits à chaque nouveau pansement et nettoyés à l'irrigateur, car il faut s'assurer de leur perméabilité : en général, éviter tout lavage ou arrosage superflus de la plaie.

Sur les plaies couvertes de granulations, on fixe au lieu du pansement antiseptique classique, un morceau de toile de taille appropriée, couvert d'un onguent (voir formulaire, page 52); par-dessus un morceau de gaze sèche.

Complications des plaies.

1. *Érésipèle.*

Cette dermite infectieuse peut aussi envahir le tissu conjonctif intermusculaire; il faut de suite isoler les malades qui en sont atteints. *Traitement :* repos au lit, diète sévère, purgatifs s'il y a lieu, par exemple :

> *Pr.*   Infusion follic. séné, 10 gr. sur 200 d'eau.
> Ajoutez sirop de framboises, 25 gr.

Une cuiller à soupe toutes les deux heures (la selle se produit au bout de trois à cinq heures).

L'érésipèle sera enduit d'axonge, de vaseline, couvert de poudre d'amidon, et par-dessus on placera une vessie de glace; si on n'en a pas, on fait des applications de :

> *Pr.* Eau blanche, 500 gr.

En cas de collapsus : café, vin, cognac.

> Pr. Cognac, 150 grammes.

Toutes les demi-heures une cuiller à café ou davantage. Ou encore :

> Pr. Teinture de cannelle, 30 grammes.

15 à 20 gouttes d'heure en heure. S'il y a lieu, injections sous-cutanées.

2. *Diphtérie.*

Après la trachéotomie, pour cause de diphtérie laryngée, on voit souvent cette dernière envahir la plaie. *Traitement :* traitement général et applications locales du chlorure de zinc.

> Pr. Chlorure de zinc, 10 gr.
> Eau dist., 200 gr.

3. *Septicémie et pyémie.*

Ces affections provenant de l'introduction de microbes dans le sang, la prophylaxie est ici l'essentiel! *Traitement :* traitement local du foyer initial, par exemple évacuation du pus, désinfection avec des solutions antiseptiques fortes ; pour le reste, traiter les symptômes, par exemple, par les antipyrétiques.

> Pr. Sulfate de quinine, 10 gr.

Divisez en 5 paquets. Un par jour (à prendre en une fois ou diviser en 2 ou 3 doses à prendre en une heure).

> Pr. Antipyrine, 10 gr.

Diviser en 5 paquets, 2 par jour.

> Pr. Salicylate de soude, 15 gr.

Divisez en 10 paquets, 4 par jour.

4. *Décubitus.*

Traitement préventif : changer souvent la position du malade dans son lit, éviter les plis dans le drap de dessous qui sera lisse, employer les matelas à eau ou à air, laver souvent à l'eau vinaigrée, par exemple. En cas de perte de substance :

> *Pr.* Emplâtre de savon, 50 gr.

Étendre sur un grand morceau de toile et en couvrir la plaie, ou :

> *Pr.* Emplâtre de céruse, 50 gr.

Les plaies gangréneuses seront chaque jour désinfectées.

5. *Eczémas.*

Ils sont souvent provoqués par les désinfectants employés. *Traitement :* l'eczéma de l'acide phénique est enduit de vaseline ; celui du sublimé, d'une pommade salicylée :

> *Pr.* Acide salicylique, 5 gr.
> Vaseline, 50 gr.

Faire une pommade.

On saupoudrera avec :

> *Pr.* Oxyde de zinc, 10 gr.
> Poudre d'amidon, 50 gr.
> (*Us. ext.*)

6. *Tétanos.*

Ne pas négliger l'étiologie ! Morphine ou

> *Pr.* Hydrate de chloral, 4 gr.
> Eau dist., 80 gr.
> Mucilage de gomme arab., 40 gr.
> Suc de citron, 20 gr.

Une cuiller à soupe toutes les heures en augmentant peu à peu les doses, ou encore chloroformisation légère et de longue durée : enfin injection sous-cutanée de

> *Pr.* Curare, dix centigr.
> Eau dist., 10 gr.

(On commence par une division de la seringue de Pravaz

par dose (2 à 3 fois par jour), et on augmente avec prudence les doses !).

Bromure de sodium, électricité, réfrigérants sur la colonne vertébrale.

7° *Intoxication par le sublimé.*

Stomatite, sialorrhée, vomissements, diarrhées ; dans les cas graves, selles sanglantes, gastralgies, entéralgies, ténesme, néphrite.

8° *Intoxication par l'acide phénique.*

Cas légers : vertiges, céphalées, malaise, vomissement ; dans les cas graves, phénomène d'ivresse avec collapsus consécutif, coma, faiblesse du pouls, troubles respiratoires, diarrhée : les urines foncées sont la preuve de l'intoxication : dans les cas légers, les urines sont un peu verdâtres, mais dans les cas graves, elles deviennent noir foncé, par l'oydation de l'hydroquinone. On pourra essayer à l'intérieur :

> *Pr.* Sulfate de soude crist., 4 gr.
> Eau dist., 120 gr.
> Sirop d'éc. d'oranges, 20 gr.

A prendre dans la journée.

9° *Intoxication par l'iodoforme.*

Troubles digestifs : anoréxie, vomissements, diarrhée légère ; dans les cas graves troubles cérébraux, d'abord céphalées, puis mélancolie, manie aiguë, ou encore troubles méningitiques.

Dans toutes ces intoxications, il faut avant tout supprimer le médicament incriminé. Le traitement devient ensuite purement symptomatique.

Terminologie des affections chirurgicales.

Inflammation, d'après Galien : 1° *calor*, 2° *rubor*, 3° *dolor*, 4° *tumor* ; à ces quatre signes on ajouta plus tard un cinquième : *functio læsa.*

1° et 2° sont la conséquence de l'hypérémie congestive ;

4° = le gonflement produit par les exsudats variés qui s'accumulent : les espèces principales sont : *a*) l'*exsudat séreux* ou transsudation (à travers des parois vasculaires indemnes). avec émigration simultanée de quelques leucocytes ; *b*) *exsudat fibrineux*, dans lequel les leucocytes émigrés se transforment en caillots fibrineux ; *c*) l'*exsudat purulent* : transsudation de nombreux globules de pus, sans transformation fibrineuse : le pus en putréfaction s'appelle *pus ichoreux ; d*) l'*exsudat hémorragique :* transsudation ou sortie des globules blancs et rouges du sang, hors des vaisseaux.

Une *tumeur* (*tumor*) est une espèce de néoplasme non inflammatoire, dont la croissance modifie la forme de la partie du corps où il siège. On distingue dans la pratique les tumeurs en bénignes et malignes : les premières contrairement aux secondes n'envahissent pas les tissus voisins. Au point de vue histologique les plus importantes sont : le fibrome (tissu conjonctif), le myome (tissu musculaire) ; le névrome (tissu nerveux), l'angiome (tissu vasculaire), le lipome (tissu graisseux), l'enchondrome (tissu cartilagineux), l'ostéome (tissu osseux), le lymphome (tissu lymphoïde, sans ganglions véritables). Le sarcome se compose de tissu conjonctif avec éléments cellulaires inclus ; le carcinôme de tissus épithéliaux vrais : les kystes sont des tumeurs à coques, avec contenu liquide.

Les *abcès* sont des cavités formées dans l'intérieur d'un organe aux dépens du tissu et remplies de pus.

L'*ulcère* est constitué par une perte de substance à croissance continue, par nécrose du tissu, en général accompagnée d'exsudation et de néoformation. Il se distingue d'une surface couverte de granulations par le manque de tendance à la guérison, et l'absence de pus de bonne nature.

La *nécrose,* « mort locale des tissus, » est causée par l'absence de nutrition dans une partie du corps ; on la divise en momification ou gangrène sèche, et gangrène humide ou putride.

La *blessure* est une perte de substance encore fraîche, reconnaissable à ce que les tissus mis à nu ont très nettement conservé leur structure normale.

La *carie* est une destruction ulcéreuse, allant de couche en couche, de la substance osseuse : c'est donc un ulcère osseux.

Chirurgie opératoire.

1. LIGATURES.

1° *Carotide primitive au-dessous de l'omo-hyoïdien.*
Position du malade : décubitus dorsal, tête fortement inclinée en arrière.

Incision de la peau : le long du bord antérieur du muscle sterno-mastoïdien, commençant à la hauteur du cartilage thyroïde et descendant sur une longueur de 6 centimètres.

Couches successives :

Peau et tissu cellulaire sous-cutané.

Peaucier.

Face antérieure de la gaîne de sterno-mastoïdien, que l'on ouvre pour attirer le muscle en dehors.

Ouverture de la face postérieure de la gaîne.

Dans l'espace presque triangulaire limité en dehors par le sterno-mastoïdien, en haut par l'omo-hyoïdien, en dedans par le sterno-thyroïdien et le sterno-hyoïdien, on trouve l'artère dans le tissu cellulaire ; appliquée sur elle, on rencontre la branche descendante de l'hypoglosse, en dehors se trouve la veine jugulaire interne et en arrière le nerf pneumogastrique.

2° *Axillaire.*

Position du malade : décubitus dorsal, le bras en forte abduction.

Incision de la peau : dans le prolongement du sillon bicipital interne, sur le bord antérieur du lieu d'insertion des poils, on fera une incision de cinq centimètres passant entre le rebord du grand pectoral et le nerf médian : ce nerf est facile à reconnaître si l'on met l'articulation du coude en extension forcée.

Couches successives :

Peau et tissu graisseux sous-cutané.

On rencontre ensuite une lamelle fibreuse mince, contenant plusieurs ganglions lymphatiques, et en avant de l'artère la veine axillaire et le nerf cubital, en dehors et en arrière le radial.

3° *Humérale.*

Position du membre : abduction, avec extension du coude.

Incision cutanée : en dedans du bord interne du biceps, une incision de 4 centimètres de longueur : on sent l'artère facilement.

Couches successives :

Peau, tissu graisseux sous-cutané.

Aponévrose du muscle biceps : on incise le feuillet supérieur, on attire le muscle en avant : on ouvre le feuillet postérieur et on rencontre le nerf médian. Par-dessous se trouve l'artère accompagné de deux veines.

4° *Cubitale.*

Position du membre : main en extension.

Incision cutanée de 3 centimètres, commençant sur le bord radial du pisiforme.

Couches successives :

Peau.

Aponévrose.

L'artère se trouve sur le bord externe du nerf cubital, c'est-à-dire du côté du radius, entre le bord externe du muscle cubital antérieur et le tendon du fléchisseur superficiel.

5° *Radiale.*

Position du membre : extension de la main.

Incision cutanée de trois centimètres, sur le bord radial grand palmaire, allant à l'encontre de l'artère qu'on sent battre.

Couches successives :

Peau et tissu cellulo-graisseux sous-cutané.
Aponévrose.
Artère accompagnée de deux veines.

6° *Fémorale au niveau du ligament de Poupart.*

Position du malade : décubitus dorsal.

Incision cutanée : si l'on ne sent pas la pulsation de l'artère, inciser sur une ligne allant depuis le milieu de la ligne de jonction entre la symphyse et l'épine iliaque antérieure et supérieure jusqu'à la tubérosité interne : l'incision aura 6 centimètres.

Couches successives :

Peau et tissu cellulaire sous-cutané.

2 feuillets de l'aponévrose superficielle.

Un feuillet du fascia lata.

Gaîne de l'artère.

En dedans la veine, en dehors le nerf crural sortant de l'interstice musculaire.

7° *Fémorale dans le triangle de Scarpa.*

Position du membre : rotation en dehors et extension parallèlement à l'axe du corps.

Incision cutanée, longue de 6 centimètres, en dedans d'une ligne qui partirait de l'épine iliaque antérieure et supérieure pour rejoindre le bord postérieur de la tubérosité interne, commençant à 8 ou 10 centimètres au-dessous du ligament de Poupart, sur le bord interne du muscle couturier.

Couches successives :

Peau et tissu cellulaire sous-cutané.

Fascia lata formant la gaîne du couturier (ce muscle se reconnaît facilement à la direction oblique de ses fibres).

Si l'on déplace le muscle en dehors, on trouve en dessous l'artère (entre le vaste interne et l'adducteur), en dessous de l'artère la veine, et en dehors les nerfs.

II. Amputations.

L'amputation est une opération par laquelle on sépare du reste du corps une partie du corps, sans passer par une articulation. On peut donc amputer aussi bien des parties proéminentes, une mamelle, le pénis p. ex., que des extrémités. Les indications pour l'amputation sont :

1° Les maladies locales, qui par suppuration ou autrement nuisent à la résistance de l'organisme.

2° Les néoplasmes.

3° Les blessures.

4° Les malformations, empêchant le patient de se servir du membre malade.

MÉTHODES.

1° *Circulaire.*

En un temps (Celse).

En deux temps (J. L. Petit).

2° *A lambeaux.*

Cutané (Lowdham).

Musculo-cutané (Langenbeck, Verduin).

Ovalaire (Langenbeck).

La désarticulation consiste à enlever un membre selon les règles de l'art en passant par une articulation.

Le résection est l'ablation de parties articulaires malades dans les cas de carie, d'ankylose, de blessure, etc.).

III. Trachéotomie.

Cette opération consiste en l'ouverture des voies respiratoires : il y a plusieurs procédés :

La laryngotomie avec incision de la membrane crico-thyroïdienne.

La trachéotomie supérieure : division de la trachée en dessus de l'isthme de la thyroïde.

La trachéotomie inférieure en dessous de la thyroïde.

IV. Ténotomie et myotomie.

La première opération consiste en une section sous-cutanée d'un tendon, la seconde en une section musculaire.

· V. Plastique.

Opération servant à couvrir des pertes de substance congénitales ou acquises.

Traitement des maladies chirurgicales générales les plus importantes.

I. Maladies générales.

Tuberculose et scrofulose.

Ce sont deux formes d'une même maladie, qui exigent en premier lieu un traitement général, pour tonifier l'organisme : un régime substantiel (viande, lait, œufs), de l'air pur (séjour à la campagne), une habitation sèche, et une occupation appropriée à l'état du malade. On y ajoute les fortifiants : en hiver l'huile de foie de morue, une à deux cuillers à café pour les enfants; une cuiller à soupe par jour pour les adultes, avec un petit pain, et augmenter la dose peu à peu.

Pr.   Huile de foie de morue, 100 gr.

Conserver dans un endroit frais! Ne pas en continuer l'emploi en cas de troubles digestifs.

Lésions locales : *a*) tuberculose osseuse, constituée par des cavités multiples revêtues d'une membrane pyogène, contenant du pus et quelquefois des fragments osseux détachés (séquestres). Le plus souvent l'affection atteint le rachis : une spondylite de ce genre se manifeste par de violentes douleurs dans la vertèbre malade, quand on appuie brusquement, et en même temps, sur les deux épaules du malade assis ou debout. Une tuberculose plus étendue de cette région donnera lieu au mal de Pott (cyphose angulaire), avec tous les dangers d'une myélite possible. *Traitement :* repos de la vertèbre par la position couchée, extension avec appareils appropriés (Taylor, Glisson, etc.); dans d'autres cas, on a recours aux cravates de plâtre ou de feutre, etc. Si la tuberculose atteint d'autres os, on fera suivant le cas des extractions, résections ou amputations. Les *abcès froids*, suite d'affections osseuses, ne guérissent que par destruction de la membrane pyogène (extirpation, résection, etc.) : si l'on ne peut exécuter ces opérations, on injectera la solution suivante :

> *Pr.*   Iodoforme pulvérisé, 10 gr.
> Glycérine, 50 gr.
> Eau dist., 50 gr.

b) Dans la tuberculose articulaire (fongus, tumeur blanche), on commence au début par des bains de sel iodé de Darkau et le repos de l'articulation, pour enrayer le mal; plus tard on fait de l'igniponcture (application locale du thermocautère pointu); on extirpera, ruginera, réséquera, etc., les parties atteintes.

c) La tuberculose des gaines synoviales est uniquement traitée par une extirpation complète des parties malades.

d) La tuberculose ganglionnaire atteint surtout les ganglions cervicaux. Si une seule glande est prise, et n'est pas encore caséifiée, on fera l'extirpation; si les ganglions se ramollissent, des compresses d'eau chaude, ou mieux des cataplasmes, plus tard l'incision et l'extirpation par le grattage.

e) Ulcères tuberculeux, caractérisés sur la peau par des bords minces, violets, creusés par dessous : on les traitera par le pansement antiseptique : les ulcères de la langue chez des malades robustes seront extirpés. Les fistules seront, selon les cas, élargies par le laminaria ou l'éponge préparée : ces dilatateurs seront huilés, saupoudrés d'iodoforme et enlevés au bout de douze heures.

f) Les organes atteints de tuberculose, les testicules par exemple, seront extirpés.

II. Maladies de la peau.

Les nœvus.

Seront extirpés à la première menace d'accroissement, crainte de sarcome.

Phlegmons.

Ce sont des infiltrations purulentes de la peau enflammée (phlegmons superficiels); ces infiltrations tendent parfois à envahir la profondeur, à fuser entre les muscles (phlegmons profonds). Les *furoncles* sont des phlegmons circonscrits. La *pustule maligne* (anthrax) se distingue du furoncle par le fait qu'il y a nécrose de la peau. Le traitement consiste, pour toutes ces affections, en grandes incisions avec pansement antiseptique (acétate d'alumine, page 48). Quand il y a furonculose, il ne faut jamais négliger la recherche du sucre dans les urines.

Le terme de *panaris* désignait autrefois le phlegmon de la matrice de l'ongle, mais actuellement il englobe plusieurs maladies des doigts : le panaris osseux (ostéomyélite de la phalange), les panaris tendineux (*wurm* = « ver », en allemand, à cause du ruban de tendon nécrosé qui se détache), et le panaris sous-unguéal. *Traitement :* pas d'enveloppements chauds, mais incisions précoces avec pansements antiseptiques.

L'ongle incarné.

Provient en général de ce que l'ongle a été mal coupé, au bord externe du grand orteil. *Traitement :* discision de l'ongle d'avant en arrière, avec une paire de ciseaux enfoncée jusqu'en arrière de la matrice de l'ongle, et extraction de la partie à enlever au moyen d'une forte pince à coulisses.

III. Maladies des os, des articulations, des muscles.

Rachitis.

Maladie anglaise. — Traitement général : alimentation : viandes, lait, œufs, pas de farineux, etc., pas de sucre, habitation sèche; air pur, bains de sel gemme (2 kilos et davantage par bain). *Traitement :*

> *Pr.* Huile de foie de morue, 100 gr.

si on n'observe pas de troubles digestifs à la suite de son emploi (diarrhées, etc.), ou bien :

> *Pr.* Phosphore, un centigr.
> Huile foie de morue, 100 gr.

Une demi à une cuiller à café par jour.

Pour dissoudre le phosphore, on peut employer l'huile d'amandes douces :

> *Pr.* Phosphore, un centigr.
> Huile d'amandes douces, 70 gr.
> Sucre blanc, 30 gr.
> Essence de fraises, 15 gouttes (1).

Une cuiller à café par jour.
Autre formule :

> *Pr.* Eau de chaux, 100 gr.
> Sirop simple, 20 gr.

Tous les jours une à deux cuillers à soupe.

Pour combattre l'incurvation des os longs, on emploie le redressement de l'os encore mou avec fixation par un appareil plâtré, la fracture artificielle sous-cutanée de l'os, l'ostéotomie, ou section à la gouge et à la scie : dans certains cas, on réséquera un coin osseux. Les courbures du rachis seront soignées dès leur apparition par la gymnastique et les cravates de plâtre.

(1) Inusité en France (note du traducteur).

Ostéomyélite.

L'ostéomyélite aiguë spontanée diffuse, cette inflammation purulente de la moelle osseuse, attaquant surtout les os longs, se termine par périostite ou nécrose, ou par décollement de l'épiphyse. L'affection aiguë a souvent l'apparence d'une fièvre typhoïde (typhus des os). *Traitement :* d'abord repos du membre intéressé.

Pr.   Salicylate de soude, 20 gr.

Divisez en XX poudres, toutes les deux heures une poudre.

Évacuation précoce du pus par incision : drainage et traitement antiseptique, extraction de séquestres.

Périostite.

En dehors de la périostite syphilitique il y a encore la forme ossifiante et la forme purulente (cette dernière est une conséquence des maladies du tissu osseux), et se voit dans la carie dentaire ou la périostite phosphorée, p. ex. Le traitement découle de la cause de l'affection (p. ex. avulsion de la dent malade), et évacuation du pus obtenue par incision.

Arthrite.

En dehors des arthrites tuberculeuses, citons d'autres *formes d'arthrites très importantes.*

1º Arthrite rhumatismale aiguë ;
2º Arthrite rhumatismale chronique ;
3º Arthrite goutteuse ;
4º Arthrite déformante ou noueuse.

Si l'arthrite s'accompagne d'épanchement abondant, on parlera d'arthrite séreuse (ou mieux arthro-méningite) : dans l'arthrite sèche le liquide fait défaut. S'il y a hémorragie dans l'arthrite par traumatisme ou inflammation, on parlera d'hémathrose.

L'arthrite déformante produit des destructions dans les articulations (disparition des cartilages, usure des parties osseuses articulaires), ayant pour conséquence l'ankylose.

Les affections articulaires les plus communes sont la coxalgie et l'inflammation de l'articulation du genou.

Coxalgie.

La coxalgie est rarement aiguë, le plus souvent elle est chronique et de nature tuberculeuse. On la reconnaît à des signes caractéristiques, la position pathologique de la jambe (en général en abduction, flexion légère et rotation en dehors) et la participation du bassin aux mouvements passifs qu'on imprime à l'articulation coxo-fémorale malade. Le traitement consiste en repos et antiphlogistiques. L'ankylose doit être obtenue dans la position la plus utile au malade, par extension dans un appareil plâtré.

La forme sénile, la coxalgie des vieillards (*malum coxæ senile*), est déformante. *Traitement :* bains chauds, appareil approprié.

Arthrite du genou.

Elle exige le repos et l'application du froid ; dans les cas aigus, emploi énergique des résolutifs, p. ex. :

Pr. Teinture d'iode, 25 gr.
(*Us. ext.*)

En cas d'hydarthrose avec ballottement de la rotule, on fait une ponction avec un gros trocart, pour faciliter la sortie de petits corps libres (grains riziformes) qui se trouvent parfois dans la cavité synoviale : les arthrophytes plus volumineux (*mures articulares*), qui entravent les mouvements dans l'articulation, seront enlevés, après ouverture de la poche par la méthode antiseptique. Puis on fera un bandage compressif avec des bandes de flanelle enroulées dans le sens centripète. Dans les cas où il y a arthrite douloureuse chronique sans tuberculose, bains de vapeur, et à défaut bains chauds, massage, et à l'intérieur :

Pr. Salicylate de soude, 10 gr.
Eau dist., 100 gr.
Sirop d'écorces d'oranges, 25 gr.

Toutes les deux heures une cuiller à bouche, ou des prescriptions analogues.

Torticolis.

Le torticolis musculaire est une contracture du sterno-mastoïdien, le t. osseux une maladie des vertèbres cervicales. Dans le premier cas, utiliser l'orthopédie avec ou sans myotomie sous-cutanée, dans le second cas appareils appropriés.

Rhumatisme musculaire.

Contre le torticolis rhumatismal, le lumbago, etc.; on ordonne des liniments par ex. :

Pr.   Opodeldoch, 50 gr. (Us. ext.)

ou :

Pr.   Alcool camphré, 50 gr. (Us. ext.)

En outre : massage, bains de vapeur et électricité.

Myosite.

Repos, réfrigération, massage s'il y a lieu.

Inflammation des gaines tendineuses.

Cette affection demande, pour guérir, le repos, la compression et le massage.

IV. Maladies des vaisseaux sanguins et lymphatiques.

Anévrismes.

Les anévrismes sont souvent justiciables d'une opération : d'abord, compression (temporale, brachiale, cubitale, radiale et poplitée), avec des bandes de toile ou des bandelettes de sparadrap, ou des instruments compresseurs spéciaux; en outre flexion forcée (pour la cubitale, la radiale et la poplitée) : si toutes ces pratiques ne mènent à rien, on fera la ligature et l'extirpation consécutive du sac.

Angiomes.

Les angiomes (télangiectasie et tumeurs caverneuses)

seront, suivant leur siège, traités par ligature, extirpation et
suture consécutive, ou transformés en eschares (thermocautère, anse galvanique). Il est aussi utile parfois de passer un
séton dans la tumeur, sous forme d'un fil trempé dans du
perchlorure de fer : l'injection de perchlorure dans les tumeurs
pourrait entraîner la mort.

Varices.

Les varices (phlébectasies) se montrent surtout chez les
femmes après l'accouchement, et surtout aussi aux extrémités
inférieures. *Traitement :* envelopper la partie atteinte avec
une bande de flanelle, ou mieux avec la bande de Martin (en
caoutchouc, large de 6 à 7 centimètres, longue de 3 à 4 mètres). Le matin, avant de se lever, on l'enroule en commençant
par les chevilles, sans trop serrer ; si on se lève ensuite, la
bande se trouve suffisamment serrée. Il faut surtout tenir à
la propreté ! (Le soir, la bande sera lavée au savon, et laissée
la nuit dans l'eau.) Les varices peuvent donner lieu à des
hémorragies par rupture, à des phlébites ou à des périphlé-
bites : les troubles circulatoires engendreront aussi l'ulcère
variqueux chronique. *Traitement :* repos, réfrigérants, désinfection et pansement antiseptique des ulcères. Sur les ulcères
très étendus, on placera des greffes ; la dernière ressource
sera l'amputation.

Hémorrhoïdes.

Les hémorrhoïdes sont les varices des veines du rectum.
Traitement : régime approprié (pas d'irritants ni d'alcooliques, etc.), régularisation des selles par des eaux purga-
tives, etc. Dans les cas d'inflammation des bourrelets, bains,
clystères, appareils réfrigérants. Le traitement *curatif* consistera en ligature élastique, ou application du thermocautère ou de l'anse galvanocaustique. En cas d'hémorragies,
compression digitale et lavement d'eau glacée.

Tuméfaction inflammatoire des ganglions lymphatiques.

Cette affection se montre fréquemment à la suite de maladies inflammatoires ou infectieuses. En général, elle disparaît avec la cause qui l'a fait naître, mais d'autres fois il y aura suppuration ou gonflement durable (lymphome hyperplasique). Le traitement consiste dans la destruction des processus qui sont la cause de l'irritation ; en cas de besoin, incision et évacuation du pus.

Dans la leucémie lymphatique et dans la pseudoleucémie (lymphome malin), régime fortifiant et traitement arsenical énergique :

> *Pr.*   Liqueur de Fowler, 5 gr.
> Eau dist., 15 gr.

3 fois par jour 10 gouttes, et on ajoute tous les deux jours une goutte par dose.

Dans certains cas, on fera des injections parenchymateuses de liqueur de Fowler. En cas d'intoxication (crampes d'estomac, diarrhée, exanthème), s'abstenir de suite de prescrire la liqueur.

V. Maladies du système nerveux.

Commotion cérébrale.

Cette affection se caractérise par la perte de connaissance, les vomissements, le ralentissement du pouls ; elle exige un repos absolu pendant plusieurs semaines : en outre, traitement purement symptomatique.

Névralgies.

Les névralgies sont des douleurs violentes sans modifications anatomiques des nerfs mêmes ; elles sont dues à des causes variées. Les troubles centraux (tumeurs, hémorragies, syphilis, malaria, etc.), l'irritation des troncs eux-mêmes (traumatismes, cicatrices, tumeurs compressives, etc.), les névralgies réflexes (p. ex. dans les affections intestinales, vésicales, utérines), sont les causes principales des névralgies et l'étiologie commande ici la thérapeutique.

La *névralgie du trijumeau* sera modifiée dans certains cas par l'extraction d'une dent cariée, par des bains de vapeur, des vésicants sur la peau, le courant galvanique, les purgatifs; et dans les cas semblant dépendre de la malaria, injection hypodermique avec :

> *Pr.* Antipyrine, 5 gr.
> Eau dist., 10 gr.

Une seringue pleine par jour.

On peut donner aussi l'antipyrine à l'intérieur, 1 gr. 50 par jour.

> *Pr.* Sulfate de quinine, 5 gr.

Divisez en X poudres; à prendre une à deux poudres quatre à six heures avant l'accès.

> *Pr.* Liqueur de Fowler, 10 gr.
> Eau dist., 10 gr.

3 fois par jour, 5 gouttes.

En cas d'insuccès, névrotomie ou encore mieux névrectomie (résection d'un filet nerveux).

Névralgies intercostales, par pression d'anévrismes, par carie des côtes, par gonflement des ganglions, etc.

Névralgies dans les membres inférieurs : sciatique, à la face postérieure de la cuisse, et en dehors, en avant et en arrière de la jambe ; enfin sur le dos et la plante du pied. Sciatique antérieure (nerf crural) à la partie antéro-interne de la cuisse. La névalgie du saphène interne se montre à la face interne de la jambe et au bord interne du pied : celle de l'obturateur à la face interne de la jambe. Le traitement tiendra avant tout compte de l'étiologie; on emploiera des irritants, badigeonnages de teinture d'iode, p. ex., on bien :

> *Pr.* Vératrine, 1 gr.
> Vaseline, 30 gr.

Pour faire une pommade. Frictionner tous les deux jours.

Les sinapismes, les vésicatoires, qu'on laisse en place pendant une à deux heures (ou plus longtemps), les ventouses, la cautérisation superficielle avec le thermocautère, l'électricité (courant constant, descendant), les bains de vapeur, de Barèges, etc., l'élongation des nerfs, rendront des services ; quand la douleur est trop forte, injection hypodermique de morphine.

Une névralgie subite du nerf obturateur peut être l'indice d'une hernie obturatrice.

VI. Maladies des organes respiratoires.

Épistaxis.

L'épistaxis est souvent un symptôme qui accompagne des affections graves. *Traitement :* repos, injections d'eau glacée dans la cavité nasale ou

> *Pr.*   Alun, 5 gr.
> Eau dist., 100 gr.
> (*Us. ext.*)

Compresses glacées sur le front et le cou : tamponner avec la gaze à l'iodoforme (au moyen de la sonde de Bellocq ou à défaut avec un cathéter, ou enfin avec des bougies en cire, etc.).

Polype du nez.

Le polype du nez, ou hypertrophie pédiculée de la muqueuse nasale, a un aspect mou, grisâtre ; il est facile à déplacer, et ne part jamais du septum ; le plus souvent il y en a plusieurs. *Traitement :* extirpation avec le polypotome à branches droites, ligature au fil de fer suivie d'une injection à l'eau glacée. Tamponnement à la gaze iodoformée.

Laryngite croupale.

La laryngite croupale est une exsudation superficielle de fibrine (membrane croupale), donnant lieu aux symptômes suivants : voix voilée, toux, douleurs, fièvre. Bientôt des symptômes de suffocation se montrent, avec respiration striduleuse, cyanose du visage, activité plus grande des muscles accessoires, inspiration très forte contractant les muscles du cou, ainsi que ceux de la clavicule et de la région épigastrique. *Traitement :* vomitifs et glace à l'intérieur ; en cas d'insuccès, trachéotomie.

Mentionnons en outre les maladies de la

Glande thyroïde.

La plus fréquente de ces maladies est l'hypertrophie du tissu glandulaire ou goître, que l'on divise en parenchymateux, cystique, gélatineux, vasculaire, fibreux, malin. Traitement interne.

> *Pr.* Iodure de potassium, 3 gr.
> Eau dist., 120 gr.
> Sirop d'éc. d'oranges 25 gr.

Matin et soir une cuiller à soupe.
On peut aussi utiliser la pommade iodée (voir page 53) : on ponctionnera les kystes, s'il y a lieu. Si ces moyens échouent, extirpation.

VII. Maladies de l'appareil digestif.

Angine catarrhale.

L'angine catarrhale (aiguë ou chronique) atteint la mueuse du pharynx, du palais, des amygdales et des arcs patins. Les parties sont rouges et gonflées ; la douleur en avalant et en parlant, la sécrétion de mucosités d'abord transparentes, puis grisâtres et purulentes, le mauvais goût la bouche et enfin la fièvre modérée, sont les traits distinctifs de l'affection. *Traitement :* suppression du tabac, des irritueux, des aliments chauds, des épices ; il faut parler peu et à voix basse, faire des enveloppements humides et avaler de temps en temps des pilules de glace. On prescrira les gargarismes suivants :

> *Pr.* Chlorate de potasse, 5 gr.
> Eau de fontaine, 500 gr.

Gargarisme.

> *Pr.* Eau de chaux, 250 gr.
> Eau de fontaine 250 gr.

Gargarisme.

> *Pr.* Alun, 10 gr.
> Infusion de feuilles de sauge, 25 gr.
> sur 500 gr. eau.

Gargarisme.
Ou encore :

> *Pr.* Tannin pur, 10 gr.
> Alcool de grain, 100 gr.

Mettre 1 cuiller à café dans un pot d'eau bouillante : inhalations.
Si ces prescriptions sont inefficaces :

> *Pr.* Nitrate d'argent, 1 à 2 gr.
> Eau dist., 50 gr.

En badigeonnages.
Dans les cas chroniques eaux d'Ems ou de Seltz.

Angine phlegmoneuse.

L'angine phlegmoneuse est une inflammation parenchymateuse des amygdales, qui se termine parfois par suppuration. Traitement comme ci-dessus, en outre, incision de l'abcès, pas trop tôt, mais seulement quand la fluctuation est manifeste.

Angine diphtérique.

L'angine diphtérique est dans les cas légers, peu distincte

de l'angine catarrhale ; la « nécrose avec coagulation » est seule caractéristique. *Traitement :* prophylaxie ! ne jamais cautériser ! surveiller le régime (ne permettre que des aliments liquides) ; faire des enveloppements de linges humides, et enfin, dans les cas de forte dyspnée, trachéotomie.

> *Pr.* Chlorate de potasse, 10 gr.
> Eau de fontaine, 500 gr.

Gargarisme. A employer d'heure en heure.

Dans certains cas, on prendra toutes les deux heures une cuiller à café de cette solution.

> *Pr.* Eau de chaux, 500 gr.

Gargarisme (aussi bon en inhalations).

Dans les paralysies diphtéritiques, l'électricité et les toniques seront employés.

Angine syphilitique.

L'angine syphilitique ne se distingue pas à l'œil nu de la catarrhale : les plaques muqueuses et les condylomes larges décideront du diagnostic. Traitement spécifique. .

Noma.

Le noma exige un régime tonique, et localement l'extirpation du tissu nécrosé avec cautérisation consécutive (chlorure de zinc, chlorure de calcium, acides chlorhydrique et nitrique concentrés, thermocautère). Soins de propreté. Plus tard, opérations plastiques.

Grenouillette.

La grenouillette se traite par excision d'un morceau de paroi avec tamponnement de la cavité ainsi obtenue au moyen de gaze iodoformée.

Épulis.

L'épulis est un granulome, fibrome ou sarcome du rebord alvéolaire. Si une dent cariée en est cause, l'extraction de cette dernière suffira. Dans d'autres cas, l'extirpation, quelquefois avec résection d'un morceau d'os, sera nécessaire.

Abcès sous-périosté du maxillaire.

L'abcès sous-périosté du maxillaire, s'il perfore la joue, etc., donnera lieu à une fistule dentaire. *Traitement :* extraction des dents malades, issue du pus obtenue par incision.

Parotidite.

La parotidite exige des cataplasmes, l'incision précoce de l'abcès (ne pas léser les vaisseaux sanguins et les nerfs !). L'induration glandulaire cédera à la compression et à la teinture d'iode.

Hypertrophie des amygdales.

L'hypertrophie des amygdales est en général la conséquence d'angines répétées. On se sert de l'amygdalotome pour l'extirpation ; en cas de forte hémorragie, compression digitale : dans les autres cas, eau glacée.

Abcès rétropharyngien.

L'abcès rétropharyngien sera incisé de bonne heure au bistouri, le malade aura la tête penchée en avant et en bas.

Carcinome.

Le carcinome de la lèvre doit être enlevé le plus tôt possible : incision cunéiforme, pour les petits nodules, cautérisation au Paquelin ; s'il y a lieu, opérations plastiques consécutives. Ne pas oublier d'enlever aussi les ganglions infiltrés. Le carcinome de la muqueuse buccale sera dans certains cas extirpé par une incision à la joue, et celui de la langue exigera quelquefois la résection temporaire du maxillaire inférieur. Les carcinomes de l'œsophage et de l'estomac seront

soignés par un régime tonique ; dans les cas de rétrécissement,
la nourriture sera surtout liquide, et même ne sera donnée
quelquefois que par l'anus (solution de viande de Leube-Rosenthal, lait, œufs). Comme traitement symptomatique,

Pr. Vin de Condurango, 50 gr.

3 fois par jour 2 cuillers à café avant le repas.

Dans certains cas de carcinome de l'œsophage, gastrostomie ;
le carcinome du rectum sera extirpé si possible : en outre,
colotomie.

Hernie.

La hernie est en général constituée par la sortie d'un vis-
cère à travers une ouverture sise dans la paroi de la cavité
viscérale atteinte, sans blessure du tégument externe.

Dans la plupart des cas, il s'agira du prolapsus d'une portion du canal gastro-intestinal ; on distinguera : 1° la hernie
inguinale, traversant le canal inguinal, celle-ci est en général
double, 2° la hernie crurale, sortant par l'anneau crural ;
3° la hernie ombilicale, ou sortie des intestins par l'ombilic
ouvert : il y a des variétés plus rares, les hernies ventrales, ob-
turatrices, etc. Chaque hernie se compose : 1° de l'intestin
prolabé ; 2° du sac (péritoine) poussé au-devant de l'intestin ;
3° de l'anneau abdominal, c'est la fente dans la paroi musculaire. Les malades atteints de cette infirmité porteront un bandage approprié, empêchant la sortie de la hernie. Un bandage français à pelote fixe sera placé sur la hernie réduite, le
malade étant couché sur le dos. Si la hernie ne ressort plus,
même quand le malade, penché en avant ou accroupi, se met
à tousser violemment, le bandage est bien fait. Le bandage
anglais à pelote mobile n'est pas assez solide, et les bandages
sans ressort métallique ne valent rien. Les hernies enflammées
sont traitées par la réfrigération. La hernie étranglée présente trois groupes de symptômes : locaux, abdominaux,
généraux. (Locaux : impossibilité de réduire la hernie, tension et douleur à la pression dans la tumeur : symptômes abdominaux : météorisme, coliques, vomissements, constipation,

pas d'émission de gaz, symptômes généraux : collapsus. En cas de gangrène, phlegmon. Si le taxis et les bains chauds n'ont pas réussi, herniotomie. Le débridement avec l'herniotome de Cooper sera fait prudemment. En cas de hernie inguinale, l'incision ira de bas en haut, parallèlement à la ligne blanche : en cas de hernie crurale, elle sera oblique, et se dirigera vers la ligne blanche. Il ne faut jamais procéder à la réposition d'anses gangréneuses ; ces dernières sont froides, grisâtres, ont perdu leur brillant et semblent flétries.

Le *prolapsus du rectum* ou de l'*anus* se montre chez les enfants à la suite de diarrhées, etc., et disparaît en général avec la cause qui l'a produit. Chez les adultes, on emploiera des appareils appropriés, l'incision du bout prolabé, la ligature élastique, etc.

La *fistule à l'anus* est tuberculeuse ou non tuberculeuse : dans le premier cas, pas d'opération! Dans le second cas, incision au Paquelin allant jusque dans l'ampoule rectale ; on dirige l'incision au moyen de la sonde cannelée. Les fistules incomplètes doivent d'abord être transformées en fistules complètes. Avant l'opération, lavements évacuants ; après l'opération, diète sévère, et en outre :

> *Pr.*   Opium en poudre, vingt centigr.
> Sucre blanc, 5 gr.

Divisez en X poudres : une poudre toutes les deux heures.

Fissure à l'anus. Éviter la constipation, donner des bains de siège tièdes fréquents, traiter l'ulcération au Paquelin. Avant l'opération, purgatif ; après l'opération, restreindre l'alimentation ; opium en teinture (20 gouttes par jour), pendant plusieurs jours.

VIII. Maladies de l'appareil urinaire.

Cystite.

La cystite et la *pyélite* (catarrhe du bassinet) se caractérisent par la douleur et la pyurie : dans le premier cas l'urine est presque toujours alcaline ; dans le second, toujours acide.

Traitement de la cystite : Diète, bains chauds, et à l'intérieur :

> *Pr.*   Décoction de feuilles d'uva ursi, 15 gr.
>   dans eau, 200 gr.
>   Bicarbonate de soude, 5 gr.

Une cuiller à soupe toutes les deux heures.

Pour modifier la rétention de l'urine et sa putridité, le cathétérisme, surtout avec la sonde de Nélaton, sera utile. L'introduction d'une sonde rigide demande, chez l'homme, beaucoup d'habileté.

D'ordinaire, on s'adresse à la méthode du tour sur le ventre : le médecin placé à gauche du malade étendu sur le dos, saisit la base du gland de la main gauche. Le cathéter, aussi gros que possible, sera introduit avec la main droite, le bec dirigé en arrière. En faisant avancer lentement la sonde le long de la paroi antérieure de l'urèthre, on arrivera sans secousse dans la vessie.

Dans les cas chroniques, lavage de la vessie avec la sonde à double courant ; on emploiera dans ce cas :

> *Pr.*   Résorcine, 1 gr.
>   Eau dist., 100 gr.
>   (*Us. ext.*)

Deux fois par jour.
Ou :

> *Pr.*   Alun, 15 gr.
>   Sulfate de zinc, 15 gr.
>   Acide phénique, 15 gr.
>   Eau dist., 300 gr.
>   (*Us. ext.*)

A mélanger à dix fois son poids d'eau ; on injectera tous les jours environ un demi-litre du mélange dans la vessie.

Au commencement du traitement, les liquides à injecter auront une température de 35° cent. environ, plus tard, surtout dans les cas d'atonie, on les injectera à la température de 15°. Pour les *névroses* de la vessie, on se guidera sur l'étiologie. Dans la rétention d'urine par spasme vésical, on donnera des bains de siège chauds, des injections hypodermiques de morphine, des suppositoires (voir page 51), et on fera le cathétérisme. Dans la paralysie de la vessie, sondage méthodique et injections d'eau fraîche, enveloppements froids, bains de siège, etc. Dans le cas de paralysie du sphincter par affections médullaires, c'est à l'électricité, à la réfrigération qu'on recourra : au besoin, on installera un récipient à demeure, pour recevoir les urines.

Calculs.

Les calculs ne se reconnaîtront qu'avec une sonde exploratrice spéciale ; chez l'homme, l'opération se fait par cystotomie sus-pubienne : quand les pierres sont petites, molles, mobiles dans la vessie, la lithotripsie ou la litholapaxie ne seront pas à dédaigner. Chez la femme, extraction par l'urèthre dilaté, ou encore par incision vésico-vaginale. Quand les urines contiennent du sable, prescrire des eaux minérales : Carlsbad, Ems, Vichy, Bilin.

IX. Maladies de l'appareil génital.

Phimosis.

Congénital presque toujours. Traitement : Dilatation, incision, circoncision. En cas de paraphymosis, remettre aussitôt que possible le prépuce en place.

Orchite et épididymite.

Ces affections proviennent : de traumatisme, d'inflammations uréthrales, d'affections générales (pyémie, variole, etc.). En dehors de l'indication étiologique, on prescrira la réfrigération, le repos absolu, le soulèvement du scrotum placé sur un appui : en cas d'abcès *circonscrits,* incision après ponction exploratrice avec la seringue de Pravaz. Suspensoir.

Hydrocèle.

L'hydrocèle se développe dans la tunique vaginale ou dans la gaine séreuse du cordon : dans la première, le testicule est en arrière de la tumeur, dans la seconde au-dessous, et, dans ce cas, on peut le délimiter nettement d'avec la tumeur. *Traitement :* Ponction avec un trocart, dans certains cas, injection d'une solution iodée. On peut aussi tenter la cure radicale par ouverture du sac et suture de la tunique vaginale avec la peau.

Varicocèle.

Le varicocèle est constitué par des varices du plexus pampiniforme (il donne à la main l'impression d'un paquet de lombrics). *Traitement :* suspensoir : bains de siège froids ; dans les cas très accentués, ligature et résection de la partie moyenne.

Spermatocèle.

Faire une ponction exploratrice, et inciser comme dans l'hydrocèle.

Tumeurs du testicule.

Ces tumeurs (sarcomes, carcinomes, cystoïdes, etc.), exigent comme la tuberculose, la castration immédiate.

Chez la femme, nous mentionnerons les affections mammaires. On videra les abcès par des incisions, et on extirpera les adénomes. Pour le carcinome, l'extirpation, même l'amputation de la mamelle entière, en n'oubliant pas les ganglions infectés, sera de rigueur, sauf dans les cas inopérables, quand le cancer s'est attaqué déjà aux côtes, ou que les ganglions sus-claviculaires sont pris ; une variété, le carcinome lenticulaire, ne doit pas non plus être opérée. Dans les carcinomes inopérables et putréfiés, pansement à l'iodoforme. Dans les tumeurs de l'utérus, extirpation précoce et traitement symptomatique. Les tumeurs ovariennes seront autant que possible extirpées : en cas de kyste, on abandonne le pédicule dans la cavité abdominale.

X. Blessures.

Contusion.

Repos, réfrigérents, compression s'il y a lieu.

Entorse.

Réfrigération, repos, massage. Compresses d'eau de Goulard, etc.

Résolutifs (voir p. 52), en cas de suffusion sanguine.

Plaies.

Les plaies sont produites par un instrument tranchant ou piquant, par une arme à feu, par déchirure, par contusion, par morsure, par brûlure.

Les plaies superficielles seront détergées à fond et pansées antiseptiquement. Dans les plaies profondes, on liera les vaisseaux sanguins blessés. Quand les bords sont tranchants sans contusion des parties molles, la suture est possible; sans cela, pansement à l'iodoforme. Dans les plaies sales, on mettra de la poudre d'iodoforme. Drainage.

Il n'est pas prudent de placer directement sur une plaie du sparadrap ou du taffetas anglais. Dans les blessures des doigts il est de règle de conserver tout ce qu'on pourra, et surtout pour le pouce, il faudra exciser le moins possible. Les blessures graves par machines ou par grands traumatismes exigent souvent l'amputation très près de la racine du membre atteint, ou la désarticulation. Pour les plaies de tête, il faudra éviter les érésipèles et les phlegmons, et agir avec une grande prudence, car ces inflammations peuvent suivre le trajet des veines et envahir la cavité crânienne en provoquant des méningites, des thromboses du sinus ou des abcès du cerveau. Pour les morsures, pansement antiseptique.

Sur les brûlures, grandes compresses imbibées de la solution suivante :

> *Pr.* Eau de chaux, 50 gr.
> Huile de lin, 50 gr.
> (*Us. ext.*)

et par-dessus, réfrigération à sec. Dans les cas de brûlures étendues, bain tiède prolongé s'il y a lieu.

Si l'on se trouve en présence de plaies granuleuses à larges surfaces, on fera bien d'utiliser la greffe de Reverdin.

Hémorragies.

Externes ou internes : parmi ces dernières, citons les pétéchies, les ecchymoses, la suffusion, l'infiltration hémorragique, l'infarctus, l'hématome, l'anévrisme faux ou disséquant. On distinguera aussi les hémorragies en artérielles, veineuses, capillaires ou parenchymateuses. *Traitement* (hémostase) : les petites hémorragies parenchymateuses cèdent à l'application des points de suture ou à l'emploi énergique de l'eau glacée. Les hémorragies plus graves seront arrêtées provisoirement ou définitivement : dans le premier cas, compression digitale des points suivants : pour la carotide primitive, entre le larynx et la partie antérieure du sterno-mastoïdien, en appuyant sur la colonne vertébrale : la sous-clavière sera comprimée dans la fosse sus-claviculaire, le bras étant placé en adduction et la clavicule ainsi déplacée en avant ; la compression s'exercera sur la première côte, près du bord postérieur du sterno-mastoïdien. L'axillaire se comprime contre la tête de l'humérus, le bras étant élevé, l'humérale contre l'humérus dans la gouttière, l'aorte abdominale, si l'intestin est vide et les parois abdominales flasques, sera comprimée contre la colonne vertébrale à la hauteur du nombril, la fémorale sous le ligament de Poupart, contre la branche horizontale du pubis, plus bas, contre le fémur. Si la compression doit se prolonger, tourniquet ou bandage compressif (en cas d'urgence, au moyen d'une pièce de monnaie, ou d'une pierre, etc.). L'élévation ou la flexion forcée seront employées dans les cas d'hémorragies vasculaires des extrémités. L'hémostase définitive se fait par la ligature directe dans la plaie, ou indirecte au-dessus de la plaie. Le vaisseau, saisi avec une pince *ad hoc,* sera lié au catgut ou, à défaut de catgut, à la soie. Pour remplacer la ligature quand elle est inexécutable, on comprimera le vaisseau avec une aiguille piquée transversalement et pressant le vaisseau contre la peau ou un os (acupressure). Dans les hémorragies cavitaires (p. ex. nasales), tamponnement à la gaze iodoformée ou thermocautère Ne jamais employer de styptiques, tels que le perchlorure de

fer. Si l'hémorragie a été abondante, transfusion ou infusion
d'une solution salée (60 centigrammes de chlorure de sodium
pour 100 grammes d'eau distillée).

Luxations.

Règle générale. La partie luxée doit, pour être remise en
place, parcourir en sens inverse le chemin qu'elle a suivi
pendant l'accident. S'il y a lieu, chloroformisation ! Après la
réduction, on fixera le membre au moyen d'un bandage approprié.

Luxation du maxillaire inférieur. Le pouce, introduit dans
la bouche, appuie sur les molaires inférieures et presse de
haut en bas : en même temps, mouvement d'élévation imprimé
au menton. — *Luxation de l'humérus.* Quelquefois, la luxation
sera réduite directement ou par simple traction. Dans les
luxations antérieures, fixation de l'épaule et rotation du bras,
appuyé contre le tronc, autour de son axe longitudinal, le
coude en équerre, ou bien traction dans le sens horizontal,
quelquefois élévation forcée avec pression sur la tête de
l'humérus. Dans les luxations postérieures, élévation du bras
jusqu'à l'horizontale, rotation en dehors et adduction consécutive du bras. — *Luxations du coude.* 1º L'avant-bras est luxé
en arrière. Hyperextension et flexion, ou flexion en équerre,
puis traction dans l'axe du bras, suivie d'extension et enfin
d'une flexion à angle aigu ; 2º luxation du bras en avant ou
latéralement : extension et en même temps supination de l'a-
vant-bras, dans certains cas, pression sur la tête du radius.
— *Luxations de la hanche.* 1º régulière, avec conservation du
ligament de Bertin, ou irrégulière : dans les premières il y a
trois variétés : 1º *Sciatique.* Symptômes : flexion, abduction,
rotation en dedans. Pour la réduire, on fera, suivant la cause
et le mode de production, la traction avec rotation en dehors et
l'abduction, ou une forte flexion avec rotation en dehors.
2º *Obturatrice.* Symptômes : flexion, abduction, rotation en
dehors, allongement de la jambe. Réduction. Flexion à angle
droit, rotation en dedans, avec abduction concomitante et
extension. 3º *Pubienne.* Symptômes : rotation en dehors, rac-

courcissement, proéminence de la tête du fémur dans la région du ligament de Poupart. Réduction : flexion ou extension, suivant le mode de formation, rotation en dedans, abduction. Dans la luxation congénitale, une opération ne donnera aucun résultat ; si la maladie siège dans une seule articulation, un appareil sera utile. — *Luxation du genou.* Dans les cinq variétés, traction dans la direction de la cuisse et coaptation. — *Luxation de la rotule.* Réduction par extension du genou et flexion de la cuisse sur la hanche.

Fractures.

Crâne. Fractures de la voûte et fractures de la base (ces dernières sont reconnaissables à l'écoulement par l'oreille de matière cérébrale ou de liquide céphalo-rachidien ; il faut en soupçonner l'existence dans le cas d'épistaxis ou d'hémorragie par l'oreille, accompagnés de paralysie d'un des nerfs sortant de la base du crâne). *Traitement :* repos absolu, régime très léger : en cas de congestion, application énergique du froid. Il faut désinfecter les plaies à fond. — Dans les cas de fracture du nez, surveiller l'hémorragie et la dislocation. Si la première est modérée, on injecte de l'eau glacée. Dans le cas contraire, tamponnement et fixation du morceau fracturé. Dans certains cas, suture et réfrigération. Les fractures du maxillaire inférieur exigent une propreté absolue de la cavité buccale (lavages de cette cavité), et un pansement approprié. Dans les fractures du *rachis,* grande prudence, surtout dans les essais de réduction ! Fixation par la cravate plâtrée ou par des sacs de sable pas trop remplis. — En cas de fracture du *sternum,* combattre la dislocation par une position en lordose forcée : en cas de fracture *de côtes,* repos. — Dans les fractures de la *clavicule,* appareils de Sayre ou Desault ; pour les enfants, appareils de Pirogoff (jaquette très serrée, placer le bras dans la bonne position et fixer les manches par des points de suture). — Fractures de l'*omoplate,* écharpe. — Fractures de l'*humérus.* Fracture du col chirurgical : repos au lit, extension au sparadrap ou coussins de Middeldorpf. Fractures du corps : attelles ou bandes d'organdi descendant jusqu'à l'avant-bras. — Fracture de *l'olécrane*. D'abord, compression avec bandes de flanelle, dans l'extension, puis, lorsque le gonflement a disparu, pansement avec des bandes d'organdi. — Fracture d'un ou des deux os de *l'avant-bras*. D'abord, attelles rembourrées convexes, fixées par une autre attelle, plus tard pansement à l'organdi. — *Fracture du bassin*. Essayer la réduction s'il y a lieu : repos absolu, réfrigération. — *Fracture du fémur*. Extension an sparadrap ; les fractures du col exigent beaucoup de prudence à cause du décubitus et de la pneumonie hypostatique. Les fractures de la jambe exigent un appareil plâtré.

Corps étrangers.

S'ils sont entrés sous la peau ou dans les muscles, il ne faut les éloigner par incision que s'ils sont très faciles à sentir à la palpation. Ne jamais sonder dans la région thoracique pour rechercher un corps étranger ! — Dans l'oreille, on fera un lavage à l'eau tiède avec une seringue, et on fera l'extraction avec la pince s'il y a lieu (il faut alors suivre la paroi inférieure du conduit auditif externe avec l'instrument). — Nez : extraction avec un cure-oreilles, avec un crochet ou une pince. — Œsophage : se guider d'après le genre de corps étrangers et les phénomènes observés. Il faudra refouler dans l'estomac les aliments retenus dans l'œsophage, par exemple, ou les retirer avec une pince. — Estomac : si le corps est arrondi, non toxique (pierres, monnaies, noyaux de fruits, etc.), donner des substances enrobantes (pain, pommes de terre, etc.). — Appareil respiratoire. Extraction par la bouche, pharyngotomie sus-hyoïdienne ou trachéotomie. — Les corps étrangers de l'urèthre sont retirés avec la pince uréthrale ; chez l'homme, on fera dans certains cas l'uréthrotomie externe ; chez la femme, la dilatation ou l'incision vésico-vaginale.

Empoisonnements.

Il est rare qu'ils donnent lieu à quelque intervention chirurgicale : pompe gastrique, vomitifs :

> *Pr.* Chlorhydrate d'apomorphine, dix centigr.
> Eau dist., 10 gr.
> 1/2 à une seringue de Pravas en injection.

Les empoisonnements par des acides ou des alcalis forts exigent l'emploi de glace, de substances neutralisantes : nourriture liquide. Au bout de quelques semaines seulement, on pourra passer des sondes en cas de strictures à dilater.

Formules.

1º *Désinfectants.*

> *Pr.* Sublimé corrosif, cinquante centigr.
> (jusqu'à 2 gr.)
> Eau, 1.000 gr.
> *(Us. ext.)*

La solution à 1/2 pour mille sert à désinfecter les mains, aux irrigations dans le cours d'une opération ou aux changements de pansements.

La solution au millième sert à désinfecter le champ opératoire, en cas de pyémie.

La solution à 2 pour mille sert à conserver la soie, les éponges, les compresses, les drains, les tampons.

On prépare aussi les pastilles au sublimé, exigeant l'emploi de presses spéciales :

> *Pr.* Sublimé corrosif, 1 gr.
> Chlorure de sodium, 1 gr.
> Eosine q. s. pour colorer.
> Alcool q. s. pour faire une pastille.
> *(Us. ext.)*
>
> *Pr.* Sublimé, 2 gr.
> Alcool absolu, 1.000 gr.
> Glycérine, 200 gr.
> *(Us. ext.)*

Pour conserver le catgut, qui y reste plongé continuellement.

> *Pr.* Acide phénique cristallisé, 5 gr.
> Eau, 100 gr.
> (*Us. ext.*)

Cette solution sert à laver les mains et les instruments, quand ils se sont trouvés en contact avec de la sanie et autres liquides de ce genre ; elle est employée aussi dans la pyémie, les plaies infectées, la septicémie.

La solution à 2 1/2 % sert à laver les mains et à l'irrigation : pendant l'opération, les instruments et les éponges seront plongés dans une solution à ce titre.

> *Pr.* Acide salicylique, 1 gr.
> Eau, 1.000 gr.
> (*Us. ext.*)

Pour faire l'irrigation dans la laparotomie. A employer tiède !

> *Pr.* Thymol, 1 gr.
> Eau, 1.000 gr.
> (*Us. ext.*)

A employer comme la précédente solution. Dentifrice.

> *Pr.* Permanganate de potasse crist., 10 gr.
> (*Us. ext.*)

A employer en solution de 1 à 5 00/00 comme dentifrice ; on s'en sert aussi pour désinfecter les mains. La solution s'altère facilement.

> *Pr.* Acide phénique crist., 5 gr.
> Glycérine, 100 gr.
> (*Us. ext.*)

Pour conserver les ligatures élastiques, les grains de grenaille, les plaques de plomb, les fils d'argent, les épingles de sûreté.

> *Pr.* Acide borique. 1 gr.
> Vaseline blanche, 20 gr.
> (*Us. ext.*)

La vaseline boriquée à 5 % sera enfermée dans un tube

d'étain et servira à graisser les doigts, les sondes, les bougies, etc.

> *Pr.*   Iodoforme pulvérisé, 50 gr.
>   (*Us. ext.*)

Pour employer dans les cas de plaies du voisinage de la
bouche ou du nez, ou en général dans les cas de plaies sales,
septiques ou gangrenées, ou encore de plaies déchiquetées,
contuses, cautérisées ou brûlées.

> *Pr.*   Iodoforme pur, 10 gr.
>   Glycérine, 100 gr.
>   (Glycérine iodoformée.)
>   (*Us. ext.*)

> *Pr.*   Iodoforme finement pulvérisé, 10 gr.
>   Glycérine, 50 gr.
>   Eau, 50 gr.
>   (*Us. ext.*)

Ces deux formules servent à l'injection dans des cavités
suppurantes.

> *Pr.*   Iodoforme, 1 gr.
>   Collodion élastique, 10 gr.
>   (*Us. ext.*)

Pour recouvrir du taffetas anglais ou des sutures dans les
petites plaies.

> *Pr.*   Iodoforme, 1 gr.
>   Éther sulfurique, 10 gr.
>   (*Us. ext.*)

Pour préparer de petites quantités de gaze iodoformée.

> *Pr.*   Iodoforme, 20 gr.
>   Glycérine, 8 gr.
>   Gomme arabique, 8 gr.
>   Amidon, 8 gr.
>   (*Us. ext.*)

Pour faire cinquante bâtonnets.

Il y a 0 gr. 40 d'iodoforme par bâtonnet : on les introduit
dans des fistules, les canaux et les cavités (par exemple dans
la cavité thoracique en cas d'empyème), etc.

> *Pr.*   Iodoforme, 5 gr.
>   Glycérine, 5 gr.
>   Gomme arabique, 5 gr.
>   Amidon, 5 gr.
>   (*Us. ext.*)

Pour faire trente bâtonnets.

Chaque bâtonnet contient 25 $^0/_0$ d'iodoforme. Les deux formules donnent des bâtonnets assez résistants, mais flexibles et peu solubles; pour en obtenir de durs et de plus solubles, on prescrira :

> *Pr.*   Iodoforme, 90 gr.
>   Beurre de cacao, 20 gr.   -
>   Huile d'amandes douces, q. s.
>   (*Us. ext.*)

Pour faire 50 bâtonnets.

> *Pr.*   Alun, 5 gr.
>   Acétate de plomb, 25 gr.
>   Eau, 500 gr.
>   (*Us. ext.*)

Mêlez et filtrez.

On se sert d'une solution d'acétate d'alumine pour des bains locaux, des pansements en cas de phlegmons, en compresses dans l'érésipèle, et pour l'irrigation permanente. On peut aussi utiliser une solution plus forte :

> *Pr.*   Alun, 10 gr.
>   Acétate de plomb, 25 gr.
>   Eau, 500 gr.
>   (*Us. ext.*)

Mêlez et filtrez.

Les pansements à l'acétate d'alumine seront renouvelés chaque jour, car ils doivent rester continuellement humides.

> *Pr.*   Chlorure de zinc, 1 gr.
>   Eau, 100 gr.
>   (*Us. ext.*)

Cette solution est peu employée et seulement dans les cas où on se sert aussi des solutions phéniquées ou sublimées faibles Les solutions plus fortes (jusqu'à 8 %, de chlorure de zinc), correspondent à des solutions de 5 %, d'acide phénique ou de 1 00/00 de sublimé.

> *Pr.* Nitrate d'argent fondu, 2 gr.

Crayon de nitrate.

Employé pour toucher les granulations exubérantes, et favoriser la production épidermique. On peut aussi se servir de :

> *Pr.* Nitrate d'argent, 5 gr.
> Eau dist., 50 gr.
> (*Us. ext.*)

Toniques.

> *Pr.* Teinture de malate de fer (1), 10 gr.
> Vin de rhubarbe, 10 gr.

Deux cuillers à café par jour (anémie, etc.).

> *Pr.* Carbonate de fer, 1 gr.
> Sucre blanc, 5 gr.
> Bicarbonate de soude, 10 gr.

Pour faire X poudres. Un par jour.

> *Pr.* Extrait de malate de fer, 3 gr.
> Extrait de quassia, 3 gr.
> Extrait de pissenlit, 3 gr.
> Poudre de réglisse, q. s.

Pour faire 50 pilules saupoudrées de lycopode. Trois fois par jour 1 à 2 pilules.

Une formule plus simple est :

Pr. Pilules de Blaud de quarante centigr. chaque,
> n° 100.

Trois fois par jour 2 à 3 pilules.

> *Pr.* Liqueur de Fowler, 5 gr.
> Eau dist., 15 gr.

(1) Préparation inusitée en France, qui n'a pas d'avantages spéciaux. (Note du traducteur.)

4

Trois fois par jour 3 gouttes, augmenter tous les deux jours de 3 gouttes, et monter à 30 gouttes, 3 fois par jour. Ne pas répéter !

> *Pr.* Liqueur de Fowler, 5 gr.
> Teinture de malate de fer, 15 gr.

Trois fois par jour, 10 gouttes.

Excitants.

> *Pr.* Éther sulfurique, 10 gr.

Pour injections sous-cutanées. Une seringue de Pravaz pleine par injection.

> *Pr.* Huile camphrée, 10 gr.

Pour injections sous-cutanées.

> *Pr.* Musc, cinq centigr.
> Éther sulfurique, 15 gr.

Mêler et filtrer. Pour injections sous-cutanées.

> *Pr.* Nitrite d'amyle, 10 gr.
> (*Us. ext.*)

Respirer 5 gouttes à la fois.

> *Pr.* Ammoniaque pure liquide, 10 gr.
> (*Us. ext.*)

Pour respirer par les narines.

Calmants.

> *Pr.* Chlorhydrate de morphine, dix centigr.
> Eau dist., 10 gr.

Pour injections sous-cutanées.

> *Pr.* Chlorhydrate de morphine, dix centigr.
> Sucre blanc, 5 gr.

Mêlez et divisez en 10 poudres, pour combattre la toux et l'agrypnie. Dose maxima : 4 à 5 poudres par jour.

> *Pr.* Hydrate de chloral, 5 gr.
> Eau dist., 100 gr.
> Sirop d'écorces d'oranges, 25 gr.

A prendre en 2 fois.

Pr. Chlorhydrate de cocaïne, cinquante centigr.
Eau dist., 10 gr.

Pour injections.

Pr. Chlorhydrate de morphine, dix centigr.
Beurre de cacao, 20 gr.
Huile d'amandes douces, q. s.
(*Us. ext.*)

Pour faire dix suppositoires.

Pr. Opium pur, dix centigr.
Beurre de cacao, 10 gr.
Huile d'amandes douces, q. s.
(*Us. ext.*)

Pour faire cinq suppositoires.

Pr. Extrait de belladone, 1 gr.
Vaseline, 10 gr.
(*Us. ext.*)

Faire un onguent.

Pr. Extrait d'opium, 1 gr.
Vaseline, 10 gr.
(*Us. ext.*)

Onguent.

Antifébriles.

Pr. Chlorhydrate de quinine, 1 gr.
Sucre blanc, 2 gr.

Mêlez. Divisez en V poudres.

Chlorhydrate d'antipyrine, 5 gr.

Divisez en V poudres. Une poudre toutes les deux heures.

En outre, prescrire dans le même but des bains frais prolongés, et, pour enlever localement de la chaleur, employer le froid sec, au moyen de tubes de Leiter (1) en caoutchouc ou en métal, la vessie de glace, ou en cas d'urgence une vessie de porc remplie de morceaux de glace.

(1) Tubes métalliques flexibles à travers lesquels passe un courant continu d'eau froide.

Onguents, emplâtres.

Pour désinfecter et panser :

Pr. Iodoforme pulvérisé, 1 gr.
Vaseline blanche, 10 g.
(*Us. ext.*)

Onguent.

Pr. Nitrate d'argent, cinquante centigr.
Vaseline blanche, 50 gr.
(*Us. ext.*)

Pour enduire des granulations atoniques.

Pr. Oxyde de zinc, 1 gr.
Vaseline, 20 gr.
(*Us. ext.*)

Pour les plaies couvertes de granulations, le décubitus au début, l'eczéma, l'intertrigo, etc. En outre :

Pr. Emplâtre de céruse, 50 gr.

ou

Pr. Emplâtre de savon, 50 gr.

ou enfin :

Pr. Emplâtre diachylon, 50 gr.
(Sparadrap.)

Résolutifs, etc.

Pr. Teinture d'iode, 10 gr.
Teinture de noix de galle, 10 gr.
(*Us. ext.*)

Pour badigeonner.

Pr. Iode métalloïde, 1 gr.
Iodure de potassium, 5 gr.
Glycérine, 100 gr.
(*Us. ext.*)

Pr. Iode métalloïde, cinquante centigr.
Iodure de potassium, 2 gr.
Vaseline (ou axonge), 30 gr. (ou 50).
  (*Us. ext.*)

Pr. Alcool camphré, 25 gr.
Esprit de savon, 25 gr.
  (*Us. ext.*)

Pr. Iode métalloïde, 10 gr.
Iodure de potassium, 20 gr.
Eau distillée, 20 gr.

(Solution de Lugol, à mélanger en toutes proportions avec de l'eau ou de l'alcool.)

CLINIQUE MÉDICALE ET CONSULTATION

DU

Conseiller aulique et professeur Henri de Bamberger.

Laryngite aiguë.

Repos, température égale, médication légèrement diaphorétique. Inhalation de vapeurs d'eau ou d'une solution de bicarbonate de soude ou de chlorure de sodium.

> *Pr.* Bicarbonate de soude, 2 gr.
> Eau dist., 200 gr.
> (*Us. ext.*)

Pour inhalations.

> *Pr.* Chlorure de sodium, 2 gr.
> Eau dist., 200 gr.
> (*Us. ext.*)

Pour inhalations.
Si la toux est sèche :

> *Pr.* Chlorhydrate de morphine cinq centigr.
> Sucre blanc 5 gr.

Divisez en dix poudres : 3 à 5 par jour.

> *Pr.* Eau de laurier-cerise, 25 gr.
> Chlorhydrate de morphine cinq centigr.
> 3 fois par jour quinze gouttes.

Eaux d'Ems ou de Selters mélangées à du lait, comme boisson.

Dans les cas graves avec aphonie considérable et douleurs locales, enveloppements froids du cou, narcotiques. En cas de dyspnée, sinapismes, vomitifs; placer une éponge trempée dans de l'eau chaude sur la région du larynx. Vomitifs :

Pr. Poudre de racine d'ipéca 5 gr.
Tartre stibié vingt-cinq centigr.

Mêlez et divisez en cinq poudres : tous les quarts d'heure une poudre jusqu'à effet.

Pr. Sulfate de cuivre, 1 gr.
Eau dist., 60 gr.

A donner par cuillers à café jusqu'à effet.

Laryngite chronique.

Pr. Tanin pur (ou alun en poudre très fine), 10 gr.
Sucré blanc, 10 gr.

Mêlez pour insufflations.

Pr. Acétate de plomb, 5 gr.
Sucre blanc, 10 gr.
Us. ext. En insufflations.

Inhalations avec :

Pr. Essence de térébenthine, 10 gr.
Essence de genièvre, 10 gr.
(*Us. ext.*)

Pr. Alun en poudre, 5 gr.
(ou tanin pur, 1 gr.)
Eau dist., 200 gr.
Us. ext. A inhaler au moyen de l'appareil à pulvérisations.

Ajouter à chaque inhalation avec l'appareil de Mudge, rempli d'eau chaude, quelques gouttes d'un de ces deux mélanges. Le malade inhalera pendant dix à vingt minutes. On peut aussi laisser s'évaporer dans la chambre du malade, pendant la nuit, le médicament, seul ou mélangé à une eau aromatique. Dans les cas rebelles, attouchement du larynx avec :

Pr. Nitrate d'argent, cinquante centigr.
Eau dist., 25 gr.
(*Us. ext.*)

Adjuvants : eaux minérales, Giesshübel, Carlsbrunn, Glei-chenberg, Preblau, Ems, Selters ; bains de mer et de rivière, sejour à Méran, au Caire, etc.

Croup.

Si une toux caractéristique fait craindre l'invasion du croup, on donnera avant tout un vomitif. Au début, on emploiera fréquemment des compresses d'eau glacée, d'abord souvent renouvelées, plus tard toutes les trois heures au maxi-mum, et recouvertes d'un linge sec.

Aspiration de *vapeurs d'eau* chaude ; on trempe des linges dans l'eau chaude, et on les place devant la bouche de l'enfant. Le milieu ambiant sera toujours humide : pour y arriver, on suspend des linges humides dans la chambre ou bien on pul-vérise de la vapeur d'eau. En cas de suffocation, recourir à nouveau au *vomitif;* le mieux sera dans ce cas d'employer le sulfate de cuivre ou une injection sous-cutanée de

Pr. Chlorhydrate d'apomorphine, cinq centigr.
Eau dist., 10 gr.

Injecter une demi à une seringue de Pravaz.
Si la suffocation augmente, trachéotomie, inhalations de

Pr. Eau de chaux, 100 gr.
Eau commune, 100 gr.
(*Us. ext.*)

En cas de constipation, purgatifs. Pour les enfants :

Pr. Calomel, cinquante centigr.
Poudre de racine de jalap, cinquante centigr.
Oléosaccharure de menthe poivrée, 2 gr.

Mêlez et divisez en X poudres.
Toutes les deux heures une poudre jusqu'à effet.

En cas de collapsus imminent, vin, cognac avec du lait,
ou

> *Pr.*   Camphre en poudre, trente à cinquante centigr.
> Sucre blanc, 10 gr.

Mêlez. Divisez en X poudres. Toutes les heures ou toutes
les deux heures une poudre.

Il faut donner ces poudres dans les cas d'intoxication par
l'acide carbonique, quand les vomitifs sont impuissants à
produire un effet émétique.

Tuberculose laryngée.

S'attaquer aux causes de l'affection locale! En cas de
toux, narcotiques. Pour boissons : Giesshübel, Ems, Selters
avec ou sans lait. Inhalations astringentes additionnées
d'opium ou de morphine.

> *Pr.*   Chlorhydrate de morphine, quatre centigr.
> Bicarbonate de soude, 4 gr.
> Eau, 200 gr.

La moitié du flacon servira pour une inhalation.

En cas de douleur, injection de morphine dans la région
du larynx.

Si la douleur est très violente, surtout *en avalant,* badigeonnage du larynx avec :

> *Pr.*   Chlorhydrate de cocaïne, 2 gr.
> Eau dist., 6 gr.
> Alcool rectifié, 4 gr.
> (*Us. ext.*)

Insufflations, dans le but de traiter localement les ulcérations, avec :

> *Pr.*   Iodoforme (Iodol), 10 gr.
> Coumarine, un centigr.
> (*Us. ext.*)

Œdème de la glotte.

Sangsues, saignée, vomitifs, *scarification de la glotte* : dérivation énergique sur la peau, l'intestin, enveloppements froids. Si l'intoxication carbonique s'accentue, faire la trachéotomie.

> *Pr.* Huile de croton tiglium, 3 gouttes.
> Sucre blanc, 3 gr.

Mêlez. Divisez en III poudres. Mettre dans des capsules de gélatine. Une capsule toutes les demi-heures.

Occlusion spasmodique de la glotte ou laryngite striduleuse.

Prophylaxie : température constante, éviter le refroidissement. Si l'on se trouve en présence d'un enfant athrepsique, il faut essayer de relever les forces par des ferrugineux, de l'huile de foie de morue, le séjour à la campagne.

Au moment de l'accès, ouvrir les habits s'ils sont trop serrés, aspersions d'eau froide, frictions du dos avec du vinaigre ou de l'eau de Cologne, sinapisme sur la région précordiale, clystères avec décoction de camomille ou de valériane.

> *Pr.* Infusion de camomille, 100 gr.
> Asa fœtida, quatre-vingts centigr. à 1 gr. 50.
> Jaune d'œuf, n° 1.

Clystère pour enfant.

> *Pr.* Infusion de racine de valériane, 1 à 2 gr. sur 100.
> Lavement pour enfants.

> *Pr.* Infusion de camomille, 200 gr.
> Asa fœtida, 2 à 5 gr.
> Jaune d'œuf, n° 1.

Lavement pour adultes.

> *Pr.* Infusion de racine de valériane, 10 à 20 gr.
> sur 200 gr.

Lavement pour adultes.

Si les accès se succèdent sans interruption, narcotiques,
tels que chloroforme, éther jusqu'à effet narcotique, ou encore
cinquante centigrammes d'hydrate de chloral en lavement.

Respiration artificielle, trachéotomie.

Si l'excitation nerveuse est très accusée :

> *Pr.*   Bromure de potassium, 5 gr.
> Sirop d'éc. d'oranges, 10 gr.
> Sirop de framboises, 10 gr.
> Eau, 80 gr.

Toutes les deux heures une cuiller à café.

Bronchite aiguë.

Éviter la constipation, et au début diaphorétiques légers,
tisanes, p. ex. :

> *Pr.*   Fleurs de tilleul, 20 gr.
> Fleurs de sureau, 20 gr.
> Feuilles de mélisse, 10 gr.
> Orge perlée, 10 gr.
> Anis étoilé, 5 gr.

Pour tisane.

> *Pr.*   Eau laxative de Vienne, 80 gr.
> Sirop de rhubarbe, 80 gr.
> Eau de laurier-cerise, 1 à 2 gr.

A conserver dans un flacon en verre foncé, 2 cuillers
soupe toutes les deux heures.

En cas de toux fatigante, narcotiques :

> *Pr.*   Poudre de Dower, 2 gr.
> Bicarbonate de soude, 4 gr.

Divisez en dix paquets : 2 à 3 par jour.

> *Pr.*   Chlorhydrate de morphine, cinq centigr.
> (ou Extrait de belladone, huit centigr.)
> Sucre blanc, 5 gr.

Mêlez. Divisez en VI poudres. Une poudre toutes les trois ou quatre heures.

Si la sécrétion est sèche, inhalations de chlorure de sodium ou de bicarbonate de soude (voir Laryngite.)

> Pr. Décoction de racine d'ipéca, soixante centigr.
>   sur 180 gr. d'eau.
>   Iodure de potassium, 2 gr.
>   Sirop d'ipéca, 20 gr.

Toutes les 2 heures une cuiller à soupe.

> Pr. Chlorhydrate d'apomorphine, cinq centigr.
>   Eau dist., 200 gr.
>   Acide chlorhydrique dilué V gouttes.

Toutes les 2 heures une cuiller à soupe.
Si la sécrétion est plus liquide :

> Pr. Décoction de racine d'ipéca, soixante centigr.
>   sur 180 gr. d'eau.
>   Chlorhydrate d'ammoniaque, 1 gr.
>   Ammoniaque anisée, 3 gr.

Toutes les 2 heures une cuiller à soupe.

> Pr. Décoction de polygala, 10 à 20 gr.
>   sur 180 gr. d'eau.
>   Ammoniaque anisée, 3 gr.
>   Sirop de polygala, 20 gr.

Toutes les 2 heures une cuiller à soupe.

> Pr. Décoction de racine d'ipéca, cinquante centigr.
>   sur 180 gr. d'eau.
>   Soufre doré d'antimoine, cinquante centigr.
>   Sirop simple, 20 g.

Agiter avant de s'en servir : toutes les 2 heures une cuiller à café.

Si la sécrétion est fort abondante, vomitifs s'il y a lieu, ou bains chauds avec affusions d'eau froide sur la poitrine.

Pr.   Poudre de racine d'ipéca, 5 gr.
         Tartre stibié, quinze centigr.

Mêlez. Divisez en III poudres. Vomitif.
Chez les vieillards, on soutiendra les forces, on surveillera
le régime, et on se servira d'expectorants, de vomitifs.

Bronchite chronique.

S'attacher à l'étiologie de l'affection. Séjour au bord de
la mer, dans des salines, sur les montagnes. En hiver, climats
doux, Méran, Gries, Arco, Abazzia, la Riviera. Poudre d'ipéca
seule, ou sous forme de poudre de Dower, laudanum, morphine
(les résines, prises à l'intérieur, nuisent à la digestion).

Pr.   Chlorhydrate de morphine, cinq centigr.
         Sucre blanc, 5 gr.

Mêlez. Divisez en X poudres. Une à trois par jour.

Pr.   Extrait de belladone, dix centigr.
         Soufre doré d'antimoine, dix centigr.
         Gomme arabique en poudre, 5 gr.

Mêlez. Divisez en VI poudres.
Trois poudres par jour.

Pr.   Racine de polygala, 10 gr.

Faites infuser dans eau 200 gr.

         Ammoniaque anisée, 5 gr.
         Sirop de capillaire, 40 gr.

Une cuillerée à bouche toutes les deux à trois heures.

Pr.   Racine d'ipéca, quatre-vingts centigr.

Faites infuser dans l'eau et réduire à 150 gr.

         Eau de laurier-cerise, 3 gr.
         Sirop de capillaire, 20 gr.
         Sirop diacode, 20 gr.

Une cuiller à soupe toutes les heures ou toutes les deux heures.

Inhalations d'essence de térébentine rectifiée, quelquefois mélangée à :

> Pr. Alun, 10 gr.
> Eau, 250 gr.

Chaque jour, inhaler deux fois 40 gr. environ de la solution, en ajoutant quelques gouttes de teinture d'opium ou d'une solution de morphine.

Dans les cas de bronchorrhée :

> Pr. Baume de copahu, 10 gr.
> Gomme arabique, 10 gr.
> Eau de menthe crépue, 150 gr.
> Sirop de menthe, 20 gr.

Matin et soir 2 cuillers à soupe.

> Pr. Poudre de racine de polygala, 4 gr.
> Poudre de racine d'ipéca, cinquante centigr.
> Essence de térébentine rect., 4 gr.
> Poudre de guimauve, q. s.
> Mucilage de gomme arabique, q. s.

Pour faire cinquante pilules conservées dans la poudre d'iris de Florence ; 3 à 4 pilules par jour.

En outre, inhalations de tanin et d'alun, de térébenthine ou de goudron. Si les sécrétions sont très filantes :

> Pr. Bicarbonate de soude, 1 à 2 gr.
> Sucre blanc, 5 gr.

Mêlez. Divisez en VI poudres, 1 à 2 poudres matin et soir.

Aspiration d'air comprimé, eaux minérales : Selters, Bilin, Gieshuebel, Salzbrunn, Ems. — Cures de lait et petit-lait, climats tempérés. En été, séjour dans des forêts de conifères.

Coqueluche.

Changement de domicile, à une ou deux heures de dis-

tance minimum; si cela n'est pas possible, rester enfermé
dans la chambre, avec température constante.

Pour les petits enfants :

> Pr.   Poudre de racine de belladone, dix centigr.
> Sucre blanc, 5 gr.

Mêlez. Divisez en X poudres, 2 poudres matin et soir.
Pour les adultes et les enfants plus grands :

> Pr.   Teinture de belladone, 5 gr.

4 à 5 fois par jour, 2 à 3 gouttes.

On peut augmenter la dose s'il n'y a pas de dilatation
pupillaire. On prescrira aussi de faire dissoudre du bicarbonate
de soude dans un verre d'eau sucrée, et d'en prendre une
gorgée au moment où l'accès va commencer.

On peut aussi employer l'antipyrine, en donnant autant
de centigrammes que l'enfant a de mois d'âge, et autant de
décigrammes qu'il a d'années, par dose : pour les enfants
plus âgés, des doses relativement plus faibles suffiront.

> Pr.   Antipyrine, 1 gr.
> Sucre blanc, 4 gr.

Divisez en X poudres : 3 à 4 par jour.

> Pr.   Antipyrine, 1 gr. 50.
> Sirop de framboises, 50 gr.
> Eau dist., 100 gr.

3 fois par jour une cuiller à café après les repas.
Dans la période de convalescence, quinquina, fer, régime
animal, œufs, vin.

Asthme bronchique.

Changement de résidence. L'emploi de l'air comprimé sera
quelquefois fort indiqué.
Pendant l'accès :

> Pr.   Chlorhydrate de morphine, dix centigr,
> Eau dist., 10 gr.

Pour injections hypodermiques.

> Pr. Hydrate de chloral, 3 gr.
> Sirop d'éc. d'oranges, 20 gr.
> Eau, 130 gr.

Prendre la moitié du flacon au moment de l'accès, et parfois la seconde moitié 3/4 d'heure plus tard.

> Pr. Chlorhydrate de morphine, dix centigr.
> Sucre blanc, 5 gr.

Mêlez ; divisez en VI, IV ou III poudres.
A chaque accès une poudre.
En outre, donner pendant l'accès :

> Pr. Eau de laurier-cerise, 10 gr.

Tous les quarts d'heure 4 à 5 gouttes.

> Pr. Nitroglycérine, un centigr.

Extrait et poudre de réglisse q. s. pour faire XX pilules : 3 par jour.
Si la sécrétion est filante :

> Pr. Infusion de poudre de racine d'ipéca, quatre-vingts cent.
> pour 160 gr.
> Vin antimonié (1), 8 gr.
> Sirop d'écorces d'oranges, 20 gr.

Toutes les heures une cuiller à bouche. Inhalations de :

> Pr. Pyridine pure, 5 gr.

10 à 20 gouttes pour 50 gr. d'eau, à placer dans le petit verre de l'appareil à inhalations de Sigle.

> Pr. Extrait de quebracho, 4 gr.
> Chlorhydrate de morphine, trois centigr.
> Eau de mélisse, 100 gr.
> Sirop simple, 20 gr.

A prendre par cuillers à bouche dans la journée.

____

(1) Le vin. stibint. de la pharmacopée autrichienne est au 1/250, donc un peu plus actif que celui de la pharmacopée française qui est au 1/300.

Pr.   Iodure de sodium, 3 gr.
Eau dist., 180 gr.
Sirop d'éc. d'oranges, 20 gr.

A prendre dans la journée.

Pr.   Sulfate de quinine, quatre-vingts centigr. à un gr.
Sucre blanc, 5 gr.

Mêlez. Divisez en VI poudres.

Si les accès viennent régulièrement pendant la nuit, il faudra prendre avant de se coucher une poudre. Si les accès reviennent tous les mois (à l'époque des règles, par exemple), il faudra prendre, trois jours avant, une poudre matin et soir.

Essayer les cigarettes de stramoine.

Œdème pulmonaire.

Dérivation sur l'intestin par des lavements vinaigrés, des drastiques, du jalap avec ou sans calomel, ou en infusion avec du sulfate de magnésie.

Grands sinapismes sur la poitrine.

Pr.   Poudre de résine de jalap, 2 gr.
Poudre de racine de jalap, 10 gr.

Mêlez. Divisez en V poudres. Toutes les deux heures une poudre jusqu'à effet.

Si l'œdème provient d'une affection cardiaque (avec pouls et respiration réguliers) :

Pr.   Infusion de feuilles de digitale, quatre-
vingts centigr. à un gr., réduire à 200 gr.
Acétate de potasse liquide, 20 gr.
Ammoniaque anisée, 1 gr.
Sirop simple, 20 gr.

Toutes les deux heures 1 à 2 cuillers à soupe.

Pr.   Acétate de plomb, trente centigr.
Sucre blanc, 5 gr.

Mêlez et divisez en X poudres. Une poudre toutes les heures.

Si l'expectoration est difficile :

> *Pr.* Racine d'ipéca, quatre-vingts centigr.

Faire infuser dans eau et réduire à 200 gr.

> Ammoniaque anisée, 2 gr.
> Sirop de polygala, 20 gr.

Une cuillerée à bouche toutes les demi-heures.

> *Pr.* Camphre en poudre, quarante à quatre-
> vingts centigr.
> Sucre blanc, 5 gr.

Mêlez et divisez en VI poudres. Une par heure.

Si le pouls est petit, fréquent, la peau fraîche, couverte d'une sueur gluante et filante : frictions avec des substances aromatiques ; à l'intérieur; vin, café noir, cognac, camphre, musc.

> *Pr.* Acide benzoïque, trente centigr.
> Camphre en poudre, trois centigr.

Pour une poudre; faire poudres semblables n° X. Une par heure.

> *Pr.* Camphre en poudre, 1 gr.
> Huile d'olive, 10 gr.

1 à 3 injections sous-cutanées avec la seringue de Pravaz.

> *Pr.* Éther acétique, 10 gr.

10 gouttes toutes les demi-heures.

Hémoptysies.

Envelopper la poitrine avec des linges trempés dans l'eau glacée. Repos absolu. Narcotiques. Astringents : alun, perchlorure de fer, tanin, plomb, etc., injections sous-cutanées d'ergotine. (Une demi-seringue de Pravaz, on remplit ensuite la seringue avec de l'eau de laurier-cerise.)

Si l'hémoptysie est faible, et qu'il y ait de la toux :

> Pr. Alun, 2 gr.
> Chlorhydrate de morphine, 5 centigr.
> Sucre blanc, 5 gr.

Mêlez, divisez en VI poudres. Toutes les deux à trois henres une poudre.

> Pr. Tanin pur, quarante à quatre-vingts centigr.
> Chlorhydrate de morphine, cinq centigr.
> Sucre blanc, 5 gr.

Mêlez et divisez en VI poudres : toutes les deux heures une poudre.

> Pr. Acétate de plomb, trente centigr.
> Chlorhydrate de morphine, cinq centig.
> Sucre blanc, 5 gr.

Mêlez, divisez en X poudres : une poudre toutes les heures.

> Pr. Seigle ergoté, 2 gr.
> Infusez dans eau et réduisez à 200 gr.
> Sirop de framboises, 20 gr.

Toutes les demi-heures, toutes les heures ou toutes les deux heures une cuillerée à bouche.

> Pr. Essence de térébenthine, X gouttes.
> Encapsulez à la gélatine et faites XX capsules semblables ; toutes les trois heures, 2 capsules.

N. B. — Si l'hémoptysie dure longtemps et a résisté aux astringents, on roulera autour des extrémités, dans une direction centripète, des bandes élastiques, avec pression modérée, pendant une 1/2 heure environ, puis on relâchera peu à peu la bande.

> Pr. Essence de térébenthine, 5 gr.
> Huile d'amandes douces, 5 gr.
> Mucilage de gomme arabique, 20 gr.
> Sirop simple, 20 gr.

Ajoutez goutte à goutte en mêlant :

Eau distillée, 200 gr.

Toutes les demi-heures une cuiller à bouche.

Une contraction rapide des artérioles sera aussi obtenue par une solution concentrée de sel de cuisine.

Emphysème pulmonaire.

Contre la dyspnée : si les bronches sont encombrées de mucosités, vomitif, dérivation sur l'intestin, narcotiques. Pour combattre le catarrhe chronique des emphysémateux et leurs accès fréquents d'asthme, voir ci-dessus les chapitres qui traitent de ces affections. Air comprimé.

Le goudron du *pinus pumilio*(Latschenöl) pour inhalations (5 à 10 gouttes dans le liquide à inhaler), donne de bons résultats.

Pr.   Extrait de semences de jusquiame, vingt centigr.
Poudre de racine d'ipéca, dix centigr.
Poudre de gomme arabique, 2 gr.
Sucre blanc, 2 gr.

Mêlez et divisez en VI poudres, une le matin, à midi et le soir.

Pr.   Extrait de belladone, dix centigr.
Poudre de racine d'ipéca, vingt centigr.
Sucre blanc, 5 gr.

Mêlez et divisez en XII poudres, trois poudres par jour.

Pr.   Chlorhydrate d'ammoniaque, 4 gr.
Poudre et extrait de réglisse, q. s.

Pour faire soixante pilules.
Matin et soir, 4 pilules.

Pr.   Poudre d'écorce de quebracho, 40 gr.

Faire macérer pendant trois jours dans : alcool de vin rectifié 400 gr. Faites évaporer par cuisson, puis dissolvez le résidu dans :

> Eau chaude, 80 gr.
> Sirop de limons, 20 gr.

3 fois par jour 1 à 2 cuillers à café.

Si dans le cours de l'affection emphysémateuse se développe de l'hydropisie, digitale ou strophantus (voir pour ce dernier médicament : *Maladies de cœur*). En outre :

Pr. Vinaigre scillitique, 40 gr.
> Carbonate de potasse, q. s., pour saturer.

Ajoutez :

> Eau de persil, 80 gr.
> Sirop de menthe poivrée, 20 gr.

Toutes les deux heures une cuillerée à bouche.

Pr. Décoction de racine de bugrane, 20 gr.
> (ou infusion de feuilles d'urva ursi, 8 gr.
> ou infusion de baies de genévrier, 8 à 12 gr.)

Réduisez à 200 gr.
Ajoutez :

> Acétate de potasse liquide, 20 gr.
> Oxymel scillitique, 20 gr.

Toutes les deux heures une cuiller à soupe.
Pour les cachectiques, on prescrira :

> *Pr.* Sulfate de quinine, 2 gr.
> Extrait de gentiane, q. s.

Pour faire trente pilules.
2 à 4 fois par jour, 1 à 2 pilules.

> *Pr.* Fer réduit par l'hydrogène, 2 gr.
> Extrait de pissenlit, q. s.

Pour faire vingt pilules.
A midi et le soir, 2 à 3 pilules au repas.

Pneumonie.

Pour le point de côté, compresses d'eau froide, changées

toutes les cinq minutes, ou décongestion locale par ventouses ou sangsues. Sinapismes. Diète absolue, température de la chambre 16° C. environ; pour combattre la soif, boissons acidulées ou mucilagineuses :

> *Pr.* Acide phosphorique, 8 gr.
> Sirop de framboises, 90 gr.

A prendre avec de l'eau.

> *Pr.* Crème de tartre, 8 gr.
> Sirop de frambroises, 40 gr.
> Eau, 400 gr.

Boisson rafraîchissante.

Pour combattre l'hyperthermie, enveloppements de compresses d'eau froide sur la tête ou sur tout le corps.

Comme antithermiques :

> *Pr.* Acide salicylique, 1 gr. toutes les trois heures ; — ou salicylate de soude, 5 gr., eau dist., 200 gr., sirop simple, 20 gr. Toutes les heures une cuiller à bouche. Phénacétine, antipyrine, antifébrine, quinine. (Voir *Fièvre typhoïde.*)

Si la toux est irritante et qu'il y ait de fortes douleurs, narcotiques :

> *Pr.* Eau de laurier-cerise, 10 gr.
> Chlorhydrate de morphine, dix centigr.

V gouttes toutes les deux heures.

Si la sécrétion est abondante et l'expectoration difficile :

> *Pr.* Poudre de racine d'ipéca, 1 à 2 gr.
> Infuser, pour obtenir colature, 200 gr.
> Ammoniaque anisée, 2 gr.
> Sirop de polygala, 20 gr.

Toutes les demi-heures une cuillerée à soupe.

> *Pr.* Poudre de racine de polygala, 8 gr.
> Infuser, pour obtenir colature, 180 gr.
> Vin antimonié, 10 gr.
> Sirop de polygala, 20 gr.

Une cuillerée à soupe toutes les heures.

Pr. Eau distillée, 25 gr.
Eau distillée de mélisse, 25 gr.
Ammoniaque anisée, 1 à 2 gr.
Teinture de lobélie, 1 à 2 gr.
Sirop d'écorces d'oranges, 5 gr.

Une cuiller à café toutes les heures.
En cas d'asthénie cardiaque, vin, cognac.

Pr. Infusion de feuilles de digitale, quatre-vingts centigr.
dans eau, 200 gr.
Sirop de framboises, 20 gr.

Toutes les deux heures une cuillerée à soupe.

Pr. Infusion de : feuilles de digitale,
quatre-vingts centigr.
Poudre de racine d'ipéca, quatre-vingts
centigr. à un gr. sur eau, 200 gr.
Eau de laurier-cerise, 5 gr.
Sirop de framboises, 40 gr.

Toutes les heures une cuiller à soupe.
En cas de collapsus, camphre, musc, éther, alcool, vin
rouge de Bordeaux ou d'Ofen (toutes les demi-heures une
grande cuiller).

Pr. Camphre en poudre, 2 gr.
Huile d'olives, 10 gr.

Donner 1 à 2 injections, à la seringue de Pravaz, avec ce
mélange.

Pr. Ammoniaque anisée, 5 gr.

Cinq gouttes toutes les demi-heures dans de l'eau sucrée.

Pr. Camphre, quinze centigr.
Acide benzoïque, 2 gr.
Oléosaccharure de fenouil, 2 gr.

Mêlez, divisez en VI poudres égales : une poudre toutes
les deux ou trois heures.
En cas de délirium tremens concomitant :

Pr.   Poudre d'opium, vingt à quarante centigr.
.Sucre blanc, 5 gr.

Mêlez et divisez en XII poudres. Toutes les deux à trois heures une poudre.

Pr.   Eau de laurier-cerise, 10 gr.
Chlorhydrate de morphine, dix centigr.

Toutes les heures, 5 à 10 gouttes,
Si le cœur bat fortement :

Pr.   Hydrate de chloral, 2 à 3 gr.
Mucilage de gomme arabique, 25 gr.
Eau distillée, 25 gr.
Sirop d'écorces d'oranges, 20 gr.

A prendre en une ou deux fois.
Dans certains cas, lavement de chloral :

Pr.   Hydrate de chloral, 2 à 3 gr.
Mucilage de gomme arabique, 150 gr.
Eau dist., 50 gr.
(*Us. ext.*)

Pour un lavement.

Gangrène pulmonaire.

Inhalations de térébenthine ou d'eau de goudron. Nourriture fortifiante, vin, etc.

Pr.   Essence de térébenthine, 50 gr.
(*Us. ext.*)

2 à 3 fois par jour 10 à 12 gouttes dans l'appareil à inhalation de Mudge.
Si la térébenthine faisait tousser :

Pr.   Infusion de bourgeons de sapin, 20 gr. sur 200 gr.

Pour inhalation.

Pr.   Acide phénique, 2 gr.
Alcool rectifié, 20.
Glycérine, 20 gr.

Pour inhalation.

Si dans ce cas on observe de la céphalée et des vertiges :

> *Pr.* Espèces aromatiques, 20 gr.
> Infusez dans eau, 200 gr.

Pour inhalations.

> *Pr.* Décoction d'écorce de quinquina, 20 gr. sur 200 gr.
> Acide phosphorique, 2 gr.
> Sirop d'écorces d'oranges, 20 gr.

Toutes les deux heures une cuiller à soupe.
Pour désinfecter les crachats gangreneux :

> *Pr.* Solution de chlorure de chaux, 200 gr.

Tuberculose pulmonaire.

Les enfants de parents phtisiques seront confiés pendant dix mois au moins à une bonne nourrice. Plus tard, on les fortifiera par des ablutions froides, le séjour prolongé au bon air, en évitant le surmenage intellectuel et un trop long séjour sur les bancs de l'école. Chez les adolescents, on surveillera soigneusement le moindre catarrhe bronchique, on défendra sévèrement toute occupation excitante, l'équitation, la danse, etc. On prescrira des exercices gymnastiques modérés, pour augmenter l'amplitude thoracique. Il sera défendu au malade de sortir par le vent ou quand l'air est froid ou humide : c'est pourquoi le séjour dans un climat méridional est très recommandable au point de vue prophylactique.

Les stations climatériques sont, pour l'automne, l'hiver et une partie du printemps : 1° Quand les malades ont une tendance aux hémoptysies et une toux sèche : Venise, Nice, Menton, Hyères, Palerme ; 2° quand les malades ont une expectoration abondante avec tendances aux rhumatismes : Gries, Meran, Arco, Madère, Malte, le Caire, Alexandrie.

Si la digestion est bonne, on prescrira, en été, une cure de lait (2 à 4 verres et plus par jour, bus au moment de la traite). Le lait d'ânesse s'assimile mieux que les autres, et le lait de brebis est le plus gras, donc le plus nourrissant.

Si le lait n'est pas supporté, on le remplacera par du petit-lait doux. Les stations de petit-lait sont : Ischl Roznau, Bistritz près du Hostein, Kierling, Meran (Autriche), Heiden, Gaiserz (Prusse).

La cure de raisins conviendra aux malades irritables, qui toussent peu et n'ont pas de tendance à la diarrhée : Baden près Vienne, Méran, Salzbrunn, Rein, Durckheim, Vevey.

Les eaux minérales de Selters et Giesshübel, employées seules ou mélangées à du lait ou du petit-lait, seront utiles dans les catarrhes bronchiques : les eaux de Gleichenberg seront prises par les malades dont l'expectoration est abondante, celles de Füred en cas d'expectoration sèche, et aussi s'il y a catarrhe gastro-intestinal. Les eaux ferrugineuses acidulées de Salzbrunn, Reinerz, la source de l'Ermite de Gleichenberg et la source salée de Franzensberg combattront avec succès l'anémie très accentuée, sauf dans les cas où il y a disposition à l'hémoptysie.

Le traitement de la phtisie sera symptomatique.

> *Pr.* Créosote, 1 gr. 50.
> Alcool rectifié, 30 gr.
> Sirop de canelle, 25 gr.
> Sirop simple, 25 gr.
> Eau, 100 gr.

Une cuiller à soupe 3 fois par jour, augmenter toutes les semaines d'une cuiller.

> *Pr.* Créosote, 1 gr. 50.
> Poudre et racine de rhubarbe, 1 gr.

Extrait et poudre de réglisse, q. s. pour faire 50 pilules : 3 fois par jour 5 pilules.

> *Pr.* Créosote, 1 gr.
> Acétate de plomb, dix centigr.
> Opium brut, trente centigr.
> Suc de réglisse, 6 gr.

Mucilage de gomme arabique, q. s. pour faire 50 pilules : comme ci-dessus.

> *Pr.* Créosote, quarante centigr.
> Acide arsénieux, deux centigr.

Poudre et suc de réglisse, q. s. pour faire 20 pilules : 3 par jour.

> *Pr.* Liqueur de Fowler, IV gouttes.
> Extrait d'opium, cinq centigr.
> Looch huileux, 200 gr.

Toutes les deux heures une cuiller à soupe.

Si des phénomènes anémiques dominent la scène, on recourra à des préparations ferrugineuses légères, telles que :

> *Pr.* Sulfate de fer cristallisé, 1 à 2 gr.
> Carbonate de potasse, 1 gr. 50 à 2 gr.
> Eau de menthe crépue, 200 gr.
> Myrrhe, 5 gr.
> Sucre blanc, 20 gr.

Agiter avant de s'en servir : 3 à 4 fois par jour une cuillerée à potage.

Pour combattre l'amaigrissement : huile de foie de morue.

> *Pr.* Extrait de malate de fer, 5 gr.
> Ményanthe en poudre, 2 gr.
> Extrait de pissenlit, q. s.

Pour faire 60 pilules conservées à la poudre de lycopode. Matin et soir 2 pilules.

En cas de toux violente :

> *Pr.* Chlorhydrate de morphine, cinq centigr.
> Eau de laurier-cerise, 15 gr.
> Teinture de quinquina royal, 10 gr.
> Teinture amère, 10 gr.

Trois fois par jour 15 gouttes.

> *Pr.* Chlorhydrate de morphine, trois centigr.
> Looch blanc, 200 gr.
> Eau de fleurs d'oranger, 50 gr.

Une cuillerée à bouche toutes les deux heures.

> *Pr.* Extrait d'opium, dix centigr.
> Décoction de guimauve, 200 gr.
> Sirop de menthe, 20 gr.

Une cuiller à soupe toutes les deux heures.

> *Pr.* Chlorhydrate de morphine, cinq centigr.
> Gomme pulvérisée, 5 gr.

Mêlez et divisez en X poudres, 1 à 3 par jour.

Pour combattre les sueurs, lavages d'eau vinaigrée dans la proportion de 4 parties d'eau pour 2 de vinaigre.

Poudrer aussi avec :

> *Pr.* Acide salicylique, 5 gr.
> Talc de Venise, 100 gr.
> Poudre d'amidon, 100 gr.
> Poudre d'iris. 10 gr.
> (*Us. ext.*)

> *Pr.* Agaric blanc, quatre-vingts centigr.
> Sucre blanc, 5 gr.

Mêlez et divisez en VI poudres, 1 à 2 poudres avant de se coucher.

> *Pr.* Sulfate d'atropine, un centigr.
> Extrait de gentiane, q. s.
> Poudre d'acore vrai, q. s.

Pour faire 20 pilules.

1 à 2 pilules avant de se coucher.

> *Pr.* Agaricine, dix centigr.
> Poudre de Dower, 1 gr. 50.
> Mucilage de gomme arabique,
> Poudre de guimauve, q. s.

Pour faire 20 pilules.

1 à 2 pilules le soir.

Pleurésie.

Au début, enveloppements froids ou chauds sur la moitié du thorax atteinte ; on tiendra compte de l'état général et des habitudes des malades. Boissons acidulées, 10 à 15 sangsues s'il y a lieu, sinapismes, frictions de la partie atteinte avec :

> *Pr.*   Huile de jusquiame bouillie, 10 gr.
>   Chloroforme, 10 gr.
>   (*Us. ext.*)

Par-dessus, une couche de papier à la gutta-percha.

> *Pr.*   Essence de moutarde, 25 gr.
>   Alcool camphré, 25 gr.
>   (*Us. ext.*)

Pour frictions.

> *Pr.*   Chlorhydrate de morphine, dix centigr.
>   Bisulfate de quinine, quatre-vingts centigr.
>   Sucre blanc, 5 gr.

Mêlez et divisez en XII poudres, une poudre toutes les trois à quatre heures.

Si le cœur bat faiblement :

> *Pr.*   Poudre de feuilles de digitale, soixante à
>   quatre-vingts centigr.
>   Faites infuser dans eau, 200 gr.
>   Acétate de potasse liquide, 20 gr.
>   Oxymel scillitique, 20 gr.

Toutes les deux heures une cuiller à soupe.

> *Pr.*   Poudre de racine d'ipéca, quatre-vingts centigr.
>   Poudre de feuilles de digitale, quatre-vingts centigr.

Infusez un quart d'heure dans :

>   Eau chaude, 200 gr.

Ajoutez :

Acétate de potasse liquide, 20 gr.
Oxymel scillitique, 20 gr.

Une cuiller à soupe toutes les deux heures.
Si l'exsudat est considérable, exciter la diaphorèse et la diurèse.

Pr. Baies de genévrier, 20 gr.
Infusez dans eau, 200 gr.
Acétate de potasse liquide, 10 gr.

3 fois par jour 2 cuillers à soupe.

Pr. Chlorure de sodium, 3 à 8 gr.
Chlorure de lithium, 1 gr.
Eau de persil, 100 gr.
Sirop de menthe, 20 gr.

Une cuiller à bouche toutes les deux heures.
Chez les personnes robustes, régime peu substantiel, peu de liquides : si au contraire le malade est faible et anémique nourriture facile à digérer, quinquina, préparations ferrugineuses légères.

Pr. Teinture de malate de fer, 5 gr.
Teinture amère, 5 gr.
Sirop d'écorces d'oranges, 50 gr.

Une cuiller à café 3 fois par jour.

Pr. Carbonate de fer saccharifié, quatre-vingts centigr.
Bisulfate de quinine, quatre-vingts centigr.
Bicarbonate de soude, 5 gr.
Sucre blanc, 5 gr.

Mêlez et divisez en XII poudres, 3 à 4 par jour.
En cas de douleurs violentes, injections sous-cutanées avec :

Pr. Chlorhydrate de morphine, dix centigr.
Eau dist., 10 gr.

1 à 2 seringues de Pravaz.
A l'intérieur, on donnerait :

> *Pr.*   Chlorhydrate de morphine, dix centigr.
>   Eau de laurier-cerise, 10 gr.

10 à 15 gouttes, 3 fois par jour.

Si l'exsudat ne se résorbait pas spontanément, on essayera de l'iode à l'extérieur :

> *Pr.*   Iode métalloïde, trente centigr.
>   Iodure de potassium, 3 gr.
>   Glycérine, 40 gr.
>   (*Us. ext.*)

> *Pr.*   Teinture d'iode, 15 gr.
>   Teinture de noix de galle, 15 gr.
>   (*Us. ext.*)

Si tous ces moyens sont insuffisants, thoracentèse.

Ozène.

Étiologie (ozène simple ou scrofuleux, ozène syphilitique). Douches nasales avec 1/4 % de chlorure de sodium et badigeonnages avec la glycérine iodée (voir plus haut, *Pleurésie*).

En outre traitement antiscrofuleux ou antisyphilitique, s'il y a lieu.

Coryza.

Voir la cause : polypes, syphilis, scrofulose.

> *Pr.*   Acide phénique, 5 gr.
>   Ammoniaque caustique, 5 gr.
>   Alcool à 90°, 10 gr.
>   Eau dist., 10 gr.

Dans un flacon bien bouché à l'émeri.

Versez quelques gouttes sur un papier brouillard et aspirez par les narines.

> *Pr.*   Alun, 2 gr.
>   Sucre blanc, 20 gr.

2 fois par jour une prise.

Péricardite.

Boissons rafraîchissantes, sans acide carbonique. S'il y a constipation et météorisme : eaux de Pullna, Saidschütz, Sedlitz, Friedrichshall, Ofen, etc.

Pr.   Crème de tartre (bitartrate, tartrate de soude), 20 gr.
Oléosaccharure de citron, 20 gr.

Mêlez. A donner par cuillers à café.

S'il y a de fréquents frissons, même s'ils ne sont pas nettement caractérisés (aussi dans les cas de contractions faibles du cœur) :

Pr.   Sulfate de quinine, quarante, quatre-vingts
ou cent vingt centigr.
Sucre blanc, 5 gr.

Mêlez et divisez en VI poudres. Une poudre toutes les trois heures.

Pr. Eau, 200 gr.
Acide tartrique, quatre-vingts centigr.
Sirop de framboises, 20 gr.

Une cuiller à bouche toutes les heures.

Pr. Acide phosphorique dilué, 2 gr.
Eau dist., 200 gr.
Sirop de framboises, 20 gr.

Mêmes doses que ci-dessus.

Si la fièvre est violente, le pouls fréquent (mais seulement si les contractions du cœur sont suffisamment énergiques) :

Pr.   Poudre de feuilles de digitale, vingt centigr.
Sulfate de quinine, quarante centigr.
Sucre blanc, 5 gr.

Mêlez et divisez en VI poudres. 3 poudres par jour.

Pr.   Feuilles de digitale, soixante centigr. à 1 gr.
Infusez dans eau, 200 gr.
Sirop de framboises, 20 gr.

Toutes les heures une cuiller à bouche.

Il ne faut employer la digitale que pendant quelques jours.

Les palpitations seront combattues par des compresses d'eau froide ou une vessie de glace sur la région précordiale.

> *Pr.*   Eau de laurier-cerise, 10 gr.
> Teinture de digitale, 2 gr.

8 gouttes 2 fois par jour.

Si l'on surprend des symptômes d'asthénie cardiaque, on donnera du vin fort, du cognac, des injections d'éther ou de camphre. Si l'asthénie persiste, choisir la digitale à petites doses.

S'il est resté quelques douleurs dans la région, enveloppements froids, narcotiques en injections sous-cutanées ou par voie stomacale.

> *Pr.*   Acétate de morphine, dix centigr.
> Eau dist., 10 gr.

5 à 20 gouttes par injection.

> *Pr.*   Onguent simple, 10 gr.
> Opium pur, 2 gr.

Enduire la région précordiale avec gros comme un pois de la pommade.

Pr.   Lanoline pure, 10 gr.
Chlorhydrate de morphine (ou vératrine), trente centigr.

Enduire la région précordiale avec gros comme un pois ou une noisette, de la pommade.

Pour faire plus rapidement se résorber l'exsudat, on emploie les compresses chaudes, les vésicatoires, les iodiques à l'extérieur, les diurétiques :

> *Pr.*   Baies de genévrier, 20 gr.
> Infusez dans eau, 200 gr.

Ajoutez :

> Acétate de potasse liquide, 20 gr.
> Oxymel scillitique, 20 gr.

2 cuillers à soupe toutes les deux heures.

Si les diurétiques sont impuissants, passer aux limonades chaudes, au thé russe ou à la tisane de sureau, pour faire transpirer le malade.

Pr. Esprit de Mindererus, 10 gr.

4 à 8 gouttes dans du thé chaud.

En cas de péricardite chronique : nourriture substantielle, séjour à la campagne, cures de lait, petit-lait, raisins ; fer, quinine.

Lésions valvulaires du cœur.

Exercice modéré, nourriture substantielle (sans épices), pas de liquides alcooliques ! Si cependant la nutrition se fait mal, donner une nourriture fortifiante, de la viande, un peu de vin, de bière, des ferrugineux. Défendre les émotions, les bains (les soins de propreté ne devant pas être cependant négligés, on permettra de temps en temps un bain tiède). Éviter toute espèce de fatigue exagérée, physique ou morale.

Pour combattre la sténocardie qui accompagne si souvent le stade de compensation, pour s'opposer en outre à la tendance aux fluxions, on prescrit le repos absolu, une vessie de glace sur la région précordiale et des narcotiques à petite dose.

Pr. Poudre de feuilles de digitale, cinquante à quatre-vingts centigr.
Infusez dans eau, 200 gr.
Ajoutez :
Sirop de framboises, 20 gr.

2 cuillers à soupe toutes les deux heures.

Pr. Eau de laurier-cerise, 10 gr.
Teinture de digitale, 4 gr.

2 à 4 fois par jour, 5 à 20 gouttes.

Pr. Teinture de strophantus, 1 gr. 50.
Eau dist., 180 gr.
Sirop simple, 20 gr.

Toutes les 2 heures une cuiller à soupe.

> *Pr.* Infusion d'adonis vernalis, 6 gr. sur 180 gr.
> Nitrate de potasse, 4 gr.
> Rob de genièvre, 20 gr.

Une cuillerée à bouche toutes les deux heures.

> *Pr.* Infusion de convallaria maïalis, 5 gr. sur 180 gr.
> Sirop de fleur d'oranger, 20 gr.

Toutes les deux heures une cuiller à bouche.

> *Pr.* Citrate (bromhydrate) de caféine, 1 gr.
> Oléosaccharure de citron, 2 gr.

Mêlez et divisez en VI poudres, 3 par jour.

> *Pr.* Sulfate de quinine, cinquante centigr.
> Sucre blanc, 5 gr.

Mêlez et divisez en VI poudres : une poudre toutes les trois heures.

Chez les individus nerveux et irritables, et lorsque les symptômes nerveux dominent (dans l'insuffisance aortique), on donnera des antispasmodiques (valériane, etc.), des opiacés, du bromure de potassium, de la nitroglycérine, du nitrite d'amyle.

> *Pr.* Nitroglycérine, un centigr.
> Poudre et extrait de réglisse, q. s. pour faire
> XX pilules : 3 par jour.

> *Pr.* Eau de laurier-cerise, 10 gr.
> Chlorhydrate de morphine, dix centigr.

5 gouttes 2 à 4 fois par jour.

> *Pr.* Sulfate de quinine, cinquante centigr.
> Chlorhydrate de morphine, cinq centigr.
> Sucre blanc, 5 gr.

Mêlez et divisez en VI poudres.
Matin et soir une poudre.

Pr. Nitrate d'argent cristallisé, cinquante centigr.
Faire dissoudre dans très peu d'eau distillée :
Argile, q. s.
Pour faire pilules n° 60.

Prendre matin et soir, en augmentant les doses, de 1 à 5 pilules.

Pr. Oxyde de zinc, quatre-vingts centigr.
Sucre blanc, 5 gr.

Divisez en VI poudres, une matin et soir.

Pr. Teinture de lobélie, 10 gr.

Toutes les heures 10 à 15 gouttes.

Pr. Eau de laurier-cerise, 10 gr.
Teinture de digitale, 5 gr.
Teinture de lobélie, 5 gr.

5 gouttes toutes les heures.

N. B. — A ordonner dans les cas d'affections organiques du cœur et d'asthme. En outre, maniluves chauds.
Si les contractions du cœur sont irrégulières, tumultueuses et insuffisantes, on donnera de la digitale ou du strophantus.

Pr. Teinture de strophantus, 15 gr.

3 fois par jour X gouttes.

Pr. Sulfate de quinine, quarante centigr.
Poudre de digitale, quarante centigr.
Sucre blanc, 4 gr.

Mêlez. Divisez en X poudres : une toutes les 2 heures.
S'il existe en même temps un catarrhe bronchique intense :

Pr. Sulfate de quinine, cinquante centigr.
Acide benzoïque, vingt centigr.
Sucre blanc, 5 gr.

Mêlez et divisez en VI poudres : une poudre toutes les deux heures.

Pr. Poudre de racine d'ipéca, 1 gr.
   Poudre de feuilles de digitale, 1 gr.
   Infusez dans eau, 200 gr.
   Acétate de potasse liquide, 20 gr.
   Oxymel scillitique, 20 gr.

2 cuillers à bouche toutes les deux heures.

Dans les cas d'œdème pulmonaire abondant, on prescrira en outre de l'acétate de plomb.

Dans les cas de catarrhe bronchique chronique, pour diminuer la sécrétion exagérée :

Pr. Eau de menthe poivrée, 100 gr.
   Esprit de corne de cerf succiné (ou ammoniaque
    anisée), 2 gr.

Une cuiller à soupe toutes les heures.

Pr. Baume du Pérou, 2 gr.
   Sirop de manne, 80 gr.

A prendre par cuillers à café.

Si on observe de l'asthénie par dégénérescence graisseuse du muscle cardiaque, on donnera du fer, du quinquina, du vin, du thé, du café, dans les cas urgents des excitants énergiques, c'est-à-dire des injections de camphre ou d'éther.

Dans les cas d'ascite marquée, il est surtout recommandable d'employer le calomel.

Pr. Calomel, vingt centigr.
   Extrait aqueux d'opium, un à deux centigr.
   Sucre blanc, 30 gr.

Pour une dose. Faire IX poudres semblables ; 3 poudres par jour.

Pendant 3 jours de suite, on donnera 3 poudres, puis on supprime le calomel pendant 3 à 4 jours ; on reprend ensuite les doses quotidiennes, si le médicament a été bien supporté. Le malade doit en tous cas souvent se gargariser et se rincer la bouche avec une solution de chlorate de potasse. La diarrhée qui se présente parfois, malgré l'opium ajouté aux pou-

dres, sera combattue de préférence par le sous-nitrate de bismuth.

Angine de poitrine.

Le traitement dépendra de la cause de l'affection : si l'accès
dure longtemps, il faut exciter la peau dans la région précordiale, donner des maniluves et pédiluves tièdes, et faire
des lavages d'eau vinaigrée. Pendant l'accès, donner de suite
une dose de laudanum avec ou sans éther sulfurique : les inhalations de chloroforme sont aussi utiles. Si on observe des
syncopes, donner des excitants.

Les malades atteints d'angine de poitrine feront bien d'avoir
toujours sur eux un flacon d'essence de moutarde, pour en
badigeonner la région précordiale en cas d'accès. Donner de
la quinine, du fer. Carlsbad, Vichy, Marienbad, Hombourg,
Kissingen sont des stations à recommander dans cette maladie.

> *Pr.*   Liqueur de Fowler, 2 gr.
> Eau de cannelle, 15 gr.

2 fois par jour, 2 à 5 gouttes.

> *Pr.*   Nitroglycérine, six centigr.

Commencer avec deux gouttes, 2 fois par jour.

> *Pr.*   Trinitrine, un centigr.
> Extrait de ményanthe, q. s.
> Poudre de racine de gentiane, q. s.

Pour faire vingt pilules. Une pilule matin et soir.

On pourra, dans beaucoup de cas, augmenter les doses,
mais toujours tenir compte de la susceptibilité individuelle.

Gingivite.

> *Pr.*   Eau dist., 400 gr.
> Mucilage de graines de coings, 20 gr.
> Teinture d'opium au dixième, 2 gr.

Eau dentrifice, à employer tiède.

> *Pr.* Chlorure de chaux, 1 à 2 gr.
> Eau, 400 gr.
> Teinture d'opium, XX gouttes.
> (*Us. ext.*)

Gargarisme.

> *Pr.* Sirop de mûres (ou miel rosat), 40 gr.
> Borax, 2 à 4 gr.
> (*Us. ext.*)

Collutoire.

> *Pr.* Teinture de ratanhia, 30 gr.
> Essence de menthe poivrée, XX gouttes.
> (*Us. ext.*)

Collutoire.

> *Pr.* Chlorate de potasse, 8 gr.
> Eau, 1,000 gr.
> (*Us. ext.*)

Gargarisme.

Angine catarrhale.

> *Pr.* Alun, 5 gr.
> Eau dist., 200 gr.
> Teinture d'opium, 2 gr.
> Miel rosat, 20 gr.
> (*Us. ext.*)

Gargarisme.

> *Pr.* Extrait d'opium, 1 à 2 gr.
> Bicarbonate de soude, 5 gr.

Faites dissoudre dans une infusion de feuilles de sauge de 20 gr. sur 200 gr., et ajoutez :

> Miel purifié, 4 gr.
> (*Us. ext.*)

Gargarisme.

 Pr. Permanganate de potasse, dix centigr.
  Eau, 500 gr.
   (*Us. ext.*)

Gargarisme.
Pilules de glaces, enveloppement de Priessnitz, purgatifs,
acide salicylique ou salicylate de soude (1 sur 200) comme
collutoire, ainsi qu'une solution de chlorate de potasse à
8 00/00.

Angine diphtéritique.

 Pr. Eau dist., 5 gr.
  Extrait de belladone, dix centigr.

3 fois par jour quelques gouttes dans de l'eau sucrée.

 Pr. Chlorate de potasse, 10 gr.
  Eau dist., 400 gr.
  Teinture d'opium, au dixième (1), (ou extrait
   aqueux d'opium, quarante centigr.)
  Sirop simple, 20 gr.
  (ou miel rosat, 40 gr.)
   (*Us. ext.*)

Gargarisme.
  Pr. Eau de chaux, 200 gr.
    (*Us. ext.*)

Gargarisme.

 Pr. Bioxyde d'hydrogène, 2 gr.
  Eau dist., 180 gr.
  Sirop d'écorces d'oranges, 20 gr.

A prendre par cuillers à soupe.
En même temps, badigeonnages avec :

  Pr. Bioxyde d'hydrogène, 2 gr.
   Eau dist., 20 gr.
    (*Us. ext.*)

----

(1) Préparée avec l'opium brut.

Pour combattre la fièvre : quinine, acide salicylique acides minéraux : en cas de collapsus, excitants, inhalations de vapeurs d'eau chaude avec du benzoate de soude.

Pharyngite chronique.

> Pr. Eau, 400 gr.
> Sel ammoniac purifié, 5 gr.
> Miel rosat, 50 gr.
> (*Us. ext.*)

Gargarisme.

> Pr. Eau, 200 gr.
> Pierre divine, cinquante centigr.
Faites dissoudre et ajoutez :
> Laudanum de Sydenham, 2 gr.
> (*Us. ext.*)

Gargarisme.

> Pr. Sublimé corrosif, deux centigr.
> Eau dist., 200 gr.
> Teinture d'opium, 2 gr.
> Mucilage de graines de coings, 50 gr.
> (*Us. ext.*)

Gargarisme.
Cautérisation de la muqueuse pharyngée avec le crayon de nitrate d'argent en nature, inhalations de solution d'alun ou de tanin.
Badigeonnage du pharynx à la glycérine iodée, ou :

> Pr. Nitrate d'argent, 3 gr.
> Eau dist., 50 gr.
> (*Us. ext.*)

Pour badigeonner.

Catarrhe gastrique aigu.

Vomitif, si l'estomac contient encore des restes d'aliments

Pr.   Racine d'ipéca, 3 gr.
     Tarte stibié, trente centigr.

Mêlez et divisez en X poudres : toutes les dix minutes une poudre jusqu'à effet.

Pr.   Chlorhydrate d'apomorphine, dix centigr.
     Eau dist., 10 gr.

Un quart ou une demi-seringue de Pravaz en injection.
Si les aliments ont déjà passé dans l'intestin, purgatifs :

Pr.   Décoction de fruits de coloquinte, 2 gr.
        sur 180 gr. eau.
     Sirop de séné, 20 gr.

Toutes les 2 heures une cuiller à soupe.

Pr.   Infusion de séné, 10 gr. sur 180 gr.
     Sirop de manne, 20 gr.

Toutes les 2 heures, une cuiller à soupe.
Si il y a des éructations de gaz fétides, des nausées, syphon d'eau de Seltz, eau de Giesshübel ou Selters.
En cas de nausées intenses, pilules de glace, glaces ou sorbets, ou bien :

Pr.   Eau de laurier-cerise, 5 gr.

A mettre dans un flacon noir : 5 gouttes toutes les 3 heures, avec ou sans glace.

Pr.   Bicarbonate de soude, 2 gr.
     Eau de laurier-cerise, 2 gr.
     Eau dist., 150 gr.
     Sirop simple, 20 gr.

Une grande cuiller toutes les deux heures.

Pr.   Bicarbonate de soude, 2 gr.
     Salicylate de soude, 1 gr.

Divisez en VI poudres : une toutes les 2 heures.

Si les douleurs sont fortes, compresses d'eau froide sur la région épigastrique : narcotiques.

Pendant quelques jours diète sévère.

Gastrite chronique.

L'important est de prescrire un régime approprié : il faut défendre les liquides alcooliques, les aliments gras, épicés, difficiles à digérer. Il faudra, suivant l'état du malade, donner des détails précis sur la qualité et la quantité des aliments à ingérer.

Les amers sont les plus avantageux de tous les médicaments à employer ici. Les thés de bois de quassia, d'acore odorant, de racine de Colombo, de petite centaurée, de ményanthe, la diète lactée sont utiles, ainsi que Carlsbad et Marienbad.

S'il n'y a pas de douleurs et que le catarrhe dure depuis longtemps, des condiments à la moutarde seront indiqués comme excitants légers. Pour activer les contractions stomacales, prescrire des frictions d'essences aromatiques sur la région épigastrique.

Si l'hyperacidité est considérable :

Pr. Bicarbonate de soude, 3 gr.

Divisez en VI poudres. Une poudre 2 à 3 fois par jour.

Pr. Bicarbonate de soude, 2 gr.
Sucre blanc, 2 gr.
Extrait de noix vomique, quinze centigr.

Mêlez. Divisez en six poudres : 3 par jour.

Pr. Bicarbonate de soude, 20 gr.
Poudre de racine de rhubarbe, 5 gr.
Oléosaccharure de fenouil, 15 gr.

Une pointe de couteau 3 fois par jour.

Pr. Bicarbonate de soude, 10 gr.
Magnésie calcinée, 10 gr.
Oléosaccharure de menthe poivrée, 20 gr.

A prendre par pointes de couteau.

Quand l'acidité est insuffisante, surtout dans les cas d'anémie et de dilatation :

> *Pr.*   Teinture amère, 20 gr.
>   Teinture de quinquina royal, 20 gr.
>   Teinture de noix vomique, 2 gr.

XV gouttes une demi-heure avant le repas.

> *Pr.*   Acide chlorhydrique dilué, 25 gr.
>   Eau dist., 25 gr.

20 gouttes après chaque repas pour un demi-verre d'eau.
Dans certains cas on ajoutera :

> *Pr.*   Pepsine sèche, 4 gr.
>   Sucre de lait, 8 gr.

Mêlez et divisez en XX poudres : une poudre de suite après
chaque repas.

En cas d'ectasie gastrique, lavage de l'estomac avec de
l'eau tiède, puis nouveau lavage à l'eau de Carlsbad (source
Mühlbrunn) ou avec une solution faible de bicarbonate de
soude.

Faradisation de l'estomac : l'électrode large sur le pylore
ou dans le dos : la petite électrode sera promenée lentement
du cardia au pylore : diète appropriée.

En cas de vomissements ou de malaises :

> *Pr.*   Eau de laurier-cerise, 5 gr.
>   Teinture de noix vomique, X gouttes.

Prendre de ce mélange matin et soir 5 à 15 gouttes.

> *Pr.*   Bicarbonate de soude, 5 gr.
>   Poudre de Dower, cinquante centigr.

Mêlez et divisez en VI poudres. Une poudre matin et
soir.

> *Pr.*   Extrait de noix vomique, dix centigr.
>   Sucre blanc, 5 gr.

Mêlez et divisez en VI poudres. Une poudre matin et soir.

Pr.   Oxalate de cérium, 3 gr.

Divisez en VI poudres : 3 par jour.
En cas de coliques, pas d'aliments qui produisent beaucoup de gaz.

Pr.   Eau de laurier-cerise, 5 gr.
　　　　Teinture de belladone, X gouttes.

3 fois par jour 5 gouttes.
Ceinture abdominale, bains chauds.
En cas de cardialgie et de pyrosis :

Pr.   Sous-nitrate de bismuth, 5 gr.
　　　　Chlorhydrate de morphine, cinq centigr.
　　　　Bicarbonate de soude, 2 gr.

Mêlez et divisez en X poudres : une toutes les deux heures

Pr.   Sous-nitrate de bismuth, 5 gr.
　　　　Extrait de belladone, cinq centigr.

Mêlez. Divisez en dix poudres : une toutes les 2 heures.
Pour obvier à la constipation produite à la longue par le bismuth, on donnera en même temps des purgatifs salins à petites doses.
En cas de perte d'appétit par atonie de la muqueuse :

Pr.   Extrait de gentiane, ou extrait de cascarille,
　　　　ou extrait de ményanthe, 2 à 5 gr.
　　　　Eau dist., 200 gr.
　　　　Sirop d'écorces d'oranges, 20 gr.

Une cuiller à bouche avant chaque repas.

N. B.—Les mêmes remèdes seront aussi employés sous forme pilulaire avec q. s. de poudre d'acore : on prendra chaque jour 3 à 5 pilules.

Pr.   Teinture de quinquina composée, 20 gr.
　　　　Teinture d'écorces d'oranges, 40 gr.

A prendre par cuillers à café.

> *Pr.*   Absinthe, 5 gr.
> Écorces d'oranges, 2 gr.
> Racine d'acore, 2 gr.

Faites infuser dans eau bouillante 140 gr., pendant une demi-heure, en vase clos, et ajoutez :

> Sirop de chicorée et rhubarbe, 10 gr.

A prendre par cuillers à potage.

> *Pr.*   Teinture de noix vomique, 2 gr.
> Eau de laurier-cerise, 10 gr.
> Teinture amère, 20 gr.

3 fois par jour quinze gouttes.

> *Pr.*   Teinture amère, 15 gr.
> Teinture de cannelle, 15 gr.

3 fois par jour, vingt gouttes.
En cas de flatulences gastro intestinales, massage.

> *Pr.*   Eau de carum carvi, 200 gr.

Boire un verre à liqueur après le repas.
Employer aussi le sel de Carlsbad artificiel. Le matin à jeun une cuiller à café pour 1⌐3 à 1⌐2 litre d'eau tiède.

Ulcère rond de l'estomac.

Repos au lit, eau de Carlsbad bue à la source. Régime léger, pas d'aliments excitants : régime lacté, extraits de viande, peptones (peptones de Witte à Rostock, solution de viande Leube-Rosenthal).

Contre les cardialgies, réfrigération, dans d'autres cas cataplasmes, sinapimes. Lait glacé par petites gorgées : on ajoute, s'il y a lieu, une pointe de couteau de bicarbonate de soude par verre de lait.

> *Pr.*   Sous nitrate de bismuth, 5 gr.
> Chlorhydrate de morphine, cinq centigr.

Divisez en X poudres : 3 par jour.

> *Pr.*   Extrait de belladone, dix centigr.
> Sous-nitrate de bismuth, 2 gr.

Mêlez et divisez en VI poudres. Matin et soir une poudre.

> *Pr.*   Chlorhydrate de morphine, dix centigr.
> (en cas de constipation :
> Extrait de belladone, dix centigr.)
> Eau de laurier-cerise, 10 gr.

5 gouttes à la fois en cas de besoin.

En cas d'hématémèse, repos absolu au lit, lait glacé, pilules de glace, linges d'eau glacée sur la région épigastrique. A l'intérieur :

> *Pr.*   Acétate de plomb, vingt centigr.
> Chlorhydrate de morphine, dix centigr.
> Sucre blanc, 5 gr.

Divisez en X poudres : une poudre toutes les deux heures.

> Pr.   Tanin pur, cinquante à quatre-vingts centigr.
> Opium pur, dix à quinze centigr.
> Sucre blanc, 5 gr.

Divisez en VI poudres : une poudre toutes les deux heures.

> *Pr.*   Ergotine Bonjean, 5 gr.
> Eau dist., 5 gr.

Une demi seringue de Pravaz.

En cas de syncope, suite d'hématémèse, pas de réfrigération, mais frictions sur tout le corps avec de l'éther (sulfurique ou acétique), ou de l'eau de Cologne ; on agira avec prudence.

Contre les vomissements : eau de laurier-cerise, opium, codéine, belladone, pilules de glace, eau gazeuse, potion de Rivière.

Il est souvent nécessaire d'alimenter le malade par le rectum ; on se servira de clystères dans ce cas. 150 à 300 gr. de viande de bœuf râpée et 50 gr. de pancréas de bœuf ou de porc seront mélangés et réduits en pulpe, on ajoutera de l'eau tiède et on obtiendra un liquide semblable à du chocolat. On donnera tous les jours un lavement avec ce liquide : clystères de peptone.

S'il y a des signes de péritonite par perforation, donner de l'opium à hautes doses.

Cancer de l'estomac.

Aliments de digestion facile, non irritants.

En cas de fortes douleurs, cataplasmes, sinapismes, injections de morphine. Si l'estomac est ballonné, carminatifs (oléosaccharure d'anis par pointes de couteau).

Pr. Eau de carum carvi, 100 gr.

Toutes les 2 heures une cuiller à soupe.

Comme stomachique :

Pr. Vin de condurango, 100 gr.

A prendre par cuillers à soupe.

Pr. Décoction d'écorce de condurango, 20 gr. sur 180 gr.
Sirop d'écorces d'oranges, 20 gr.

A prendre par cuillers à soupe.

En cas de péritonite, diète absolue, pilules de glace, émissions sanguines locales, opium à l'intérieur et en lavement.

Entérite aiguë.

Repos au lit, linges chauds sur la région abdominale, boissons mucilagineuses. En cas de douleurs épigastriques, linges trempés d'eau froide sur la région ; en cas de douleur intense, injection sous-cutanée de morphine.

Si des ingesta de nature irritante encombrent le tube digestif, si l'affection a été précédée d'une période de constipation, purgatifs.

Pr. Huile de ricin, 50 gr.

Une à deux cuillers à soupe.

Pr.   Calomel, vingt centigr.
        Poudre de jalap vingt centigr.
        Sucre blanc, vingt centigr.

A prendre en une fois.

Si la diarrhée ne cesse pas :

Pr.   Décoction de racine de guimauve, 8 gr. sur 150 gr.
        Extrait d'opium, dix centigr.
        Sirop diacode, 20 gr.

Une cuiller à bouche toutes les deux heures.

Pr.   Tanin pur, cinquante centigr.
        Opium pur, quinze centigr.
        Sucre blanc, 5 gr.

Mêlez et divisez en VI poudres : une poudre toutes les deux heures.

Pr.   Potion gommeuse, 200 gr.
        Extrait aqueux d'opium, dix centigr.
Toutes les deux heures une cuiller à soupe.

Entérite chronique.

Tenir compte de l'étiologie, ordonner un régime sévère. Boire à la source les eaux de Carlsbad ou Marienbad.

Pr.   Sel de Carlsbad artificiel, 100 gr.

Une cuiller à café le matin pour 1/3 ou 1/2 verre d'eau tiède.

En cas de diarrhées atoniques :

Pr.   Tanin pur, quatre-vingts centigr.
        Opium pur, trente centigr.
        Sucre blanc, 5 gr.

Mêlez et divisez en VI à XII poudres ; 3 fois par jour une poudre.

Pr.   Tanin pur, 2 gr.
        Extrait de Colombo, 2 gr.
        Extrait d'opium, vingt centigr.

Pour faire 20 pilules. Une pilule toutes les trois heures.
En cas de météorisme concomitant :

> *Pr.* Eau de mélisse (ou de carvi), 150 gr.
> Laudanum de Sydenham, 2 gr.
> Sirop simple, 20 gr.

Toutes les deux heures une cuiller à soupe.

> *Pr.* Eau de menthe poivrée, 150 gr.
> Extrait de bois de Campêche, 5 gr.
> Laudanum de Sydenham, quinze gouttes.
> Sirop d'écorces d'oranges, 10 gr.

Une cuiller à soupe toutes les deux heures.
Dans les diarrhées colliquatives des phtisiques :

> *Pr.* Extrait de Colombo, 2 gr.
> Poudre de Dower, cinquante centigr.
> Oléosaccharure de macis, 2 gr.

Mêlez et divisez en VI poudres. Une poudre toutes les deux heures.

> *Pr.* Décoction de bois de Campêche, 20 gr. à 200 gr.
> Laudanum de Sydenham, vingt gouttes.
> Sirop diacode, 20 gr.

Une cuiller à soupe toutes les trois heures.
En cas d'entérite douloureuse d'origine tuberculeuse :

> *Pr.* Sous-nitrate de bismuth, 10 gr.
> Extrait aqueux d'opium, dix centigr.

Mêlez et divisez en X poudres : une poudre toutes les deux heures.

Lavements de guimauve, d'amidon, avec quelques gouttes de teinture d'opium.

En cas de constipation habituelle : lavages froids de l'abdomen, ceinture de Priessnitz, exercice modéré, manger un peu de fruits, boire des sirops de fruits, etc., cure de petit-lait ou de raisin.

> *Pr.* Extrait aqueux d'aloès, 5 gr.
> Extrait de pissenlit, 5 gr.

Pour faire 60 pilules, conservées dans la poudre de réglisse; 2 pilules le matin et le soir.

> *Pr.* Extrait de rhubarbe composé, 5 gr.
> Extrait aqueux d'aloès, 2 gr.
> Extrait de pissenlit, q. s.

Pour faire 60 pilules; 3 pilules par jour à jeun.

> *Pr.* Poudre de racine de rhubarbe, 5 gr.
> Extrait de ményanthe, q. s.

Pour faire 60 pilules; 3 à 5 par jour.

> *Pr.* Sulfate de quinine, 1 gr.
> Extrait aqueux d'aloès, 2 gr..
> Poudre de réglisse, q. s.

Pour faire 60 pilules. Conservez dans de la poudre d'iris. Matin et soir 3 pilules.

> *Pr.* Bicarbonate de soude, 5 gr.
> Poudre de rhubarbe, 5 gr.
> Extrait de rhubarbe composé, 2 gr.
> Extrait de pissenlit, q. s.

Pour faire 60 pilules; 3 pilules le matin et le soir.

> *Pr.* Poudre de rhubarbe, 2 gr.
> Oléosaccharure de fenouil, 5 gr.

Mêlez et divisez en VI poudres; une poudre matin et soir.

> *Pr.* Podophyllin, cinquante centigr.
> Extrait de belladone, vingt-cinq centigr.
> Poudre de ményanthe, q. s.
> Extrait de gentiane, q. s.

Pour faire 50 pilules; 1 à 3 pilules le matin.
Si la constipation est opiniâtre, lavements et suppositoires de glycérine.

> *Pr.* Poudre de rhubarbe, 2 gr.
> Extrait aqueux d'aloès, 2 gr.
> Extrait de coloquinte, vingt centigr.
> Miel rosat, q. s.

Pour faire 20 pilules ; 2 à 4 par jour.

Pr. Infusion de séné, 15 gr. sur 180 eau.
Sulfate de soude, 15 gr.
Sirop de manne, 15 gr.

Toutes les deux heures une cuiller à soupe.

Pr. Sulfate de magnésie, 20 gr.
Eau dist., 400 gr.
Acide sulfurique dilué, 2 gr.

Toutes les deux heures une cuiller à soupe.

Pr. Eau laxative de Vienne, 45 gr.
Sirop de manne, 15 gr.

Hydromel infantium de la pharmacopée autrichienne. Une cuiller à café pour un enfant. Pour les adultes, une cuiller à potage.

En cas de pléthore abdominale et de stases dans le système de la veine porte (état hémorroïdaire), suivre en premier lieu un traitement aux eaux (voir plus haut).

Pr. Crème de tartre, 20 gr.
Magnésie calcinée, 4 gr.
Oléosaccharure de fenouil, 20 gr.

Faire un mélange, dont on prendra une cuiller à café chaque fois.

Pr. Décoction de tamarin, 200 gr.
Sel de Seignette ou crème de tartre, 20 gr.

A prendre en un jour.

Pr. Électuaire lénitif, 50 gr.

A prendre en une fois.

Les femmes prendront l'électuaire mêlé à du sirop de framboises, ou encore :

Pr. Eau laxative de Vienne, 50 gr.
Sirop de framboises, 30 gr.
Eau de laurier-cerise, cinq gouttes.

A prendre tiède.

Eaux de Saidschütz, Sedlitz, Pullna, Ofen, Ivanda, Friedrichshall.

Dysenterie.

Repos au lit, diète absolue. S'il y a peu de douleurs, enveloppements de draps chauffés ; s'il y a de très fortes douleurs, 6 à 8 sangsues. Pour combattre le ténesme et les coliques, cataplasmes, opium dans un véhicule mucilagineux, clystères de laudanum de Sydenham, de guimauve ou d'amidon ; tanin, acétate de plomb, perchlorure de fer. En cas d'hémorragie, linges trempés dans l'eau froide et clystères froids avec un peu de teinture d'opium brut (au dixième dans la pharmacopée autrichienne).

Traitement symptomatique ; comme la contagiosité de l'affection est indubitable, surveiller l'entourage.

Dans les cas chroniques, bande de flanelle autour du ventre. Pour les anémiques : perchlorure de fer, dans les cas légers, décoction de racine de Colombo, d'écorce de cascarille, de ratanhia avec alun, etc.

Pour les enfants :

> Pr.   Poudre de Dower, vingt centigr.
> Tannate de quinine, trente centigr.
> Sucre blanc, 2 gr.

Mêlez et divisez en VI poudres : trois fois par jour une poudre.

> Pr.   Nitrate d'argent, dix centigr.
> Eau dist., 160 gr.

Un lavement de 40 gr., 2 fois par jour.
Pour les adultes :

> Pr.   Nitrate d'argent, quinze, trente, cinquante centigr.
> Eau dist., 150 gr.

Pour lavements ; 2 par jour.

> Pr.   Tanin pur, 1 gr.
> Opium, vingt centigr.
> Beurre de cacao, 12 gr.
> (*Us. ext.*)

Pour faire 4 suppositoires.

Choléra asphyctique.

Pr. Camphre, quatre-vingts centigr.
Éther acétique, 8 gr.
Teinture d'opium, trente gouttes.

Tous les quarts d'heure ou toutes les demi-heures 10 à 15 gouttes.

Pr. Perchlorure de fer, 2 gr.
Eau dist., 200 gr.
Teinture d'opium, six gouttes.
Sirop diacode, 20 gr.

Une cuillerée à soupe toutes les heures.

Ténia.

On ne doit pas procéder à l'expulsion du ver chez les femmes enceintes ou ayant leurs règles ; on agira de même pour des patients cachectiques.

La veille, on ne permettra que des aliments liquides, bouillon et œuf, thé, lait. Il faut, si possible, vider l'intestin par des purgatifs légers ; le soir, une salade au hareng avec de l'ail.

Si l'absorption du remède donne lieu à des nausées, pilules de glace.

Si au bout de deux ou trois heures il n'y a pas eu de selle :

Pr. Huile de ricin, 50 gr.

Une cuiller toutes les demi-heures ou toutes les heures. Ténifuges :

Pr. Extrait éthéré de fougère mâle, fraîchement préparé, 20 gr.
Huile de ricin, 20 gr.

A prendre en une fois.

Pr. Poudre de Kamala, 12 gr.

Divisez en III poudres.
A prendre, à jeun, toutes les demi-heures une poudre.

Pr. Racine d'écorce de grenadier, 40 à 80 gr.
Faire macérer pendant vingt-quatre heures, puis bouillir dans :

Eau dist., 400 gr.

Réduisez à 200 grammes et ajoutez :
Extrait éthéré de fougère mâle, 8 gr.

A prendre en trois fois, de demi-heure en demi-heure.

Pr. Poudre de fleurs de cousso, 20 gr.
Infusez dans :
Eau bouillante, 280 gr.
Laisser digérer un quart d'heure.
Ajoutez au liquide passé :
Suc de citron, 2 gr.

A prendre à jeun, en ayant soin de bien agiter avant de s'en servir.

Pr. Eau de tilleul, 200 gr.
Poudre de fleurs de cousso, 30 gr.

N. B. — Laissez reposer douze heures : le malade ingérera le dépôt du fond du vase, en trois fois, à une heure et demie d'intervalle.
Pour les enfants :

Pr. Poudre de Kamala, 10 gr.
Extrait éthéré de fougère mâle, 5 gr.

Encapsulez à la gélatine, et divisez en XXX capsules : 4 capsules tous les quarts d'heure.

Pr. Extrait éthéré de fougère mâle, 2 gr.
Poudre de fougère mâle, 2 gr.
Conserve de roses, q. s.

Pour faire 10 pilules. A prendre, toutes le demi-heures, 2, 3 ou 4 pilules.
Ou bien :

Pr.   Extrait de cousso, 10 gr.
       Poudre de cousso, q. s.

Pour faire 60 pilules. A conserver dans la poudre de lycopode.

Prendre 4 pilules tous les quarts d'heure.

Pour adultes :

Pr.   Écorce de grenadier fraîche, 50 gr.

Faites macérer vingt-quatre heures, dans un vase d'étain, dans eau, 400 gr., faites bouillir et ramenez à 200 gr.

A prendre en 2 fois, en une heure.

Pr.   Écorce de racine de grenadier, 50 gr.

Faites macérer dans eau 400 gr. pendant vingt-quatre heures, puis bouillir.

Ajoutez :

Racines de fougère mâle, 20 gr.

Passez et ajoutez :

Sirop d'écorces d'orange, 40 gr.

Une cuiller à soupe toutes les demi-heures.

Flux hémorroïdaire.

Si l'hémorragie est faible, régler le régime (défendre les boissons excitantes) et donner de légers laxatifs. En cas d'hémorragies plus sérieuses : bains de siège froids, clystères froids : astringents dans les hémorragies profuses, surtout :

Pr.   Sulfate de fer cristallisé, 2 gr.
       Extrait de réglisse, q. s.

Pour faire 30 pilules. Toutes les deux ou trois heures, ou 2 à 3 fois par jour, une ou deux pilules.

S'il y a en même temps constipation :

Pr.   Sulfate de fer cristallisé, 2 gr.
       Poudre d'aloès socotrin, 2 gr.
       Extrait de réglisse, q. s.

Pour faire 30 pilules ; 2 pilules le matin et le soir.

Péritonite.

Tenir compte de l'*étiologie*.

Dans la péritonite aiguë, repos au lit absolu, nourriture liquide seulement. En cas de douleurs, vessie de glace, enveloppements chauds ou froids, saignées locales, narcotiques. Contre les vomissements, glace, eau gazeuse, codéine. Pour empêcher les mouvements péristaltiques :

> *Pr.*   Poudre d'opium, cinq centigr.
> Sucre blanc, cinquante centigr.

Pour une poudre. Faire X poudres semblables. Une poudre toutes les deux heures.

Si le météorisme est intense, qu'il y ait des symptômes d'asphyxie, il faudra en premier lieu introduire un tube de caoutchouc par le rectum pour donner issue aux gaz, mais si ce moyen ne réussit pas, et qu'il y ait urgence, la *ponction capillaire* sera utilisée.

Dans la *péritonite chronique,* alimentation légère, nourrissante. Cataplasmes chauds. Plus tard, si la résorption se fait mal, préparations iodées *intus et extra,* digitale à petites doses pendant longtemps.

> *Pr.*   Infusion de feuilles de digitale, trente centigr.
> Pour eau 180 gr.
> Acétate de potasse liquide, 10 gr.
> Sirop simple, 10 gr.

Toutes les heures une cuiller à soupe.

S'il n'existe pas de douleurs, massage prudent, bains tièdes, saison balnéaire. En cas de constipation, lavements ou purgatifs légers (calomel, huile de ricin). En cas de diarrhée, la médication sera modifiée dans ce sens. Dans certains cas, faire la laparotomie avec pansement iodoformé consécutif.

Ictère catarrhal.

En cas de fièvre, repos au lit, alimentation légère (potages, quelques légumes, compotes de fruits), boissons acidulées. S'il n'y a pas de fièvre, viandes blanches, lait. En cas de douleurs dans l'hypocondre droit ou le creux de l'estomac : saignées locales, fomentations chaudes. En cas de démangeaisons : lavages à l'eau froide, à l'eau de Cologne, au vinaigre ; bains chauds.

Si ces moyens ne suffisent pas, préparations opiacées pour la nuit.

Si les selles sont paresseuses, eau de Carlsbad ou sel de Carlsbad artificiel (une cuiller à café pour un verre d'eau tiède le matin à jeun). En outre, des amers.

> *Pr.* Extrait de noix vomique, deux centigr.
> Poudre de racine de rhubarbe, 2 gr.
> Sucre blanc, 3 gr.

Divisez en X poudres : 3 par jour.

En cas de constipation, pulpe de tamarin, poudre de rhubarbe, sulfate de magnésie, huile de ricin.

Si l'ictère dure longtemps : petites quantités d'eaux minérales amères ou eau de Marienbad (Kreutzbrunnen), Carlsbad (Mühlbrunn), Kissingen (Rakoczy). Pour exciter le flux de la bile (en activant les mouvements péristaltiques) : entéroclysme d'un litre environ d'eau à 18° à 22° cent., une fois par jour.

> *Pr.* Extrait d'aloès, 2 gr.
> Carbonate de soude sec, 4 gr.
> Extrait de pissenlit, q. s.

Pour faire pilules n° 60.
Conservez à la poudre de lycopode.
2 pilules le matin et le soir.

> *Pr.* Extrait aqueux d'aloès, 4 gr.
> Extrait de rhubarbe composé, 2 gr.
> Extrait de pissenlit, q. s.

Pour faire 60 pilules ; 3 pilules le matin et le soir.

> *Pr.* Podophyllin, vingt centigr.
> Extrait de jusquiame, dix centigr.
> Oléosaccharure d'anis, 5 gr.

Mêlez et divisez en X poudres ; 2 par jour.

Massage prudent ou faradisation de la région de la vésicule biliaire. Pour activer la résorption de l'ictère, bains chauds.

Cholélithiase.

Au moment d'une colique hépatique : fomentations chaudes sur l'abdomen, bains chauds d'une à deux heures de durée, narcotiques à l'intérieur, ou (si ces médicaments provoquent des nausées) en lavement : le meilleur moyen est l'injection sous-cutanée de morphine.

Inhalation de chloroforme. En cas de sensibilité très grande, application de linges froids sur le point douloureux, pas de sangsues, car elles rendent rarement des services dans cette affection. En cas de syncope : vin, éther, ammoniaque anisée, etc. L'accès passé, purgatifs légers.

Pour essayer de dissoudre les calculs :

Pr.   Éther sulfurique, 5 gr.
   Essence de térébenthine rectifiée, 3 gr.

Encapsuler dans de la gélatine au moment de s'en servir Chaque capsule contiendra cinq gouttes ; 5 capsules par jour.

Les cures de Carlsbad, Vichy, et stations analogues, donnent de fort bons résultats.

Cirrhose du foie.

Eaux de Carlsbad (Schlossbrunnen) ; commencer avec une demi-bouteille par jour ; au bout de huit jours, une bouteille entière ; s'abstenir de spiritueux, traiter la gastrite. Pour favoriser les selles :

Pr.   Poudre de racine de rhubarbe, 8 gr.
   Extrait d'aloès, 2 gr.
   Extrait de coloquinte, quarante centigr.
   Extrait de rhubarbe, q. s.

Pour faire 60 pilules. 2 pilules 2 fois par jour.

Pr. Décoction de pulpe de tamarin, 20 gr. sur 200 gr.
 Citrate de magnésie, 20 gr.
 Sirop de manne, 20 gr.

Une cuiller à bouche toutes les deux heures.
En outre, bain chaud tous les jours.
Si l'ascite est très marquée, et si les diurétiques n'ont aucun effet, on fera la paracentèse abdominale. En cas de météorisme, frictions avec de l'onguent aromatique.

Maladie de Bright aiguë.

Dans toutes les formes, sans tenir compte d'accès urémiques éventuels, on donnera des bains chauds (40 à 45° centigr.), durant vingt minutes au plus ; en même temps, affusions froides sur la tête ; au sortir du bain, enveloppements avec une couche de papier à la gutta-percha : par-dessus, une épaisse couverture de laine, qu'on entoure d'un drap. Dès que l'enveloppement est terminé, le malade prendra 1 à 2 tasses de thé de tilleul tiède, et restera empaqueté pendant deux à trois heures. On peut aussi faire prendre un bain de vapeur de 10 à 15 minutes de durée, dans la boîte.

Ce procédé sera appliqué tous les jours dans les commencements, et plus tard à intervalles plus longs, jusqu'à disparition complète de l'albumine dans les urines. Régime lacté.

Pour activer la diaphorèse, on peut s'adresser aux infusions de tilleul, de sureau, ou aux injections de pilocarpine :

Pr. Chlorhydrate de pilocarpine, dix centigr.
 Eau dist., 10 gr.

1/2 à 2 seringues en injections hypodermiques.
Combattre le collapsus possible par les *liquides alcooliques.*
Si l'urine contient beaucoup de sang :

Pr. Tannate de quinine, 2 gr.
 Sucre blanc, 3 gr.

Divisez en X poudres : 3 par jour.

> *Pr.* Acétate de plomb, vingt centigr.
> Sucre blanc, 5 gr.

Divisez en X poudres : 4 à 5 par jour.

La diurése sera activée par des eaux minérales (Bilin, Giesshübel, Rohitsch, Vichy), éviter si possible les diurétiques vrais.

Maladie de Bright chronique.

Changement de climat, éviter un appartement humide, des mets excitants. En cas de fièvre, diète absolue : dans l'intervalle, alimentation contenant beaucoup d'albuminoïdes : *Régime lacté.*

Il faut avant tout combattre la faiblesse, dans le cas où elle augmenterait, par des fortifiants.

> *Pr.* Sulfate de fer, 5 gr.
> Bicarbonate de soude, 5 gr.
> Extrait de pissenlit, q. s.

Pour faire 60 pilules.
Matin et soir, prendre 3 pilules.

> *Pr.* Carbonate de fer saccharifié, 1 gr. 50.
> Sulfate de quinine, 1 gr. 50.
> Extrait et poudre de réglisse, q. s.

Pour faire 30 pilules ; 3 fois par jour une à deux pilules.

> *Pr.* Extrait de noix vomique, vingt centigr.
> Poudre de racine de rhubarbe, 2 gr.
> Sucre blanc, 5 gr.

Divisez en X poudres : 3 par jour.

En cas d'hydropisie, ne pas négliger le traitement diaphorétique (voir *Mal de Bright aigu*).

Diurétiques.

Pr. Infusion de baies de genévrier, 20 gr. sur 200.

Acétate de potasse liquide, 20 gr.
Rob de genièvre, 20 gr.

Une cuiller à soupe toutes les deux heures.

Pr.   Décoction de bugrane, 20 gr. sur 200.
Acétate de potasse liquide, 20 gr.
Oxymel scillitique, 20 gr.

Une cuiller à soupe toutes les deux heures.

Pr.   Vinaigre scillitique, 10 gr.
Carbonate de potasse, q. s. pour saturer.
Eau dist., 180 gr.
Oxymel scillitique, 15 gr.

Une cuiller à soupe toutes les deux heures.

Pr.   Infusion de feuilles de digitale, quatre-vingts centigr.
pour eau, 170 gr.
Acétate de potasse liquide, 10 gr.
Sirop de groseilles, 20 gr.

Une cuiller à bouche toutes les deux heures.
En cas d'urémie :

Pr.   Acide benzoïque, cinquante centigr.
Sucre blanc, 5 gr.

Divisez en VI poudres.
Une poudre toutes les deux heures.

Pr.   Fleurs de benjoin, 2 gr.
Sucre blanc, 5 gr.

Divisez en VI poudres ; une toutes les quatre heures.

Pr.   Iodure de potassium, 5 gr.
Eau dist., 200 gr.

Toutes les trois heures une cuiller à bouche.
En cas de vomissements :

Pr.   Eau de laurier-cerise, 10 gr.

5 gouttes toutes les demi-heures sur un morceau de glace.
En outre, pilules de glace.

Pr.   Oxalate de cérium, 5 gr.

Divisez en X poudres : 3 par jour.

Pr.   Eau chloroformée à 1 %.

Toutes les 2 heures une cuiller à soupe.

Dans les cas où des attaques éclamptiques viendraient à se
présenter : compresses à l'eau glacée sur la tête, opium,
inhalations de chloroforme. Dans les intervalles, purgatifs.

Pr.   Crème de tartre, 8 gr.
Faire bouillir dans

Eau, 400 gr.

Ajoutez :

Sirop de framboises, 20 gr.

Toutes les deux heures une cuiller à soupe.

Pr.   Poudre de racine de jalap, 5 à 10 gr.

Divisez en VI poudres : une poudre toutes les deux ou trois
heures.

Pour combattre la somnolence, aspersions d'eau froide.

Méningite.

Application locale du froid sous forme d'enveloppements
avec des linges trempés d'eau glacée : vessie de glace, tubes de Leiter, aspersions d'eau froide. On prescrira aux malades robustes 6 à 8 sangsues derrière les oreilles, des vésicatoires dans la région cervicale, toutes les deux heures une
cuiller à bouche d'eau laxative de Vienne, ou encore :

Pr.   Calomel, cinquante à quatre-vingts centigr.
Poudre de racine de jalap, 1 à 2 gr.
Sucre blanc, 5 gr.

Divisez en VI poudres : une poudre toutes les heures.

> Pr.   Iodure de potassium, 1 à 2 gr.
>   Eau dist., 150 gr.
>   Sirop de framboises, 20 gr.

Une cuiller à soupe toutes les deux heures.
En cas de grande dépression :

> Pr.   Camphre en poudre, cinquante centigr.
>   Émulsion simple (1), 30 gr.

A prendre la moitié pour un clystère.

> Pr.   Chlorhydrate de morphine, cinq centigr.
>   Sucre blanc, 5 gr.

Divisez en V poudres : une poudre toutes les trois heures.
A employer en cas de céphalalgies violentes ayant résisté à la saignée locale ou aux enveloppements glacés. Prendre ces poudres jusqu'à effet sédatif.

Hémorragie cérébrale. Apoplexie.

Repos absolu, linges trempés d'eau froide, clystères excitants contenant du vinaigre, saignée s'il y a lieu. Pour régulariser les selles, lavements, ou encore :

> Pr.   Follicules de séné, 20 gr.

Infusez pendant un quart d'heure, réduisez à colat., 200 gr. ajoutez :

> Sulfate de magnésie, 20 gr.
> Sirop de framboises, 20 gr.

Toutes les deux heures 2 cuillers à potage.

> Pr.   Eau laxative de Vienne, 100 gr.
>   Sirop de framboises, 20 gr.

A prendre en 3 fois.
Pour combattre les paralysies, on emploiera, une fois que

(1) L'émulsion simple du Codex autrichien se fait avec deux fois plus d'amandes douces que la nôtre. (Note du traducteur.)

les phénomènes d'irritation auront disparu, la *galvanisation* avec des courants descendants faibles sur le rachis, et la faradisation, aidée du massage et des mouvements passifs, sur l'extrémité paralysée.

Dans les cas anciens, on essayera de la strychnine.

> *Pr.*   Nitrate de strychnine, cinq milligr.
> Eau dist., 10 gr.

Une seringue de Pravaz par jour en injection.

Hydrocéphalie.

L'hydrocéphalie aiguë demande le même traitement que la méningite. En cas d'hydrocéphalie chronique chez les enfants :

> *Pr.*   Iodure de potassium, 2 à 4 gr.

Pour 30 pilules; 3 pilules matin et soir.

> *Pr.*   Carbonate de fer, cinquante centigr.
> Sucre blanc, 5 gr.

Mêlez et divisez en XII poudres. Une poudre matin et soir :

Plus tard :

> *Pr.*   Huile de foie de morue, 100 gr.

Une cuiller à café matin et soir.

Myélite.

Si l'on a affaire à un syphilitique, frictions d'onguent napolitain, iodure de potassium (1 à 3 gr. par jour à l'intérieur), bains iodés (Hall, Lipnik).

Dans les *cas aigus*, repos absolu, *tubes de Leiter* le long de la colonne vertébrale, émissions sanguines locales, alimentation simple, régularisation des selles. Si les fonctions stomacales sont compromises, acide chlorhydrique, amers. En cas de troubles vésico-urinaires, cathétérisme.

En cas de cystite, lavages de la vessie avec des solutions de permanganate de potasse ou de thymol à 1 °°/₀₀. On tâchera d'éviter le décubitus en lavant la peau avec du vinaigre ou du jus de citron. Matelas à air. Dans les cas *chroniques,* et dans les cas aigus, quand le processus morbide a terminé son évolution, *galvanisation* prudente de la colonne vertébrale avec *faradisation* de l'extrémité paralysée. Massage, bains.

A l'intérieur, strychnine, acide osmique.

> *Pr.*   Iodure de sodium, 2 gr.
> Eau, 180 gr.
> Sirop d'écorces d'oranges, 20 gr.

A prendre dans la journée.

Tabès, ataxie locomotrice.

Lavages froids, hydrothérapie froide, mais employée sans excès et avec méthode. Régime sévère, surveiller les selles. En cas de névralgies, injections sous-cutanées de morphine. Antipyrine à l'intérieur ou en injections. Traiter la syphilis dans le cas où elle se retrouve dans les antécédents du malade.

Pr.   Chloroplatinate de sodium, soixante centigr.
Dissoudre dans très peu d'eau distillée.
> Bol blanc, 4 gr.

Faire 30 pilules : 2 à 5 par jour.

> *Pr.*   Nitrate d'argent, 1 gr.
> Argile, 10 gr.
> Eau dist., q. s.

Pour faire cent pilules : trois fois par jour 1 à 2 pilules avant le repas.

N. B. Ne pas donner en pilules trop longtemps, pour éviter l'argyrisme.

L'emploi de l'électricité est encore plus important que la

médication interne. Galvanisation de la moelle avec des courants ascendants et descendants, deux séances de deux à cinq minutes par jour. Faradisation des extrémités et de la peau du dos au moyen de courants forts et du pinceau électrique.

Tic douloureux, névralgie faciale.

Si l'affection provient d'un refroidissement, vésicatoires volants, bains de vapeur, injections sous-cutanées de morphine, antipyrine :

Pr.   Antipyrine, 5 gr.

Divisez en X poudres : 1 à 4 poudres pendant l'accès.

Pr.   Antipyrine, 3 gr.
Eau dist., 180 gr.
Sir. d'éc. d'orange, 20 gr.

Une cuiller à soupe toutes les 2 heures.

Pr.   Antipyrine, 5 gr.
Eau dist., 5 gr.

Pour injections hypodermiques.
Dans les cas types :

Pr.   Sulfate de quinine, 2 gr.
Sucre blanc, 2 gr.

Divisez en VI poudres, 1 à 2 avant chaque accès.

Pr.   Liqueur de Fowler, 2 gr.
Eau dist., 2 gr.

2 à 3 fois par jour 2 à 6 gouttes.
L'iodure de potassium sera donné à l'intérieur s'il y a syphilis ou périostite.
N. B. — Même traitement pour la névralgie cervico-occipitale.

Migraine, céphalalgie nerveuse.

Éviter toute excitation sensorielle. Pour les anémiques,

préparations ferrugineuses, Franzesbad, Pyrmont : pour les pléthoriques, régime sévère, purgatifs ; Carlsbad, Marienbad.

Pr. Opodeldoch, 50 gr.

Pour frictionner la partie douloureuse.

Pr. Sulfate de quinine, trente centigr.
Acide sulfurique dilué, deux gouttes.
Eau dist., 60 gr.

A prendre en une heure.

N. B. — Il est nécessaire de prendre cette solution avant l'accès ou au début des douleurs. La quinine sera prise, du reste, en général, dans les périodes d'accalmie, entre les accès. Fortes doses de bromure de potassium ou d'antipyrine.

Pr. Salicylate de soude, 3 gr.
Sucre de lait, 2 gr.

Mêlez et divisez en VI poudres. Au moment de l'accès, une poudre toutes les heures.

Pr. Extrait de pulsatille, dix centigr.
Sucre blanc, 5 gr.

Divisez en X poudres ; une par jour.
Pour les femmes hystériques :

Pr. Pétrole, 10 gr.
Goudron, 10 gr.

Respirer l'odeur.

Pr. Poudre de guarana, 2 gr.
Sucre blanc, 5 gr.

Mêlez et divisez en V poudres.
Prendre au moment de l'accès (ou aussi matin et soir), 2 poudres à la fois.

Pr. Bromhydrate de caféine, 1 gr.
Bisulfate de quinine, 1 gr. 50.
Oléosaccharure de menthe, 2 gr.

Mêlez et divisez en X poudres : 3 par jour.

Pr. Citrate de caféine, 1 gr.
Oléosaccharure de fleurs d'oranger, 3 gr.

Mêlez et divisez en X poudres, 3 par jour. A conserver dans du papier paraffiné. On pourra aussi employer une infusion de graines vertes de café pulvérisées : à prendre quelques cuillerées matin et soir, et aussi pendant l'accès.

Pr. Liqueur de Fowler, 2 gr.
Eau dist., 20 gr.

15 gouttes, 3 fois par jour, dans de l'eau, à la fin du repas.

Pr. Sulfate de quinine, cinquante centigr.
Théine, cinquante centigr.
Sucre blanc, 5 gr.

Mêlez et divisez en VI poudres.
Avant l'accès, deux doses toutes les heures ; après l'accès, toutes les heures une dose.
S'il y a constipation :

Pr. Sulfate de quinine, 1 à 2 gr.
Extrait aqueux d'aloès, 5 gr.
Poudre et extrait de réglisse, q. s.

pour faire 60 pilules. Matin et soir, 2 pilules.

Névralgie intercostale.

Galvanisation, l'anode fixe sur le point douloureux, la cathode mobile, ou encore l'anode sur le trajet du nerf atteint et la cathode sur un point indifférent. Injection sous-cutanée de morphine, antipyrine, bromure de potassium à hautes doses.

Pr. Chloroforme, 25 gr.
Huiles d'olives, 25 gr.
(*Us. ext.*)

Pour frictions.

> Pr.   Vératrine, dix centigr.
> Chlorhydrate de morphine, dix centigr.
> Lanoline, 5 gr.
> (*Us. ext.*)

Mêlez très exactement.

A employer gros comme un pois pour chaque friction.

> Pr.   Aconitine, dix centigr.
> Crème céleste (1), 5 gr.

Mêlez très exactement. A employer comme ci-dessus.

> Pr.   Sulfate d'atropine, un centigr.
> Eau dist., 10 gr.

A injecter 2, 5, 10 divisions d'une seringue de Pravaz.

> Pr.   Extrait aqueux d'opium, 2 gr.
> Axonge, 5 gr.
> (*Us. ext.*)

Gros comme un pois en friction.

> Pr.   Éther sulfurique (ou chloroforme), 20 gr.
> (*Us. ext.*)

Mettre quelques gouttes sur de l'ouate, placer sur la partie douloureuse, et par-dessus de la gutta-percha en feuilles.

N. B. — Même traitement pour la névralgie lombo-abdominale.

Mastodynie.

Linges mouillés d'eau chaude sur la poitrine, soutenir la mamelle par un bandage approprié. Narcotiques, antipyrine.

> Pr.   Emplâtre de savon, 20 gr.
> Extrait de belladone, 2 gr.
> (*Us. ext.*)

Faire un emplâtre, à appliquer sur la poitrine.

(1) En français dans le texte ; formule voisine de la crème pour le teint de Bouchardat. (Note du traducteur.)

Hoquet.

Pilules de glace, eau froide, clystère d'assa fœtida, injection sous-cutanée de morphine ou d'atropine, sinapisme sur le creux épigastrique, ou huile éthérée. Antispasmodiques. Faradisation de l'épigastre. Galvanisation du phrénique.

> *Pr.*   Sulfate de quinine, 1 gr.
> Extrait de belladone, dix centigr.
> Sucre blanc, 5 gr.

Mêlez et divisez en VI poudres ; 3 fois par jour une poudre.
> *Pr.*   Eau de laurier-cerise, 5 gr.
> Chlorhydrate de morphine, cinq centigr.
> Sucre blanc, 3 gr.

Cinq gouttes toutes les trois heures.

> *Pr.*   Bromure de sodium, 20 gr.

Divisez en XX paquets, à placer dans un papier paraffiné ; 2 paquets par jour.

Sciatique.

Dans les cas récents : saignée locale, réfrigération ; plus tard, vésicatoires volants sur les points douloureux.

> *Pr.*   Antipyrine, 5 gr.
> Eau dist., 5 gr.

Pour injections hypodermiques.
> *Pr.*   Chlorhydrate de morphine, dix centigr.
> Eau dist., 10 gr.

Pour injections sous-cutanées.

> *Pr.*   Essence de térébenthine, 5 gr.
> Miel purifié, 50 gr.

Matin et soir, une cuiller à café.

> *Pr.*   Essence de térébenthine, 5 gr.
> Carbonate de magnésie, q. s.

Pour faire 60 pilules. 5 pilules matin et soir.

> Pr.   Baume Opodeldoch, 40 gr.
> Laudanum de Sydenham, 2 gr.
> (*Us. ext.*)

Frictions matin et soir.

> Pr.   Vératrine, dix centigr.
> Axonge (vaseline), 50 gr.
> (*Us. ext.*)

Frictionner la partie privée au préalable de son épiderme.

> Pr.   Liniment volatil camphré, 50 gr.
> Huile volatile de cajeput, cinq gouttes.
> Essence de menthe, cinq gouttes.
> Teinture d'opium simple, 5 gr.
> (*Us. ext.*)

Pour frictions.

> Pr.   Esprit aromatique Pharm. autrichienne (1), 30 gr.
> Menthol, 1 gr.
> (*Us. ext.*)

Pour frictions.

> Pr.   Antipyrine, 5 gr.
> Lanoline, 25 gr.
> Pommade.
> (*Us. ext.*)

Bains chauds ou de vapeur : séjour à Wildbad, Gastein, Teplitz, etc. Dans les cas typiques, quinine, arsenic. Acide salicylique ou salicylate de soude, 1 gramme par dose. Cautère actuel le long du trajet du nerf, le malade étant chloroformé. Courant constant, massage.

Chorée ou danse de Saint-Guy.

Repos absolu, si possible dans une chambre sombre, alimentation frugale.

(1) Ressemble à l'eau des carmes. (Note du traducteur.)

Lavages froids : on traitera d'abord les extrémités pendant une demi-minute, puis on essuiera et passera ensuite au dos, etc. On placera ensuite le malade dans un lit chauffé. On se servira au bout de quelque temps de l'eau glacée, en refroidissant peu à peu l'eau qu'on fera dégourdir pour les premières séances.

Dans les cas graves, bains tièdes avec affusions fraîches. Chez les enfants, ne pas oublier la présence possible d'helminthes.

> *Pr.*   Bromure de potassium, 5 à 10 gr.
> Eau dist., 150 gr.

A employer en 2 jours.

> *Pr.*   Bromure de potassium, 5 gr.
> Poudre et extrait de réglisse, q. s.

Pour faire vingt pilules de vingt centigr. chaque. A conserver dans la poudre d'iris. 5 pilules 2 fois par jour.

> *Pr.*   Hydrate de chloral, 5 gr.
> Eau dist., 100 gr.
> Sirop d'écorces d'oranges, 50 gr.

A employer par cuillers à soupe d'heure en heure jusqu'à effet sédatif.

N. B. — Chez les adultes, on prescrira la moitié du flacon à prendre en une fois, et trois ou quatre heures plus tard, s'il y a lieu, on prescrira l'autre moitié.

> *Pr.*   Oxyde de zinc, vingt à quarante centigr.
> Sucre blanc, 5 gr.

Mêlez et divisez en VI poudres, une poudre le matin, à midi et le soir.

> *Pr.*   Liqueur de Fowler, 10 gr.
> Teinture amère (1), 10 gr.

(1) Dans le genre des teintures d'absinthe ou de gentiane composées. (Note du traducteur.)

Prendre 3 fois par jour aux repas deux gouttes et augmenter peu à peu.

> *Pr.* Liqueur de Fowler, 1 gr.
> Glycérine, 3 gr.
> Eau dist., 7 gr.

Injection sous-cutanée. Commencer par une demi-seringue de Pravaz par jour.

Les eaux minérales de Roncegno et de Levico seront aussi utiles.

Pr. Carbonate de fer saccharifié, cinquante centigr.
Extrait de ményanthe, cinquante centigr.
Oléosaccharrure d'écorces d'oranges, 5 gr.

Divisez en VI poudres. Une poudre matin et soir.

Pr. Extrait de noix vomique, cinq centigr.
Carbonate de fer saccharifié, cinquante centigr.
Sucre blanc, 5 gr.

Divisez en VI poudres. Une matin et soir.

Dans la chorée grave : bromure de potassium avec quinine, ou quinine seule en fortes doses. S'il y a perte du sommeil :

> *Pr.* Opium pur, cinq à dix centigr.
> Sucre blanc, quatre-vingt centigr.

Mêlez et divisez en II poudres.

N. B. — Si la première poudre n'amène pas de sommeil, donner la seconde.

> *Pr.* Sulfonal, 6 gr.

Divisez en VI poudres : une à trois poudres avant de se coucher.

Épilepsie.

Fortes doses de bromure de potassium, préparations ferrugineuses en pilules ou gouttes, hydrothérapie froide.

> *Pr.* Atropine pure, huit centigr.
> Alcool rectifié, 500 gouttes.

5 gouttes matin et soir sur un morceau de sucre ou dans de l'eau (pour les enfants, 2 gouttes).

> *Pr.*   Sulfate d'atropine, quinze milligr.
>   Faire dissoudre dans très peu d'eau et ajouter :
>   Poudre d'acore, q. s.
>   Miel purifié, q. s.

Pour faire 30 pilules.

Matin et soir 1 à 2 pilules.

Si les accès recommencent, augmenter la dose, mais si la pupille est dilatée et insensible à la lumière, il faudra supprimer l'atropine.

Changement de climat, hydrothérapie méthodique, cures de lait et de raisin. Carbonate de fer et nitrate d'argent, en se dirigeant sur le degré de durée de l'affection ou la susceptibilité individuelle.

> *Pr.*   Oxyde de zinc, quarante à quatre-vingts centigr.
>   Sucre blanc, 5 gr.

Mêlez et divisez en VI poudres. Matin et soir une poudre. Augmenter tous les huit jours d'un demi à un gramme, aller jusqu'à 6 gr. par jour.

> *Pr.*   Bromure de potassium, 4 à 8 gr.
>   Eau dist., 200 gr.

A prendre en deux jours.

Dans l'encéphalopathie saturnine on donnera de fortes doses d'opium, dans l'épilepsie syphilitique on prescrira l'iodure de potassium, ou encore 20 à 30 frictions d'onguent napolitain. Si les accès sont typiques, quinine, hydrate de chloral (comme dans la chorée, et purgatifs).

Hystérie.

S'il y a chloro-anémie, dysménorrhée.

> *Pr.*   Sulfate de fer, 5 gr.
>   Bicarbonate de soude, 5 gr.
>   Extrait de pissenlit, q. s.

Pour faire 60 pilules. Matin et soir 2 pilules.

Pr.   Carbonate de fer saccharifié, cinquante centigr.
    Sucre blanc, 5 gr.

Divisez en VI poudres : une poudre matin et soir.

N. B. — On pourra, s'il y a lieu, ajouter 2 à 4 gr. de bromure de potassium à ces deux formules. Marienbad, Franzensbad.

En cas d'accès en général :

Pr.   Eau de laurier-cerise, 5 gr.
    Teinture d'acétate de peroxyde de fer, 1 à 2 gr.
    Teinture de castoréum, dix gouttes.

Matin et soir, 5 gouttes.

Pr.   Teinture de quinoïdine, 8 gr.
    Teinture de castoréum, 2 à 4 gr.

3 fois par jour cinq gouttes.
En cas de vomissements :

Pr.   Eau de laurier-cerise, 10 gr.
    Teinture de noix vomique, dix gouttes.

Matin et soir 5 à 10 gouttes.

Pr.   Eau de laurier-cerise, 10 gr.
    Teinture de belladone, dix gouttes.
    Teinture de castoréum, 1 à 2 gr.

4 fois par jour cinq gouttes.

Pr.   Castoréum, 1 gr.
    Sucre blanc, 5 gr.

Mêlez et divisez en V poudres.
Matin et soir une poudre.

Pr.   Sous-nitrate de bismuth, 1 gr.
    Chlorhydrate de morphine, cinq centigr.
    Sucre blanc, 3 gr.

Mêlez et divisez en VI poudres, 3 fois par jour une poudre.

Pr.   Créosote, une goutte.
    Eau dist., 150 gr.
    Sirop de capillaire, 20 gr.

Toutes les deux heures une cuiller à soupe.

N. B. — Contre les vomissements fréquents et la boule hystérique.

> *Pr.*   Infusion de racine de valériane, 10 gr. sur 200 gr.
> Sirop de camomille, 20 gr.

Selon avis.

> *Pr.*   Teinture éthérée de valériane, 15 gr.
> Esprit d'éther nitrique, 10 gr.

3 fois par jour quinze gouttes.

> *Pr.*   Fleurs d'oranger, 10 gr.
> Folioles de mélisse, 20 gr.
> Chenopodium ambrosioïdes, 20 gr.

Pour tisane.

> *Pr.*   Asa fœtida, 5 gr.
> Extrait de valériane, 1 à 2 gr.
> Extrait de pissenlit, q. s.

Pour faire 60 pilules argentées. 2 pilules par jour.

> *Pr.*   Asa fœtida, 2 gr.

Divisez en 15 pilules argentées ; 2 fois par jour 2 pilules.

> *Pr.*   Eau de carvi (mixture antihystériqne), 10 gr.
> Teinture de castoréum, 1 gr.

3 fois par jour, cinq gouttes.

> *Pr.*   Onguent de romarin, 50 gr.
> Élixir d'Hoffmann, 10 gr.
> Essence de genièvre, 10 gr.
> (*Us. ext.*)

> *Pr.*   Eau de fleur d'oranger, 100 gr.
> Essence de menthe poivrée, dix gouttes.
> Sirop simple, 20 gr.

A prendre par cuillers à café.

En cas de tympanisme d'origine hystérique, frictions avec

la liqueur d'Hoffmann ou l'alcoolat aromatique : le meilleur traitement consiste en compresses d'eau froide ou en douches sur la colonne vertébrale. En cas de douleurs dans les cuisses, frictions le soir avec un demi-litre d'eau contenant une cuiller à soupe de vinaigre.

Delirium tremens.

Pr.   Opium, vingt centigr.
      Sucre blanc, 5 gr.

Divisez en V poudres. Toutes les deux heures une poudre jusqu'à effet hypnotique.

Injection sous-cutanée de morphine, enveloppements de linges trempés d'eau glacée, purgatifs, bromure de potassium.

Pr.   Hydrate de chloral; 2 à 4 gr.
      Mucilage de gomme arabique, 25 gr.
      Sirop d'écorces d'oranges, 25 gr.

A prendre en 2 fois à une ou deux heures d'intervalle.

Pr.   Paraldéhyde, 2 à 4 gr.
      Eau dist., 70 gr.
      Sirop simple, 30 gr.
      Teinture de vanille, trente gouttes.

A prendre comme ci-dessus.

Pr.   Sulfonal, 6 gr.

Divisez en VI poudres : une poudre toutes les deux heures jusqu'à effet.

Diabète sucré.

La base du traitement doit être le régime : beaucoup d'albuminoïdes, en évitant autant que faire se peut les hydrocarbures *Carlsbad, Marienbad, Vichy, Homburg,* etc. Médication *symptomatique;* combattre la soif excessive par les narcotiques.

Pour édulcorer les aliments, se servir de saccharine.

Diabète insipide.

Tenir compte de l'*étiologie*. Médicaments nervins. Galvanisation de la moelle cervicale. Boissons acidulées ou gazeuses. Combattre le sentiment de soif, si pénible, par les narcotiques :

Pr. Codéine, quarante centigr.
Oléosaccharure de citron, 8 gr.

Mêlez et divisez en XX poudres : 3 par jour.

Pr. Infusion de valériane, 5 à 10 gr. pour eau 180 gr.
Sirop simple, 20 gr.

A prendre dans la journée.

Érésipèle.

Délimiter les parties malades par des bandelettes de sparadrap.

Pr. Chloroforme, 40 gr.
Gutta-percha, autant qu'il s'en dissoudra (1).
(*Us. ext.*)

Pr. Huile d'olives, 40 gr.
(*Us. ext.*)

Pour badigeonner les parties atteintes. En cas de forte chaleur et de grandes douleurs, enveloppements froids. En cas d'érésipèle phlegmoneux, enveloppements de linges trempés d'eau glacée, ou d'une solution d'eau blanche, d'eau de Goulard, ou d'acide salicylique à 1 %. En cas de fièvre légère, boisson acidulées seulement ; si l'érésipèle est migratoire et surtout s'il est intermittent, quinine plusieurs fois par jour, chaque dose de 8 à 15 centigr.

Pr. Onguent napolitain, 80 gr.
(*Us. ext.*)

(1) Traumaticine. (Note du traducteur.)

N. B. — A employer en cas d'infiltration permanente de la peau, suite de la dermatite ; quelquefois badigeonnages de teinture d'iode. — Eau blanche en compresses. Si l'œdème de la peau persiste :

Pr. Alcool camphré, 50 gr.

Verser quelques gouttes sur de l'ouate, et appliquer sur la peau.

En cas de gangrène ou collapsus :

Pr. Éther sulfurique, 5 gr.
Camphre, cinquante centigr.

10 à 20 gouttes toutes les quinze ou trente minutes.

Rhumatisme articulaire.

En cas de grandes douleurs, application de glace, sangsues : s'il y a lieu, injections de morphine.

En cas de perte de sommeil :

Pr. Hydrate de chloral, 5 gr.
Eau dist., 20 gr.
Sirop d'écorces d'oranges, 20 gr.

A prendre la moitié du flacon à la fois.

En cas de douleurs articulaires violentes, avec température élevée :

Pr. Salicylate de soude, 5 gr.
Eau dist., 150 gr.
Sirop d'écorces d'oranges, 20 gr.

A prendre en une demi-heure.

Si les douleurs diminuent, la même potion sera administrée dans le cours de la journée, en espaçant les doses.

Pr. Salicylate de soude, 10 gr.

Divisez en XX poudres. Une poudre toutes les heures jusqu'à diminution de la douleur.

Si l'on constate des phénomènes d'intoxication, et même si le malade ne supporte pas le médicament, on donnera du salol ou de l'antipyrine (3 à 5 gr par jour dans de l'eau ou du vin).

Pr.   Salol, 10 gr.

Divisez en vingt poudres. A donner comme ci-dessus.

Pr.   Benzoate de soude, 10 gr.

Divisez en X poudres : une poudre toutes les heures ou toutes les deux heures.

Si la douleur est fixée à une articulation, on badigeonnera celle-ci avec :

Pr.   Huile volatile de moutarde, dix gouttes.
        Essence de térébenthine, 20 gr.
        Esprit de savon, 20 gr.

Badigeonner, 2 à 3 fois par jour.

Pr.   Ichthyol, 10 gr.
        Vaseline pure, 30 gr.
        Pommade.
        (*Us. ext.*)

N. B. —Enveloppements de linges trempés dans l'eau froide ou couches d'ouate autour des extrémités. Frictions de chloroforme et huile de jusquiame (mélangés).

En cas de complications cardiaques, s'il y a plus de 100 pulsations et que la température soit élevée :

Pr.   Infusion de feuilles de digitale, quatre-vingts
        centigr. sur 150 gr.
        Sirop simple, 20 gr.

Une cuiller à soupe toutes les deux heures.

N. B. — Donner aussi la quinine, trente-cinq centigr. par dose, 2 ou 3 fois par jour.

Pr.   Infusion de feuilles de digitale, 1 gr. 50 sur 150 gr.
        Acétate de potasse, 5 gr.
        Oxymel scillitique, 10 gr.

Une cuiller à soupe toutes les heures.

En cas de rhumatisme articulaire chronique :

Pr. Teinture d'iode, 5 gr.
   (Eau dist., ou teinture de noix de galle), 5 gr.
   Teinture d'opium, 5 gr.

Badigeonner une fois par jour l'articulation atteinte.

On continuera ainsi jusqu'à ce que l'épiderme se détache. Un grand bain par semaine et de l'iodure de potassium à l'intérieur. Massage, électrothérapie.

Rhumatisme musculaire.

Tenir les parties atteintes au chaud. Enveloppements chauds humides. Frictions avec des substances aromatiques excitantes. Dans les cas rebelles, faradisation avec le pinceau métallique, massage, stations balnéaires dont les eaux soient très peu minéralisées, injections d'antipyrine.

Pr. Chloroforme, 25 gr.
   Huile d'olives, 25 gr.
   (*Us. ext.*)

Pour frictions.

Pr. Esprit aromatique (pharmacopée autrichienne), 25 gr. (1).
   Alcool camphré, 25 gr.
   Essence de moutarde, 25 gr.
      (*Us. ext.*)

Pr. Alcool de Montpellier, 50 gr.
   Huile volatile de moutarde, vingt-cinq gouttes.
      (*Us. ext.*)

Frictionner les parties douloureuses.

Pr. Esprit de fourmis, 50 gr.
   Esprit aromatique (ph. autr.), 25 gr.
   Alcoolat de lavande, 25 gr.
      (*Us. ext.*)

Contre le rhumatisme *cervical*, vésicatoires sur la nuque et 3 sangsues derrière chaque oreille.

(1) Ressemble à l'eau des Carmes. (Note du traducteur.)

Fièvre typhoïde.

Boissons rafraîchissantes, acidulées : dans les premières semaines, régime approprié, plus tard nourriture fortifiante, mais liquide (potages fortifiants, etc.). Enveloppements de linges froids autour de la tête et lavages frais du corps, avec de l'eau pure ou vinaigrée. Pour soutenir les forces, beaucoup de vin, soupes au vin.

Méthode de *Brand*, puis enveloppements de linges secs. En cas de température élevée, quinine 4 fois par jour (trente-cinq à soixante-dix centigr.), ou :

Pr. Antipyrine, 5 gr.

Divisez en X poudres. Une poudre si la température dépasse 39° cent. S'il y a lieu, donner toutes les trois heures 2 poudres à la fois

Pr.   Phénacétine 5 gr.

Divisez en X poudres (comme ci-dessus).

Pr.   Antifébrine, 3 gr.
Sucre de lait, 3 gr.

Mêlez et divisez en XII poudres, à employer comme ci-dessus.

Si la limonade au citron n'est plus supportée par suite de la diarrhée :

Pr.   Gomme arabique, 10 gr.
Eau dist., 400 gr.
Sirop simple, 40 gr.

Boisson rafraîchissante.

Si les battements du cœur ne sont plus perceptibles, ou encore en cas d'hypostase, on donnera des excitants : camphre, vin.

En cas de fortes diarrhées :

Pr.   Potion gommeuse, 200 gr.
Extrait aqueux d'opium, dix à vingt centigr.

Une cuiller à soupe toutes les deux heures.

Ou :

Pr. Décoction de racines de guimauve, quatre-vingts
    centigr. sur 150 gr.
  Extrait aqueux d'opium, dix centigr.
  Sirop diacode, 20 gr.

Toutes les deux heures une cuiller à soupe.

Chez les enfants, en cas de diarrhée : eau de riz, soupe
au gruau ou à l'orge.

En cas de bronchite, pour faciliter l'expectoration :

Pr. Polygala, 10 gr.

Faites infuser un quart d'heure dans :
  Eau bouillante, 200 gr.
Ajoutez :
  Camphre pur, quarante centigr. (vin stibié, 10 gr.)
  Mucilage de gomme arabique, quarante centigr.

Toutes les heures une cuiller à soupe.

En cas d'hémorragies intestinales : enveloppements glacés,
vessie de glace sur l'abdomen. — En outre :

Pr. Ergotine, quatre-vingts centigr.
  Eau dist., 80 gr.
  Sirop de limons, 20 gr.

Toutes les heures une cuiller à potage.

Pr. Ergotine, un gr.
  Eau dist., 10 gr.

Une seringue de Pravaz en injection.

Pr. Sucre de Saturne, dix à vingt centigr.
  Opium pur, dix à vingt centigr.
  Sucre blanc, 5 gr.

Mêlez et divisez en VI poudres : une poudre toutes les trois
heures.

Pr. Alun, 2 gr.
  Opium pur, quinze centigr.
  Sucre blanc, 5 gr.

Mêlez et divisez en VI poudres : une toutes les trois heures.

> *Pr.* Tanin pur, cinquante centigr.
> Opium pur, quinze centigr.
> Oléosaccharure de macis, 5 gr.

Mêlez et divisez en VI poudres : une toutes les trois heures.

Pour prévenir le décubitus, matelas à eau ou à air, draps de dessous bien lisses, grande propreté, changements fréquents de position ; cette dernière précaution servira aussi à combattre ou à prévenir la congestion pulmonaire hypostatique. En cas de décubitus ou de sugillation : lavage à l'eau de Goulard, eau vinaigrée ou alcoolisée (4 cuillers à bouche d'eau-de-vie pour un quart de litre d'eau).

En cas de décubitus excorié on donnera aussi : emplâtre de savon ou de minium. Membranes d'œufs de poules (1). — En cas de décubitus gangréneux : réfrigération par des compresses trempées dans de l'eau froide ou dans le mélange suivant :

> *Pr.* Chlorure de chaux, 5 gr.
> Eau 400 gr.
> (*Us. ext.*)

> *Pr.* Emplâtre de savon, 50 gr.
> Iodoforme, 5 gr.
> (*Us. ext.*)

Mêlez. Faire un emplâtre.

Chloro-anémie.

Régime tonique, bien réglé, air pur et sain, séjour dans les montagnes. — Amers et ferrugineux. — Franzensbad, Pyrawarth, Füred, Karlsbrunn, Aix-la-Chapelle, Pyrmont, Spa, Schwalbach, Levico, Roncegno.

> *Pr.* Pepsine, 2 gr.
> Sucre blanc, 2 gr.

---

(1) C'est la membrane qui sépare la coquille du blanc de l'œuf. (Note du traducteur.)

Divisez en VI poudres : une poudre un quart d'heure avant chaque repas.

Immédiatement après le repas, le malade prend :

> *Pr.* Acide chlorhydrique, 10 gr.
> Eau dist., 300 gr.

1 à 2 cuillers à soupe.

> *Pr.* Sulfate de fer, 5 gr.
> Bicarbonate de soude, 5 gr.
> Extrait de pissenlit, q. s.

Pour faire 60 pilules ; 3 pilules matin et soir.

> *Pr.* Sulfate de fer, vingt centigr.
> Sucre blanc, 5 gr.

Mêlez et divisez en VI poudres : matin et soir une poudre.

> *Pr.* Limaille de fer, vingt centigr.
> Poudre d'acore vrai, quatre-vingts centigr.
> Oléosaccharure d'écorces d'oranges, 5 gr.

Mêlez et divisez en VI poudres : matin et soir une poudre.

> *Pr.* Oxyde de fer dialysé, 5 gr.
> Eau dist. de menthe poivrée, 50 gr.
> Eau dist., 150 gr.
> Sirop de limons, 20 gr.

Toutes les trois heures une cuiller à soupe.

> *Pr.* Oxyde de fer dialysé, 5 gr.
> Poudre de racine de rhubarbe, 5 gr.
> Extrait de pissenlit, q. s.

Pour faire 60 pilules à conserver dans de la poudre d'iris ; 2 pilules 3 fois par jour.

> *Pr.* Saccharure de carbonate de fer, 1 gr.
> Sucre blanc, 5 gr.

Divisez en VI poudres ; une matin et soir.

> *Pr.* Pyrophosphate de fer et de soude, 2 gr.
> Extrait de rhubarbe, 3 gr.

> Extrait d'aloès, cinquante centigr.
> Extrait de pissenlit, q. s.

Pour faire 50 pilules à conserver dans la poudre d'acore :
2 pilules matin et soir.

Pr. Chlorure de fer et d'ammoniaque, 5 gr.
Poudre de ményanthe, 2 gr.
Extrait de millefeuilles, q. s.

Pour faire 60 pilules : 2 pilules matin et soir.

Pr. Lactate de fer, cinquante centigr. à un gr.
Oléosaccharure de limons, 2 gr.
Sucre blanc, 2 gr.

Mêlez et divisez en VI poudres ; une poudre 2 à 3 fois par
jour.

Pr. Tartrate ferrico-potassique, 5 gr.
Faire dissoudre dans :
Vin de Malaga, 80 gr.

3 fois par jour 3 cuillers à café.

Pr. Extrait de malate de fer, 5 gr.
Éthiops martial, 5 gr.

Mêlez et divisez en 60 pilules. Une pilule matin et soir.

Pr. Teinture de malate de fer, 15 gr.
Teinture d'écorces d'oranges amères, 15 gr.

3 fois par jour vingt gouttes.

Pr. Teinture de fer acétique éthérée, 10 gr.
Teinture amère, 10 gr.

3 fois par jour quinze gouttes.

Leucémie.

Soutenir les forces par une alimentation tonique, donner
des amers et des ferrugineux. En outre, arsénic à l'intérieur
ou en injections sous-cutanées. Inhalations d'oxygène, 30 à
80 litres par jour.

En cas de dyspnée leucémique, digitale.

Pr. Liqueur de Fowler 5 gr.
Eau dist., 15 gr.
Sirop d'écorces d'oranges, 15 gr.

3 fois par jour 5 gouttes; monter peu à peu à 25 gouttes.

Scorbut.

Suppression des influences nocives : alimentation appropriée, amers; acides, vin, air pur, séjour en plein air (suivant les cas), repos au lit, enveloppements de draps mouillés ou cataplasmes vinaigrés (lavages à l'eau).
Pour modifier les gencives, eau de sauge comme dentifrice.

Pr. Eau hémostatique de Spinelli, 50 gr.
Poudre d'alun, 20 gr.

Pr. Décoction d'écorce de chêne (ou de cachou),
20 gr. sur 300 gr.

Ajouter :

Alun (ou tanin pur), 5 à 10 gr.

Eau dentrifice.

Pr. Alcoolat de cochléaria, 50 gr.
Eau dist., 200 gr.
Teinture de ratanhia, 20 gr.

Eau dentifrice pour combattre la gingivite.

Pr. Décoction de malt et de bourgeons de sapin,
20 gr. sur 200 gr.
Levure de bière, 20 gr.
Sirop d'écorces d'oranges amères, 20 gr.

Toutes les deux heures 2 cuillers à soupe.
En cas de purpura : lavages à l'eau vinaigrée, application de compresses d'eau froide sur la région cardiaque, digitale , limonade.

Scarlatine.

Bains froids (méthode de *Brand*, affusions froides), 2 à 4 fois par jour, enveloppements de tout le corps avec des linges trempés d'eau froide. *Antithermiques.* En cas de manifestations diphtéritiques des amygdales, du pharynx, etc., pilules de glace, gargarismes au chlorate de potasse ou :

> *Pr.*   Permanganate de potasse, vingt centigr.
> Eau dist., 400 gr.
>   (*Us. ext.*).

Gargarisme.

En cas de complications rénales, traitement approprié (voir *Néphrite*).

Fièvre intermittente.

Vin rouge, viandes rôties, potages fortifiants, limaille de fer, lactate de fer (surtout dans le cas de cachexie), et scille en cas d'hydropisie.

Pr.   Sulfate de quinine, de quatre-vingts centigr. à 1 gr. 50.

A prendre à doses variables, dans le stade apyrétique.

> *Pr.*   Sulfate de quinine, 5 gr.
> Carbonate de fer saccharifié, 5 gr.
> Acide arsénieux, 10 centigr.
> Extrait de gentiane q. s. pour faire 100 pilules :

trois fois par jour 2 pilules,

> *Pr.*   Teinture de quinoïdine, 50 gr.
> Liqueur acide de Haller, 5 gr.
> Eau de menthe poivrée, 100 gr.

Une cuiller à café toutes les deux heures.

> *Pr.*   Écorce de quinquina jaune concassée, 40 gr.

Faites bouillir pendant une heure dans :

> Vin rouge, 200 gr.

Ajoutez :
>   Teinture de gingembre, 2 gr.
>   Sirop de limons, 40 gr.

Dans le stade apyrétique, toutes les heures une cuiller à soupe.

>   *Pr.*   Liqueur de Fowler, 5 gr.
>   Teinture d'opium simple, 2 gr.

Dans le stade apyrétique, 4 fois par jour 8 à 12 gouttes

>   *Pr.*   Écorce de quinquina royal concassée, 10 gr.
>   Faire bouillir pendant une demi-heure dans :
>   Eau, q. s. pour faire colature 120 gr.

Ajoutez :
>   Liqueur de Fowler, 1 gr. 50.
>   Sirop de limons, 20 gr.

Une cuiller à soupe trois fois par jour.

>   *Pr.*   Teinture d'eucalyptus, 30 gr.

3 fois par jour une demi à une cuiller à thé.

Syphilis.

Iodure de potassium, frictions et préparations hydrargyriques, en injections sous-cutanées ou à l'intérieur.

Sublimé, 1 gr. chlorure de sodium, 6 gr., eau dist., 100 gr. Dissoudre en broyant dans un mortier de grès et filtrer ; une demi à une seringue de Pravaz par injection.

>   *Pr.*   Solution de sublimé, 20 gr.

Pour injections sous-cutanées.

>   *Pr.*   Solution de peptones mercuriques, 20 gr.

Pour injections. 1 à 2 seringues de Pravaz par jour.

MALADIES DU SYSTÈME NERVEUX.

DISPENSAIRE POLICLINIQUE

DU

Professeur Dr Benedikt.

Hypérémie cérébrale.

En cas d'état congestif de la tête, pédiluves chauds avec
farine de moutarde. Une demi-heure avant le bain de pied,
pendant le bain et une demi-heure après, compresses d'eau
glacée ou vessie de glace sur la tête. Surveiller l'alimentation,
s'il y a lieu, saignée, ou ventouses sur la nuque. Purgatifs.
Eaux minérales : Kreuzbrunnen de Marienbad, Eau amère de
Ofen.

Céphalalgie.

Tenir compte de l'étiologie. En cas de soupçon de syphilis ou de tumeur cérébrale :

> *Pr.* Iodure de sodium, 8 gr.
> Eau, 220 gr.
> Sirop simple, 30 gr.

3 fois par jour une cuiller à soupe.
Ou bien :

> *Pr.* Iodure de sodium, 6 gr.
> Chlorhydrate de morphine, dix à
> quinze centigr.
> Extrait et poudre de réglisse, q. s.

Pour faire 60 pilules. A conserver dans la poudre d'iris.
4 pilules le matin et 6 le soir.

Pr. Eau, 10 gr.
        Sublimé corrosif, dix centigr.
        Chlorure de sodium, soixante centigr.

Pour injections sous-cutanées.

N. B. — A employer en cas d'accidents spécifiques imminents ou comme cure d'essai en cas de syphilis probable. Si l'effet a été obtenu, on continuera par des frictions hydrargyriques, car les injections agissent rapidement, mais peu de temps. Les lieux d'élection pour les injections sont les fesses et la nuque.

Hémicranie.

Au début de l'accès :

Pr. Sulfate de quinine, cinquante centigr.
       Citrate de caféine, cinquante centigr.

Faire III poudres semblables. Prendre une poudre en cas d'accès.

Ou bien :

Pr. Salicylate de soude, 12 gr.

Divisez en XII poudres : 3 par jour.
Ou bien :

Pr. Antipyrine, 10 gr.

Divisez en dix paquets : à prendre deux paquets pendant l'accès.

Dans la forme angio-spasmodique :

Pr. Nitrite d'amyle, 5 gr.
       Huile volatile de fenouil, 10 gr.

Dans un flacon bouché à l'émeri : on en versera cinq gouttes sur le mouchoir et on respirera prudemment l'odeur jusqu'à effet congestif sur la face ; la même préparation sera employée en cas de vertiges (petit mal épileptique), ou en cas d'asthme : on doit cependant être très réservé dans l'emploi de ce médicament et ne l'utiliser qu'en présence du médecin.

Pr.   Croton-chloral, 3 à 12 gr.
     Eau dist., 50 gr.

A prendre par cuillers à potage.

N. B. — Le professeur Benedikt évite autant que faire se peut les narcotiques, et ne les emploie que si les névralgies sont aiguës et passagères.

Pr.   Bromure de sodium, 20 gr.

Divisez en XX poudres : une poudre matin et soir. Ce médicament sera pris pendant longtemps dans l'intervalle des accès. En cas d'insuccès faradisation prolongée du crâne : au début, tous les jours ; plus tard, 3 ou 1 fois par semaine ; la médication durera plusieurs mois.

Névralgie du trijumeau.

Dans les cas typiques, quinine à hautes doses :

Pr.   Sulfate de quinine, 2 gr.

Divisez en IV poudres : 2 par jour.

Le meilleur mode d'administration est de donner une poudre une heure avant le début habituel de l'accès. Dans les formes rhumatismales, salicylate de soude en poudres. En général, ces deux moyens ne suffisent pas et on sera souvent obligé de donner en outre de l'iodure de sodium :

Pr.   Salicylate de soude, 12 gr.
     Iodure de sodium, 4 gr.
     Eau, 220 gr.
     Sirop simple, 30 gr.

Une cuiller à soupe trois fois par jour.

Cette dernière formule trouvera aussi son application dans les névralgies rhumatismales les plus variées, dans la sciatique, la névralgie intercostale, dans les douleurs lancinantes des ataxiques.

Tic douloureux de la face.

Dans les cas aigus et chroniques, la galvanisation du grand

sympathique rend de grands services. En cas d'insuccès, mais seulement après une application prolongée de l'électricité, la résection ou l'élongation des nerfs intéressés sera nécessaire.

Goître exophtalmique.

Pr. Saccharure de carbonate de fer, 1 gr. 50 centigr.
Sulfate de quinine, 2 gr.
Extrait et poudre de réglisse, q. s.

Pour faire 30 pilules ; 3 par jour à la fin des repas.
En outre, galvanisation du cou, de la tête, et hydrothérapie. Eaux de Franzesbad, de Roncegno ou de Levico.

Asthme nerveux.

Pr. Iodure de sodium, 6 gr.
Extrait et poudre de réglisse, 4 gr.

Faire 60 pilules, 2 fois par jour 5 à 8 pilules.
Cette méthode s'applique aussi fort bien aux cas d'angine de poitrine, même s'ils sont symptomatiques. En outre la faradisation au pinceau de la région cardiaque sera utile, aussi bien dans les cas nerveux que dans les formes symptomatiques.

Pr. Pyridine, 6 gr.

En aspirer 3 fois l'odeur dans le cours d'un accès.

Pr. Extrait aqueux de quebracho, 100 gr.

3 cuillers à soupe par jour.
Dans les cas violents, injections de morphine : on emploiera en outre le bromure de sodium et la quinine pendant longtemps. En cas de parésie du diaphragme, faradisation du nerf phrénique.

Épilepsie.

Dans les cas congénitaux ou ayant commencé dans la première enfance, le meilleur traitement serait l'expectation : on réserverait l'action thérapeutique à l'époque de l'apparition des accès multipliés et graves. Mais l'entourage des malades est malheureusement rebelle à ces conseils. Les mensurations céphalométriques sont d'un grand secours dans le diagnostic de ces formes dangereuses. La grande hystérie de Charcot n'est en général qu'une épilepsie vraie à cachet féminin.

Pr. Bromure de sodium, 20 à 60 gr.

Divisez XX poudres. Une poudre matin et soir dans de l'eau.

Pr. Sulfate d'atropine, cinq centigr.
Hyoscyamine, deux centigr.
Poudre et extrait de réglisse, q. s.

Pour faire 60 pilules, à conserver dans de la poudre d'acore. Une pilule matin et soir.

A employer surtout dans les cas d'accès accumulés. Le médecin doit surveiller l'emploi des pilules. En cas de symptômes d'intoxication par l'atropine, tels que : irritations de la gorge, mydriase, vue troublée, il faut supprimer les médicaments.

Pr. Sulfate de cuivre, deux centigr.
Nitrate d'argent, soixante centigr.
Valérianate de zinc, trente centigr.
Extrait de belladone, quinze centigr.
Extrait et poudre de réglisse, q. s.

Pour faire 30 pilules. 3 pilules par jour, après les repas : à employer surtout dans les formes hystéroïdes : les formes graves d'hystéro-épilepsie doivent, suivant Benedikt, être considérées comme des cas d'épilepsie vraie et être traitées en conséquence.

Pr. Curare, dix centigr.
Eau dist., 10 gr.

Filtrer jusqu'à ce que le liquide passe jaune-paille. Pour injections sous-cutanées.

N. B. — Les injections seront faites à la nuque ; 3 fois par semaine on injectera un quart à une demi-seringue. En cas de frissons, il faudra diminuer la dose. En cas d'épilepsie symptomatique, suite de syphilis ou tumeurs cérébrales, l'iodure de potassium, le sublimé ou des frictions à l'aide de pommade hydrargyrique seront indiqués. En même temps il faut surveiller l'aura prémonitoire. On appliquera, par exemple, des tubes de Chapman sur la colonne vertébrale, en cas de sensations de froid ou de chaud dans les extrémités : si le froid envahit les membres inférieurs, on placera des tubes à eau chaude dans la partie inférieure du rachis, et des tubes froids en cas de sensation de chaleur. On agira de même pour les membres supérieurs.

Si l'accès part de la périphérie (cicatrices sensibles, phénomènes vaso-moteurs dans le territoire du grand sympathique), la galvanisation sera appliquée avec succès.

Hystérie.

> *Pr.* Chloroforme, 15 gr.
> Huile d'olive, 15 gr.
> (*Us. ext.*)

En cas d'irritation médullaire, mettre du liniment sur une compresse et appliquer la compresse sur les reins, surtout pendant la nuit. On emploiera aussi des pulvérisations d'éther sulfurique avec l'appareil de Richardson, le long du dos. L'influence d'aimants métalliques est extraordinaire, si on les place près des vertèbres sensibles. Dans les cas graves, on se servira de pointes de feu.

> *Pr.* Opium, quinze centigr.
> Extrait de poudre de réglisse, 2 gr.

Mêlez et divisez en 12 pilules, 1 à 2 par jour en cas de coliques menstruelles.

> *Pr.* Sulfate de fer, 5 gr.
> Extrait et poudre de réglisse, 4 gr.

Mêlez et divisez en 60 pilules. 3 par jour en cas de menstruation profuse.

Pr. Liqueur de Fowler, 2 à 3 gr.
Eau dist., 200 gr.
Sirop d'écorces d'oranges, 30 gr.

Pour combattre l'anémie, quand le fer n'est pas supporté, l'eau de Roncegno, contenant du fer et de l'arsenic, constitue un excellent moyen de traitement. Il suffit d'en prendre de 3 cuillers à café à 3 cuillers à soupe par jour, après les repas, et l'on pourra, avec de petits repos, continuer l'emploi de cette eau pendant longtemps. Les traitements internes ferrugineux sont en général fort bien secondés par des bains métalliques. On prescrira à cet effet l'emploi du sel ferrugineux extrait des boues de Franzensbad (1 1/2 à 2 kilog. par bain) ou de l'eau de Levico (2 litres par bain). Le bain durera de 6 à 15 minutes à 32° cent. environ.

Pr. Carbonate de lithine, 5 gr.

Divisez en X poudres : à prendre dans la journée la quantité prescrite, variant suivant le cas, dans de l'eau de Salvator : utile dans les cas d'urines très chargées d'urates en excès, ou dans les cas d'anurie hystérique.

Pr. Sulfate de strychnine, cinq centigr.
Extrait et poudre de réglisse, 2 gr. de chaque.

Mêlez et divisez en 25 pilules : 3 pilules 2 fois par jour; sera employé dans diverses formes de chorée, lorsque le larynx est aussi atteint et qu'il y a des spasmes respiratoires ou phonétiques. En cas de vaginisme, irrigations vaginales à l'éther sulfurique, emploi de réfrigérants. Application du psychrophore, faradisation de la vulve, badigeonnages de cocaïne, etc., pour la chorée du larynx, l'aimant placé sur le larynx donnera les meilleurs résultats.

Pr. Teinture de Bestucheff, 10 gr.
Teinture de valériane, 10 gr.
Teinture de castoréum, 2 gr.

Prendre 15 à 20 gouttes par jour dans diverses manifestations de la névrose.

En cas d'hystéro-épilepsie, si la colonne vertébrale est sensible à la pression, ou qu'il y ait ovarialgie, il faudra appliquer l'aimant sur les points douloureux, ce qui donne souvent d'excellents résultats. Il suffit parfois de 3 à 4 séances, pour obtenir une amélioration durable. Dans bien des cas, l'hypnotisme, prudemment manié, rendra de grands services.

Tabes. Myélites.

Dans les cas aigus, repos au lit, enveloppements glacés ou tubes de Chapman sur le dos.

> *Pr.* Ergotine, 3 gr.
> Sucre blanc, 5 gr.

Mêlez et divisez en XV poudres : trois poudres par jour. Cette médication donne de bons résultats au début, mais doit toujours être supprimée pendant un certain temps.

> *Pr.* Nitrate d'argent cristallisé, soixante centigr.
> Poudre et extrait de réglisse, q. s.

Pour faire 60 pilules. 4 à 10 pilules par jour, en augmentant peu à peu les doses.

> *Pr.* Extrait de fève de Calabar, 2 gr.
> Poudre et extrait de réglisse, q. s.

Pour faire 90 pilules. Une pilule 3 fois par jour.
A prendre, dans les cas subaigus, pendant 1 à 2 mois. Cette médication trouve aussi son emploi dans la paralysie agitante et d'autres tremblements ayant pour cause une maladie du système nerveux central.

Contre les douleurs lancinantes des ataxiques, on emploiera le salicylate de soude, les bains tièdes ou enfin les pointes de feu.

Si les phénomènes aigus ont disparu, on pourra utiliser avec prudence l'hydrothérapie (demi-bains de 30° à 25° c.), ou passer à la médication galvanique. On appliquera le courant constant le long de la colonne vertébrale et le long du trajet des nerfs périphériques. La faradisation du rachis avec le pinceau est aussi à recommander. Les paralysies sphinctériennes seront utilement modifiées par la faradisation localisée.

Chorée.

Pr. Liqueur de Fowler, 2 à 3 gr.
Eau, 220 gr.
Sirop simple, 30 gr.

Une cuiller à soupe 3 fois par jour.
S'il y a en même temps des arthralgies, on donnera pendant quelques jours le salicylate de soude.
Les narcotiques, surtout l'hydrate de chloral, sont à éviter. Il faudra en outre essayer du courant constant le long de la colonne vertébrale.

Inflammations rhumatoïdes.

Pr. Acide phénique, 2 gr.
Eau, 100 gr.

Pour injections sous-cutanées.
Dans les cas d'arthrite rhumatismale aiguë, ces injections, faites une ou deux fois par jour, donnent des résultats analogues au salicylate de soude. Leur emploi est surtout à recommander dans les cas d'inflammations mono-articulaires. Leur influence calmante et antiphlogistique est rapide. Le même résultat sera obtenu par ce moyen dans les cas de contusions et de distorsions. Quelques injections faites au début épargneront au malade des douleurs interminables et un massage souvent fort long. En outre :

Pr. Salicylate de soude, 15 gr.
Iodure de sodium, 8 gr.
Eau, 200 gr.
Suc de réglisse, 50 gr.

3 cuillers à soupe par jour.

Névralgies.

Dans les cas aigus (sciatique, névralgie du plexus cervical), commencer de suite le traitement galvanique. Il n'est pas utile de perdre son temps à des médications variées, car les formes récentes cèdent presque toujours à l'électrisation ; les formes chroniques au contraire ne se guérissent que fort difficilement. Dans les cas de douleurs lancinantes (irritation des racines nerveuses ?), on emploiera surtout le thermocautère de Paquelin : les pointes de feu dans la brachialgie seront appliquées sur les vertèbres cervicales, dans la sciatique sur les vertèbres lombaires, l'échancrure sciatique ou les points douloureux. Il est bon de laisser suppurer pendant quelques jours les points cautérisés en appliquant dessus de la pommade de garou. Souvent, après l'application de ces pointes de feu, le traitement galvanique ou faradique donnera de meilleurs résultats qu'auparavant.

CLINIQUE CHIRURGICALE

DU

Professeur et conseiller aulique Dr Théodore Billroth.

Hémorragies en général.

A. Les *hémorragies faibles* seront arrêtées par l'application de compresses d'eau glacée ou d'eau vinaigrée à parties égales. Les hémorragies plus fortes céderont à l'emploi de solutions d'alun, à la compression ou aux cautérisations avec le Paquelin.

> *Pr.*   Alun, 5 gr.
> Eau dist., 50 gr.

A placer sur la plaie au moyen d'ouate de Bruns.

Si l'hémorragie n'est ni capillaire ni parenchymateuse, mais provient d'un gros vaisseau, le meilleur procédé est de saisir le vaisseau avec une pince à artères, et de le lier ensuite.

B. Les *hémorragies fortes,* provenant de cavités naturelles ou artificielles seront enrayées par le tamponnement (nez, rectum, vagin, etc.). On fera des tampons avec un peu d'ouate de Bruns enveloppée de calicot dégraissé, et on les introduira dans la cavité. On peut aussi prendre un long ruban de gaze iodoformée, l'introduire à la pince dans la cavité, et remplir peu à peu toute la cavité. Lorsque la gaze iodoformée reste difficilement attachée aux parois cavitaires, comme dans la bouche, par exemple, on emploiera la gaze agglutinante ou la gaze au tanin et à l'iodoforme. Les tampons ne doivent pas rester plus de 24 heures, à moins qu'ils ne soient imprégnés de substances antiseptiques, comme d'iodoforme, par exemple.

La sonde de Bellocq servira à enrayer les épistaxis rebelles aux autres moyens. Dans les petites plaies cavitaires on pourra assurer l'hémostase avec le Pengawar Jamby (provenant de certaines fougères de Java) : on l'emploiera tel quel, après stérilisation à 100° pendant un quart d'heure, et on en bourrera la cavité. Pour les cavités plus grandes on emploiera des tampons de cette substance, au lieu et place de l'ouate de Bruns.

L'usage du perchlorure de fer sera aussi restreint que possible, car il donne parfois lieu à des embolies mortelles : en outre, la plaie ainsi traitée se cicatrisera plus lentement à cause de l'escarre qui la couvre. L'hémorragie arrêtée, on applique un pansement antiseptique.

Coupures.

Nettoyer la plaie avant tout : suivant l'état local, on se servira d'acide phénique (2 1/2 à 5 %) ou de sublimé (1/2 00/00).

> *Pr.* Acide phénique cristallisé, 10 gr.
> Eau dist., 400 gr.
>   (*Us. ext.*)

> *Pr.* Sublimé corrosif, 1 gr.
> Acide tartrique, 5 gr.
> Eau dist., 2 litres.
>   (*Us. ext.*)

Si la plaie est fort grande on se trouvera bien de quelques points de suture : si la plaie est plus petite, on pourra réunir les bords avec des bandes de sparadrap, non sans avoir au préalable placé sur la plaie même un petit ruban de gaze iodoformée.

Si la plaie est sale, il faut la désinfecter à fond.

Pr.   Sublimé corrosif, 1 gr.
      Acide tartrique, 5 gr.
      Eau dist., un litre.
      (*Us. ext.*)

Un excellent désinfectant des plaies de mauvaise nature est constitué par l'acétate d'alumine ; les plaies gangreneuses, phlegmoneuses et autres seront irriguées avec la solution et pansées avec des compresses trempées dans le liquide ; les compresses seront changées 2 fois par jour.

Pr.   Alun, 10 gr.
      Acétate de plomb basique liquide, 50 gr.
      Eau dist., 1.000 gr.
      (*Us. ext.*)

S'il y a des granulations atoniques, cautérisation au crayon de nitrate, ou bien :

Pr.   Nitrate d'argent cristallisé, quinze
          à cinquante centigr.
      Eau dist., 60 gr.
      (*Us. ext.*)

Quand la plaie présente des granulations avec peu de sécrétion, on pourra se servir de pansements onctueux :

Pr.   Onguent basilicum, 50 gr.
      (*Us. ext.*)

Pour étendre sur un morceau de toile : la couche aura l'épaisseur d'un dos de couteau.

Pr.   Nitrate d'argent crist., cinquante centigr.
      Baume du Pérou, 2 gr.
      Onguent simple, 50 gr.
      (*Us. ext.*)

Voir ci-dessus.

Pr.   Acide borique, 8 gr.
      Cire blanche, 10 à 20 gr.
      Huile d'olives, 50 gr.
      (*Us. ext.*)

Voir ci-dessus.

> *Pr.*   Oxyde de zinc, 1 gr. 50 à 3 gr.
>   Onguent rosat, 50 gr.
>   (*Us. ext.*)

Voir ci-dessus.

Traitement des plaies par l'iodoforme et la méthode de Lister.

Le but du *traitement de Lister* est d'obtenir une première intention complète ou au moins partielle, et une guérison sans septicémie, réalisée par une désinfection minutieuse de tous les objets devant se trouver en contact avec la plaie : cette dernière sera traitée avec la même sollicitude.

On ne fait plus actuellement à la clinique de Billroth le pansement classique de Lister, car on se sert dans presque tous les cas de l'iodoforme ; mais les principes qui président à la désinfection des plaies sont ceux de Lister. On essaie donc, autant que possible, d'empêcher la pullulation des micro-organismes sur les plaies, et on cherche à y arriver avec le pansement iodoformé. La préparation de la gaze iodoformée se fait mécaniquement : on saupoudre d'iodoforme du calicot dégraissé et on manipule la gaze saupoudrée, jusqu'à ce que la répartition de la poudre soit uniforme. Dans d'autres cas, on mélange 50 gr. d'iodoforme à 100 gr. de glycérine, dans un mortier, et on ajoute peu à peu 700 gr. d'alcool : cette solution suffira pour imprégner 10 mètres de gaze hydrophile blanche, préalablement rendue aseptique par un séjour dans le stérilisateur.

(Dans ce qui va suivre on trouvera les deux méthodes parallèlement décrites : les modifications introduites dans l'ancien procédé seront données *en italique*.)

1° Les *instruments* seront chaque fois placés dans une solution phéniquée à 5 % avant qu'on s'en serve : *actuellement, on se sert d'une solution à 2 1/2 %.*

2° Les *éponges* sont continuellement plongées dans une solution phéniquée à 5 %, après avoir été au préalable, soigneusement nettoyées et lavées ; pendant l'opération, les éponges ensanglantées sont d'abord lavées à grande eau, puis trempées dans une solution phéniquée à 2 1/2 %.

3° *Préparatifs pour l'opération* : lavage minutieux du champ opératoire et des parties environnantes avec de l'eau et du savon, au besoin même friction à la brosse. Les parties poilues seront rasées : puis on les *nettoiera à l'alcool absolu; ensuite nouveau nettoyage avec la solution de sublimé à 1 00/00. Même pratique pour la désinfection des mains du chirurgien.* (Autrefois, on lavait le champ opératoire avec de l'acide phénique à 1 1/2 %.

4° *Spray.* Depuis le moment où se prépare l'opération, jusqu'à celui où l'on finit de placer le pansement, le vaporisateur à lampe ou à main envoie sur le champ opératoire des vapeurs d'acide phénique à 1 % : cette pratique a pour but de faire se déposer les micro-organismes suspendus dans l'atmosphère. *Cette pratique n'est plus adoptée aujourd'hui, si ce n'est avant les laparotomies : dans ce cas, la salle d'opérations sera désinfectée pendant quelques heures au spray phéniqué : pendant l'opération, on ne pulvérise pas.*

5° *Ligatures et sutures.* Pour faire des ligatures profondes, on n'emploie que le catgut, de grosseur variable (le catgut est conservé dans du phénol) : au bout de peu de temps, les fils sont résorbés complètement et ne produisent pas d'irritation mécanique. Parfois on se servira de fils de soie ou de chanvre résistant, désinfectés au préalable dans une solution phéniquée à 5 % : on traitera de même les fils de soie destinés aux sutures. *Les fils de catgut ne sont plus employés qu'accidentellement, car on ne se sert plus, pour les ligatures et les sutures, que de soie phéniquée d'épaisseur variable.*

6° *Drainage.* L'opération terminée, chaque plaie sera autant que possible fermée complètement par des sutures. Pour permettre l'écoulement des sécrétions, on place des drains de caoutchouc, de calibre variable : à ces drains seront fixées des épingles de sûreté très petites destinées à empêcher leur disparition à l'intérieur de la plaie. Les drains seront plongés, pendant la quinzaine précédant le jour de leur utilisation, dans de l'acide phénique à 5 %.

7° *Pansement.* Sur la plaie même on applique un morceau

de silk protective vert, de 2 à 3 centimètres plus large et un peu plus long que la plaie ; on pourra le remplacer plus tard, surtout si la plaie suppure, par un morceau de papier à la gutta-percha. Puis viennent huit couches de calicot ordinaire, de 3 à 4 pouces plus larges et 1 1/2 à 2 fois plus longues que la plaie, saturées d'acide phénique en solution à 5 % et bien exprimées. Par-dessus, un pansement identique mais 3 ou 4 fois plus grand. Ce dernier sera recouvert d'un morceau de papier gommé de même grandeur : par dessus on place de la jute en plus ou moins grande quantité ; enfin, on applique par-dessus des bandes saturées de solution phéniquée à 3 %, qui servent à la compression. *Le pansement actuel est bien plus simple : d'abord, une couche de gaze iodoformée sur la plaie, puis 3 à 4 couches de gaze dégraissée; en cas de plaies importantes on utilise encore un coussinet de laine de bois au sublimé. Le pansement est fixé par des bandes de calicot. Le pansement iodoformé n'a pas besoin d'être changé, suivant les cas, avant 2, 8 et même 16 jours.*

Si la plaie fraîche est souillée, il faut la nettoyer avec la solution phéniquée à 5 % ; si la sécrétion est fétide, la plaie sera désinfectée au sublimé à 1 00/00 ; le reste du traitement n'est pas modifié.

Si le pansement iodoformé ne supprime pas la mauvaise odeur du pus, on changera le pansement souvent, et la plaie sera chaque fois nettoyée à fond avec la solution de sublimé à 1 00/00.

Si la plaie se trouve souvent en contact avec des solutions phéniquées, il faudra prendre garde à une intoxication toujours possible ; elle se reconnaît facilement à l'apparition d'urines foncées, presque noires. — Il arrive aussi parfois que l'abus de l'iodoforme donne lieu à des intoxications : des phénomènes cérébraux mettront le chirurgien en éveil. Dans ce cas, on supprimera de suite l'iodoforme et on pansera la plaie à la gaze phéniquée.

Pr. Acide phénique cristallisé, 10 gr.
Eau dist., 1.000 gr.
(*Us. ext.*)

Pr.   Acide phénique cristallisé, 30 gr.
         Eau dist., 1.000 gr.
            (*Us. ext.*)

Pr.   Acide phénique cristallisé, 50 gr.
         Eau dist., 1.000 gr.
            (*Us. ext.*)

            Pr.   Sublimé corrosif, 1 gr.
                     Alcool absolu, 100 gr.
Pour y plonger le catgut.

Blessures par écrasement.

Même traitement que ci-dessus. On cherche simplement à obtenir une plaie de bon aspect, qu'on panse à la gaze iodoformée une fois qu'elle est débarrassée des souillures qui la recouvrent, à moins qu'on n'espère une première intention. — Dans certains cas spéciaux :

1º *Bains froids continus*, de 10º à 30º, au gré du malade, pour empêcher l'action nocive de l'air.

2º Linges mouillés froids, changés toutes les cinq minutes, ou vessie de glace.

3º *Irrigation.*

Repos absolu, le membre étant soulevé. S'il y a suppuration profuse, faire en cas de besoin des contre-ouvertures et placer des drains. — Sur la plaie, gaze iodoformée, ouate phéniquée, ouate de Bruns ; la plaie pourra être mise en contact, en dehors des solutions ci-dessus indiquées, avec les substances suivantes :

            Pr.   Alun, 20 gr.
                     Acétate de plomb, 40 gr.
                     Eau dist., 400 gr.
                        (*Us. ext.*)

            Pr.   Acide phénique, 5 gr.
                     Alcool rectifié, 5 gr.
                     Eau, 200 gr.
                        (*Us. ext.*)

> Pr. Chlorure de chaux, 10 gr.
>   Eau dist., 400 gr.
>   (*Us. ext.*)

> Pr. Acide phénique, 5 gr.
>   Eau dist., 80 gr.
>   (*Us. ext.*)

Selon avis.

> Pr. Acide phénique, 5 gr.
>   Huile d'olives, 400 gr.
>   (*Us. ext.*)

Selon avis.

> Pr. Acide pyroligneux, 150 gr.
>   Eau dist., 150 gr.
>   (*Us. ext.*)

> Pr. Chlorate de potasse, 5 gr.
>   Eau, 400 gr.

En cas de fièvre violente, boissons acidulées mélangées à un siphon d'eau de Seltz, limonade, etc., et, dans l'après-midi, prendre, jusqu'à effet antithermique :

> Pr. Sulfate de quinine, 2 gr.
>   Sucre blanc, 1 gr.

Divisez en VI poudres : une poudre toutes les trois heures.

> Pr. Sulfate de quinine, 2 gr.
>   Bicarbonate de soude, 2 gr.

Divisez en VI poudres ; une poudre toutes les trois heures.

> Pr. Acide phosphorique, 4 gr.
>   Sirop de framboises, 40 gr.

Pour ajouter aux boissons.

> Pr. Chlorhydrate de morphine, dix centigr.
>   Bicarbonate de soude, 5 gr.

Divisez en VI poudres.
Une poudre avant de se coucher.

Pr. Opium brut, cinquante centigr.
Bicarbonate de soude, 3 gr.

Divisez en VI poudres : à prendre une poudre le soir.

Écrasement des parties molles, sans plaie.

Pr. Eau de Goulard, 400 gr.
(*Us. ext.*)

Pr. Eau blanche, 400 gr.
(*Us. ext.*)

La principale indication est le repos et la compression, obtenue si c'est possible au moyen de bandes humides ; par-dessus, on mettra des compresses d'eau froide, une vessie de glace : si au bout de 8 à 10 jours les ecchymoses ne se sont pas modifiées, on badigeonnera la partie écrasée avec :

Pr. Teinture d'iode, 20 gr.
Eau dist., 400 gr.
(*Us. ext.*)

Par-dessus, employer encore la compression : le massage sera ensuite appliqué.

S'il y a suppuration abondante et crainte de décomposition du pus, on donne issue à ce dernier par une incision, on draine la cavité et on place un pansement antiseptique.

Blessures des articulations.

S'il y a gonflement douloureux : sangsues, compression modérée avec une bande humide, vessie de glace ; l'immobilisation sera obtenue par l'apposition d'une attelle ou d'un appareil plâtré ou silicaté.

L'organdi réussit surtout bien dans ce cas, à cause de sa légèreté : on agira de même en cas de distorsions. Au bout d'une semaine, on enlèvera les appareils rigides, pour contrôler leur effet : puis, s'il y a lieu, on fera un second pansement. Plus tard, massage.

Si l'articulation est ouverte : repos, attelles : s'il y a lieu, application d'un appareil plâtré fenêtré. La plaie, soigneusement désinfectée, sera couverte de gaze iodoformée. L'appareil plâtré reste en place entre 2 et 5 semaines.

Pr.   Silicate de potasse basique soluble
             concentré, 400 gr.
         (*Us. ext.*)

Pour appareil silicaté.

En cas de fort gonflement, de mobilité exagérée de l'article, de rubéfaction, on place le membre dans une bonne position et on met un appareil plâtré, fenêtré s'il y a lieu : par-dessus, une vessie de glace : plus tard, dans certains cas, badigeonnages de teinture d'iode pure.

Arthrites suppurées.

Position appropriée et fixation des articulations. Appareil plâtré, par-dessus des vessies de glace : avant que l'appareil ne soit placé, frictions d'onguent gris ou badigeonnages de teinture d'iode. A l'intérieur, des acides, et de la morphine pour calmer les douleurs.

Si la suppuration est forte, et qu'il y ait gonflement douloureux, incisions profondes, et, si l'état général du malade le permet, résection de l'articulation. A l'intérieur, quinine, vin rouge, nourriture appropriée, lait, etc., pour augmenter les forces.

Lymphangite, thrombose, phlébite.

Repos absolu, frictions sur toute l'extrémité avec de l'onguent napolitain, puis glace ou eau blanche : dans certains cas, enveloppement d'ouate ; si la suppuration est à craindre, cataplasmes ; s'il y a suppuration évidente, incision avec pansement consécutif à la gaze iodoformée.

Phlegmon.

Pr.   Onguent hydrargyrique, 40 gr.
         (*Us. ext.*)

L'onguent gris est surtout utile au début; on placera par-dessus des linges mouillés ou une vessie de glace. Compression prudente avec des bandes de sparadrap. S'il n'y a pas d'amélioration, cataplasmes et évacuation précoce du pus : drainage.

Synovite aiguë et inflammation aiguë des bourses séreuses.

L'extrémité est placée sur une attelle, et la partie enflammée soumise à l'action, suivant le cas, d'une vessie de glace, de l'onguent hydrargyrique, d'un vésicatoire ou de la teinture d'iode en badigeonnages.

Compression modérée avec des bandes humides ou évacuation du pus en cas de suppuration.

En cas de synovite crépitante, massage journalier.

Plaies septiques.

En cas de piqûres d'insectes, morsures de serpents, de chiens enragés, etc., application de réfrigérants ou des compresses à l'eau blanche, et cautérisation du point piqué avec de l'ammoniaque caustique. On sucera la plaie, et on fera l'incision de la partie mordue avec un bistouri, ou on cautérisera au Paquelin. — En cas de fièvre, quinine à l'intérieur.

En cas de piqûre anatomique on laissera saigner la plaie, on désinfectera avec une solution phéniquée à 5 % et on placera par-dessus un pansement de gaze iodoformée, ou encore on cautérisera à l'acide nitrique.

Si au-dessous de l'escarre se forme du pus, on enlève la croûte et on cautérise à nouveau.

Ulcères.

En général, traitement à l'iodoforme. En cas d'irritation onguent ou eau de Saturne.

Pr.   Oxyde de zinc, 4 gr.
Axonge, 40 gr.
(*Us. ext.*)

> *Pr.*   Alun, 20 gr.
>   Acétate de plomb, 40 gr.
>   Eau dist., 200 gr.
>   (*Us. ext.*)

Si malgré cela les granulations restent atoniques, douloureuses, on cautérisera au nitrate d'argent. — Compression
obtenue avec des bandes de sparadrap, cataplasmes, immer-
sion continue.

En cas d'ulcères fongueux ou calleux, de lupus : avulsion
à la curette tranchante et cautérisation consécutive à la potasse caustique, quand la plaie ne saigne plus. L'escarre noire
reste telle quelle, et ce n'est que lorsqu'elle sera tombée elle-
même, qu'on fera un pansement avec un onguent approprié.

Souvent, on emploiera le fer rouge ou la compression au
sparadrap, pour faire se résorber des bords calleux d'un ulcère ou pour exciter à la suppuration. On emploie aussi le vésicatoire ou l'onguent stibié.

Une fois cicatrisée, la partie malade sera recouverte d'ouate.

Les ulcères phagédéniques sont traités à la potasse caustique ou avec :

> *Pr.*   Chlorure de zinc, 20 gr.
>   Farine de seigle, 20 gr.
>   Eau dist., q. s.
>   (*Us. ext.*)

Pour faire une pâte très molle.

Les cautérisations doivent atteindre les parties saines.

> *Pr.*   Précipité rouge, 10 gr.
>   (*Us. ext.*)

Pour saupoudrer.

En cas de lupus érythémateux, huile de foie de morue à
l'intérieur. — Cautérisation locale à la teinture d'iode ou :

> *Pr.*   Iodure de potassium, 5 gr.
>   Iode métalloïde, dix centigr.
>   Glycérine, 50 gr.
>   (*Us. ext.*)

A étendre sur la partie atteinte. Dans tous les cas d'ulcères atoniques, soigner l'état général ; bonne nourriture, vin, air pur, bains.

Panaris.

Cataplasmes, plusieurs bains locaux par jour. Enlever aussitôt que possible la peau avec les ciseaux, pour permettre au pus de s'écouler, ou encore incision profonde, dans le même but : plus tard enlèvement des tendons ou des morceaux de phalange nécrosés, s'il y a lieu : acétate d'alumine ou pansement à la gaze iodoformée : si les granulations sont franches, compression légère avec du sparadrap.

Inflammation chronique des parties molles.

Le repos et la compression avec des bandes humides sont les meilleures méthodes de traitement. Appareil plâtré : application de compresses humides à changer toutes les 2 ou 3 heures. Onguents résolutifs et enveloppements humides.

On emploie surtout l'emplâtre et l'onguent hydrargyriques, la teinture d'iode, l'onguent stibié, l'emplâtre d'euphorbe (1). soit en appliquant un grand morceau une seule fois, ou tous les jours un morceau plus petit. Vésicatoires volants, puis emplâtre de cantharides (dont on mettra un morceau gros comme une pièce de cinq francs sur la peau ; on le laissera pendant 24 heures. La vésicule qui s'est formée sera piquée, et on placera par-dessus une couche d'ouate, qui tombera d'elle-même au bout de 2 à 4 jours). L'emplâtre permanent pourra être laissé plusieurs jours de suite.

Tous ces moyens ne seront utiles qu'en cas d'inflammations subaiguës et légères, car ils ne donnent aucun résultat dans les formes torpides chroniques. Dans ce cas, le traitement consistera en raclage à la curette tranchante et cautérisation consécutive avec la potasse caustique ou le perchlorure de fer.

(1) *Pr.* Térébenthine et mastic pulvérisé 20 gr. de chaque.
Chauffer légèrement pour faire fondre et ajouter :
Poudre de cantharides, 10 gr.
Euphorbe, 5 gr.

Ostéite, périostite.

Au début, badigeonnages de teinture d'iode, jusqu'à effet vésicant, laisser sécher et recommencer ensuite. Friction d'onguent napolitain, réfrigérants : si la suppuration s'établit, cataplasmes. Évacuation du pus s'il s'en est collecté, même par trépanation de l'os, s'il y a lieu. En cas de douleurs ou de fièvre, vessie de glace ou encore quinine à l'intérieur.

Ostéite chronique.

Badigeonnage de teinture d'iode, pommade iodurée ou au nitrate d'argent. Enveloppement avec des compresses mouillées ou pansement légèrement compressif.

En cas de fistules, crayon de nitrate, introduction de bâtonnets iodoformés, bains de sel iodé.

> *Pr.* Iodoforme, 20 gr.
>   Gomme arabique, 2 gr.
>   Glycérine, 2 gr.
>   Amidon, 2 gr.

Mêlez et faites des bâtonnets de taille variée.

Arthrite.

Compresses trempées dans l'eau blanche, sangsues. Badigeonnages avec une solution légère de nitrate d'argent, applications de graisses neutres, réfrigération, massage. — Séjour à Carlsbad, Kissingen, Hombourg, Vichy, en outre Baden près Vienne, Teplitz, Gastein, Wiesbade. En cas de douleurs :

> *Pr.* Huile d'olives, 40 gr.
>   Huile de jusquiame, 40 gr.
>   Chloroforme, 10 gr.
>   (*Us. ext.*)

Pour frictions.

Synovite séreuse chronique, hydarthrose.

> *Pr.* Emplâtre de jusquiame, 50 gr.
>   (*Us. ext.*)

A étendre sur un linge.

> *Pr.* Iode métalloïde, dix centigr.
> Iodure de potassium, 5 gr.
> Onguent simple, 50 gr.
> (*Us. ext.*)

Faire 3 fois par jour une friction avec gros comme une noisette de cet onguent.

a) Ponction simple (ne jamais évacuer tout le liquide).

b) Frictions d'onguent ioduré et enveloppement consécutif avec des bandes humides.

c) Ponction, puis injection.

> *Pr.* Iode métalloïde, 15 à 30 gr.
> Eau dist., 15 à 30 gr.

A injecter en une ou 2 fois.

> *Pr.* Iode métalloïde, 40 gr.
> Eau dist., 80 gr.
> (*Us. ext.*)

Pour injection.

30 à 40 grammes de ce liquide seront injectés, et laissés 3 à 5 minutes dans la cavité.

Hydarthrose aiguë du genou.

Repos, teinture d'iode ou vésicatoire, compression avec des bandes humides : attelle de Volkmann, plus tard massage.

Tumeur blanche.

Teinture d'iode, enveloppements de linges mouillés, compression légère, repos absolu ; un appareil à l'organdi ou un appareil plâtré sera appliqué dans le cas où les autres procédés échoueraient. Extension par la méthode de Volkmann.

Rhumatisme articulaire aigu.

Badigeonnage de teinture d'iode, enveloppements d'étoupe

de chanvre, d'ouate, repos et réfrigération. — Bade près
Vienne. — A l'intérieur, diurétiques ou diaphorétiques.

> *Pr.*   Acétate de potasse, 5 gr.
> Nitrate de potasse, 5 gr.
> Eau dist., 200 gr.
> Sirop de framboises, 20 gr.

3 fois par jour une cuillerée à soupe.

> *Pr.*   Salicylate de soude, 5 gr.

Divisez en X poudres : 4 par jour.

> *Pr.*   Salicylate de soude, 5 gr.
> Eau dist., 150 gr.
> Sirop d'écorces d'oranges, 15 gr.

Une cuiller à bouche toutes les deux heures.

Érythème solaire.

> *Pr.*   Coldcream, 50 gr.
> (*Us. ext.*)

A étendre sur la partie rubéfiée.

> *Pr.*   Glycérine, 50 gr.
> (*Us. ext.*)

Pour badigeonner.
Si la partie brûlée par les rayons du soleil est fort douloureuse, réfrigération.

Coup de soleil.

Eau froide, vessie de glace sur la tête, purgatifs, sangsues,
sinapismes sur la nuque, purgatifs salins à l'intérieur, ou
bien :

> *Pr.*   Huile de croton tiglium, six gouttes.
> Extrait et poudre de réglisse, q. s.

Pour faire 12 pilules. Selon avis.

Brûlures.

Les petites vésicules seront piquées avec précaution au moyen d'une aiguille.

En cas de brûlures des extrémités, bain local continu : compresses à l'huile de lin ou à l'huile d'olives.

> *Pr.* Huile de lin, 50 gr.
> Eau de chaux, 50 gr.
> (*Us. ext.*)

Pr. Nitrate d'argent cristallisé, quatre-vingts centigr.
Eau dist., 40 gr.
> (*Us. ext.*)

Selon avis.

La partie brûlée sera couverte de liniment, et par-dessus on mettra une compresse qu'on humectera continuellement avec la solution ci-dessus.

En cas de formation d'escarre, on pourra, pour détacher les parties nécrosées, employer l'eau tiède et au besoin les cataplasmes.

En cas de grandes plaies par brûlure, en train de granuler, compression avec des bandes de sparadrap, pommade boriquée. — Relèvement de l'état général au moyen de vin, de boissons chaudes, etc.

> *Pr.* Teinture de cannelle, 20 gr.

A prendre par cuillers à café.

> *Pr.* Gouttes d'Hoffmann, 20 gr.

A prendre par gouttes.

> *Pr.* Ammoniaque anisée, 10 gr.

5 à 10 gouttes pour une cuiller de vin.

> *Pr.* Ammoniaque caustique, 1 gr.
> Eau dist., 10 gr.

Voir ci-dessus.

> *Pr.* Musc, cinquante centigr.
> Sucre blanc, 5 gr.

Divisez en III poudres, à prendre en 24 heures.

Congélation.

Si le malade est raidi par le froid, il ne faut l'exposer que peu à peu à une température plus élevée. — Friction, électricité, clystères d'eau fraîche, esprit de sel ammoniac à respirer.—Plus tard on place le malade dans une chambre plus chaude et on ordonne des boissons tièdes. Si les douleurs du dégel se montrent, on fera des enveloppements froids, et enfin on donnera des excitants comme en cas de brûlures.

Engelures.

Bains d'alun, de tan, massage (très utile).

> *Pr.* Collodion, 40 gr.
> Iode métalloïde, 1 gr.

Badigeonner une fois par jour.

> *Pr.* Précipité blanc, 4 gr.
> Pommade rosat, 40 gr.

A étaler sur un linge fin.

> *Pr.* Suc de citron frais, 5 gr.

A placer sur les engelures.

> *Pr.* Eau de cannelle, 50 gr.
> Eau dist., 150 gr.
> (*Us. ext.*)

A mettre sur des compresses.

Pr. Nitrate d'argent cristallisé, quatre-vingts centigr.
Eau dist., 150 gr.
(*Us. ext.*)

Voir ci-dessus.

> *Pr.* Teinture de cantharides, 10 gr.
> (*Us. ext.*)

Pr. Infusion de semences de moutarde, q. s.
Pour un pédiluve.

Pr. Oxyde de zinc, 2 gr.
      Pommade rosat, 20 gr.
          (*Us. ext.*)

Pr. Nitrate d'argent cristallisé, vingt centigr.
      Pommade rosat, 10 gr.
          (*Us. ext.*)

Furonculose.

Préparations ferrugineuses, quinquina, acides minéraux, bains chauds, bains de sel marin, nourriture fortifiante, vin.

Pustule maligne.

Grandes incisions cruciales : on place dans la plaie de la gaze iodoformée, et par-dessus des enveloppements chauds : les parties nécrosées seront enlevées. — A l'intérieur, quinine et vin rouge.

Diathèse scrofuleuse.

La principale indication est le relèvement de l'état général et de la nutrition : viande, œufs, lait, quelquefois bains de sel marin ou de feuilles de noyer, ou encore bains de malt, de sel iodé de Darkau ou de Hall, air pur, mercure à petites doses, comme purgatif, lorsqu'il s'agit d'enfants gras et scrofuleux. Café de glands doux. Si les enfants sont maigres, teinture amère, huile de foie de morue.

Teinture de malate de fer, sirop d'iodure de fer, surtout si les enfants sont gras et pâles, et présentent des arthrites fongueuses. En outre ferrugineux faciles à digérer, bains aromatiques, bains de mer. — Séjour à Baden près Vienne, Kreuznach, Coblence, Tötz, Hall, Ischl, Rheinfelden, Helgoland, Ostende, Scheveningen, Cuxhaven.

Pr. Calomel, dix centigr.
      Sucre blanc, 5 gr.

Mêlez et divisez en VI poudres : 2 par jour.

Pr. Infusion de feuilles de noyer, 20 gr. sur 300 gr.
      Sirop de framboises, 20 gr.

A prendre dans la journée.
En cas d'ozène scrofuleux :

Pr. Créosote, 2 gr.
      Onguent glycériné, 40 gr.

Pour frictionner une fois par jour.

Pr. Précipité rouge, cinquante centigr. à 1 gr. 50.
      Onguent simple, 50 gr.

A mettre sur de la charpie.

Rachitisme.

Bonne alimentation, laitage, viandes, air pur, habitation sèche. — Plus tard, appareils à attelles. Si les os sont sclérosés, il faudra les rompre avec ou sans ostéotomie sous-cutanée. L'appareil plâtré consécutif sera changé au bout de 15 jours.
Si le rachitisme est récent :

Pr. Sucre de lait, 10 gr.
      Lait de chaux, 10 gr.
      Phosphate de chaux, 10 gr.
      Lactate de fer, 5 gr.

Matin et soir une pointe de couteau.

Pr. Saccharure de carbonate de fer, 5 gr.
      Lactate de fer, 5 gr.
      Phosphate de chaux, 5 gr.
      Sucre de lait, 5 gr.

2 pointes de couteau par jour.

Pr. Phosphore, un centigr.
      Huile de foie de morue, 150 gr.

1 à 2 cuillers à soupe par jour.

Pr. Phosphore, un centigr.

Faire dissoudre dans :

Huile d'amandes douces, 10 gr.
Gomme arabique, 5 gr.
Sirop simple, 5 gr.
Eau dist., 80 gr.

1 à 4 cuillers à café par jour.

Pr. Huile d'amandes douces, 70 gr.
Phosphore, un centigr.
Sucre blanc, 30 gr.
Essence de fraises, vingt gouttes.

1 à 2 cuillers à café par jour.

Tétanos chirurgical.

Pr. Hydrate de chloral, 5 gr.
Eau dist., 100 gr.
Sirop d'écorces d'oranges, 20 gr.

Une cuiller à soupe tous les quarts d'heure. A donner autant de fois qu'il sera nécessaire pour plonger le malade dans une somnolence continuelle.

Pr. Opium, cinquante centigr.
Sucre blanc, 5 gr.

Divisez en XII poudres : une poudre toutes les 2 à 3 heures.

Pr. Chloroforme, 100 gr.
Éther sulfurique, 50 gr.
Alcool absolu, 50 gr.

A employer par le médecin seul.

Delirium tremens.

Pr. Hydrate de chloral, 2 à 4 gr.
Eau dist., 100 gr.
Sirop d'écorce d'oranges, 20 gr.

A employer en 12 à 24 heures.

Pr. Opium pur, quarante centigr.
Sucre blanc, 4 gr.

Divisez en VI poudres : une poudre toutes les 2 heures.
Chez les malades âgés :

    Pr.   Arak, 50 gr.
        Sucre blanc, 50 gr.
        Jaunes d'œufs, n° II.
        Eau dist., 150 gr.

A prendre par cuillers à café.

Érésipèle.

Isolement des malades : badigeonnage à l'huile d'olives
et par-dessus compresses d'eau blanche. On doit ouvrir les
abcès qui pourraient se former. En cas de constipation, un
laxatif. En cas de faiblesse continue et d'épuisement : quinine, vin, etc.

    Pr.   Camphre en poudre, vingt centigr.
        Sucre blanc, 5 gr.

Divisez en V poudres : une poudre toutes les 4 heures.

Septicémie. Pyémie.

Boissons rafraîchissantes, diète absolue, vin.

    Pr.   Sulfate de quinine, 2 gr.
        Sucre blanc, 3 gr.

Divisez en VI poudres : une poudre toutes les 3 heures.

    Pr.   Chlorhydrate de morphine, dix centigr.
        Bicarbonate de soude, 5 gr.

Divisez en V poudres : une poudre le soir.

Gangrène nosocomiale.

Isolement absolu du malade. A l'intérieur, fortifiants et
excitants. Les liquides employés pour les pansements sont :
l'acétate d'alumine, l'alcool camphré, l'essence de térébenthine. — Teinture d'iode pure pour badigeonner les parties
gangreneuses.

Si tout cela ne sert de rien, on raclera toutes les parties atteintes avec la curette, et on cautérisera profondément, avec de l'acide azotique fumant, pour atteindre dans la profondeur les tissus sains.

> *Pr.* Acide nitrique fumant, 40 gr.
> (*Us. ext.*)

Caustique.

> *Pr.* Potasse caustique en bâtonnets, 20 gr.
> (*Us. ext.*)

Caustique.

Stomatite mercurielle.

Supprimer le traitement hydrargyrique.

> *Pr.* Chlorate de potasse, 8 gr.
> Eau, 500 gr.
> (*Us. ext.*)

Gargarisme.

> *Pr.* Chlorate de potasse, 4 gr.
> Eau 'dist., 400 gr.
> . (*Us. ext.*)

Gargarisme.

> *Pr.* Chlorate de potasse, 20 gr.
> Eau dist., 400 gr.
> (*Us. ext.*)

Pour laver la bouche.

Décubitus gangreneux.

Aussitôt que l'érythème se montre, il faut le badigeonner avec du vinaigre ou du suc frais de citron. Les excoriations seront badigeonnées avec une solution de nitrate d'argent, ou bien on prescrira de l'onguent de céruse ou du cérat, qu'on étalera sur du cuir mou. On emploie de la même façon l'emplâtre de savon. — La partie gangreneuse sera couverte de compresses trempées dans de l'eau chlorurée ou dans un des liquides désinfectants mentionnés plus haut. — On pourra se servir d'eau créosotée, d'alcool camphré, d'essence de térébenthine, de charbon de tilleul, de matelas à eau ou à air. — Si le décubitus est peu considérable, on placera un rond d'ouate.

> *Pr.*   Emplâtre de savon, 50 **gr.**

A étaler sur de la toile ou du cuir mou.

> *Pr.*   Goudron de hêtre, 100 gr.
> Sulfate de chaux, 100 gr.
> (*Us. ext.*)

A remplacer plusieurs fois par jour.

> *Pr.*   Permanganate de potasse, quarante à
> quatre-vingts centigr.
> Eau dist., 400 gr.
> (*Us. ext.*)

> *Pr.*   Acide phénique, 10 gr.
> Huile d'olive, 400 gr.
> (*Us. ext.*)

A appliquer sur de l'ouate de Bruns. Par crainte d'une intoxication possible, on emploiera l'huile phéniquée avec prudence. A l'intérieur, fortifiants, vin, liquides acides, quinine, musc, camphre.

> *Pr.*   Rhum, 100 gr.

A prendre par cuillers à café.

> *Pr.*   Camphre en poudre, vingt centigr.
> Poudre de gomme arabique,
> quatre-vingts centigr.

Pour une poudre. Faire poudres semblables n° III. Une poudre par jour.

> *Pr.* Acide citrique, 5 gr.
> **Eau dist., 400 gr.**
> Sucre blanc, 50 gr.

Boisson rafraîchissante.

Abcès froids.

Ponction, évacuation du pus, puis injection d'une quantité à peu près égale au pus évacué, d'émulsion iodoformée.

> *Pr.* Iodoforme, 10 gr.
> Glycérine, 100 gr.
> (*Us. ext.*)

Au bout de 3 à 4 semaines, nouvelle ponction et injection.

Onyxis.

Saupoudrer tous les jours avec la valeur d'une pointe de couteau d'azotate de plomb pulvérisé. Excision de l'ongle entier ou de la moitié de l'ongle avec anesthésie locale.

Retard dans la formation du cal dans les fractures, pseudarthroses.

Avant tout, tenir compte des causes occasionnelles, donner une alimentation fortifiante, des préparations à base de chaux ou de fer ; on frottera en outre les extrémités des deux fragments, au point de fracture, l'une contre l'autre ; on avivera ces deux extrémités ou on les rattachera l'une à l'autre par un fil d'argent ou par l'introduction de coins en ivoire.

> *Pr.* Eau de chaux, 400 gr.

A prendre par cuillers à soupe.

> *Pr.* Extrait de viande de Liebig, 50 gr.

Une cuiller à café dans le potage.

Pr.   Teinture amère, 20 gr.
Teinture de malate de fer, 20 gr.

3 fois par jour 15 à 20 gouttes.

Pr.   Teinture d'iode, 20 gr.
(*Us. ext.*)

Pour badigeonnages.

Hydrocèle.

Badigeonnages de teinture d'iode, ponction et injection de teinture d'iode. On injectera environ la moitié du volume du liquide extrait de la poche : au bout de cinq minutes, on évacue la teinture d'iode et on exerce une compression modérée avec des bandes de sparadrap.

Pr.   Teinture d'iode, 20 gr.
Eau dist., 10 gr.

Pour injection.

Goître.

Badigeonnages de teinture d'iode ou onguent ioduré. Injection d'acide osmique.

Pr.   Iode métalloïde, trente centigr.
Iodure de potassium, 3 gr.
Glycérine, 30 gr.
(*Us. ext.*)

Angiome plexiforme et caverneux.

1º Cautérisation superficielle avec de l'acide nitrique. On trempe un bâtonnet de bois (pas de verre, car l'acide est très fluide), dans l'acide, et on en touche la surface de la tumeur, jusqu'à ce qu'il se forme une escarre vert-jaunâtre. — Il faut garantir le pourtour avec de l'onguent.

2º Les angiomes très étendus et profonds seront traités au galvanocautère ou au thermocautère de Paquelin, ou bien on excisera au bistouri toute la tumeur après l'avoir bien isolée par transfixion.

Lymphomes.

Traitement arsenical, local et à l'intérieur à la fois. — Tous les jours, on injectera 2 à 3 gouttes de solution arsénicale pure dans le parenchyme du lymphome, au moyen de la seringue de Pravaz. S'il se forme des abcès, on supprime les injections et on donne par voie stomacale 3 gouttes matin et soir pour commencer, en augmentant tous les jours d'une goutte ; on montera ainsi à 30 gouttes pour redescendre ensuite à 3.

Si le résultat est insuffisant, on reprend le même traitement. — S'il se présente des symptômes d'intoxication, on supprime de suite l'arsenic. — Eaux de Roncegno, eau iodée de Hall.

Pr. Liqueur de Fowler, 5 gr.
Pour injections sous-cutanées.

Pr. Liqueur de Fowler, 5 gr.
Teinture de malate de fer, 5 gr.
10 à 15 gouttes avant chaque repas.

Carcinomes.

Ablation du néoplasme, aussi prompte que possible, au bistouri ou avec divers caustiques.

Pr. Chlorure de zinc, 40 gr.
Poudre d'amidon, q. s.

Pour faire une pâte molle.
A mettre sur de la toile en couche mince.
On laisse la pâte sur la plaie, pendant 24 à 28 heures, puis on prescrit un bain et on refait une nouvelle application. — Cautérisation à la potasse caustique. — Les épithéliomes superficiels sont raclés avec la curette tranchante et la plaie cautérisée de suite à la potasse caustique.

> *Pr.*   Chlorure de zinc, 20 gr.
>   Amidon, 20 gr.
>   Mucilage de gomme arabique, q. s.
>   (*Us. ext.*)

Pour faire huit bâtonnets.

> *Pr.*   Acide borique, 20 gr.
>   (*Us. ext.*)

On saupoudre avec ce topique, et par-dessus on applique des compresses de :

> *Pr.*   Acide chlorhydrique, 4 gr.
>   Eau dist., 400 gr.
>   (*Us. ext.*)

Contre les douleurs occasionnées par le cancer du rectum :

> *Pr.*   Chlorhydrate de morphine, quinze centigr.
>   Beurre de cacao, q. s.
>   (*Us. ext.*)

Pour faire cinq suppositoires.

Formules générales.

> *Pr.*   Chloroforme, 200 gr.
>   Alcool, 60 gr.
>   Éther sulfurique, 60 gr.

Pour la narcose.

Pour désinfecter et nettoyer les plaies on se sert des solutions de 2 1/2 à 5 % d'acide phénique, de permanganate de potasse, et de :

> *Pr.*   Chlorure de zinc, 1 gr.
>   Eau dist., 1,000 gr.

Pour remplir les seringues en cas de lavage des plaies.

> *Pr.*   Acide salicylique, 1 gr.
>   Eau dist., 1.000 gr.

Voir ci-dessus.

Pr. Acide chlorhydrique dilué, 2 gr.
Eau dist., 1.000 gr.

Voir ci-dessus.

Cette dernière injection sert surtout pour le catarrhe vésical.

Diarrhée : régime approprié, vin rouge.

Pr. Poudre de Dower, quatre-vingts centigr.
Tanin pur, soixante centigr.
Extrait de Colombo, quarante centigr.
Sucre blanc, 3 gr.

Mêlez et divisez en VI poudres. Une poudre tous les quarts d'heure.

Pr. Acétate de plomb, vingt centigr.
Opium, vingt centigr.
Poudre de gomme arabique, 2 gr.

Mêlez et divisez en VI poudres : une poudre toutes 5 heures.

Pr. Nitrate d'argent, quatre-vingts centigr.
Eau dist., 200 gr.
Mucilage de gomme arabique, 40 gr.
(*Us. ext.*)

Clystère.

Pr. Nitrate d'argent cristallisé, quarante centigr.
Décoction de guimauve, 80 gr.
Sirop simple, 20 gr.

Une cuiller à bouche toutes les heures.

Pr. Tanin pur, 2 gr.
Opium, quinze centigr.

Mêlez et divisez en II poudres. Une matin et soir.

Pr. Décoction de racine de ratanhia.
20 gr. sur 159 gr.
Teinture d'opium, 1 à 2 gr.
Sirop simple, 15 gr.

A prendre par cuillers à soupe.

      Pr.   Teinture de ratanhia, 10 gr.
           Teinture de cannelle, 10 gr.
           Teinture amère, 10 gr.

3 fois par jour 15 à 20 gouttes.

En cas de constipation :

      Pr.   Infusion de follicules de séné,
               10 gr. sur 150 gr.
           Sirop simple, 50 gr.

A prendre dans la journée.

      Pr.   Extrait d'aloès socotrin, 4 gr.
           Extrait de jalap, 4 gr.
           Savon médicinal, 4 gr.
           Poudre et extrait de réglisse, q. s.

Pour faire des pilules de vingt centigrammes chaque. 4 pilules à jeun.

      Pr.   Extrait de racine de rhubarbe, 2 gr.
           Poudre de racine de rhubarbe, 2 gr.
           Extrait d'aloès, 2 gr.

Mêlez. Divisez en 20 pilules. Prendre 2 à 3 pilules.

En cas de collapsus, excitants :

      Pr.   Teinture de cannelle, 20 gr.

A prendre par cuillers à café.

En cas d'hystéralgie, employer l'eau carminative royale (1), ou encore :

      Pr.   Teinture éthérée de valériane, 10 gr.

A donner par gouttes.

On donnera s'il est nécessaire les expectorants ci-dessous :

      Pr.   Infusion de polygala, 10 gr. sur 150 gr.
           Ammoniaque anisée, 1 gr.
           Sirop simple, 20 gr.

(1) Camomille, écorces d'oranges, de citron, feuilles de menthe, carvi, coriandre, fenouil, 30 gr. de chaque, pilés au mortier : on ajoute ensuite 4 litres d'eau et on distille après une macération de 24 heures.

A prendre par cuillers à soupe.

Pr. Infusion de racine d'ipéca, 1 gr. sur 150 gr.
Sirop d'écorces d'orange, 30 gr.

Une à 2 cuillers à bouche par heure.

Pr. Chlorhydrate d'apomorphine, cinq centigr.
Acide chlorhydrique dilué,
cinquante centigr.
Eau dist., 150 gr.

Une cuiller à soupe toutes les 2 heures.
En cas d'alcalinité des urines :

Pr. Acide benzoïque, 5 gr.
Eau dist., 200 gr.
Sirop de framboises, 20 gr.

A employer en 24 heures.
En cas de douleurs et de perte de sommeil.

Pr. Chlorhydrate de morphine, trente centigr.
Eau dist., 10 gr.

1/2 à 1 seringue de Pravaz en injection.
En cas de syphilis :

Pr. Iodure de potassium, 5 gr.
Eau dist., 200 gr.
Sirop simple, 20 gr.

3 cuillers à soupe par jour.
En cas d'eczéma suintant :

Pr. Oxyde de zinc, 15 gr.
Amidon, 15 gr.
(*Us. ext.*)

Pour saupoudrer.

Pr. Acide salicylique, 20 gr.
Talc de Venise, 200 gr.
(*Us. ext.*)

Pour saupoudrer.

PREMIÈRE CLINIQUE GYNÉCOLOGIQUE

ET OBSTÉTRICALE

DE L'UNIVERSITÉ IMPÉRIALE ET ROYALE.

Formules du Ch^r C. Braun de Fernwald,

Conseiller aulique et professeur
à l'Université impériale et royale d'Autriche.

PARTIE GYNÉCOLOGIQUE.

Hygiène de la grossesse.

Le principe essentiel de l'hygiène dans le cours de la grossesse consiste à ne rien changer des habitudes de la femme gravide.

C'est pour le régime surtout qu'il faut bien se pénétrer de cette maxime.

1° Le *régime* doit, en général, être constitué par une alimentation mixte, mais il faudra insister sur une nourriture plutôt végétale pour les femmes robustes et sanguines, et sur une nourriture plutôt animale chez les femmes faibles et cachectiques.

La femme enceinte doit éviter toute alimentation indigeste, produisant du météorisme, constipante ou trop épicée; elle s'abstiendra surtout de surcharger son estomac, notamment le soir. L'eau pure est la plus recommandable des boissons pour elle : il faudra éviter soigneusement les liqueurs fortes ou échauffantes, comme le punch, le thé fort, le rhum, le cognac, le vin chaud, etc.

Il faut en outre empêcher la constipation, qui est la règle chez la femme gravide, surtout dans les derniers mois de la grossesse.

2° *Défécation régulière.* — On obtiendra tous les résultats nécessaires avec une nourriture appropriée et l'exercice en plein air. La constipation sera combattue par l'ingestion de fruits, de boissons diverses (un bon laxatif consiste en une cuiller à café de chlorure de sodium dans un verre d'eau chaude le matin à jeun), d'eau sucrée, de limonade tartrique, de poudres effervescentes ou de Sedlitz : en cas d'insuccès, clystères simples avec un peu d'huile d'olives. En thèse générale, ne jamais employer que des laxatifs légers en évitant les drastiques.

Un laxatif des plus recommandables consiste en :

> *Pr.*   Extrait d'aloès, 3 gr.
> Savon médicinal, 3 gr.

Mêlez et faites 50 pilules. Matin et soir 1 à 2 pilules.
On pourra donner aussi une solution :

> *Pr.*   Infusion de séné, 60 à 100 gr. par dose.

Ou encore :

> *Pr.*   Infusion de racine de rhubarbe,
> 10 gr. sur 100 gr.
> Carbonate de magnésie, 10 gr.
> Sirop de manne, 25 gr.

Agiter avant de s'en servir, et prendre toutes les heures une cuiller à soupe, ou encore prendre un ou deux verres d'Huniady Janos, ou d'eau amère de Victoria.

En cas de constipation, provenant d'hyperacidité du suc gastrique (cette dernière se reconnaît au pyrosis), on donnera :

> *Pr.*   Magnésie calcinée, 15 gr.
> Eau dist., 250 gr.
> Sirop de manne, 30 gr.

Toutes les heures une cuiller à soupe jusqu'à effet purgatif.

Un laxatif agréable, mais cher, est constitué par :

> *Pr.*   Phosphate de soude, 30 gr.
> Eau de fleurs d'oranger, 150 gr.
> Sirop de framboises, 25 gr.

Toutes les demi-heures ou toutes les heures une cuiller à soupe.

Une prescription aussi importante au moins que l'alimentation et la régularité des selles est la suivante :

3° *Tenir à un sommeil régulier.* — Toute femme enceinte sera couchée avant minuit et dormira six à huit heures.

4° *Régularisation des troubles digestifs, s'il y a lieu,* mais avec la plus grande prudence. En cas de pyrosis, magnésie calcinée ou bicarbonate de soude par pointes de couteau.

Comme dans chaque grossesse la composition du sang est modifiée par l'augmentation du nombre des globules blancs, et que par conséquent chaque grossesse rappelle la chlorose, il est rationnel de prescrire du fer. La préparation choisie devra être facile à digérer, prise à dose réfractée et associée à un stomachique ; elle sera donnée pendant tout le temps de la grossesse.

> *Pr.*   Saccharure de carbonate de fer, 2 gr.
> Bicarbonate de soude, 1 gr.
> Oléosaccharure d'écorces d'oranges, 4 gr.

Mêlez et divisez en XII poudres : une poudre matin et soir. Ou encore :

> *Pr.*   Oxyde de fer dialysé, 2 gr.
> Eau dist., 150 gr.
> Sirop de framboises, 25 gr.

Matin et soir une cuiller à soupe.

Si la grossesse s'accompagne d'anémie et d'anorexie, on prescrira :

> *Pr.*   Pepsine sucrée, 1 gr.
> Acide chlorhydrique dilué, huit centigr.
> Glycérine pure, 18 gr.
> Eau dist., 30 gr.

A prendre une à deux cuillers à café au commencement de chaque repas.

S'il se présente des phénomènes d'anorexie, la préparation suivante sera indiquée :

> Pr.   Pepsine sucrée, 5 gr.
>   Acide chlorhydrique dilué, 2 gr.
>   Glycérine pure, 20 gr.
>   Vin blanc, 200 gr.

Prendre un verre à Bordeaux au repas.

> Pr.   Pepsine amylacée, 2 gr.
>   Acide citrique, 1 gr.
>   Sucre de lait, 3 gr.

Mêlez et divisez en VI poudres : à prendre une poudre, dans du pain azyme, au commencement du repas.

Une préparation stomachique très recommandable est :

> Pr.   Teinture aqueuse de rhubarbe (1), 50 gr.
>   Sirop d'écorces d'oranges, 30 gr.

Le matin, à midi et le soir une cuiller à café.

Un stomachique utile consiste en :

> Pr.   Infusion de feuilles de ményanthe,
>   1 gr. 50 sur 150 gr.
>   Bicarbonate de soude, 5 gr.
>   Teinture aqueuse de rhubarbe, 10 gr.
>   Sirop d'écorces d'oranges, 25 gr.

Toutes les deux à trois heures une cuiller à soupe.

5° *Les vêtements* dépendront de la température : ils ne doivent jamais serrer et comprimer le corps de la femme : il faut tenir au chaud les pieds et l'abdomen : si les parois de ce dernier sont flasques, faire porter une ceinture abdominale.

6° *Un soin tout particulier* doit présider à l'examen et au

---

(1)   Rhubarbe, 10 gr.
            Carbonate de soude cristallisé, 3 gr.
            Eau dist., bouillante, 150 gr.
Infusez pendant un quart d'heure, exprimez et filtrez.

traitement des seins et des mamelons. Les pressions, les coups, le refroidissement seront évités scrupuleusement. On raffermit les mamelons trop sensibles en les lavant à l'eau froide dans le cours de la grossesse ; on peut aussi se servir de solutions d'alun, de tanin ou enfin d'alcoolats variés.

Si les mamelons sont très courts ou sont creusés à leur centre au lieu de proéminer, il faudra exercer sur eux, au moyen des doigts, des tractions modérées quotidiennes. On peut aussi appliquer de petites ventouses, qu'il faudra bien se garder d'employer trop souvent ou trop longtemps, pour éviter un afflux sanguin délétère ou un accouchement prématuré. Il faudra donc cesser l'emploi des ventouses aussitôt qu'elles provoqueront des douleurs mammaires, lombaires ou utérines.

7° *La propreté,* pendant la grossesse, est une grande cause de bonne santé.

Les parties génitales sécrétant beaucoup plus de liquide que d'ordinaire, il faudra laver tous les jours la région à l'eau tiède.

Il est préférable de ne pas donner de bains dans les quatre premiers mois de la grossesse ; il faudra tenir compte des habitudes. Si la femme gravide a coutume de prendre des bains froids en été, on pourra les permettre pendant la grossesse. Si la femme ne prend qu'irrégulièrement des bains, on permettra des bains entre 31° et 34° cent., tous les huit ou quinze jours, et d'un quart d'heure de durée. Ce n'est que dans les dernières semaines qu'on permettra un, et au maximum deux bains par semaine.

Les bains de siège, de pieds, les injections vaginales, de quelque espèce qu'ils soient, doivent être défendus, car ils peuvent entraver la grossesse.

8° *Le séjour* en plein air, un peu de mouvement sont à recommander, mais il faut défendre surtout les promenades trop fatigantes. Les soins du ménage sont autorisés, mais il faut proscrire sévèrement les travaux trop pénibles, consistant par exemple dans le fait de porter, de soulever ou de pousser devant soi de lourdes charges : il en est de même de tous les mouvements qui provoquent un ébranlement violent du bas-ventre.

9° *Le coït* ne doit pas être pratiqué dans les derniers mois de la grossesse.

10° *Conservation de la bonne humeur*. Rassurer et égayer la patiente, tâcher de lui persuader que la grossesse sera normale et qu'elle n'a pas à craindre les « envies ». Les inconvénients tenaces et variés de la grossesse, les nausées, le pyrosis, les vomissements, les odontalgies, etc., subiront un traitement symptomatique, mais le résultat est souvent, malheureusement, à peu près nul.

Contre le pyrosis plus spécialement, on prescrira :

Pr.   Bicarbonate de soude, 20 gr.

A prendre par pointes de couteau.

La substance neutralisante la plus active est la magnésie calcinée, qui combat en même temps la constipation, mais finit à la longue par troubler la digestion. Le remède le plus recommandable est le bicarbonate de soude, l'alcalin le plus facile à digérer. Il est surtout bon de le donner entre deux et quatre heures après le repas, quand le pyrosis a atteint son maximum d'intensité. Peu à peu on monte à 1 ou même 5 grammes par dose, et cette dose sera donnée, s'il est nécessaire, plusieurs fois, 2 à 3 fois par exemple, en 24 heures.

En dehors du bicarbonate de soude on pourra aussi employer en cas de pyroxis :

Pr.   Eau de laurier-cerise, 10 gr.

(S'il y a des douleurs stomacales, on y ajoutera cinq centigrammes de chlorhydrate de morphine.)

Le matin, à midi et le soir, dix à vingt gouttes. Le traitement du vomissement présente souvent de grandes difficultés, car cette complication résiste parfois à toute médication, et l'on peut se trouver obligé de provoquer un accouchement prématuré, pour sauver la vie de la mère.

Contre le vomissement on prescrira :

Des pilules de glace, des boissons glacées, des glaces aux fruits, des eaux gazeuses. En outre, si le vomissement ne s'arrête pas, on donnera à l'intérieur :

Pr. Chlorhydrate de morphine, cinq centigr.
Eau de laurier-cerise, 15 gr.

4 à 5 fois par jour, 15 à 20 gouttes, ou en poudres :

Pr. Chlorhydrate de morphine, dix centigr.
Sucre blanc, 2 gr.
Bicarbonate de soude, 2 gr.

Mêlez et divisez en X poudres. Le matin, à midi et le soir une poudre.

L'alimentation sera sévèrement réglée et se composera surtout de lait, de bouillon, de compotes ou de viandes blanches rôties. Souvent le repos au lit permanent donne un bon résultat.

En outre on emploiera avec succès :

Pr. Oxalate de cérium oxydulé pulvérisé, 2 gr.
Sucre blanc, 4 gr.

Mêlez et divisez en X poudres ; une poudre le matin, à midi et le soir.

Ou encore mieux :

Pr. Chlorhydrate de cocaïne, vingt centigr.
Alcool rectifié, q. s.
Pour faire dissoudre.
Eau dist., 100 gr.
Sirop simple, 20 gr.

Toutes les deux heures une cuiller à café.

On fera bien en outre, si tous ces moyens n'atteignent pas le but, d'employer de petites doses de morphine ou de très petites quantités de belladone à titre de sédatifs. De même on utilisera la noix vomique, le sous-nitrate de bismuth (dix à vingt centigr. par dose) et un peu de morphine (cinq milligr. à un centigramme par dose), en injections sous-cutanées. Le nitrate d'argent enfin, en petites doses, n'est pas à dédaigner :

Pr. Nitrate d'argent, trente centigr.
Extrait de belladone, trente centigr.
Eau dist., 30 gr.

A donner dans un flacon opaque : 3 fois par jour, quinze à vingt gouttes dans de l'eau sucrée.

Dans des cas rebelles on obtient des résultats avec :

> *Pr.*   Iodure de potassium, 4 gr.
> Teinture amère, 35 gr.

Toutes les trois heures quinze à vingt gouttes ; excellente préparation !

Si les pilules sont mieux supportées et prises plus facilement, on donnera 2 à 3 fois par jour une à deux pilules de :

> *Pr.*   Nitrate d'argent, cinquante centigr.
> Extrait de réglisse, q. s.

Pour faire 30 pilules.

Quand le lait glacé n'est pas supporté, le lait tiède donne quelquefois de bons résultats.

Accouchement.

Lorsqu'un médecin est appelé à faire un accouchement normal, il doit prendre avec lui les instruments suivants : 2 sondes, une en métal, et une autre en gomme.

Si les distances sont très grandes, il emportera tous les instruments les plus nécessaires dont chaque accoucheur peut avoir à se servir :

1° Un forceps moyen de Simpson, et aussi un forceps de Breus, ou encore le forceps de C. Braun ou celui de Felsenreich (ces deux derniers sont des modifications de l'instrument de Simpson, et sont destinés à l'extraction de la tête au détroit supérieur). Cette manœuvre n'est guère possible sans contusions notables avec le forceps ordinaire, car la tête est écrasée contre la paroi antérieure du bassin.

2° Un trépan.

3° Un crochet de Braun ou de Smellie.

4° Une trousse chirurgicale : bistouri, porte-aiguilles, ciseaux de Cooper, une longue pince à mors mousses, des aiguilles, de la soie et des petites pinces.

5° Quelques tampons, de l'ouate iodoformée, du laudanum et une solution concentrée d'acide phénique.

6° Un colpeurynter (pessaire à air de Braun).

7° Un cranioclaste (C. Braun).

8° Une pince de Boër.

9° Une paire de ciseaux à branches longues et à pointes émoussées.

10° Un pelvimètre.

11° Quelques mètres de cordonnet fin.

Un tablier en caoutchouc allant jusqu'à terre est aussi fort utile.

La chambre où séjourne la parturiante sera grande, pas trop chauffée, et si possible jamais orientée au nord : on doit pouvoir l'aérer en ouvrant la fenêtre dans une pièce voisine. Un lit ordinaire, accessible des deux côtés, servira de lit de douleurs. Le matelas sera recouvert d'une toile caoutchoutée. Un costume de nuit ordinaire servira à habiller la patiente. On donnera de l'eau pure comme boisson pendant le travail, ou un peu de bouillon et de lait coupé aux affaiblies.

La position la meilleure pour la parturiante est, en général, la position étendue sur le dos, le haut du corps aussi relevé que possible : pour la période d'expulsion, on choisira la position sur le côté, le haut du corps penché en avant.

Si la grossesse est normale, laisser la parturiante debout, jusqu'à ce que l'ouverture du col ait atteint cinq centimètres de diamètre.

Avant toute *inspection vaginale* les mains seront soigneusement brossées et savonnées, puis lavées à l'acide phénique à 5 %, à l'acide salicylique à 4 % ou encore au permanganate de potasse 3 %, au sublimé 0 gr. 10 %, ou au thymol, etc. Avant d'introduire la main dans le vagin, on l'enduira d'huile phéniquée à 5 % ou de vaseline phéniquée à 10 %.

Il faudra vider à temps le rectum au moyen d'un clystère.

Si la femme est multipare, il est préférable (comme ici la durée est plus courte), de la faire coucher dès que les douleurs se montrent. On opère de même si la femme est faible, si la partie fœtale se présente mal, si la présentation est anormale, si les parois utérines sont flasques, si des hémorragies intercurrentes se déclarent, etc. ; dans tous ces cas, la femme ne doit pas quitter le lit.

Si l'agitation est grande et la sensibilité excessive, il est permis de faire une injection de morphine (un centigr. à un centigr. et demi). La femme ne doit en aucun cas pousser dans cette période de dilatation à partir des premières douleurs jusqu'à l'effacement du col et à la rupture de la poche des eaux ; cette période dure de douze à vingt heures). Un effort trop considérable à ce moment épuise la femme sans grande utilité.

Si les douleurs sont si intenses que l'orifice est déjà largement accessible et que la poche des eaux est prête à se rompre, on fera coucher la femme. Une primipare doit être avertie de la rupture de la poche. Si cette dernière est déjà rompue et le col effacé (commencement de la période d'expulsion, se terminant avec la naissance de l'enfant et durant de trois à six heures), la parturiante peut pousser pendant les douleurs. S'il y a à ce moment envie d'aller à la selle, on présentera un vase dans le lit, en défendant à la femme d'aller sur la chaise.

Si la tête se présente à la vulve, il faut surtout tâcher d'éviter des ruptures du périnée.

Si la tête est assez basse, pour que pendant une contraction le périnée et les organes génitaux externes soient bombés en avant, il faudra *soutenir le périnée*.

On y procède toujours de la même façon, que la femme soit couchée sur le dos ou sur le côté. Si la femme est couchée sur le dos ou sur le côté droit, l'accoucheur se placera sur le bord gauche du lit et appliquera la main droite, en passant par-dessus le fémur, le pouce écarté, sur le crâne du fœtus en train de paraître à la vulve : la main gauche s'appuiera contre le périnée, le petit doigt vers l'anus : l'angle que forment entre eux le pouce et l'index sera placé à un centimètre en avant de la fourchette.

La main gauche, appuyant fortement sur le périnée, repousse un peu la tête en arrière et vers le haut contre le symphyse, et la main droite retient le crâne pour l'empêcher de sortir trop brusquement.

Si la femme est placée sur le côté gauche, l'accoucheur est

placé au bord droit du lit et agira de même, sauf que la main gauche remplacera alors la droite, *et vice versa.*

Si la femme est couchée sur le dos, la main qui doit appuyer sur le périnée passera sous la cuisse fléchie et soutiendra le périnée tout entier. L'éminence thénar appuiera sur la commissure postérieure des grandes lèvres, et les autres doigts en extension seront placés sur le périnée jusque près de l'anus.

Pour soutenir le périnée et régulariser la sortie de la tête on fera bien de recourir au procédé de *Ritgen,* qui consiste dans la manœuvre suivante : quand l'occiput tend à sortir entre les petites lèvres, au moment d'une contraction, on introduit l'index d'une des mains dans le rectum pour fixer le maxillaire supérieur du fœtus.

Le doigt indicateur, pendant ce temps, se trouve sur le périnée et se dirige vers le haut. On pourra ainsi accélérer par voie rectale la sortie de la tête, ou la ralentir au besoin. Avec le pouce, on appuie la tête contre l'arc du pubis, et la main placée en haut repousse en même temps la tête un peu en arrière, ce qui préserve le périnée.

La tête une fois sortie, il faut voir si le cordon n'est pas enroulé autour du cou. Dans ce cas, il faudra détacher un peu le cordon et faire passer l'épaule par la boucle.

Le périnée sera aussi soutenu pendant le passage des épaules, placées sous la symphyse ; une rupture possible sera ainsi évitée.

On ne fera la ligature qu'après cessation des battements du cordon ; on vide ce dernier entre les doigts en allant de l'enfant vers la mère. On fait une première ligature à quatre travers de doigts de l'ombilic de l'enfant, puis on place à deux travers de doigts plus loin de l'enfant une seconde ligature, et on fait la section entre deux.

Après la naissance, on distingue une troisième ou dernière période, durant de dix à vingt minutes, et se terminant avec l'expulsion de placenta. Après un repos de cinq à dix minutes, les douleurs recommencent et chassent le placenta jusqu'à l'orifice utérin, souvent même jusque dans le vagin.

Traitement des accidents dystociques.

Beaucoup de maladies, surtout les *affections fébriles aiguës*, interrompent le cours normal de la grossesse : d'autres s'accompagnent d'une dyspnée qui met les jours de la mère en danger et force l'homme de l'art à recourir à une délivrance artificielle.

Dans les cas pathologiques de ce genre il faut éviter tous les moyens utilisés pour activer les contractions utérines. La parturiante prendra la position qui lui sera la plus commode; elle sera presque assise en cas de *dyspnée*, suite d'affections cardio-pulmonaires, d'asthme, d'ascite, etc. La femme ne poussera pas pendant les contractions, car la dyspnée s'y opposerait souvent complètement et une terminaison fatale pourrait en résulter.

En cas de dyspnée et pour arriver à faciliter l'expectoration, on donnera :

> *Pr.* Teinture de lobélie, cinquante centigr.
> Teinture d'ipéca, cinquante centigr.
> Sirop de scille, 50 gr.

Une cuiller à café toutes les deux heures.
En cas de dyspnée, suite d'affections organiques :

> *Pr.* Teinture de digitale, 5 gr.
> Teinture de lobélie, 4 gr.
> Eau de laurier-cerise, 20 gr.

10 à 20 gouttes toutes les heures.
Pendant les accès d'asthme :

> *Pr.* Teinture de lobélie, 5 gr.
> Esprit d'éther nitrique, 15 gr.

Toutes les demi-heures, 20 à 25 gouttes.
Pour combattre les envies violentes de tousser :

> *Pr.* Looch huileux, 200 gr.
> Extrait de chanvre indien, quatre centigr.
> Eau de laurier-cerise, 3 gr.
> Sirop simple, 25 gr.

Toutes les heures ou toutes les deux heures, une cuiller à soupe.

Ou bien :

Pr. Chlorhydrate de morphine, cinq centigr.

Faire dissoudre dans :

Sirop émulsif, 60 gr.

2 à 4 cuillers à café par jour.

Si *l'affection cardiaque est avancée,* le pronostic est toujours grave, car la femme peut fort bien ne pas résister aux fatigues de l'accouchement.

Si la *cyanose* se développe, le danger est imminent, et il faut par conséquent procéder de suite à l'accouchement artificiel.

Les *affections pulmonaires* sont peu dangereuses pendant l'accouchement, car la femme tuberculeuse se trouve relativement mieux quelques jours et même quelques semaines après l'accouchement ; mais plus tard elle n'en succombera que plus rapidement.

Si, faute de soins donnés à temps, l'état général de la femme a empiré, il faudra procéder prudemment à l'accouchement par le forceps, la version ou l'extraction. L'état adynamique de la femme, conséquence de sa maladie passée ou actuelle, de secousses morales, de pertes de longue durée, ou encore de mauvaise alimentation, etc., demande des soins tous spéciaux. La femme sera couchée de suite dans la position horizontale ; elle ne devra plus se lever. Pour la fortifier, on administrera de temps en temps quelques cuillers de bouillon, ou, à défaut de bouillon, de panade ; en outre, vin pur ou eau rougie. Comme médicaments, on donnera :

Pr. Décoction d'écorce de quinquina royal,
10 gr. sur 120 eau :

Ajoutez :

Vin de Malaga, 50 gr.
Sirop simple, 25 gr.

1 à 2 cuillers à soupe par heure.

Ou :

> *Pr.* Infusion de mélisse, 10 gr. sur 150 gr.

Ajoutez :

> Extrait mou de quinquina, 3 gr.
> Sirop d'écorces d'oranges, 25 gr.

Voir ci-dessus.

S'il y a plus tard menace de collapsus, la patiente prendra une position horizontale avec la tête plus basse que le corps, et l'on frottera le visage avec du vinaigre de vin ou de l'eau de Cologne.

On fera respirer des flacons d'odeurs, ou encore de l'esprit de corne de cerf, de l'éther acétique. A l'intérieur :

> *Pr.* Éther sulfurique, 2 gr.
> Baume de vie d'Hoffmann, 2 gr.
> Teinture de cannelle, 6 gr.

Toutes les heures ou toutes les deux heures 20 gouttes dans une cuiller d'infusion de menthe ou mieux encore dans du vin, ou encore :

> *Pr.* Gouttes d'Hoffmann, 30 gr.

A donner par gouttes sur du sucre, en cas de syncope, de grande faiblesse :

> *Pr.* Baume de vie d'Hoffmann, 5 gr.
> Essence de menthe poivrée, dix gouttes.
> Éther acétique, 2 gr.

Toutés les demi-heures, 10 à 20 gouttes dans une cuiller à soupe de vin ou d'eau de cannelle.

Si on est en présence d'un état d'épuisement provoqué par excès de fatigue, la femme prendra de l'eau rougie ou de l'eau fraîche, à laquelle on ajoutera, pour lui donner un goût agréablement acidulé :

> *Pr.* Liqueur acide de Haller, 2 gr.
> Sirop de framboises, 40 gr.

Ou encore :

Pr.   Acide phosphorique dilué, 5 gr.
    Sirop de framboises, 50 gr.

Pour atténuer les douleurs par trop violentes, on donne de petites doses d'opium :

Pr.   Opium brut, six centigr.
    Sucre blanc, 3 gr.

Mêlez et divisez en VI poudres. Tous les quarts d'heure ou toutes les demi-heures une poudre, jusqu'à diminution des douleurs.

On peut associer la quinine, comme tonique, à l'opium :

Pr.   Sulfate de quinine, 1 gr. 20 centigr.
    Opium, six centigr.
    Poudre de gomme arabique, 2 gr.
    Sucre blanc, 2 gr.

Mêlez et divisez en VI poudres. Voir ci-dessus.

Si cette prescription ne donne pas de résultat, il faudra terminer l'accouchement artificiellement.

Le *spasme utérin*, ou état permanent de contraction de l'utérus, est caractérisé par : 1° Une grande sensibilité de l'organe, qui donne la sensation d'une boule dure venant buter contre les téguments abdominaux. 2° On constate aussi que la poche des eaux une fois rompue le fœtus se trouve enserré peu à peu par les parois utérines : il semble alors que le fœtus est placé directement sous la paroi abdominale et ne se trouve plus dans la matrice. L'utérus, pendant ce temps, reste toujours également contracté, car l'accouchement ne peut continuer, et le fœtus périt par suite de troubles circulatoires (les conséquences sont la métrite, la péritonite, etc.). Le seul médicament vraiment efficace est le chloroforme, dont l'effet est immédiat :

Pr.   Chloroforme (ou éther sulfurique), 30 gr.

Pour inhalations.
Ou encore :

Pr.   Hydrate de chloral, 2 à 4 gr.
    Eau dist., 120 gr.
    Sirop d'écorces d'oranges, 30 gr.

A prendre en deux fois.

Ou encore un clystère avec :

> *Pr.*   Hydrate de chloral, 1 à 2 gr.
> Mixture gommeuse, 30 gr.

A renouveler s'il y a lieu.

Si par suite d'affection cardiaque ou pour toute autre raison la narcose est contre-indiquée, on donnera du chloral par la bouche ou par l'anus ou de la morphine par voie hypodermique.

> *Pr.*   Chlorhydrate de morphine, quarante centigr.
> Eau dist., 10 gr.

En injections sous-cutanées (une demi à une seringue de Pravaz).

On peut aussi commencer par une injection et chloroformer ensuite, ou bien suivre la méthode de Frænkel (mélange d'un milligramme d'atropine et d'un centigramme et demi de morphine, puis chloroformisation).

Si l'on n'a sous la main aucun narcotique, on prescrira un grand bain chaud (à 35°, mais seulement pendant la période de dilatation, même si la rupture de la poche des eaux a eu lieu), ou un enveloppement de Priessnitz, en attendant.

Quelquefois le spasme est localisé à une portion de l'utérus ; le plus souvent c'est l'orifice externe, et rarement l'orifice interne qui est atteint. L'orifice résiste, présente sur ses bords une rigidité absolue et ne se dilate pas pendant les contractions, mais se resserre au contraire encore davantage, tant que la poche des eaux n'est pas rompue. De cette façon l'accouchement sera retardé et l'orifice deviendra si mince qu'il se déchirera.

Dans ces cas, il faut défendre absolument à la femme de pousser, et ne toucher que rarement et avec la plus grande douceur. Des bains chauds, complets ou locaux, seront ici d'un grand secours.

On peut arriver à ramollir l'orifice externe en injectant de l'eau tiède dans le vagin au moyen d'un irrigateur. Le jet ne sera pas fort, en mince filet, et l'eau ne sera pas trop chaude, pour éviter d'aggraver le mal au lieu de l'atténuer. L'incision de l'orifice externe restera toujours le moyen le plus expéditif.

La constriction de l'orifice interne est rare dans la période de dilatation, mais fréquente dans la troisième période. Ici encore, la narcose chloroformique est le meilleur mode d'action. Un grand bain chaud et des narcotiques sont aussi d'un excellent effet.

> *Pr.* Chlorhydrate de morphine, dix centigr.
> Sucre blanc, 2 gr.
> Bicarbonate de soude, 2 gr.

Mêlez et divisez en X poudres, 2 à 3 poudres à la fois, suivant les besoins.

Ou encore :

> *Pr.* Chlorhydrate de morphine, trois centigr.
> Glycérine pure, 2 gr.
> Eau dist., 10 gr.

Pour injections sous-cutanées : une demi à une seringue de Pravaz à la fois.

Si les *contractions sont faibles* (si elles durent peu de temps et ne viennent qu'à de longs intervalles), on distinguera deux cas au point de vue thérapeutique.

1° Dans la période de dilatation, *avant la rupture de la poche des eaux :* s'il n'y a pas d'autre complication, s'armer d'une patience inébranlable. — Même si cette première période dure des jours entiers, l'expectative se justifie absolument. La femme ne devra pas rester au lit, mais elle marchera dans la chambre et pourra s'occuper un peu. Il suffit parfois d'ouvrir une fenêtre, d'introduire de l'air frais pour réveiller les contractions.

Si la poche des eaux se rompt prématurément, on donnera un bain de 31° cent. à 35°, d'une demi-heure à une heure de durée. On pourra renouveler ce bain s'il y a lieu, et faire en même temps quelques irrigations vaginales chaudes. — La rupture artificielle de la poche des eaux, pour provoquer des contractions, n'est autorisée que lorsque le col est presqu'effacé ou très mince, et cela en cas de présentation de l'occiput seulement. Les contre-indications formelles de cette manœuvre sont le prolapsus du cordon ou d'une extrémité, ou un rétrécissement notable du bassin.

Si la faiblesse des contractions persiste malgré les bains répétés, on cathétérisera l'utérus. On introduira une sonde élastique, auparavant soigneusement désinfectée, entre les membranes et la paroi utérine, ou, si la poche est déjà vidée, entre le fœtus et la paroi utérine, on remontera et on laissera l'instrument en place jusqu'à ce que de bonnes contractions se montrent. Ne pas oublier d'enlever préalablement le conducteur de la sonde et de boucher les yeux de la sonde à la cire. Le cathétérisme de l'utérus ne manque pas de danger et ne constitue pas par conséquent une manœuvre bien recommandable.

On emploiera aussi la douche utérine, surtout dans les cas où l'orifice résiste. En général, 2 à 3 injections de trois à quinze minutes de durée et à 37° cent. suffisent à produire de bonnes contractions.

Si ce moyen ne donne pas de résultat, on essayera le tamponnement du vagin.

On introduira un colpeurynter de Braun jusqu'au col, on remplira l'instrument d'eau tiède, et on le laissera en place jusqu'à dilatation complète. Si l'orifice est déjà largement ouvert, et surtout s'il y a beaucoup de liquide amniotique, on rompt la poche des eaux, et d'actives contractions se développent dans la majorité des cas. Cette pratique n'est pas indiquée dans les cas de faiblesse des contractions, sans complications.

2° En cas de *faiblesse des contractions* dans la période d'expulsion, c'est-à-dire lorsque le col est effacé complètement, il faudra intervenir, si faire se peut : si la tête est descendue, la rotation terminée, forceps : s'il s'agit d'une présentation du siége et que le col est effacé depuis une heure ou deux, sans que l'accouchement avance, on fera l'extraction manuelle. Mais il ne faudra jamais se décider, en cas de faiblesse des contractions, à pratiquer des opérations plus difficiles, telles que l'application du forceps au détroit supérieur.

3° En cas de faiblesse des contractions *après l'accouche-ment*, l'atonie utérine sera combattue par le massage, la vessie de glace, les irrigations vaginales froides ou chaudes, même les irrigations intra-utérines. Le seigle ergoté à hautes doses, sous la peau ou à l'intérieur, pourra être utilisé : enfin, le placenta sera s'il y a lieu, enlevé par expression manuelle.

Le *seigle ergoté* et les produits pharmaceutiques qui en dérivent sont contre-indiqués sauf dans la période d'expulsion du placenta; ils ne seront donc donnés qu'à la fin de la période d'expulsion, quand la partie qui se présente est descendue si bas, qu'il suffirait de deux à trois contractions énergiques pour l'expulser.

> *Pr.* Poudre de seigle ergoté, 2 gr. 50 à 5 gr.
> Sucre blanc, 4 gr.
> Oléosaccharure de cannelle, quatre-
> vingts centigr.

Mêlez et divisez en V poudres, une poudre tous les quarts d'heure, en tout 4 à 5.

Ou bien :

> *Pr.* Poudre de seigle ergoté, 5 gr.
> Oléosaccharure de cannelle, 5 gr.

Mêlez et divisez en V poudres : une tous les quarts d'heure ou toutes les demi-heures.

En pilules :

> *Pr.* Ergotine, 1 gr.
> Poudre et extrait de réglisse, q. s.

Pour faire 18 pilules. 2 pilules tous les quarts d'heure.

En infusion :

> *Pr.* Infusion de seigle ergoté, 5 gr. sur 150 gr.
> Sirop simple, 25 gr.

Une cuiller à bouche tous les quarts d'heure ou toutes les demi-heures.

Ou :

> *Pr.*   Poudre de seigle ergoté, 3 gr.
>   Eau de cannelle, 70 gr.
>   Sirop simple, 25 gr.

Bien agiter avant de s'en servir : tous les quarts d'heure une cuiller à café.

Ou :

> *Pr.*   Extrait hémostatique, 3 gr.
>   Sirop de framboises, 50 gr.
>   Sirop simple, 10 gr.

Toutes les quinze à trente minutes une cuiller à thé dans un verre d'eau sucrée.

Ou :

> *Pr.*   Extrait de seigle ergoté (1), 3 à 4 gr.
>   Huile volatile de cannelle, II gouttes.
>   Sirop simple, 100 gr.

Toutes les quinze à trente minutes une cuiller à café.
Ou :

> *Pr.*   Extrait hémostatique, 3 à 4 gr.
>   Teinture de cannelle, 30 gr.

Toutes les quinze à trente minutes, 30 à 40 gouttes.
Ou :

> *Pr.*   Extrait hémostatique, 4 gr.
>   Mucilage de gomme arabique, 15 gr.
>   Sirop simple, 15 gr.
>   Eau d'amandes amères, 150 gr.

Toutes les quinze à trente minutes, 2 cuillers à soupe.
Ou :

> *Pr.*   Extrait de seigle ergoté, 4 gr.
>   Eau dist., 120 gr.
>   Sirop d'écorces d'oranges, 30 gr.

Voir ci-dessus.

Si le médicament n'est pas gardé et qu'ainsi l'adminis-

---

(1) Mode de préparation presque identique à celui de l'ergotine Bonjean. (Note du traducteur.)

tration par voie buccale ne soit pas possible, on donnera une injection sous-cutanée de :

> *Pr.* Ergotine, 1 à 2 gr.
> Alcool à 40°, 2 gr.
> Glycérine pure, 6 gr.

Toutes les demi-heures, injecter une seringue de Pravaz pleine.

Ou :

> *Pr.* Extrait aqueux de seigle ergoté, 3 gr.
> Glycérine pure, 7 gr. 50.
> Eau dist., 7 gr. 50.

Comme ci-dessus.

Les *indications* principales du *seigle ergoté* sont :

1° L'inertie utérine dans le cours d'un accouchement normal avec présentation de la tête, avec bassin normal et l'orifice effacé, ou aussi quand la tête est descendue. Il faut enfin qu'il n'y ait pas danger de mort pour la mère ni pour le fœtus, ou pour tous deux, ce qui forcerait à une intervention plus active.

2° Les meilleurs résultats seront obtenus avec le seigle dans la troisième période, après la sortie du nouveau-né hors de l'utérus. Si l'on craint qu'immédiatement avant l'expulsion du fœtus, les contractions ne s'arrêtent tout à fait après un certain ralentissement, on donnera de suite l'ergot, peu d'instants avant la période d'expulsion.

Les *contre-indications* pour *l'ergot* sont :

1° La dégénérescence ou l'atrophie de la paroi utérine.

2° Un obstacle mécanique dans les cas de rétrécissement du bassin, de position anormale du fœtus, de rigidité des parties molles ou de tumeurs.

3° La fièvre.

4° La faiblesse ou l'irrégularité des bruits du cœur fœtal.

5° Si, deux heures après l'administration d'une première dose de seigle, l'accouchement ne commence pas ou si la terminaison de l'accouchement n'est pas à espérer avant quelque temps.

En donnant le seigle ergoté (ainsi qu'il arrive souvent dans la clientèle), pendant la période de dilatation et d'expulsion, on arrive souvent à de dangereux résultats, car le seigle est une substance très active, produisant des contractions utérines anormales d'une longue durée, bien différentes des contractions physiologiques. L'accouchement ne sera pas par conséquent, accéléré par cette ingestion et la vie de l'enfant surtout sera compromise par les troubles de circulation intra-placentaire que provoque le seigle.

Une erreur grave serait d'administrer le seigle dans les cas de rétrécissement du bassin, car l'accouchement serait compromis et il faudrait craindre une rupture de l'utérus.

Il ne faut pas oublier non plus de recourir à un petit nombre de doses massives (un demi à un gramme toutes les dix ou quinze minutes), car si on donne l'ergot d'heure en heure, l'existence du fœtus sera compromise et l'on ne verra pas se produire de contractions, si elles ne se sont pas montrées tout de suite après les premières doses.

L'ergotine très pure sera aussi employée hypodermiquement :

> *Pr.* Ergotine, 1 gr.
> Eau dist., 10 ou 5 gr.
> Glycérine pure, 2 gr.

Une seringue de Pravaz pleine ou une demi-seringue.

Pour exciter les contractions de l'utérus en vue de l'expulsion du placenta, des frictions répétées, pratiquées sur l'utérus sont fort utiles. On saisit le fond de l'utérus, à travers les parois abdominales flasques, avec une main, et on frictionne énergiquement.

Si la faiblesse des contractions est la conséquence, dans la première ou la seconde période, d'une agitation nerveuse, on donnera le calmant suivant :

> *Pr.* Extrait de chanvre indien, soixante
> à quatre-vingts centigr.
> Sucre blanc, 3 gr.

Mêlez et divisez en VI poudres : prendre 2 à 3 poudres à de courts intervalles.

Quand il y a contracture continue, que l'utérus ne cesse de rester rigide, et qu'il se produit un affaiblissement des contractions, ou que l'utérus est très sensible et que les contractions sont inefficaces, on donnera des doses d'opium de cinq à dix centigrammes.

>	*Pr.*	Opium pur, cinquante centigr.
>	Sucre blanc, 3 gr.

Mêlez et divisez en X poudres. A prendre 1 à 2 poudres.

>	*Pr.*	Hydrate de chloral, 2 gr.

Faire dissoudre dans :

>	Eau dist., 50 gr.
>	Mucilage de gomme arabique, 10 gr.
>	Sirop de framboises, 10 gr.
>	Teinture d'oranges, vingt gouttes.

Tous les quarts d'heure une cuiller à soupe ; on pourra aussi faire une injection hypodermique de morphine ou chloroformer.

Si les *contractions sont très douloureuses,* on fait prendre à la femme, de préférence la position couchée sur le côté.

Dans les cas légers, on calmera la parturiante au moyen d'un bain chaud, ou d'un enveloppement de Priessnitz autour de l'abdomen, ou d'une injection sous-cutanée de morphine ou au moyen du chloral : les cas graves seront modifiés par une chloroformisation profonde.

Une autre cause de dystocie provenant de la mère sera constituée par :

Le rétrécissement du bassin.

Il faut, avant tout, une exploration minutieuse, une anamnèse consciencieuse. Dans les cas légers, expectation, conservation de la poche des eaux.

Dans les cas graves, quand le rétrécissement est absolu, on ne fera la version que si le sommet n'était pas encore engagé dans le détroit supérieur. Après la version, on ne fera l'extraction manuelle que lorsque la partie engagée n'avance pas : s'il y a lieu, on fera la perforation de la tête quand elle se présentera.

Si la version est impraticable, qu'il y a nécessité de terminer rapidement, il faudra essayer d'extraire la tête au moyen du forceps au détroit supérieur, ce qui est toujours risqué. Si le forceps ne peut être utilisé, si l'enfant est mort, on fera la craniotomie ; si le rétrécissement est de moins de 7 1/2 centim., on fera l'opération césarienne.

Placenta prævia. — Pendant la grossesse, repos absolu, fortifiants. Le colpeurynter sera employé au début de l'accouchement et vers la fin de l'accouchement comme hémostatique en cas de présentation du sommet avec placenta marginal. On rompt la poche des eaux et on provoque l'engagement du sommet. Dans les autres cas, version (d'après Braxton Hiks), aussitôt que possible, dès que l'orifice laisse passer deux doigts : on attendra pour l'extraction que l'orifice soit entièrement dilaté.

Si le placenta prævia est central, on le détache sur le point où est attaché le lambeau de placenta le plus petit : si ce point n'est pas reconnu, on détachera de préférence à gauche, car le placenta prævia est le plus souvent inséré à droite. Le traitement consiste en tamponnement, jusqu'à ce que le col laisse passer le pied ; à ce moment, on va à la recherche de ce pied et on l'attire peu à peu. Si la version ne réussit pas encore, on rompt la poche des eaux, et la partie engagée par les contractions servira de tampon ; si les contractions sont énergiques, l'hémorrhagie peut s'arrêter et on hâtera l'accouchement. Il est cependant préférable de tamponner aussi longtemps que le col ne laisse pas passer la main tout entière ; ce n'est qu'à ce moment qu'on fera la version et l'extraction.

Traitement des dystocies causées par le fœtus.

1° *Présentation de la face et du front.*

Le traitement sera purement expectant, l'expérience ayant

prouvé que c'est le meilleur parti à prendre. On essayera
de conserver la poche des eaux aussi longtemps que possible,
la femme sera couchée sur le côté où se trouve l'occiput du
fœtus. Il faut ausculter fréquemment les bruits du cœur,
car le fœtus court un grand danger : il ne faudra pas essayer, par de petites manœuvres, à améliorer la présentation,
car il faut beaucoup d'adresse dans ces manipulations : ces
dernières ne sont du reste indiquées qu'en cas de complications excluant la possibilité d'un accouchement spontané.
Un praticien expert réussira cependant presque toujours à
transformer la présentation au moyen de manœuvres combi-
nées, en une présentation de l'occiput, mais la mère et l'enfant ne manqueront pas d'en souffrir quelque peu. La version
en général, surtout si la poche des eaux s'est vidée depuis
quelque temps, est formellement contr'indiquée.

Si la rotation est déjà faite, et que la tête est engagée, la
face venant appuyer sur le bassin, on pourra essayer le forceps (dans ce cas le fœtus est en danger de mort) : s'il y a
rétrécissement infranchissable, embryotomie.

2° *Présentations du siège.*

Essayer de conserver la poche des eaux, surtout dans la
période de dilatation, sans cela expectation prolongée; il est
absolument interdit d'exercer des tractions sur le siège ou
les pieds. Dans la présentation simple du siège, quand une
complication exclut la possibilité d'un accouchement spontané, on pourra, si l'orifice est suffisamment dilaté, prendre
un pied et l'attirer à la vulve, car dans ce cas l'extraction ul-
térieure sera beaucoup facilitée.

3° *Présentations des plans latéraux.*

Période de dilatation : respecter la poche des eaux. Essayer
de pousser à un déplacement naturel du fœtus en faisant
coucher la femme sur le côté où la partie la plus volumineuse
du fœtus se trouve la plus rapprochée de l'entrée du bassin.
Très souvent la manœuvre de Wigand (méthode de palpation

externe) suffira à redresser le fœtus. Il ne faudra jamais rester inactif, car on pourrait trop tarder pour faire la version. Si la poche des eaux se rompt, et que le col n'est pas effacé, ou le col rigide, on se servira du colpeurynter introduit dans le vagin ou l'utérus. Aussitôt que le col laissera passer quelque peu la main, et si le fœtus n'est pas trop petit ou macéré, on fera la version sur un pied. Dans quelques cas, on utilisera la méthode de Braxton Hiks. La version faite, il ne faut pas procéder à l'extraction, si cette dernière n'est pas indiquée pour d'autres raisons. .

Si la présentation d'un plan latéral a été laissée à elle-même, que l'utérus s'est contracté fortement sur le corps du fœtus, qne l'épaule touche au plancher du bassin, que la poche des eaux s'est rompue depuis longtemps, qu'on commence à percevoir un sillon séparant le corps de l'utérus contracté du col dilaté, la version ne doit pas même être essayée, pour éviter une rupture de l'utérus ; il faut, dans ce cas, procéder à l'embryotomie.

4º Fœtus en danger de mort.

Si les bruits du cœur deviennent plus faibles ou plus lents, si les eaux de l'amnios changent de coloration, s'il y a procidence du cordon, dans la période d'expulsion, il faut rapidement terminer l'accouchement. Si la tête est encore mobile ou qu'elle n'est pas engagée, on fera la version, si le sommet est engagé. on prendra le forceps, et l'on fera l'extraction dans les présentations du siège. On peut essayer aussi, mais prudemment, d'activer les contractions par les moyens ci-dessus, avant que le col ne soit effacé.

Manuel de gynécologie opératoire.

Les opérations les plus importantes sont :

1º Avortement provoqué.

2º Extraction dans les présentations du siège.

3º Extraction dans les présentations du crâne, ou application de forceps.

4° Version.
5° Craniotomie.
6° Embryotomie.
7° Opération césarienne.

I. *Avortement provoqué.*

Cette opération est indiquée, avant la fin de la 28ᵉ semaine :

1° Quand la femme enceinte est gravement malade, soit par des vomissements incoërcibles (ne recourir à cette opération qu'en dernier lieu dans ce cas), un mal de Bright avancé, ou quand existe un obstacle au libre développement de l'utérus gravide dans la cavité abdominale : enfin quand il y a des métrorrhagies graves ou une affection cardiaque ou pulmonaire caractérisée.

2° Quand il y a rétrécissement absolu moyen (bassin plat à diamètres antéro-postérieurs de 7 1/2 à 8 1/2 centim.), ou bassin rétréci en général avec un diamètre minimum de 8 à 9 centim.

3° Quand la capacité du bassin est fortement diminuée par suite de la présence d'une tumeur irréductible.

4° Quand il y a des métrorrhagies faisant courir un danger à la mère.

5° Quand il y a hydramnios ou exagération du volume de l'utérus.

6° Quand il y a des môles.

7° Quand il y a grossesse extra-utérine.

8° Quand il y a rétention d'un fœtus mort.

L'accouchement prématuré, avant la fin de la grossesse et après la 28ᵉ semaine est indiqué :

1° Quand le bassin est irrégulier, rétréci en partie (diamètre minimum de 6 1/2 à 7 1/2 centim.) ou quand le bassin est rétréci dans tous ses diamètres (diamètre antéro-postérieur moins de 9 centim.). On opérera entre la 29ᵉ et la 33ᵉ semaine : quand le bassin est irrégulièrement rétréci avec diamètre minimum de 8 à 8 1/2 cent., ou quand le bassin est rétréci également dans tous ses diamètres (diamètre antéro-

14

postérieur au moins 9 centim.), on ne provoquera l'accouchement qu'entre la 33e et la 36e semaine.

2º Quand on se trouve en présence de maladies mettant la mère en danger et ne pouvant être guéries à temps, par exemple dans les maladies cardio-pulmonaires graves, ou en cas de vomissements incoërcibles, d'anémie pernicieuse, de néphrite, de convulsions, de tumeurs du bassin, de ruptures utérines guéries (dans ce cas il faut éviter une récidive en provoquant l'accouchement).

3º Quand le fœtus a commencé, dans les grossesses antérieures, à dépérir entre le 7e et le 9e mois lunaire.

Les méthodes d'accouchement prématuré sont :

I. La ponction de la poche des eaux d'après Scheel, Hopkins, Meissner : on l'exécute au moyen d'une plume d'oie pointue en se dirigeant sur la sonde utérine : l'introduction seule de cette dernière suffit du reste. La méthode de Scheel est surtout indiquée dans les présentations normales avec cou très court.

II. Le tamponnement du vagin d'après Schœller et C. Braun au moyen du colpeurynter (vessie de caoutchouc à robinet de laiton, qu'on remplit d'eau une fois que l'instrument est en place), est surtout indiqué quand il y a métrorrhagie, faiblesse des contractions et danger de rupture de la poche des eaux.

III. La douche utérine ascendante de Kiwisch, consistant en injections vaginales à l'irrigateur à la température de 37 à 40º cent., est indiquée spécialement dans les cas de rigidité.

IV. Cathétérisme utérin : introduction d'une sonde sans mandrin, ou d'une bougie élastique dans la cavité utérine, entre la paroi extérieure et les membranes. Le cathétérisme sera employé avec succès dans tous les autres cas où les méthodes usuelles ne sont pas praticables.

II. *Extraction et manœuvres dans les présentations du siège.*

On appelle extraction les manipulations nécessaires pour provoquer l'accouchement, quand le siège n'est pas encore engagé, tandis que les manœuvres proprement dites n'entrent en scène qu'au moment où le siège a passé le vagin.

L'extraction se fera, la femme couchée en travers ; elle présente quatre temps :

1er temps. Extraction du siège jusqu'au nombril. On prend la partie qui se présente, le pied, dans la main, le pouce appuyé sur la plante du pied, les autres doigts sur le dos du pied : on tire à soi et vers le bas en plaçant la main aussi haut que possible, jusqu'à ce que le siège se présente. On fait ensuite la rotation en enfonçant un doigt dans le bassin, en tournant le siège à droite dans la première position (quand le dos est à gauche, et à gauche dans la seconde position (dos placé à droite). Puis on fera des tractions jusqu'à ce que la pointe de l'omoplate apparaisse.

2e temps. On délivre le bras placé en arrière en premier lieu (le bras droit dans la première position, le bras gauche dans la seconde, en faisant passer le bras du fœtus par-dessus le crâne au moyen de deux doigts (3e temps).

Le 4e temps consiste dans l'extraction de la tête d'après Smellie (modification du procédé primitif). On place le tronc à cheval sur l'avant-bras gauche, puis on va avec l'index de la même main chercher la bouche de l'enfant, dans laquelle on introduit le doigt qu'on applique sur le maxillaire inférieur. La main droite restée libre va saisir la nuque avec l'index et le médius et se fixe sur les épaules, puis l'opérateur tire vers le bas, ensuite en arc de cercle vers le haut.

III. *Forceps.*

Ce mode d'extraction dans les présentations du sommet est indiqué a) par l'état de la mère, b) par l'état de l'enfant.

a) 1er cas. Rétrécissement de 7 à 8 centim. dans le diamètre antéro postérieur : si le bassin est aplati, on opérera à 8, même à 7 centim. Si le bassin est rétréci dans tous ses diamètres au-dessous de 8 centim., on fera la craniotomie.

2e cas. Faiblesse des contractions : si la période d'expulsion dure plus de 3 à 4 heures, on a recours au forceps.

3e cas. Contractions excessivement douloureuses.

4e cas. Endométrite avec fièvre, sécrétions vaginales fétidès, liquide amniotique à odeur douceâtre, de couleur verte brunâtre, météorisme, son tympanique au-dessus de l'utérus.

5ᶜ cas. Dyspnée, ascite, faisant craindre pour la mère.

6ᵉ cas. Rupture imminente de l'utérus.

7ᵉ cas. Étroitesse du vagin (souvent chez les primipares).

8ᵉ cas. Thrombus du vagin ou de la vulve.

9ᵉ cas. Procidence, à côté de la tête, d'une ou de plusieurs extrémités.

10° cas. Résistance du plancher du bassin chez des accouchées ayant plus de 34 ans.

11ᵉ cas. Malformations du périnée.

12ᵉ cas. Rotation de la tête en sens inverse.

13ᵉ cas. Tête placée en travers pendant une heure.

14ᵉ cas. Péritonite, périmétrite.

15ᶜ cas. Rupture de l'utérus, la tête étant encore saisissable.

16ᵉ cas. Éclampsie, affections du cœur, avec danger de suffocation.

17° cas. Placenta praevia latéral, la tête étant déjà engagée dans le détroit supérieur :

18° cas. Épuisement, faiblesse générale de la mère.

19ᵉ cas. Hernie.

20ᵉ cas. Œdèmes de la portion vaginale.

21ᵉ cas. Fièvre intense de la mère, etc.

b) le forceps est indiqué, dans l'intérêt du fœtus :

1ᵉʳ cas. Si les bruits du cœur se ralentissent, qu'il y a hémorrhagie, expulsion de méconium.

2ᶜ cas. Si la période d'expulsion dure trop longtemps.

3ᵉ cas. En cas d'hématome considérable.

4ᵉ cas. Si la tête est descendue et placée en travers.

5ᵉ cas. S'il y a procidence du cordon, à côté de la tête, et qu'on ne peut en faire la réposition.

6ᵉ cas. Œdème accentué de la face ou d'une partie prolabée.

7ᵉ cas. Mort apparente ou mort de la mère pendant l'accouchement, l'orifice étant dilaté, la tête engagée, etc.

Il faut commencer, dans l'application du forceps, à introduire la branche gauche ou à pivot. En introduisant le forceps il faut que les deux branches soient tenues perpendiculairement, le dos de la main tourné vers l'opérateur. Le pouce de la main libre suit le bord externe de la cuiller et aide à la placer, pendant que la main tenant l'instrument abaisse la cuiller. L'extrémité de la branche doit passer derrière la courbe maxima de la tête. La branche droite sera introduite de même. Puis on rapproche les deux branches, et on articule.

Conditions rendant possible l'application du forceps :

1º Orifice effacé ou ayant au moins 6 centim., 5 de diamétre.

2º Poche des eaux vidée.

3º Périphérie maximum du crâne placée environ 2 centim. au-dessus de l'épine sciatique.

Si la tête est en position normale, on fera d'abord des tractions horizontales et un peu de bas en haut, jusqu'à ce qu'on puisse toucher la petite fontanelle à l'angle inférieur de la symphyse ; à ce moment, on tire peu à peu de bas en haut, jusqu'à ce que le front fasse bomber le périnée; il faudra alors soutenir ce dernier, pendant que la main droite tient le forceps et cherche à le ramener sur le ventre de la femme en lui faisant décrire un arc de cercle. Pendant que le périnée court des dangers, il ne faut faire des tractions que dans l'intervalle des douleurs, et encore très doucement, en repoussant le périnée de la main gauche et en retenant la tête de la même main.

IV. *Version.*

Cette opération est indiquée :

1º Dans tous les cas de présentation des plans latéraux.

2º Dans les présentations du sommet, quand la position est défavorable et la tête encore mobile : en outre dans les présentations de la face avec rotation anormale, dans les présentations du front, ou encore si la tête est placée en travers ;

3º Dans les présentations du front ou du pariétal quand

l'accouchement doit être rapidement terminé par suite d'une maladie grave de la mère, etc.

4° Quand le bassin est rétréci et que le diamètre antéropostérieur n'a pas moins de 7 centim. ;

5° Si l'on est absolument forcé de terminer l'accouchement, et que le forceps n'est pas utilisable ;

6° Dans les rétrécissements, quand le bassin est aplati avec un diamètre antéro-postérieur de moins de 9 centimètres (minimum 7,5 cent.), et que l'accouchement n'avance pas malgré l'énergie des contractions.

7° Dans les présentations du sommet avec placenta prævia, et procidence irréductible du cordon.

8° S'il y a procidence du cordon et d'un bras, ou procidence des deux bras ou des deux pieds, ou d'un pied à côté de la tête, etc.

9° Dans les cas de monstruosités.

10° Dans les cas d'éclampsie, de placenta prævia, etc.

A la clinique du Dr Braun on fait toujours la version par la méthode allemande sur le pied gauche avec la main droite et vice versâ.

Il est important de connaître, avant la version, à quelle présentation latérale on a affaire.

1° Si la main droite est dans le vagin, ou qu'elle pend hors de la vulve et si a), le creux axillaire regarde vers la droite, le siège et par conséquent les pieds seront à droite en arrière (tête à gauche, dos en avant) (1re position 1re variété), b) si le creux axillaire regarde vers la gauche, le siège et les pieds seront à gauche en avant (tête à droite, ventre en avant) (2e position, 2e variété).

2° Si la main gauche est sortie et que, a) le creux axillaire regarde vers la gauche, le siège et les pieds seront à gauche en arrière (tête à droite, dos en avant, 2° position, 1re variété). b) si ce creux axillaire regarde à droite, le siège et les pieds seront en avant à droite (tête à gauche, dos en avant, 1re position, 2e variété).

Dans les premières variétés il faut toujours saisir le pied placé plus près de l'entrée du bassin (pied antérieur), dans les

secondes variétés on prend le pied le plus éloigné (pied postérieur).

Dans la pratique les choses ne se passent pas si simplement : on saisira le pied que l'on pourra atteindre : si l'on a
saisi le mauvais pied et qu'on ne peut faire tourner le fœtus,
on repoussera simplement ce pied et on ira chercher l'autre :
on pourra même saisir les deux) : alors la rotation se fera
facilement. La version est terminée quand le genou du fœtus
apparaît à la vulve.

Conditions indispensables :

1º Le diamètre antéro-postérieur vrai doit avoir plus de
5 cent. 1/2, au moins 7 centimètres, si l'on veut avoir un enfant vivant.

2º Le col doit être en général effacé :

3º L'orifice doit avoir un diamètre de 5 centim. (Braxton
Hiks se contente au besoin de 2 centim.).

4º Le pied doit être mobile, c'est-à-dire l'utérus non rigide.

V. *Craniotomie* (Indications) :

1º Retard dans l'accouchement, impossibilité de faire une
version ou d'appliquer un forceps.

2º Hydrocéphalie considérable.

3º Monstruosités.

4º Rotation et fixations anormales du sommet, dans les
présentations du front et de la face avec menton en arrière, si
le danger est grand.

5º Procidence du bras à côté de la tête si le forceps est insuffisant.

6º Tumeurs du bassin :

Conditions indispensables :

1º Effacement du col.

2º Diamètre antéro-postérieur minimum de 6 centim. 1/2 :
au-dessous de ce diamètre on perd plus de parturiantes que
par l'opération césarienne.

3º Poche des eaux rompue. Les instruments consisteront

en un trépan, une paire de ciseaux et un cranioclaste de C. Braun.

Le trépan sera toujours tenu de la main gauche : on tiendra l'instrument entre l'index et le médius : du même côté que l'index, on place le pouce, et les deux autres doigts sont placés à côté du médius. L'aide saisira la main gauche de l'opérateur avec sa main gauche, et de sa main droite mettra le trépan en marche. Il va sans dire qu'un troisième aide cherche à pousser à travers les parois abdominales le crâne vers en bas et à le fixer. Pendant ce temps l'opérateur applique solidement la couronne du trépan sur le crâne.

Le crâne une fois ouvert, on introduit un tube terminé en olive dans la cavité crânienne. On chasse par ce tube de l'eau sous une forte pression : la masse cérébrale se videra de cette façon et le crâne sera diminué ainsi de volume. Puis on applique ainsi le cranioclaste : la branche non fenêtrée sera toujours introduite dans la cavité crânienne et la branche fenêtrée appliquée en dehors.

Dans les présentations de la face, la branche fenêtrée sera placée sur le menton ou sur le rachis, dans les présentations du sommet, sur la face. Si la tête est en arrière, l'application n'a pas de règle fixe.

La branche non fenêtrée sera toujours introduite de la main droite. En articulant l'instrument, il faut abaisser fortement les deux manches : la vis ne sera mise en action que sur des manches fortement rabaissés.

VI. *Embryotomie.*

Cette opération est indiquée :

1º Quand la version ne peut plus corriger des positions transverses, la poche des eaux s'étant rompue longtemps auparavant. L'épaule est alors fortement engagée dans le détroit supérieur, le tronc est fixé, et la décollation devenue impossible parce qu'on n'arrive pas à atteindre le cou.

2º En cas de monstruosités.

3º En cas de rétrécissements du bassin, quand l'extraction

est impossible ou quand, la perforation du crâne une fois opérée, la cage thoracique et le tronc sont encore trop volumineux.

4° Si en cas de rétrécissement considérable du bassin avec position transverse, la parturiante refuse l'opération césarienne.

VII. *Opération césarienne.*

La femme étant vivante, il y a deux sortes d'indications à l'opération :

1° L'indication absolue.

2° L'indication relative.

Cette dernière n'existe pas dans la pratique, car si le diamètre antéro-postérieur dépasse 6, 5 centim., on fera la trépanation, et au-dessous de ce diamètre l'opération césarienne.

Si le bassin est rétréci dans tous ses diamètres, au-dessous de 6 cm. 75, et si le bassin est plat, rachitique, au-dessous de 5, 5 centim., on ne pourra faire que l'opération césarienne. Il en est de même quand ce rétrécissement est très accentué, ou qu'il y a des adhérences du col au vagin provenant de néoplasmes ou de cicatrisations. La loi ordonne que dans ces cas, passé le septième mois de la grossesse, que l'enfant vive ou non, on doit procéder à l'opération césarienne.

Soins à donner à l'accouchée.

La chambre sera, si possible, spacieuse, élevée et bien aérée.

L'accouchée aura une position horizontale autant que possible.

Les premières heures après l'accouchement, il faut une tranquilité absolue.

Si les douleurs ont été longues, violentes et qu'on ait dû faire des opérations, on pourra donner une dose de cinq centigrammes d'opium, aussitôt que la ceinture aura été placée autour de l'abdomen, et que les linges souillés auront été enlevés.

En outre il faut soigneusement tenir compte des symptômes suivants :

1° *Rétention d'urine.*

Dans la rétention d'urine provenant d'une hyper-extension de la vessie, etc., on donnera :

Pr. Extrait de seigle ergoté liquide, 10 gr.

A prendre toutes les 10 à 15 minutes, vingt gouttes pendant une à deux heures.

Si la rétention tient à un obstacle mécanique provenant, de l'œdème de l'orifice uréthral, cathétérisme.

2° *Les tranchées.*

Elles sont en général la conséquence de la présence de caillots dans la cavité utérine.

On peut les combattre en comprimant fortement le fond de l'utérus, ce qui provoque l'expulsion des caillots. On prescrira :

Pr. Opium pur, deux centigr. par dose.

Ou :

Pr. Poudre de Dower, 1 gr.
Sucre blanc, 2 gr.

Mêlez et divisez en V poudres : prendre 1 à 2 poudres.

Pr. Teinture d'opium benzoïque.

Prendre de temps en temps vingt à quarante gouttes.

3° *Les lochies.*

Dans les premières vingt-quatre heures après l'accouchement, la femme salira 10 à 12 couches.

Dans les premiers jours, on fera des lavages vaginaux, deux fois par jour, avec :

> *Pr.* Acide phénique pur, 30 gr.
> Glycérine pure, 20 gr.
> Eau commune, 200 gr.
> (*Us. ext.*)

Le premier jour, chaque injection contiendra une à deux grandes cuillers pour 400 gr. d'eau tiède, plus tard le même nombre de cuillers pour 300 gr. d'eau seulement.

Si l'involution utérine est retardée, et que l'utérus dépasse la symphyse même quelques jours après l'accouchement, sans qu'il y ait de maladies intercurrentes, on donnera :

> *Pr.* Ergotine, 15 gr.
> Ergot de seigle, 15 gr.
> Teinture de noix vomique, 15 gr.
> Teinture d'acétate de fer, 15 gr.
> Teinture de cannelle, 15 gr.

4 fois par jour une cuiller à café dans un verre d'eau sucrée.

Si la femme est délicate, anémique, que l'écoulement lochial soit abondant et clair, bien que l'utérus soit revenu à l'état normal, on donnera le tonique suivant :

> *Pr.* Sulfate de quinine, 1 gr. 20
> Sulfate de fer cristallisé,
>   quatre-vingts centigr.
> Extrait de noix vomique,
>   trente centigr.
> Poudre de capsicum, trente centigr.

Mêlez et divisez en XII poudres. Une poudre à la fin du repas.

Cet état est souvent accompagné d'une sécrétion lactée abondante, mais temporaire ; la malade deviendra, à la suite de cette double soustraction des liquides, disposée au nervosisme, à la céphalalgie et à l'insomnie. On donnera alors un peu d'opium, environ six centigrammes en vingt-quatre heures.

4° *Métrorrhagies post partum.*

Si l'utérus est affaissé et qu'un prudent et minutieux examen de l'utérus et du vagin démontre la présence de caillots, on expulsera ces derniers par une pression énergique sur l'utérus et on les extraira du vagin avec le doigt.

Si l'hémorragie persiste, on continue à presser sur l'utérus et l'on introduit des morceaux de glace dans le vagin.

S'il n'y a pas de symptômes de choc à la suite de l'hémorragie, on donnera une dose entière (1/2 à 1 gr.) de seigle ergoté avec vingt gouttes de teinture de noix vomique. Toutes les demi-heures, on renouvellera la dose jusqu'à ce que l'utérus ait repris sa contractilité. En général 2 à 3 doses suffisent. Autre prescription :

> *Pr.*   Infusion de seigle ergoté, 8 gr. sur 200 gr.
> Élixir acide de Haller, 1 gr. 50 à 3 gr.
> Sirop de framboises, 20 gr.

Toutes les 5 à 10 minutes une cuiller à soupe, jusqu'à ce que des contractions utérines manifestes se développent.

> *Pr.*   Extrait de seigle ergoté, 5 gr.
> Mucilage de gomme arabique, 15 gr.
> Sirop de framboises, 15 gr.
> Eau d'amandes amères diluée (1), 60 gr.

Toutes les heures ou toutes les deux heures une cuiller à soupe.

> *Pr.*   Liqueur acide de Haller, 6 gr.
> Laudanum de Sydenham, 2 gr.
> Teinture de cannelle, 12 gr.

Toutes les heures vingt gouttes dans de la crème d'orge.

> *Pr.*   Infusion de seigle ergoté, 5 gr. sur 150 gr.
> Gomme arabique, 5 gr.
> Extrait de chanvre indien, dix centigr.
> Sirop simple, 25 gr.

---

(1) Eau d'amandes amères (pharm. française), 1 ; eau distillée, 30. (Note du traducteur.)

Une cuiller à soupe toutes les demi-heures.

> *Pr.* Laudanum de Sydenham, 5 gr.
> Teinture de seigle ergoté, 5 gr.
> Teinture de cannelle, 10 gr.

Toutes les heures 10 à 20 gouttes.

> *Pr.* Oléosaccharure de cannelle (ou poudre
> d'écorce de cannelle), 6 gr.

Divisez en XII poudres : toutes les cinq à quinze minutes une poudre.

> *Pr.* Poudre de seigle ergoté, 5 gr.
> Poudre de racine d'ipéca, quarante
> à soixante centigr.

Mêlez et divisez en **XII** poudres : toutes les heures ou toutes les deux heures une poudre.

> *Pr.* Teinture de cannelle, 50 gr.

Une cuiller à café toutes les demi-heures. S'il y a collapsus :

> *Pr.* Teinture de fer acétique éthérée, 10 gr.
> Éther acétique pur, 5 gr.

Toutes les demi-heures vingt gouttes.

En outre, si les pertes sont intenses, linges trempés d'eau froide sur le ventre, injections vaginales froides ou glacées ; on injectera aussi de l'eau dans l'utérus, quelquefois additionnée de 2 gr. d'alun, ou de cinquante centigr. de tanin, ou de trente centigr. de sulfate de zinc ou enfin de perchlorure de fer (deux à trois gouttes par dose). Comme tonique, du rhum ou bien :

> *Pr.* Eau de mélisse, 100 gr.

Ou :

> *Pr.* Eau de menthe poivrée, 100 gr.
> Esprit de nitre dulcifié, 2 gr.

A donner par cuillers à café.

Les femmes en couches suivront les prescriptions ci-dessous :

Rester le sept premiers jours continuellement au lit, dans une position horizontale si possible. Au bout d'une semaine la femme pourra graduellement s'habituer à reprendre son train de vie ordinaire.

Régime de la femme en couches.

Les deux ou trois premiers jours, on ne donnera que des bouillons tièdes, des crèmes de riz ou d'orge ; le quatrième jour, si l'appétit commence à se montrer, un potage avec un peu de petit pain ; on pourra même permettre de la viande rôtie dégraissée tendre, coupée en petits morceaux, ou des œufs. Peu à peu, on en vient à l'alimentation ordinaire, et si la femme ne doit pas nourrir, elle pourra prendre de la bière le quatrième ou cinquième jour. Le cinquième jour on donnera un peu de compote ou un plat de farineux, le sixième ou septième jour, un peu de café léger comme premier déjeuner. La boisson la plus recommandable est le lait coupé.

Il est préférable de ne laisser reprendre à la femme en couches son alimentation ordinaire que vers le quatorzième jour, en évitant soigneusement de surcharger l'estomac, ou de donner des aliments produisant du ballonnement ou encore des mets aigres ou fortement épicés, si la femme nourrit elle-même.

Le vin, le thé russe et toutes les boissons excitantes seront supprimés pendant la période de lactation tout entière, et non pas seulement pendant la période puerpérale.

Allaitement.

La mère, s'il n'y a aucune contre-indication, nourrira elle-même son enfant.

Contre-indications à l'allaitement.

1º Faiblesse constitutionnelle de la mère, naturelle ou acquise par des maladies.

2º Des mamelons mal développés ou excoriés, que l'enfant ne peut saisir avec ses lèvres, car ils ne dépassent pas suffisamment le plan de l'aréole.

3º Toutes les maladies inflammatoires aiguës ou les affections constitutionnelles (rachitisme, scrofule, tuberculose, syphilis, cancer, etc.).

4º Affections morbides ou atrophie des mamelles.

5º La galactorrée, qui modifie la qualité du lait et le rend impropre à la lactation.

6º Prédispositions héréditaires : une femme de famille tuberculeuse ne nourrira pas elle-même.

Une ancienne syphilis ne s'oppose pas à l'allaitement, mais une syphilis toute récente est une contre-indication.

Les affections chroniques, l'épilepsie et les troubles nerveux graves, ainsi que les dermatoses chroniques et l'anémie maternelle, s'opposent à l'allaitement par la mère.

Durée de l'allaitement.

Règle générale, pour la durée moyenne de l'allaitement : si la sécrétion lactée est suffisante, que la mère reste bien portante, on continuera l'allaitement jusqu'à ce que l'enfant ait ses premières dents, entre le sixième et le dixième mois.

Cas où l'on doit sevrer l'enfant avant cette époque.

1º Si la sécrétion lactée devient insuffisante, ou disparaît trop tôt, par suite de maladie, du retour de la menstruation, de grossesse, etc.

2º S'il existe des excoriations et fissures de grandes dimensions sur les mamelons, car l'allaitement sera alors fort douloureux.

3º Si une mastite ou une inflammation d'un organe important (poumons, cœurs, reins, etc.), surviennent.

4º Si une maladie constitutionnelle se développe chez la mère.

5º Si la mère s'affaiblit et maigrit beaucoup.

6º Si l'enfant ne prospère plus.

Le traitement des *fissures du mamelon* sera le suivant : on cherchera, entre les repas de l'enfant, à recouvrir les fissures de petites compresses trempées dans l'eau froide. Si cela ne suffit pas, on emploiera l'eau de Goulard, ou bien on cautérisera légèrement une fois par jour au nitrate d'argent.

Après chaque repas, le mamelon sera soigneusement nettoyé avec un linge fin et on appliquera largement une solution d'acétate de plomb.

Avant la tettée, il faut procéder à un nettoyage soigneux et renouveler le pansement après chaque repas ; si les crevasses ont peu d'étendue, on essuiera après chaque repas avec soin et on badigeonnera le mamelon 3 ou 4 fois avec de la teinture de benjoin.

S'il y a *suppuration au début*, on supprime l'allaitement : plus on agira vite, et plus vite on en obtiendra la guérison : il suffit souvent de cesser l'allaitement pendant vingt-quatre à trente-six heures. On badigeonne deux fois par jour la surface suppurante avec une solution de nitrate d'argent de soixante centigr. sur 30 gr. d'eau distillée.

Les *crevasses* ou *fissures* de la base du mamelon donnent lieu à des douleurs intenses ; il faudra ici toucher le fond de la fissure avec un crayon de nitrate et la recouvrir de collodion en badigeonnages.

L'inflammation du mamelon sera traitée au moyen de cataplasmes de mie de pain mélangée à du lait, qu'on recouvrira d'une compresse fine, trempée dans une solution composée de parties égales d'acétate basique de plomb et d'eau distillée, ou imbibée du liquide suivant :

> *Pr.* Eau de roses, 100 gr.
> Solution d'acétate de plomb, 15 gr.
> Extrait aqueux d'opium, 3 gr. 50.
> (*Us. ext.*)

Si l'inflammation est calmée et que l'allaitement ne cause plus de douleurs, il faudra bien nettoyer le mamelon. Après le repas, on emploie le topique suivant :

> *Pr.* Eau de roses, 50 gr.
> Glycérine, 50 gr.
> Tanin, 6 gr.
> (*Us. ext.*)

L'*eczéma du mamelon* est une affection très rare mais très désagréable. On trouvera grand avantage à employer la pommade suivante :

> *Pr.*   Onguent rosat, 30 gr.
> Carbonate de magnésie, 2 gr. 50.
> Calomel, 3 gr.
> (*Us. ext.*)

Les principes prophylactiques suivants préviendront cette complication :

1° Grande propreté : ne pas négliger d'enlever les plus petites parcelles de lait sur les mamelles, après chaque repas de l'enfant. Si l'aréole est sensible et le mamelon excorié :

2° Un peu d'eau de Saturne.

> *Pr.*   Eau de Saturne, 5 gr.
> Carbonate de zinc, 5 gr.
> Glycérine, 3 gr. 50.
> Axonge, q. s. pour faire 30 gr.
> de pommade. (*Us. ext.*)

3° Frictionner matin et soir avec un peu de glycérine contenant du tanin ; on enlèvera les moindres traces de ce topique avant le repas de l'enfant.

S'il survient de la *galactorrhée*, on tâchera de provoquer rapidemment des selles copieuses, ce qu'on peut facilement obtenir avec un peu de sulfate de magnésie. En outre, on restreindra l'alimentation.

Si la *galactorrhée* est encore plus *accentuée*, que le lait s'écoule constamment, même lorsque l'enfant a cessé de téter (ce qui arrive en général aux deux seins), on tâchera d'en rayer cette hypersécrétion par un bandage compressif.

Si l'on restreint l'alimentation et qu'on défende la bière, car cette boisson augmente la sécrétion lactée, on arrive souvent à faire disparaître ces phénomènes inquiétants. Si l'on n'a rien obtenu, on donnera une dose de sels purgatifs, pour faire une dérivation sur l'intestin. Si ce dernier moyen est inefficace, on donnera surtout de l'iodure de potassium.

> *Pr.* Iodure de potassium, 2 gr.
> Eau dist., 100 gr.
> Sirop de framboises, 20 gr.

Une cuiller à soupe le matin, à midi et le soir.

En outre, on placera des bouts de sein, et on fera des frictions avec des substances grasses (graisses, suif, vaseline, etc.).

En cas de *mastodynie,* bandage, surtout si les seins sont lourds ; on donnera aussi des vêtements chauds. En outre on prescrira les pommades suivantes :

> *Pr.* Extrait de belladone, 15 gr.
> Emplâtre de savon, 20 gr.
> (*Us. ext.*)

Frictions matin et soir.

> *Pr.* Chloroforme, 20 gr.
> Huile de jusquiame, 40 gr.
> (*Us. ext.*)

A employer le matin et le soir.

> *Pr.* Teinture de belladone, 10 gr.
> Eau d'amandes amères concentrée (1), 20 gr.
> Élixir acide de Haller, 8 gr.
> (*Us. ext.*)

Frictions matin et soir avec une cuiller à café pleine du liniment.

______

(1) A 0,60 d'acide cyanhydrique pour 1000 d'eau distillée, donc un peu plus faible que la préparation française. (Note du traducteur.)

Fièvre puerpérale.

Symptômes principaux : 1º fièvre de 40 à 41º, avec pouls de 100 à 150 et davantage, 2º douleurs abdominales, sensibilité extrême de l'utérus, à la palpation ; 3º modification de lochies qui prennent une mauvaise odeur, etc.

Le traitement sera avant tout *prophylactique*.

I. Le premier devoir du médecin est d'abréger le temps du travail, et de terminer toujours l'accouchement avant qu'un écoulement putride ne se développe.

Il faut ensuite éviter de transporter sur les plaies de l'accouchée des germes infectieux. Le médecin nettoyera à fond les instruments, les ustensiles ainsi que les mains, et surtout aussi celles de la sage-femme au moyen d'une solution désinfectante concentrée (acide phénique 5 %, sublimé au millième, acide salicylique, permanganate de potasse, préparations chlorées). Tous les objets entrant en contact avec l'accouchée et surtout avec les parties génitales de cette dernière, seront neufs ou au moins désinfectés à fond. Après usage, on enlève ces objets et on les désinfecte à nouveau.

Pour éviter toute espèce d'auto-infection, on nettoie chaque jour le vagin avec une solution phéniquée de 2 à 3 %; les plaies, les abcès des organes génitaux externes seront désinfectés avec une solution plus concentrée (5-10 %). En cas d'abcès, on fera une incision aussitôt que possible, pour évacuer le pus.

Le traitement de la fièvre puerpérale sera purement symptomatique.

En présence de l'hyperactivité cardiaque (les pulsations montent parfois au chiffre effrayant de 120 à 160 par minute), il faut avant tout recourir à l'eau froide employée méthodiquement.

L'*hydrothérapie* est tout indiquée en cas de fièvre (40º, 41º et davantage), à caractère continu ou faiblement rémittent, et si des troubles psychiques (céphalées, délires, etc.), entrent en scène, enfin si l'organisme a besoin de toute son énergie.

La méthode la plus commode est le bain froid, la baignoire n'étant remplie qu'à moitié. Voici comment on procède :

Avant que la malade ne soit placée dans la baignoire (l'eau aura environ 23° et sera ramenée par additions successives à 12-10°), on fera, pour empêcher la congestion possible, des enveloppements de linges mouillés autour de la tête, on mouillera la poitrine, les yeux, le visage : puis la malade, si elle n'a pas la force d'entrer seule dans la baignoire, sera installée dans son bain. Aussitôt une aide verse sur elle l'eau prise dans la baignoire, pour mouiller rapidement le corps entier. Pendant qu'on pratique ces affusions, on frictionnera continuellement la nuque et le dos. Cette pratique sera continuée aussi longtemps (6 à 10 minutes en moyenne) qu'un abaissement marqué de température n'aura pas été observé.

Si le demi-bain est moins froid et plus prolongé, la réaction se montre plus lentement, mais l'abaissement de température dure plus longtemps qu'avec le demi-bain plus froid, qui agit plus vite et moins longtemps.

Les demi-bains sont *contre-indiqués* :

1° En cas de *collapsus,* quand la fièvre n'est pas assez élevée pour exiger impérieusement leur emploi.

2° Quand l'*adynamie est considérable,* car celle-ci augmente avec la soustraction de la chaleur.

3° Chaque fois que le transport du lit à la baignoire est devenu dangereux, par exemple en cas d'*hémorragie,* qu'elle provienne de l'utérus, de l'intestin ou du poumon.

4° Dans le *stade de frisson de la fièvre.*

Les enveloppements de *draps mouillés froids* ont aussi une grande efficacité. Pour les appliquer, on agira de la feçon suivante : on place deux lits l'un à côté de l'autre. Dans chaque lit, on place des draps mouillés, dans lesquels on emmaillotte la patiente alternativement ; la malade doit être changée de lit toutes les 5 à 10 minutes. Cette pratique sera suivie entre 12 et 24 fois de suite ; on se guidera sur les forces de la malade et l'intensité du processus puerpéral.

En cas de fièvre légère, on se contentera d'appliquer le froid sur le tronc.

Parmi les médicaments internes, la quinine est à préférer.

Pour obtenir une action antipyrétique sérieuse, il faudra donner 1 à 2 grammes en une seule dose,

Il faut employer la solution comme mode d'administration : en donnant du sulfate de quinine, ajouter un peu d'acide sulfurique :

> *Pr.* Sulfate de quinine, 3 gr.
> Acide sulfurique dilué, q. s.
> Pour faire dissoudre (huit à dix gouttes).
> Eau dist., 140 gr.
> Sirop de framboises, 25 gr.

A prendre en une fois le tiers ou la moitié de la bouteille.

Le chlorhydrate de quinine est cependant préférable, car il est plus soluble et contient un peu plus de substance active. Les doses sont les mêmes.

> *Pr.* Chlorhydrate de quinine, 2 gr.
> Sucre blanc, 3 gr.

Mêlez et divisez en quatre poudres, tous les quarts d'heure une poudre.

Si la solution est désagréable à prendre, si elle donne des nausées, on donnera la quinine en cachets, de façon à faire rendre un demi-gramme toutes les 10 minutes.

Pour obtenir un effet antipyrétique certain, il faut de toute nécessité que la dose de 1 à 2 grammes soit absorbée en une demi-heure ou en une à deux heures au plus. Si on fractionne cette dose, l'effet ne se produira pas.

Il ne faut pas cependant recommencer de suite à donner ces grandes doses, mais attendre vingt-quatre henres.

Le meilleur moment pour prendre la quinine est de trois à sept heures du soir, car l'abaissement de température tombera sur le moment où la courbe thermique est descendante, c'est-à-dire 8 à 12 heures après l'ingestion.

Au lieu de quinine, on pourra, pour éviter des nausées et des vomissements, donner le salicylate de soude ; ce dernier est cependant contre-indiqué dans les cas de faiblesse du cœur. Le salicylate, en effet, présente, outre son action antithermique, un effet d'accélération du rythme cardiaque, par conséquent un abaissement dans la tonicité du cœur. Il ne faut donc jamais recourir au salicylate si la fréquence du pouls est excessive (144 pulsations à la minute et davantage). Si au contraire le pouls n'est pas trop fréquent et le cœur en bon état, on peut donner ce médicament sans crainte dans toute espèce d'affection fébrile. En général l'effet se produit plus rapidement qu'avec la quinine (une à deux heures après l'injection) : le maximum d'effet antifébrile s'observe entre la quatrième et la sixième heure après l'injection. Il faut donc prendre les doses entre huit et dix heures du soir : il sera utile de donner la dose de 4 à 6 gr. non pas en une fois, à cause de la résorption rapide du médicament, mais en fractionnant pendant une heure à une heure et demie.

De cette façon, les accidents ordinaires (vomissements, etc.) se montreront moins souvent.

Pr.   Salicylate de soude, 4 gr.
Eau dist., 150 gr.
Sirop de framboises, 25 gr.

Prendre entre huit et dix heures du soir, tous les quarts d'heure ou toutes les demi-heures, le quart de la potion.

En dehors de la fièvre et de la rapidité plus grande des pulsations cardiaques, il faut en outre songer, en présence d'une fièvre puerpérale :

II. A diminuer les douleurs, l'état nerveux, et à *provoquer le sommeil.*

Pour obtenir ce résultat, les narcotiques en doses suffisantes sont indiqués.

> *Pr.* Tannate de cannabine, 1 à 2 gr.
> Sucre blanc, 3 gr.
> Poudre de gomme arabique, 3 gr.

Mêlez et divisez en XII poudres : toutes les 2 à 3 heures une poudre.

Ou encore :

> *Pr.* Opium pur, quinze à vingt-cinq centigr.
> Sulfate de quinine, 2 gr.
> Sucre blanc, 3 gr.

Mêlez et divisez en X poudres : toutes les deux heures une poudre, ce qui diminue les douleurs et supprime le hoquet, si commun dans la péritonite.

On emploiera aussi l'injection hypodermique de morphine.

Il faut en outre, dans les affections puerpérales, tenir compte de :

III. *L'alimentation.* Même dans les cas où il y a anorexie, il y a lieu de donner à la malade autant de substances nutritives liquides qu'elle en peut assimiler, et cela à intervalles rapprochés pour éviter autant que possible les vomissements et les indigestions. Il faudra varier les aliments, crainte d'inappétence : on donnera donc des potages, des œufs, du lait toutes les trois à quatre heures pendant le jour, et même 2 ou 4 fois la nuit, si c'est possible.

Aussitôt qu'on observe de la faiblesse, de l'accélération du pouls, des transpirations visqueuses ou froides, ou que les extrémités se refroidissent, il faudra recourir aux alcooliques. Les préférences de la malade décideront du choix de la boisson à prescrire.

Il y a aussi, dans le traitement des affections puerpérales, à diriger son attention sur :

IV. *Les affections locales secondaires, conséquences du processus puerpéral.*

Les *ulcérations puerpérales* seront simplement lavées et nettoyées.

Les cautérisations au crayon de nitrate d'argent sont fort douloureuses, et ne deviennent utiles que si l'ulcère présente une tendance envahissante.

En cas d'*endométrite* septique, on constate les symptômes suivants : utérus douloureux, abdomen rétracté (en cas de météorisme il faut craindre une péritonite consécutive), et comme signe pathognomonique une température constamment élevée (38°,5 à 39°). Il faudra aussi être sur ses gardes, si chaque soir la température monte de quelques dixièmes de degré. On fera des injections vaginales détersives et désinfectantes. En outre, on appliquera un enveloppement de Priessnitz (chaleur humide).

Si la couleur des lochies est suspecte, on lavera le vagin, plusieurs fois par jour, avec :

> *Pr.*   Infusion d'espèces aromatiques, 800 gr.
>   Chlore liquide, 8 gr.
>   (*Us. ext.*)

Pour injections vaginales.

> *Pr.*   Chlorure de chaux sec, 5 gr.
>   Eau dist., 400 gr.
>   (*Us. ext.*)

Pour injections.

> *Pr.*   Acide salicylique, 5 gr.
>   Eau dist., 400 gr.
>   (*Us. ext.*)

Pour injections.

> *Pr.*   Permanganate de potasse, 8 à 12 gr.
>   Eau dist., 160 gr.

Une cuiller à thé pour un demi-litre d'eau tiède en injections.

> *Pr.*   Acide phénique, 4 gr.
>   Eau dist., 300 gr.
>   (*Us. ext.*)

Pour injection.

Dans la *paramétrite et la périmétrite*, il n'est pas nécessaire d'instituer une médication énergique, car ces affections guérissent en général d'elles-mêmes. Symptômes : frisson, fièvre, douleurs dans l'abdomen, et à l'examen bi-manuel, tumeur élastique molle, quelquefois dure, autour de l'utérus ou dans son voisinage immédiat.

Un enveloppement de Priessnitz aura une influence calmante sur l'affection locale et amendera certainement les douleurs.

Les exsudats, souvent considérables, disparaîtront en général avec un repos prolongé au lit : si la malade se lève, avoir pour elle de grands ménagements. La résorption sera activée par des bains de siège simples ou salés, et une médication interne appropriée :

> *Pr.* Iodure de potassium, 8 gr.
> Eau dist., 40 gr.
> Eau de menthe poivrée, 40 gr.
> Sirop simple, 20 gr.

30 gouttes matin et soir.

Si l'exsudat s'est solidifié et ne disparaît pas :

> *Pr.* Onguent napolitain, 20 gr.
> (*Us. ext.*)

Frictions avec gros comme une noisette de la pommade.

En outre, cataplasmes, bains de siège tièdes.

> *Pr.* Iode métalloïde, cinquante centigr. à 1 gr.
> Iodure de potassium, 1 gr.
> Vaseline ou glycérine pure, 40 gr.
> (*Us. ext.*)

Frictionner avec gros comme une noisette de la pommade.

Pour éviter que le péritoine ne soit intéressé par l'inflammation, on donnera de bonne heure des laxatifs : aussitôt que les douleurs se montrent, on administre quelques grandes cuillers d'huile de ricin coup sur coup pour obtenir des selles demi-liquides. Si l'huile n'a pas d'effet, donner des purgatifs salins ou du séné.

> *Pr.*   Calomel, cinquante centigr., à 1 gr.
> Sucre blanc, 4 gr.

Mêlez et divisez en VI poudres : toutes les deux heures une poudre, jusqu'à effet.

> *Pr.*   Décoction de pulpe de tamarin,
> 20 gr. sur 180 gr.
> Citrate de magnésie, 25 gr.
> Sirop de manne, 25 gr.

Une cuiller à soupe toutes les deux heures.

> *Pr.*   Eau laxative de Vienne, 80 gr.,
> Sirop de manne, 20 gr.

A prendre la moitié à la fois, et la seconde moitié une demi-heure plus tard.

Quelquefois le séné n'aura pas d'effet ; on associera dans ce cas le calomel au jalap ou à l'huile de croton.

> *Pr.*   Calomel, 1 gr. 50.
> Poudre de racine de jalap 4 gr.
> Sucre blanc, 4 gr.

Mêlez et divisez en X poudres. Prendre une poudre.

> *Pr.*   Huile de croton tiglium, deux gouttes.
> Sucre blanc, 4 gr.

Mêlez et divisez en VI poudres. Prendre une seule poudre.

Si les selles restent diarrhéiques, on s'en tient à une seule administration des remèdes : sinon on donnera une nouvelle dose.

Péritonite.

Quand l'inflammation est généralisée, la fièvre est élevée, l'hyperesthésie considérable au moindre attouchement dans toute l'étendue des parois abdominales, il y a vomissement, etc.; on posera alors 20 à 30 sangsues sur le ventre, aux endroits les plus douloureux. On n'en placera que 12, 15 ou 20, en cas de péritonite partielle ; dans ce cas les symptômes sont moins accusés et l'hyperesthésie reste limitée à une partie de l'abdomen. On laissera bien saigner les piqûres, puis on mettra sur les points piqués de la glace (vessie de glace, tubes de Leiter, compresses trempées d'eau glacée, etc.).

En cas de péritonite généralisée le péril est grand : s'il n'y a pas de diarrhée, on donnera un laxatif (calomel, etc.), et on continuera les applications locales de compresses glacées : on tâchera d'arrêter les vomissements par des pilules de glace ou du champagne. Si les douleurs sont intenses, injection de morphine. A l'intérieur on donnera :

> *Pr.*   Décoction de guimauve, 200 gr.
> Eau de laurier-cerise, 2 à 4 gr.
> Sirop simple, 25 gr.

Une cuiller à soupe toutes les deux heures. Contre les douleurs :

> *Pr.*   Chlorhydrate de morphine,
> quatorze centigr.
> Sucre blanc, 4 gr.

Mêlez et divisez en VII poudres.
Toutes les heures ou toutes les deux heures une poudre.
S'il y a diarrhée profuse :

> *Pr.*   Tanin, 1 gr.
> Opium pur, dix à vingt centigr.
> Gomme en poudre, 4 gr.

Mêlez et divisez en X poudres : une poudre toutes les deux heures.

> *Pr.*   Alun pulvérisé, 1 gr. 60.
> Opium pur, huit à douze centigr.
> Sucre blanc, 2 gr.
> Gomme en poudre, 2 gr.

Mêlez et divsez en VIII poudres. Une poudre toutes les deux heures.

Pr. Looch blanc, 200 gr.

Eau de laurier-cerise, 5 gr.

Chlorhydrate de morphine, dix centigr.

Toutes les heures une grande cuiller.

On donnera cette potion quand l'application des sangsues n'aura pas procuré de soulagement, ou en cas de vomissements violents : dans ce dernier cas, on prescrira en même temps des pilules de glace.

En cas de diarrhées violentes avec crampes :

Pr. Infusion de camomille, 200 gr.

Laudanum de Sydenham, 1 à 2 gr.

(*Us. ext.*)

Pour un lavement.

Septicémie puerpérale.

Presque toujours compliquée de fièvre puerpérale, de phlébite, de métrite, de péritonite et d'autres affections puerpérales locales, dont les symptômes se confondent avec ceux de la septicémie ou la masquent. Les symptômes seront donc souvent à peu près les mêmes que dans la fièvre puerpérale proprement dite. On donnera ici des purgatifs, l'eau laxative de Vienne, etc.

En cas de signes typhoïdes :

Pr. Acide phosphorique dilué

(ou tartrique ou citrique), 4 gr.

Eau dist., 200 gr.

Sirop de framboises, 40 gr.

Toutes les heures une cuiller à soupe.

En cas de frissons, avec la symptomatologie classique, de la quinine :

Pr. Décoction d'écorce de quinquina royal,

20 gr. sur 200.

Teinture éthérée de valériane, 4 gr.

Sirop d'écorces d'oranges, 20 gr.

Toutes les deux heures 1 à 2 cuillers à soupe.

En cas de délire et de collapsus, du vin ou :

> *Pr.* Camphre en poudre, 1 gr.
> Éther sulfurique, 10 gr.

Pour injections sous-cutanées.

Éclampsie.

Symptômes : convulsions toniques et cloniques, syncopes, issue de salive par les lèvres, respiration stertoreuse ; l'accès peut durer quelques minutes, mais aussi beaucoup plus long-temps et on peut en observer trente de suite et davantage ; en outre, l'apparition d'albumine dans les urines, souvent en grande quantité, décidera du diagnostic, qui pourrait hésiter entre : 1º l'attaque épileptique, qui a beaucoup d'analogie, bien que cependant on n'observe pas alors le long état soporeux consécutif (l'anamnèse permettra en outre d'éclairer le diagnostic) ; 2º les crises hystériques : l'anamnèse, l'absence de la syncope et du coma consécutif seront caractéristiques ; 3º l'attaque d'apoplexie : ici encore l'anamnèse sera nécessaire, et on observera en outre après l'attaque des parésies ou des paralysies.

Traitement. — I. La prophylaxie consiste à combattre l'hypérémie rénale, qu'on reconnaît à l'albuminurie, etc.

1º Purgatifs salins, comme dérivation :

> *Pr.* Tartrate de potasse et de soude, 25 gr.
> Eau commune, 100 gr.
> Sirop de framboises, 20 g

A prendre la moitié en une fois.

> *Pr.* Résine de jalap, 1 gr.
> Calomel, cinquante centigr. à un gr.
> Sucre blanc, 5 gr.

Mêlez et divisez en X poudres : une poudre toutes les deux heures.

Pr. Citrate de magnésie, 20 à 30 gr.
Eau, 40 gr.
Eau de menthe poivrée, 40 gr.
Sirop simple, 20 gr.

A prendre en 2 ou 3 fois.

Pr. Résine de jalap, 2 gr.
Extrait d'aloès, 2 gr.
Savon médicinal, 2 gr.
Gomme arabique en poudre, q. s.

Pour faire 30 pilules : 2 à 4 matin et soir, en cas de constipation habituelle.

L'hypérémie rénale devra être combattue par de petites doses de digitale, mais il ne faudra pas longtemps en continuer l'emploi.

Pr. Acétate de potasse liquide, 25 gr.
Eau de persil, 160 gr.
Sirop simple, 20 gr.

Toutes les heures ou toutes les deux heures, 1 à 2 cuillers à soupe.

Pr. Teinture de colchique, 6 gr.
Teinture de digitale, 10 gr.
Esprit d'éther nitrique, 5 gr.

Toutes les trois heures, 20 à 30 gouttes.

Pr. Poudre de feuilles de digitale,
cinquante centigr.
Tartrate acide de potasse purifié, 4 gr.
Oléosaccharure de citron, 4 gr.

Mêlez et divisez en X doses : une poudre toutes les trois à quatre heures.

Pr. Acétate de potasse liquide, 20 gr.
Rob de genièvre, 20 gr.

Ajoutez :

Esprit d'éther sulfurique composé, 5 gr.
Eau de fenouil, 120 gr.

Toutes les heures une cuiller à soupe.

P.r. Décoction de racine de bugrane, 200 gr.
Teinture de digitale, 1 gr.

Ajoutez :

Sirop d'écorces d'oranges, 25 gr.

Toutes les deux heures une cuiller à soupe.
L'eau de Vichy et l'eau gazeuse sont agréables à boire et utiles comme diurétiques.

II. Pour éviter l'anémie, conséquence de l'albuminurie, on donnera des ferrugineux :

Pr. Teinture de perchlorure de fer, 15 gr.
Teinture de Bestuchef, 5 gr.

Le matin, à midi et le soir, 15 à 25 gouttes.

Pr. Éthérolé de perchlorure de fer, 10 gr.
Teinture de malate de fer, 10 gr.
Eau dist. de cannelle, 20 gr.

Le matin, à midi le soir, une cuiller à café dans un verre à liqueur de vin de Malaga.

Le traitement prophylactique de l'éclampsie exige en outre diverses précautions :

III. Éviter les troubles nerveux qui produisent des convulsions et des paralysies. Il faudra donc défendre toute espèce de chagrins, de fatigues, et surveiller la digestion et la régularité des selles.

Si, malgré tout, les complications nerveuses ne cèdent pas et que la vie de la mère ou de l'enfant en semble compromise, on recourra en désespoir de cause à :

IV. L'accouchement provoqué.

Pendant l'accouchement on donnera du chloroforme et on accélérera le travail. Après l'accouchement, on surveillera l'excrétion rénale et on évitera toute réplétion de la vessie. En cas d'irritabilité on donnera un narcotique. Quant au traitement de l'éclampsie en elle-même, il se divise en : 1º traitement médical, 2º traitement obstétrical.

1º Le traitement médical devra enrayer les convulsions générales et en empêcher le retour : le premier résultat sera obtenu par la narcose profonde, le second est fort difficile à atteindre.

La narcose sera rapide au moyen du chloroforme : si on est obligé de la prolonger pendant huit, dix, douze heures et plus, il sera utile, une fois la chloroformisation en train, de l'accompagner d'injections de morphine.

On peut aussi employer le chloral en injections.

> *Pr.* Hydrate de chloral, 5 gr.
> Faire dissoudre dans eau, q. s.

Pour faire dix centimètres cubes. Un à quatre centimètres cubes à injecter au moyen de la seringue de Pravaz.

> *Pr.* Hydrate de chloral, 2 gr. 50.

Faire dissoudre dans :

> Eau dist., 12 gr.
> Mucilage de gomme arabique, 15 gr.

A prendre en une ou deux fois.
A l'intérieur :

> *Pr.* Hydrate de chloral, 3 à 5 gr.

Faire dissoudre dans :

> Sirop de gomme, 40 gr.

A prendre en une ou deux fois.
En clystère :

> *Pr.* Hydrate de chloral, 4 à 5 gr.
> Décoction de guimauve, 100 à 140 gr.

2 à 3 cuillers à soupe pour un lavement jusqu'à effet.
Les inhalations de nitrite d'amyle sont aussi très utiles.

> *Pr.* Nitrite d'amyle, 5 gr.

Aspirer une à deux gouttes versées sur un mouchoir.

> *Pr.* Nitrite d'amyle, 3 gr.
> Essence de fenouil, 6 gr.

2 à 4 gouttes sur un mouchoir, pour aspirer.

Pr. Opium, vingt à trente centigr.
Sucre blanc, 2 gr.
Gomme arabique en poudre, 2 gr.

Mêlez et divisez en X poudres : une poudre toutes les demi-heures.

Les enveloppements de Priessnitz autour du corps ont un excellent effet, car ils provoquent des transpirations abondantes, ce qui fait diminuer l'hydrémie.

S'il y a œdème et albuminurie, donner des bains chauds et des enveloppements de Priessnitz pour provoquer une diaphorèse abondante, comme pour les brightiques ordinaires. Le procédé de Priessnitz peut être utilisé, en dehors de la période d'expulsion, à toutes les époques de la grossesse, dé l'accouchement ou des couches.

Ou peut aussi donner :

Pr. Décoction de guimauve, 200 gr.

Ajoutez :

Tartre stibié, huit centigr.
Sirop simple, 25 gr.

Une cuiller à soupe toutes les demi-heures.
S'il y a en outre maladie de Bright :

Pr. Infusion de feuilles de digitale, cinquante.
centigr. à un gr.
Sur 150 à 200 gr. d'eau dist.

Ajoutez :

Crème de tartre,
ou (acétate de potasse liquide), 4 gr.
Sirop de framboises, 30 gr.

Une cuiller à bouche toutes les deux heures.
En outre : lavages vinaigrés, sinapismes, bains tièdes avec. affusions froides.

En cas de phénomènes de stase, placez des sangsues derrière les oreilles sur l'apophyse mastoïde (8 à 15 à la fois) Enveloppements d'eau glacée.

2o Le traitement obstétrical de l'éclampsie sera expectant,

car l'expérience a montré que chaque irritation externe provoque ou augmente les convulsions : en général, l'activité
propre de l'utérus n'en sera pas compromise. Ce n'est que dans
les cas où l'accouchement est en train, qu'on pourra en hâter le dénouement par une intervention opératoire opportune.
Si le sommet est bien engagé, forceps : éviter autant que
possible la version. Si le col n'est pas dilaté et que la mère
courre un danger de mort, on fera la craniotomie.

En cas d'hémorragies dans les jours qui suivent l'accouchement.

Pr.   Infusion de seigle ergoté, 8 à 10 gr. sur 180
        à 200 d'eau :

Ajoutez :
        Élixir acide de Haller, 2 à 3 gr.
        Sirop de framboises, 25 gr.

Toutes les cinq à vingt minutes une cuiller à soupe.

Pr.   Seigle ergoté en poudre, 3 à 5 gr.
        Eau de cannelle simple, 80 gr.
        Sirop simple, 25 gr.

Bien agiter avant de s'en servir : une cuiller à café tous les
quarts d'heure.

Pr.   Seigle ergoté en poudre, 5 gr.
        Oléosaccharure de cannelle, 5 gr.

Mêlez et divisez en V poudres : une poudre toutes les demi-
heures ou toutes les heures.

Pr.   Oléosaccharure de cannelle
        (ou poudre d'écorce de cannelle), 5 gr.

Divisez en X poudres ; toutes les cinq à quinze minutes
une poudre :

Pr.   Teinture de cannelle, 50 gr.

A prendre par cuillers à café.

Pr.   Poudre de seigle ergoté, 5 gr.
        Poudre de racine d'ipéca, trente
            à cinquante centigr.

Mêlez et divisez en X poudres : une poudre toutes les deux heures.

Pr. Teinture de Bestuchef, 20 gr.
Éther acétique purifié, 8 gr.

Toutes les demi-heures quinze à vingt-cinq gouttes.

Puis enveloppements mouillés, froids, autour du ventre. Injections vaginales d'eau froide ou d'eau glacée, ou à l'intérieur de l'utérus, avec ou sans :

Pr. Alun en poudre, 2 gr.
Tanin pur, cinquante centigr.
Sulfate de zinc, trente-cinq centigr.

ou :

Perchlorure de fer, 2 à 4 gouttes.

Tous ces médicaments serviront à une seule injection (1/2 à 2 litres d'eau).

Comme analeptique, si l'on craint un collapsus, du rhum pur, ou encore :

Pr. Eau de mélisse, 120 gr.
Eau de menthe poivrée, 120 gr.
Esprit de nitre dulcifié, 2 à 4 gr.

A prendre par cuillers à café.

Pr. Carbonate d'ammoniaque, 3 gr.
Eau dist., 140 gr.
Sirop simple, 20 gr.

Une cuiller à soupe toutes les demi-heures ou toutes les heures.

Fausse-couche.

En cas d'hémorrhagie insignifiante, on évitera toute intervention active : le premier devoir de l'accoucheur, en cas de pertes survenant dans le cours de la grossesse, est de chercher à empêcher la fausse-couche de se produire. La femme enceinte prendra de suite la position horizontale, couchée sur le dos, et cela sans discontinuer; puis on prescrira un

narcotique (teinture d'opium par voie stomacale ou rectale).
La position couchée ne sera abandonnée que si la perte a
cessé depuis plusieurs jours. Même si le col est déjà entr'ouvert et qu'on sent les membranes de l'œuf poindre dans l'ouverture du col, il faudra conserver une attitude expectante.

Si les hémorragies en sont déjà arrivées à ce point qu'on
ne peut les enrayer facilement, on fera le tamponnement à
l'iodoforme, à la gaze phéniquée etc : on placera une vessie
de glace, on donnera du seigle ergoté. Il faudra bien surveiller
la fausse-couche, pour voir si tout s'est bien détaché. S'il y
a doute, exploration très prudente, de la cavité utérine au
moyen du doigt, et extraction au besoin avec la curette, des
restes de placenta qui pourraient y adhérer encore. Si la
fausse-couche est suivie de lochies fétides, on injectera des
substances désinfectantes le plus souvent possible, au moyen
de la sonde utérine.

La fausse-couche terminée, même si la patiente se trouve
en bonne santé, il faudra la considérer comme une femme en
couches qui a besoin d'un repos absolu, de quelque durée.

B. PARTIE GYNÉCOLOGIQUE.

I. Maladies du vagin.

Blennorrhée du vagin, vaginite.

Pour arrêter l'hypersécrétion de la muqueuse vaginale, il
faut, avant tout, s'attaquer aux causes qui la produisent.

La leucorrhée, suite de chloro-anémie, sera souvent guérie sans traitement local par un traitement général approprié ; on donnera des martiaux, p. ex. :

> *Pr.*   Sulfate de fer cristallisé, 5 gr.
>   Carbonate de potasse, 5 gr.
>   Extrait et poudre de gentiane, q. s.

Pour faire soixante pilules.

Le matin, à midi et le soir 2 pilules (6 par jour).

S'il y a en même temps écoulement sanguinolent, on
donnera :

> *Pr.* Sulfate de fer cristallisé, 4 gr.
> Carbonate de potasse, 4 gr.
> Ergotine pure, 1 gr. 50.
> Extrait et poudre de réglisse, q. s.

Pour faire cinquante pilules. Le matin, à midi et le soir 2 à 3 pilules.

(S'il y a de la constipation sans écoulement vaginal sanguinolent on remplacera dans la formule précédente l'ergotine par l'extrait d'aloès, 2 gr.)

On donnera aussi la préparation facile à digérer ci-dessous :

> *Pr.* Oxyde de fer dialysé, 5 gr.
> Eau, 150 gr.
> Sirop de framboises, 25 gr.

Le matin, à midi et le soir une cuiller à soupe.

> *Pr.* Carbonate de fer saccharifié, 10 gr.
> Poudre de racine de rhubarbe, 10 gr.
> Phosphate de soude, 5 gr.

Matin et soir une pointe de couteau.

> *Pr.* Carbonate de fer saccharifié, 15 gr.
> Sulfate de quinine, 3 gr.

Comme ci-dessus.

> *Pr.* Teinture de malate de fer, 10 gr.
> Teinture stomachique, 10 gr.

Le matin, à midi et le soir, 15 à 20 gouttes sur un morceau de sucre.

> *Pr.* Carbonate de fer saccharifié, 12 gr.
> Extrait de noix vomique, quatre centigr.

Deux pointes de couteau par jour.

> *Pr.* Lactate de fer, 5 gr.
> Sucre blanc, 50 gr.

Matin et soir une pointe de couteau.
En dehors de la chloro-anémie ; la leucorrhée peut être

causée par un pessaire mal placé ou un prolapsus du vagin : dans ces deux cas, on placera un pessaire approprié.

Il est fort important de traiter les affections utérines concomitantes, entre autres le catarrhe cervical.

La propreté suffit quelquefois comme traitement local.

Dans les catarrhes anciens on se servira d'astringents, vinaigre de bois, tanin, alun, perchlorure de fer, nitrate d'argent, etc., en injections.

Dans les cas aigus, injections d'eau froide, enveloppements froids ; en cas de symptômes fébriles, boissons acidulées, ou encore repos au lit. On fera aussi des injections avec :

> *Pr.* Sulfate de zinc (ou chlorate
> de potasse), 6 gr.
> Eau, 400 gr.
> (*Us. ext.*)

Pour injections.

> *Pr.* Permanganate de potasse, 2 gr.
> Eau, 400 gr.
> (*Us. ext.*)

Pour injections.

Une méthode très efficace, surtout si l'on emploie des solutions concentrées, consiste à introduire le spéculum tubaire, à injecter le médicament doucement, en retirant lentement le spéculum, et à mettre en contact la muqueuse vaginale tout entière avec le médicament.

Cette médication agira mieux que les badigeonnages. De petits tampons trempés dans la solution astringente, ou de petites éponges, pourront être employés :

> *Pr.* Tanin pur, 4 gr.
> Glycérine pure, 30 gr.
> (*Us. ext.*)

> *Pr.* Alun pur, 5 gr.
> Vaseline pure, 30 gr.
> (*Us. ext.*)

On introduit dans le vagin un tampon recouvert de cette pommade.

Dans les formes chroniques, se guider avant tout sur l'étiologie, puis faire un traitement local.

S'il y a écoulement fétide :

> *Pr.* Chlorure de chaux (acide phénique ou
>   acide salicylique), 5 gr.
> Eau dist., 500 gr.
> (*Us. ext.*)

Pour injections.

> *Pr.* Alun, 4 à 8 gr.
> Eau dist., 400 gr.
> (*Us. ext.*)

Pour injections.

> *Pr.* Sulfate de zinc, 10 à 25 gr.
> Alun, 40 à 50 gr.

Une cuiller à café pour un demi-litre d'eau tiède, pour laver le vagin au moyen du spéculum tubaire ou de l'irrigateur. Varier les doses suivant l'intensité de l'écoulement.

> *Pr.* Alun, 20 gr.

Divisez en X doses. Une poudre pour un demi-litre d'eau tiède, pour laver le vagin.

> *Pr.* Sulfate de zinc, 10 gr.
> Alun, 20 gr.

Mêlez et divisez en X poudres : une poudre dans un demi-litre d'eau pour lavages du vagin.

> *Pr.* Sulfate de cuivre, 10 gr.
> Eau dist., 100 gr.
> (*Us. ext.*)

A verser sur la portion vaginale de l'utérus.

Il sera aussi fort utile d'employer de petits suppositoires sphériques de tanin et beurre de cacao.

La chaleur du corps fait fondre peu à peu le beurre de cacao, et de cette façon le tanin s'étalera sur toute la surface malade.

Pr.   Tanin pur, 2 gr. 50
      Beurre de cacao, 5 gr.

Pour faire V suppositoires globuleux. Un à deux par jour.

Pr.   Alun pulvérisé, 20 gr.
      Poudre d'amidon, 20 gr.
         (*Us. ext.*)

Mêlez exactement.

On introduit cette poudre au moyen du spéculum tubaire, on en remplit le vagin et on place par-dessus un tampon d'ouate.

Pr.   Alun en poudre, 20 gr.
         (*Us. ext.*)

On introduit des tampons d'ouate saupoudrés du médicament ci-dessus dans le vagin, jusqu'à ce que ce dernier soit rempli. Après six ou douze heures la malade tire sur les fils qui attachent les tampons et les extrait.

Pr.   Alun, 6 gr.
      Onguent simple, 30 gr.
         (*Us. ext.*)

Pr.   Tanin pur, 40 gr.
      Eau, 80 gr.
         (*Us. ext.*)

Pour injections.

Pr.   Iodure de potassium, 1 gr.
      Iode métalloïde, dix centigr.
      Glycérine pure, 30 gr.
         (*Us. ext.*)

Pr. Tanin pur, 1 gr.
Glycérine, 30 gr.
(*Us. ext.*)

En cas de vaginite blennorrhagique, on aura recours aux injections de solutions d'acide phénique concentrées (jusqu'à 5 %) avec le tube. Si la leucorrhée persiste, on fera des lavages au vinaigre de bois.

Vaginite diphtéritique.

Elle est souvent causée : 1° par des influences nocives spéciales, par exemple des sécrétions ichoreuses en cas de carcinome putréfié de l'utérus, etc., ou par des pessaires trop longtemps restés en place, par le prolapsus de l'utérus et du vagin, et dans ce dernier cas par le frottement et la pression continus.

2° Par des maladies infectieuses aiguës (variole, typhus, choléra, etc.)

Symptômes : d'abord semblable à un catarrhe aigu intense, la vaginite diphtéritique se caractérise bientôt par un écoulement purulent, sanguinolent, répandant une odeur infecte, le tout accompagné de douleurs intenses et de crampes intestinales avec sentiment de pression. On trouvera la membrane caractéristique.

Le traitement se guidera avant tout sur l'étiologie.

Il faut donc éloigner les polypes putréfiés, les particules cancéreuses, ou encore enlever, s'il y a lieu, le pessaire abandonné depuis longtemps dans le vagin.

Le traitement ultérieur consiste dans la propreté : lavages à l'acide phénique de 2 à 4 %, au sublimé à 1 00/00, au thymol, au permanganate de potasse.

Pour le reste, traitement symptomatique. En cas de grandes douleurs, suppositoires en boule à placer dans le vagin.

Pr. Chlorhydrate de morphine, dix centigr.
Beurre de cacao, q. s.
(*Us. ext.*)

Pour faire V suppositoires sphériques.

On en introduira 1 à 3 par jour, suivant l'intensité des douleurs.

Vaginisme.

Définition : irritabilité augmentée et hyperesthésie de l'entrée du vagin. Symptômes : grande sensibilité, contractions spasmodiques douloureuses de la musculature vaginale; de cette façon, tout rapport sexuel et tout examen médical, même au moyen du doigt seul, est rendu impossible.

Il faudra avant tout supprimer les rapports sexuels et traiter localement l'affection catarrhale de l'entrée du vagin.

Il faudra en conséquence placer et changer souvent des tampons d'ouate trempés dans les liquides médicamenteux qui suivent, ou badigeonner les parties douloureuses.

> *Pr.*   Sulfate de cuivre, 10 gr.
> Eau dist., 100.
> (*Us. ext.*)

> *Pr.*   Eau de Goulard, 50 gr.
> (*Us. ext.*)

> *Pr*   Nitrate d'argent cristallisé, 1 gr.
> Eau dist., 40 gr.
> (*Us. ext.*)

En outre, le rebord de l'hymen, qui n'a pas été déchiré et qui n'est que tendu, doit être sectionné.

Lorsque les phénomènes inflammatoires, la rougeur et le gonflement ont disparu, et que l'entrée du vagin est peu sensible à l'introduction du doigt, on placera des spéculums tubaires en caoutchouc durci, en augmentant successivement leur diamètre, et on les laissera en place pendant un temps qui variera entre une et trois heures. Lorsque la dilatation sera considérable et que la sensibilité sera nulle ou seulement très faible, on permettra le coït. Dans les cas négligés il sera absolument nécessaire de pratiquer l'excision de l'hymen, car une dilatation progressive sera alors impossible, par suite de la sensibilité trop grande des vestiges de la membrane hymen.

II. Maladies de l'utérus.

1° *Métrite*, divisée en :

a. *Métrite aiguë.*

Symptômes objectifs : gonflement très grand, utérus très sensible, reconnaissable à un examen interne et externe combinés ; fièvre. Symptômes subjectifs : douleur sourde dans la profondeur du bassin, envies fréquentes d'uriner, ténesme avec douleurs atroces, envies de vomir, quelquefois vomissement. Presque toujours il y a en outre endo- et périmétrite ; cette dernière affection se reconnaît à la tuméfaction très douloureuse, élastique et molle, autour de l'utérus : l'endométrite se reconnaît à l'écoulement, etc.

Si la métrite est la suite d'infection blennorrhagique, il faudra avant tout cautériser la partie infectée, ou désinfecter, par un lavage au sublimé à 1 00/00, ou à l'acide phénique à 2 ou 4 0/0, la totalité de la muqueuse utérine, pour rendre inoffensifs les foyers d'infection accessibles.

Les mesures les plus importantes à prendre dans le traitement de la métrite par infection ou sans infection sont un repos au lit absolu, et la réfrigération externe de l'abdomen.

En outre il est important de vider l'intestin dès le début, au moyen d'un laxatif agissant sûrement. Pour atteindre ce but, on donnera une forte dose l'huile de ricin (30 à 60 gr.) ; si cette préparation n'est pas prise facilement, on donnera une infusion de séné.

Pr. Infusion de séné, 15 à 20 gr. sur 150 gr.
Sirop simple, 30 gr.

Toutes les demi-heures ou toutes les heures 2 cuillers à soupe, jusqu'à ce qu'une selle demi-liquide soit provoquée.

Pr. Sulfate de magnésie, 20 à 30 gr.
Eau dist., 180 gr.
Acide sulfurique dilué, 1 gr.

Une cuiller à soupe toutes les heures.

Pr.   Thé de Saint-Germain, 40 gr.

Le quart du paquet en infusion pour une tasse de liquide.

Pr.   Teinture aqueuse de rhubarbe (1), 140 gr.

Toutes les heures une cuiller à soupe jusqu'à effet.

On peut aussi donner une eau minérale purgative (Hunyadi Janos, etc., un ou deux verres).

Dans la métrite aiguë non infectieuse, il faudra décongestionner la matrice par des scarifications du col.

Cette *scarification* se fera avec le scarificateur de C. Mayer, à longue tige: on scarifiera la muqueuse assez profondément, en se guidant sur le degré d'hypérémie observé, et l'on ne fera pas de lavages à l'eau froide.

Si les douleurs sont très intenses on appliquera 12 sangsues au moins sur les parois abdominales au-dessus de la symphyse, puis, lorsque les plaies auront abondamment saigné, on placera une vessie de glace sur l'abdomen.

La scarification du col devra, dans la règle, être recommencée plusieurs fois.

Au lieu de ponctions ou scarifications du col, on pourra aussi placer des sangsues sur le col.

On pose à la main ou à la pince 6 sangsues dans le spéculum, en ayant soin de bien saisir dans l'instrument la portion vaginale de l'utérus; de cette façon, les sangsues ne piquent pas les parties voisines. Puis, on ferme le spéculum avec des bourrelets d'ouate de Bruns et on laisse sucer les sangsues jusqu'à ce qu'elles retombent d'elles-mêmes dans le spéculum. On retirera alors le spéculum avec les hirudinées qu'il contient, et on laissera saigner les piqûres plus ou moins longtemps. Si la sensibilité s'exagère à nouveau, il faudra recourir de nouveau à ce mode de procéder.

Les *injections sous-cutanées de morphine* et le chloral seront rendus inutiles par un repos absolu au lit, le tronc placé bas et le bassin soutenu par des coussins.

S'il y a une hyperesthésie de l'utérus résistant à l'applica-

(1) Voir Bamberger, note. (Note du traducteur).

tion des sangsues, on versera sur le col, au moyen d'un spéculum :

> *Pr.*   Laudanum de Sydenham, 10 gr.
>   (*Us. ext.*)

On ajoutera ensuite de la poudre d'amidon au laudanum au moyen d'une spatule : la pâte ainsi obtenue sera laissée pendant quelques heures dans le vagin.

Si les phénomènes aigus ont disparu et que la rémission de la fièvre ait commencé, enveloppements de Priessnitz autour de la région abdominale.

<h3 style="text-align:center">b. Métrite chronique.</h3>

Hypertrophie de l'utérus et hyperesthésie, épaississement des parois et marche chronique, avec un orifice excorié et renflé. Un utérus gravide ayant la même taille se distingue d'un utérus atteint de métrite chronique par une consistance plus molle, et surtout par un col ramolli et à tissu lâche ; en outre, la palpation est indolore.

Il faut avant tout tenir à une régularisation des fonctions digestives, à un exercice suffisant en plein air.

Dans la métrite chronique confirmée, il faudra recourir au traitement antiphlogistique.

Au premier soupçon de métrite chronique, il faudra de suite commencer par un traitement énergique. Ici la meilleure méthode consiste en cautérisations de la muqueuse utérine, que l'on fera à intervalles réguliers.

S'il y a, outre la métrite, des flexions utérines, l'irritation mécanique produite par le cathétérisme, ou l'introduction dans la matrice des corps étrangers, pessaires ou dilatateurs, constitueront des pratiques fort recommandables.

Ces manipulations excitent directement l'utérus, éveillent les contractions et produisent en même temps une congestion intense de l'organe : de cette façon l'hypérémie veineuse sera activement combattue.

Pour les cautérisations de la muqueuse utérine on se servira de la pierre infernale en bâtonnets, fixée sur le portecaustique de Chiari. L'instrument est constitué par une sonde utérine qui porte à son extrémité libre un tube de platine fenêtré qu'on peut visser et dévisser à loisir : dans ce tube on place le crayon de nitrate, cassé à la longueur voulue.

Pr.   Quatre petits bâtonnets de nitrate d'argent.
        (*Us. ext.*)

On introduira l'instrument jusqu'au point voulu (orifice interne, milieu de la cavité utérine ou fond de l'utérus), avec rapidité, car au bout de quelques secondes le nitrate commence à fondre, la muqueuse s'irrite et une contraction de l'utérus empêchera l'opérateur de faire pénétrer plus avant le porte-caustique ainsi immobilisé. Il ne faudrait pas chercher à employer la violence, car on pourrait perforer l'organe.

Pour atteindre le point malade, il faut, quand l'utérus n'a pas encore été traité de cette façon, aller d'abord, avec la sonde, jusqu'au fond de l'utérus, bien surveiller l'instrument et faire les corrections nécessaires. Aussitôt la sonde retirée, on introduit le porte-caustique. Pour obtenir une cautérisation légère, on laissera simplement l'instrument en place; si l'on veut agir plus énergiquement, on imprimera au porte-caustique des mouvements de demi-rotation et des mouvements de retrait et de progression alternatifs. L'instrument restera deux à quatre minutes dans l'utérus, suivant l'effet à obtenir : puis, on lavera le vagin à l'eau froide, et on y introduira un tampon d'ouate, que la malade retirera elle-même le lendemain matin au moyen du fil qui entoure le tampon.

Si l'hyperesthésie dure longtemps, on emploiera les douches froides.

La première fois on ne cautérisera que le col, et ce n'est que lorsque l'utérus semble moins sensible, qu'on ira plus avant. Une cautérisation étendue de la cavité utérine donne chaque fois lieu à des crampes qui sont dans certains cas légères et passagères, mais peuvent devenir plus fortes et durer une demi-journée ou même un jour entier. Chaque cautérisation entraîne à sa suite une sécrétion muco-purulente, qui peut durer trois à cinq jours.

Après chaque cautérisation, la malade restera couchée en-

viron une heure, pour éviter les coliques. Si c'est une con-
sultante, elle devra rentrer, si possible en voiture et évitera
pendant toute la journée les fatigues corporelles..

Si, malgré tout, de violentes coliques se montrent :

> *Pr*. Opium huit centigr.
> Sucre blanc, 3 gr.

Mêlez et divisez en IV poudres. Une poudre toutes les demi-
heures (1, 2, 3, suivant les cas).

Au lieu de ce traitement, qui ne peut être mené à bien
que par un gynécologue très entendu, on pourra employer la
liqueur de Belloste ou le vinaigre de bois.

> *Pr*. Liqueur de Belloste (ou acide
> pyroligneux), 50 gr.
> (*Us. ext.*)

On en versera 4 gr. environ sur le col, à travers un spéculum en tube, et on badigeonnera la muqueuse cervicale
avec un petit pinceau.

Si l'inflammation a envahi toute la muqueuse utérine, on
versera la liqueur de Belloste dans la cavité utérine au
moyen d'un tube *ad hoc*. Lorsque le liquide caustique a été
évacué à travers le spéculum, on fera des irrigations vaginâ-
les répétées à l'eau froide, et on terminera par l'application
sur le col d'un tampon d'ouate muni d'un fil : ce tampon
sera retiré le lendemain matin. On se guidera sur la diminution de la sécrétion pour effectuer une seconde cautérisation : en général ce sera au bout de quatre à douze jours.

Le tanin est aussi utile dans la métrite chronique :

> *Pr*. Tanin pur, 10 gr.
> Mucilage de gomme adragante, 2 gr.
> Mie de pain, q. s.
> (*Us. ext.*)

Pour faire des bâtonnets.

Un bâtonnet épais de 2 1/2 à 4 millimètres est introduit
dans le canal cervical, quand l'inflammation est circonscrite
à la muqueuse du col : on laisse le bâtonnet en place, et on
renouvelle l'opération trois à huit jours après, en se guidant
sur la quantité de mucosités sécrétées.

Parmi les remèdes internes, on n'obtient de résultats qu'avec ceux qui excitent les contractions utérines, et provoquent le rétrécissement des vaisseaux sanguins, avant tout le *seigle ergoté* et l'*hydrastis canadensis*.

Le seigle sera employé hypodermiquement :

> *Pr.* Ergotine très pure, 5 gr.
> Eau dist., 14 gr.
> Glycérine pure, 2 gr.
> (*Us. ext.*)

Tous les deux jours, injecter une seringue pleine sous la peau de l'abdomen.

> *Pr.* Extrait fluide d'hydrastis canadensis, 25 gr.

2 à 4 fois par jour XX gouttes.

Dans les cas anciens qui ne tendent plus à s'exaspérer, les douches chaudes de 48° à 50° centigr. ont une excellente action sur un utérus fortement congestionné. Cette médication sera prudemment employée, car elle irrite localement et pourrait provoquer une inflammation qui compromettrait la guérison.

Les bains de siège tièdes de 35 à 38° c. avec frictions énergiques des parties mouillées ont une action plus mitigée; l'effet est calmant et résolutif.

Le enveloppements hydropathiques de Priessnitz n'ont aucun danger, irritent encore moins et calment énergiquement les douleurs; il faudra les changer toutes les 3 ou 4 heures.

L'*iode* a une efficacité plus grande en applications externes que pris à l'intérieur.

> *Pr.* Iodure de potassium, 4 gr.
> Glycérine pure, 30 gr.

De petits tampons trempés dans ce liquide seront placés sur le col le soir, et laissés pendant la nuit en place.

> *Pr.* Teinture d'iode, 15 gr.
> Glycérine pure, 15 gr.
> (*Us. ext.*)

On badigeonnera la paroi supérieure du vagin avec le liquide ci-dessus.

L'iodoforme a encore plus d'effet : on l'introduit sur un tampon d'ouate, à travers le spéculum tubaire, dans le vagin :

Pr. Iodoforme, 5 gr.
Tannin pur, 5 gr.
Glycérine pure, 50 gr.

2. Endométrite.

a. *Endométrite aiguë.*

Symptômes : fièvre, sentiment de pesanteur dans le bassin, douleurs dans la profondeur : le cathétérisme utérin est difficile. La portion vaginale est rougie, souvent livide, présente des érosions et souvent même des ulcérations profondes. Un écoulement caractéristique, d'abord clair, puis blanc jaunâtre, s'épanche de l'orifice utérin : le ténesme vésical s'observe dans tous les cas.

Le traitement général consiste en repos absolu, abstinence, et régularisation des gardes-robes.

S'il y a oligurie et ténesme intense, boissons gazeuses, Bilin, Giesshübl, Selters, avec ou sans lait. Si la sensibilité abdominale est très développée, enveloppements de Priessnitz.

Les saignées locales par scarification ou sangsues sont indiquées en cas de gonflement ou de sensibilité de l'utérus.

b. *Endométrite chronique,* à diviser en α) endométrite cervicale et β) endométrite utérine.

α) L'*endométrite cervicale* ou *catarrhe du col* existe souvent seul.

Symptômes : augmentation des sécrétions. Une sécrétion vaginale plus considérable ne se montre dans la règle que dans les cas où la cavité utérine elle-même, ainsi que le vagin sont atteints de catarrhe.

La sécrétion, d'abord incolore, transparente, gluante et épaisse, ne se liquéfie davantage qu'au moment des époques, avant ou après celles-ci, par suite de la congestion active de l'utérus.

Le traitement sera local. Dans la plupart des cas (la maladie est en général légère), cautérisation avec le nitrate d'argent, renouvelées seulement au bout de quatre à cinq jours, car les phénomènes réactifs n'auraient pas le temps de disparaître avant. L'effet produit est une contraction énergique et instantanée du col, provoquée par la cautérisation.

Dans les cas plus graves avec végétations folliculaires ou fongueuses, on n'obtient pas grand résultat avec le nitrate d'argent; il vaudra mieux cautériser de suite la muqueuse au Paquelin, après avoir enlevé les végétations au bistouri ou à la curette.

Dans les cas légers on évitera avant tout d'irriter l'utérus et surtout le col : on interdira le coït et toute fatigue, en régularisant en même temps les selles.

Localement, scarifications souvent répétées, pour combattre l'hypérémie, sectionner les vaisseaux et diminuer la turgescence : on obtient surtout de bons effets en scarifiant les follicules turgides.

Dans la règle, les ponctions seules ne suffisent pas à guérir un catarrhe cervical, et il faudra recourir à des cautérisations répétées avec un caustique faible, l'acide pyroligneux par exemple, qu'on verse sur le col, à travers un spéculum tubaire, et qu'on laisse quelques minutes en contact avec la muqueuse.

Ce traitement durera quelques semaines, et sera répété tous les jours : on arrivera ainsi à faire disparaître même des ulcères qui durent depuis longtemps.

L'effet est encore plus grand si on ajoute à l'acide pyroligneux pur de l'acide phénique à 3 ou 4 %.

Il est beaucoup plus difficile de soigner la muqueuse du canal cervical que celle du museau de tanche.

Si le canal est étroit, la cavité cervicale devra être dilatée, soit avec des pinces, soit avec des crochets. Malgré ces précautions, souvent le caustique n'entrera pas dans le canal cervical. Il faudra donc injecter le caustique, avec la seringue de Braun. Il sera encore plus facile d'employer de petits bourdonnets d'ouate avec lesquels on nettoiera la cavité : auparavant, on aura versé à travers le spéculum tubaire, la solution astringente sur les lèvres ulcérées du col.

Les caustiques à recommander sont : l'acide pyroligneux,

les solutions de nitrate d'argent ou de teinture d'iode, de perchlorure de fer, d'acide nitrique.

> *Pr.* Nitrate acide de mercure, 5 gr.
> Eau dist., 25 gr.
> Alcool, 25 gr.
> Acide nitrique concentré, 1 gr.
> (*Us. ext.*) (Liqueur de Belloste).

Les cas légers de catarrhe du col seront guéris de cette
façon, mais les cas graves avec végétations adénoïdes fongueuses résistent à tous les caustiques, même à l'acide nitrique et au thermocautère. En présence de cas difficiles de
ce genre, il faudra recourir à l'excision de la muqueuse malade.

β). *Endométrite du corps de l'utérus.* Cette affection s'attaque
à la cavité utérine tout entière, et non plus seulement au col.

Symptômes : il s'écoule du sang, rarement du pus, les hémorragies sont le symptôme le plus important ; en outre,
on observe des douleurs surtout à la période menstruelle, et
le cathétérisme est très mal supporté : les douleurs commencent déjà lorsqu'on touche l'orifice interne. On voit aussi
souvent apparaître des vomissements, des malaises, de la dyspepsie nerveuse, de l'anorexie, des gastralgies, du nervosisme,
une dépression caractérisée et des phénomènes hystériques.

Le traitement de cet état si préjudiciable à la santé des femmes, et qui peut amener la mort par hémorragie, demande à
être soigneusement institué par le médecin. Dans les cas légers, quand la muqueuse est encore peu modifiée, on se contentera de badigeonner à plusieurs reprises la cavité utérine
avec des solutions d'acide phénique au moyen du cathéter à
injections de C. Braun (avec double courant et robinet en
gutta-percha). Si le canal cervical est un peu large, la sonde
entrera facilement, mais, dans la règle, il sera nécessaire d'é-
largir le canal par des dilatateurs utérins volumineux ; on
fera ensuite dans la cavité utérine une irrigation d'un demi-
litre ou d'un litre de solution phéniquée à 3 % ou de sublimé à 1 00/00.

En général ce traitement est insuffisant et il faut enlever

la muqueuse malade par le râclage. Avant de procéder à cette opération, il faudra d'abord dilater le canal cervical avec des dilatateurs utérins de Hegar : de cette façon on pourra traverser le canal avec une curette de grosseur moyenne. Avant et après le râclage, la cavité utérine devra être soigneusement désinfectée au moyen du cathéter utérin de Braun ; on commence par les parois antérieure et postérieure, et on termine par les parois latérales.

A partir du troisième jour après l'opération, on fera, dans les cas légers quotidiennement ou tous les jours, un lavage phéniqué de la cavité utérine.

Dans le cas où des fongosités nombreuses prédisposent aux métrorragies, le râclage n'est que rarement efficace. On essayera dans la règle de s'opposer à la formation d'une muqueuse nouvelle par des injections de teinture d'iode.

Ces injections seront faites tous les deux jours, à partir du troisième jour après le râclage, au moyen d'une seringue de Braun pouvant contenir 3 gr. de liquide. On donnera en tout 2 à 10 injections : on n'atteindra ce dernier chiffre que dans les cas anciens d'endométrite fongueuse accompagnée de métrorragies profuses.

A chaque injection, on désinfectera à fond la cavité utérine.

Le râclage de la muqueuse malade sera fait avec beaucoup de prudence, pour éviter une perforation de l'utérus : ce dernier accident est toujours à craindre, car l'organe est ramolli.

La muqueuse sera surtout modifiée par les injections intra-utérines ; la plus grande prudence doit présider à leur emploi, car ces injections peuvent causer de graves désordres et même amener la mort.

Le col aura été dilaté au préalable avec les dilatateurs de Hegar.

Les liquides à recommander sont :

Le perchlorure de fer, la solution de nitrate d'argent, la teinture d'iode, l'acétate de plomb, les solutions d'alun, de tanin, d'acide phénique. L'alun et l'iode ont l'avantage de ne pas donner naissance à la coagulation des albuminates par précipitation : ces deux substances traverseront donc les canules les plus fines, ce qui n'est pas le cas avec les autres médicaments. La supériorité de la solution de nitrate, de la teinture d'iode et de la solution de perchlorure de fer, consiste dans leur effet caustique.

Dans ces derniers temps, l'irrigation de la muqueuse utérine et le râclage des fongosités sont devenus la base du traitement des métrites.

c. *Érosions et ulcères du col ou du museau de tanche.*

L'examen fait voir des points rouges foncés, un peu brillants, saignant facilement, excoriés, et de grandeur variable ; on en voit qui occupent une surface égale à celle que couvrirait une pièce de cinquante centimes et davantage. Ce sont là des phénomènes localisés décelant l'existence d'un catarrhe utérin généralisé ; ce dernier ne manque presque jamais. On s'en assurera en constatant la présence, à l'orifice, d'une goutte de liquide épais, filant et trouble, de nature muco-purulente. Ce dernier symptôme se retrouve toujours s'il y a des érosions et des ulcères sur le museau de tanche.

Les érosions et le catarrhe qui en est cause peuvent disparaître spontanément ; mais il ne faut pas compter sur cette terminaison, et l'on pensera de suite à instituer un traitement local. Il faudra recourir surtout à une cautérisation de l'érosion et du canal cervical avec le crayon de nitrate d'argent, introduit avec le porte-caustique de Chiari. (Voir, plus haut, *Métrite chronique.*)

Il est fort important de ne pas recommencer les cautérisations avant que la sécrétion muco-purulente qui suit chaque cautérisation ne se soit arrêtée ; les temps de repos dureront donc de 5 à 7 jours. Si l'on néglige cette précaution, la base et le pourtour de l'ulcération s'œdématieront facilement et la guérison sera retardée. Pour aider le traitement et accélérer la guérison, on fera des lavages vaginaux avec de l'eau à 32-35° cent.

Au lieu du crayon de nitrate on peut aussi employer la liqueur de Belloste (qu'on introduira par le tube du spéculum sur le col, qui en sera baigné pendant 3 à 5 minutes), ou l'acide pyroligneux (même procédé), ou la pâte de Vienne

en bâtonnets. Ce dernier procédé s'adresse aux ulcères rebelles; mais ici, on se trouvera surtout bien de l'emploi du
thermocautère, suivi d'un lavage prolongé à l'eau froide.
Pour terminer l'opération, on place un tampon d'ouate sur le
col; ce tampon sera retiré au bout de 12 heures environ au
moyen du fil dont il est entouré.

Les badigeonnages suivants sont aussi de quelque effet :

> *Pr.* Tanin pur, 2 gr.
> Glycérine pure, 20 gr.
> (*Us. ext.*)

> *Pr.* Teinture d'iode, 10 gr.
> Teinture de noix de galles, 10 gr.
> Iode métalloïde, cinquante centigr.
> (*Us. ext.*)

Les *végétations fongueuses*, dont l'aspect est framboisé, la couleur rouge foncé, et qui saignent facilement, seront détruites au
moyen de cautérisations énergiques au nitrate. Si l'on n'obtient
pas de résultat, on aura recours au thermocautère ou à l'acide
chromique; cette dernière substance sera maniée avec la plus
grande prudence, car on a pu observer des intoxications très
graves dans plusieurs cas. Il faut ici se servir avec précaution des caustiques énergiques, surtout chez les nullipares dont
le canal cervical est étroit, faute de quoi on pourrait s'exposer
à provoquer des rétrécissements de l'orifice externe ou même
du canal cervical tout entier.

Les végétations fongueuses et adénoïdes de la muqueuse
du col, surtout si elles sont très développées, résistent souvent à tous les caustiques : l'acide nitrique fumant, le cautère actuel, ne les fait que difficilement entrer en régression.
Dans les cas de ce genre, quand les végétations ont un caractère franchement adénoïde, il sera préférable de faire
l'excision de la muqueuse malade.

Carcinome utérin.

Le cancroïde superficiel se reconnaît sans difficulté, grâce
à ses végétations irrégulières, croissant très rapidement,
ayant l'aspect de choux-fleurs, et se putréfiant aisément.

Toute végétation dont la base est large est cancéreuse. Le nodule cancéreux est bien plus difficile à diagnostiquer, car on ne le distinguera d'un myome du col, avec lequel on le confond souvent, que grâce à sa consistance plus molle et à l'infiltration du voisinage.

Le carcinome se reconnaît du reste facilement quand il est ulcéré. Un écoulement d'odeur pestilentielle, sanieux et mélangé de sang s'échappe du vagin : l'ulcération sera aisément reconnaissable à ses proliférations mamelonnées et en voie de putréfaction.

Le chirurgien s'ingéniera à extirper radicalement la tumeur. Si la portion vaginale seule est atteinte, on recourra à l'extirpation simple ; c'est le cas le plus fréquent quand le cancroïde est de date récente. On amputera le col par le vagin : l'opération sera bien plus ardue, si le néoplasme a envahi les tissus qui entourent le col.

On ne négligera jamais, dans le traitement palliatif, auquel on est presque toujours forcé de recourir, de pratiquer une désinfection minutieuse, de soutenir les forces de la malade et d'éviter les fatigues physiques et morales.

S'il y a des hémorragies profuses, repos au lit, injections de permanganate de potasse au dixième, d'acide phénique à 5 sur 400 d'eau, de solution de perchlorure de fer (6 sur 400). En outre, tamponnement ou cautérisations.

A la clinique de C. Braun de Fernwald, on se sert presque toujours, soit directement soit après raclage préalable à la curette, des applications du liquide suivant :

> *Pr.*   Brome, 2 gr.
> Alcool pur, 10 gr.
> (*Us. ext.*)

On dépose les bourdonnets d'ouate sur la surface de l'ulcère et on les laisse en place, en les recouvrant de tampons ordinaires. Les parties saines seront protégées au moyen de tampons simples saupoudrés ou non de benzoate ou de carbonate de soude. Dans ces derniers temps, on a cherché à remplacer le brôme par le phénol iodé.

Pr. Iode métalloïde, 5 gr.
Acide phénique concentré pur, 20 gr.
(*Us. ext.*)

A placer, au moyen d'ouate de Bruns, sur le col et dans le canal cervical.

En cas d'insomnie et de douleur, narcotiques.

En cas de vomissements, pilules de glace, eau gazeuse, eau de laurier-cerise avec ou sans morphine.

En cas d'hémorragies : élixir acide de Haller, acide tartrique, jus de citron.

Injections vaginales désinfectantes :

Pr. Chlorure de chaux, 2 à 8 gr.
Eau, 400 gr.
(*Us. ext.*)

Pr. Goudron de hêtre, 25 gr.
Mucilage de gomme arabique, 25 gr.

Mêlez et ajoutez :

Eau dist., 500 gr.
(*Us. ext.*)

Pour injections.

Si les douleurs sont intolérables, on aura de fort bons résultats avec :

Pr. Chlorhydrate de morphine, dix à
vingt centigr.
(ou teinture aqueuse d'opium, vingt centigr.)
Beurre de cacao, q. s.

Pour faire six à huit suppositoires; 1 à 3 par jour.

Métrorragie.

Il faut avant tout reconnaître la cause : adénome, fibrome,

carinome, polypes, restes de placenta, involution insuffisante de l'utérus. Le repos au lit, des boissons rafraîchissantes, des compresses trempées d'eau froide sur l'abdomen, des injections d'alun, 10 sur 400 d'eau distillée, etc., donneront de bons effets.

> Pr. Solution de perchlorure de fer, 1 gr.
> Eau dist., 10 gr.
> (*Us. ext.*)

On injectera quelques gouttes de la solution tiède dans la cavité utérine, au moyen de la seringue de Braun.

> Pr. Infusion de seigle ergoté,
> 6 gr., sur 160 gr. eau.
> Teinture de cannelle, 5 gr.
> Sirop de framboises, 25 gr.

Tous les quarts d'heure une cuiller à soupe.

> Pr. Extrait hémostatique, 2 gr.
> Eau dist., 15 gr.
> (*Us. ext.*)

Pour injections.
Injecter une seringue de Pravaz pleine dans le tissu cellulaire sous-cutané.
S'il y a collapsus :

> Pr. Teinture de Bestucheff, 15 gr.
> Éther acétique purifié, 8 gr.

Toutes les demi-heures, 15 à 20 gouttes.

> Pr. Solution de perchlorure de fer, 50 gr.
> Eau dist., 500 gr.
> (*Us. ext.*)

Pour injecter dans la cavité utérine.
Si les hémorragies sont profuses, on tamponnera au

moyen de charpie ou d'ouate trempée dans le liquide ci-dessus, en se servant du spéculum : il ne faudra pas laisser le tampon trop longtemps en place.

En cas d'hémorragies foudroyantes, par suite de grandes ulcérations cancéreuses du col, si les méthodes ci-dessus se montrent insuffisantes, on recourra à :

Pr.   Solution de perchlorure de fer, 60 gr.
         (Us. ext.)

Le liquide caustique sera introduit à travers un spéculum sur le col, et laissé en place pendant quelques minutes, puis on tamponne le vagin avec des bourdonnets d'ouate.

La forme hyperplasique de l'endométrite chronique se distingue des autres par les métrorragies. On commencera par dilater le canal cervical avec des instruments *ad hoc*, puis on fera un raclage à la curette, suivi d'injection de teinture d'iode diluée. A partir du 3ᵉ jour après le raclage, on injectera, tous les deux jours, sur la muqueuse fraîchement reconstituée, de la teinture d'iode diluée, avec la grande seringue de Braun, qui contient 3 grammes. En tout, on fera de 2 à 12 injections.

Avant chaque injection, la cavité utérine sera détergée et désinfectée.

Après le raclage, l'opérée restera au lit pendant plusieurs jours : chaque injection iodée exige un repos consécutif de plusieurs heures.

On pourra aussi combattre les métrorragies en cautérisant la muqueuse utérine avec du nitrate d'argent, au moyen du porte-caustique de Chiari.

On donnera en outre à l'intérieur :

Pr.   Ergotine pure, 4 gr.
         Eau de menthe poivrée, 75 gr.
         Eau dist., 75 gr.
         Sirop de cannelle, 20 gr.

Toutes les heures 1 à 2 cuillers à bouche.

Cette potion est surtout utile dans les métrorragies puerpérales par suite d'inertie de l'utérus.

Pr. Extrait hémostatique, 5 gr.
Saccharure de carbonate de fer, 6 gr.
Poudre et extrait de gentiane, q. s.

Pour faire 30 pilules : 2 pilules toutes les trois à quatre heures.

Pr. Perchlorure de fer, 1 gr. 50.
Eau dist., 180 gr.
Sirop d'écorces d'oranges, 25 gr.

Une cuiller à soupe toutes les deux heures.

Pr. Extrait hémostatique, 4 gr.
Saccharure de carbonate de fer, 4 gr.
Extrait de pissenlit.
Poudre de rhubarbe, q. s.

Pour faire 60 pilules de vingt centigr. chaque ; 2 à 3 pilules le matin, à midi et le soir.

Pr. Ergotine pure, 3 gr.
Lactate de fer, 5 gr.

Divisez en dix doses ; 3 poudres par jour, à prendre par intervalles de trois à quatre heures.

Pr. Ergotine, 2 gr.
Sucre de lait, 2 gr.

Mêlez et divisez en VI poudres ; 2 à 4 par jour.

III. Maladies du tissu cellulaire et du péritoine pelviens.

1. *Périmétrite ou pelvipéritonite.*

Fièvre élevée (39 à 40°), douleurs vives : on voit apparaître dans le pourtour du col des masses d'abord pâteuses qui deviennent dures en 2, 3 ou 4 jours. Si ces tuméfactions envahissent le bassin, dans divers sens, ou si des tuméfactions diffuses se montrent dans le petit bassin à côté, en avant ou en arrière de l'utérus, on est en présence d'une périmétrite, ou exsudat péri-utérin.

2. *Paramétrite.*

On la distingue de la pelvipéritonite :

1º Par les phénomènes initiaux, moins inquiétants (la fièvre est plus faible, par exemple).

2º Par l'absence de grandes douleurs à la pression dans la région abdominale, l'absence de météorisme : dans la périmétrite, chaque attouchement des parois du ventre dans le voisinage des organes du petit bassin est fort douloureux.

Le traitement de ces deux affections est, pour bien des points, le même et sera dirigé contre les trois stades successifs ci-dessous.

1er stade, *inflammation aiguë;*

2e stade, *exsudat solidifié;*

3e stade, *formation d'abcès.*

1º *Le traitement* du premier stade sera *antiphlogistique.*

Les saignées locales sont surtout indiquées dans la pelvipéritonite : on posera 8 à 12 sangsues sur la paroi abdominale, à l'endroit le plus rapproché du foyer inflammatoire, dans la région inguinale par exemple, si on y trouve les plus fortes douleurs et un exsudat appréciable, ou encore sur le périnée, à la surface interne des cuisses, s'il y a une inflammation du plancher du bassin.

Si l'affection se développe au moins quinze jours après les couches, et qu'elle ne soit pas en relation avec un trouble d'origine puerpérale, que le mal soit exactement localisé, et qu'enfin le col ou l'utérus entier prennent part au processus, les sangsues seront placées sur la portion vaginale.

Une saignée un peu copieuse diminuera beaucoup les douleurs.

On se guidera sur l'état général de la patiente, et on placera 5 à 10 sangsues sur le col qui est hypérémique et gonflé ; si les douleurs recommencent plus tard, on recourra de nouveau aux hirudinées.

La scarification, déjà décrite, est un procédé tout aussi efficace, et les applications de glace seront d'un fort bon effet

surtout en cas de pelvi-péritonite, car les douleurs diminueront rapidement.

Le repos absolu sera nécessaire. Les genoux de la malade
seront soutenus, l'abdomen placé en relâchement sera couvert
d'un linge mouillé plié en quatre ou en six. Par-dessus une
vessie de glace de taille moyenne.

S'il n'y a pas de constipation, on donnera pendant 4, 6,
8 jours, plusieurs fois par jour :

> *Pr.*   Opium, cinquante centigr.
> Sucre blanc, 5 gr.

Divisez en dix poudres : une poudre à la fois.

On donnera aussi de la morphine, un à trois centigrammes,
en injections hypodermiques ou à l'intérieur.

Le stade aigu passé, les malades continueront à se tenir
tranquilles et entretiendront la régularité des selles.

Dans ce but, on ne se servira que de laxatifs légers : sels
alcalins, huile de ricin, rhubarbe.

Souvent, on n'aura pas besoin d'autre traitement, quand
la fièvre et l'exsudat ont été modérés. Dans ces derniers cas,
on conseillera, une fois les premières douleurs violentes dis-
parues, au lieu d'enveloppements froids, des enveloppements
tièdes de Priessnitz, et on surveillera les garde-robes. L'exsudat disparaît parfois au bout de 10 à 15 jours.

2° Le *traitement* du second stade (*exsudat solidifié*), consiste à provoquer la résorption des masses épaisses dont on
a reconnu l'existence.

On continuera les enveloppements de Priessnitz et on
prescrira en outre des bains chauds et des bains de siège, à
35° environ.

Les bains ne seront donnés que dans les cas où la malade,
en remuant les jambes, ne sent pas de douleurs dans le bassin et lorsqu'elle n'a pas de fièvre.

Quand la marche de l'affection est chronique, avec des
poussées fébriles incessantes, les toniques, les vins de quinquina, de Malaga, les vins ferrugineux, les autres martiaux,
un régime approprié et une bonne hygiène sont indiqués.

Comme traitement local, injections tièdes ou chaudes

dans le vagin, la malade étant couchée sur le dos (**un à quatre litres à la fois**), une ou plusieurs fois par jour. On commence avec de l'eau à 35° environ, et on monte de 2 degrés chaque jour, si la malade le supporte, jusqu'à 48° environ. Ces lavages font l'effet d'un massage léger : en outre, on se servira de draps de Priessnitz, de bains de siège et de bains complets.

Les médicaments les plus utilisés sont les préparations iodées.

> *Pr.*   Iodure de potassium, 3 à 5 gr.
> Beurre de cacao, q. s.
> (*Us. ext.*)

Pour faire dix suppositoires vaginaux.
Mettre tous les jours un suppositoire dans le vagin.

> *Pr.*   Iodure de potassium, 3 gr.
> Iode métalloïde, cinquante centigr.
> Onguent émollient, q. s.
> (*Us. ext.*)

Pour faire dix suppositoires à introduire dans le rectum.

> *Pr.*   Iodure de potassium, 4 gr.
> Glycérine pure, 30 gr.
> (*Us. ext.*)

Des tampons d'ouate trempés dans ce liquide seront introduits dans le vagin et retirés le lendemain matin au moyen du fil qui les entoure.
A l'intérieur on donnera :

> *Pr.*   Iodure de potassium, 3 gr.
> Eau dist., 150 gr.
> Sirop de framboises, 25 gr.

Le matin, à midi et le soir une cuiller à soupe.

> *Pr.*   Iodoforme pur 2 gr.
> Glycérine pure, 20 gr.
> Huile volatile de menthe poivrée, six gouttes.
> (*Us ext.*)

Mêlez très exactement.

> *Pr.* Iode métalloïde, quarante centigr.
> Iodure de potassium, 2 gr.
> Glycérine pure, 50 gr.
> (*Us. ext.*)

Pour frictions abdominales.

On pourra aussi faire des badigeonnages du col, de la voûte vaginale, ou encore des parois abdominales, avec :

> *Pr.* Teinture d'iode, 20 gr.
> Glycérine pure, 20 gr.
> (*Us. ext.*)

La résorption sera aidée par des irrigations vaginales journalières et des enveloppements de Priessnitz.

Les mouvements péristaltiques de l'intestin doivent être excités par de grands clystères avec de l'eau ou de l'huile très chaudes : la température élevée et la distension mécanique produisent ici le meilleur effet.

Le *massage des organes du bassin* est ici de la plus grande utilité, surtout s'il y a d'anciennes adhérences et des exsudats indolents. Aussi longtemps qu'il y a des mouvements fébriles, on ne massera pas, mais on interviendra quand les masses exsudées donnent lieu depuis des années à des douleurs vives et rendent l'existence insupportable.

On introduira l'index dans le vagin ou le rectum jusqu'au point malade; avec l'autre main, on pressera sur les parois abdominales de façon à chasser l'exsudat contre le doigt introduit dans le rectum ou le vagin. On traitera d'abord la périphérie de l'exsudat.

. Dans le troisième stade, s'il y a un abcès, il faudra livrer passage au pus et désinfecter chirurgicalement. Il ne faudra pas trop se hâter d'intervenir : l'ouverture se fera de préférence par la paroi postérieure du vagin : c'est le point le plus déclive.

En cas de proéminence d'un point de la paroi abdominale, avec rougeur et fluctuation manifestes, on pourra sans danger faire une incision en ce point. En ce cas, il sera très utile de sectionner les parois au-dessus et un peu en dehors du milieu du ligament de Poupart.

Le doigt sera introduit à travers l'incision dans la cavité de l'abcès, puis on déterge cette cavité avec une solution phéniquée faible, ou une solution de permanganate de potasse ; on place ensuite un drain dans la plaie.

S'il y a des masses anciennes ayant envahi le petit bassin, surtout entre le rectum et le vagin, on appliquera des suppositoires (voir la formule ci-dessus), avec de l'iode et de l'iodure de potassium, ou encore :

> *Pr.*   Onguent napolitain, 5 gr.
> Beurre de cacao, q. s.

Pour faire cinq suppositoires, à introduire dans le rectum.

IV. Maladies des ovaires.

1. *Oophorite.*

Constatation de l'existence d'un corps circonscrit, sensible, épaissi, dans la région ovarienne ; cette constatation est possible par l'extérieur et par le vagin.

Le traitement exige un repos complet de l'organe atteint. Avant tout, la malade gardera le lit et s'abstiendra de rapports sexuels ; on régularisera les selles et la miction. Les douleurs internes seront calmées par des antiphlogistiques (tubes de Leiter, vessie de glace, etc.).

Dans d'autres cas, enveloppements de Priessnitz pendant longtemps, badigeonnages de teinture d'iode, vésicatoire. — Quand ces phénomènes aigus auront cessé, on donnera des bains de siège ou des bains complets de 35° environ, on prescrira des fortifiants et une nourriture saine. Il ne faut pas oublier d'agir contre les inflammations des muqueuses s'il y a lieu, surtout en cas de gonorrhée. Les douleurs diminueront aussi rapidement, si les organes sexuels sont flasques, par l'application d'un pessaire annulaire, en caoutchouc durci, de Mayr.

2° *Kyste de l'ovaire.*

Une fois la ponction du *kyste* faite, on pourra essayer de

faire disparaître la tumeur par des remèdes appropriés, si l'on ne veut pas opérer radicalement ou qu'on désire faire un dernier essai, avant de se décider à l'ovariotomie.

> *Pr,* Teinture d'iode, 4 à 10 gr.
> Iodure de potassium, 3 à 5 gr.
> Eau dist., 50 gr.

Les médicaments résolutifs, tels que l'iode, le brome, le mercure et leurs dérivés n'ont, il est vrai, qu'une influence fort contestable, et il faudrait arriver à des doses préjudiciables à l'organisme pour obtenir un résultat. Le kyste n'étant pas influencé par le retour d'âge ou la croissance de la malade, il est de toute nécessité de faire l'opération radicale (ovariotomie).

CLINIQUE ET CONSULTATION.

DU

Professeur Dʳ Joseph Gruber.

Othématome.

(Gonflement de la conque de l'oreille avec tension, élévation locale de la température, exsudat sanguin entre le cartilage et le périchondre, ou encore hémorrhagie dans l'intérieur même du cartilage).

Traitement. Donner issue aux liquides par ponction ou incision : si l'exsudat est coagulé, bandage compressif ; on placera d'abord de l'ouate entre la conque de l'oreille et les tempes, puis un tampon d'ouate sur l'oreille et par-dessous des bandes serrées faisant le tour de la tête. En cas d'othématome traumatique au début, antiphlogistiques, cataplasmes avec eau de Goulard ou tubes de Leiter. Dans les cas chroniques, massage, badigeonnages de teinture d'iode, avec ou sans addition de teinture de noix de galle ou de laudanum en parties égales.

Eczéma de l'oreille externe.

Dans les cas aigus, badigeonnages à la glycérine, la vaseline, la crème céleste, ou :

> *Pr.* Glycérine pure, 50 gr.
> Poudre d'amidon, 10 gr.
> (*Us. ext.*)

Chauffer jusqu'à consistance molle, étendre la pâte sur une petite compresse et appliquer localement.

Pr.   Oxyde de zinc, vingt centigr.
        Onguent émollient, 10 gr.
            (*Us. ext.*)

Pr.   Acide borique, 5 gr.
        Paraffine, 10 gr.
        Cire blanche, 10 gr.
        Huile de ricin, 30 gr.
            (*Us. ext.*)

Comme ci-dessus.

Pr.   Acide borique, 5 à 10 gr.
        Ajouter un tout petit peu de glycérine,
        Paraffine, 25 gr.
        Cire blanche, 25 gr.
        Huile d'olives q. s. pour faire un onguent mou
            comme ci-dessus.
            (*Us. ext.*)

Pr.   Emplâtre diachylon d'Hebra, 50 gr.
comme ci-dessus.
            (*Us. ext.*)

Pr.   Onguent d'oxyde de zinc benzoïque, 50 gr.
            (*Us. ext.*)

Seul ou en parties égales avec les deux formules qui précèdent.

En cas d'insuccès, frictions au savon vert pour faire disparaître les efflorescences ; on recouvrira les parties macérées avec des corps gras. Au début de la desquamation, huile de cade :

Pr.   Huile de cade, 5 gr.
        Glycérine, 2 gr.
        Onguent émollient, 20 gr.
            (*Us. ext.*)

Dans les cas légers :

Pr.   Sulfate de zinc, vingt-cinq centigr.
        Glycérine, 20 gr.
            (*Us. ext.*)

Badigeonnages au nitrate d'argent à 1 ou 2 %. S'il y a sténose du conduit auditif externe, dilatation prudente au laminaria.

Traiter l'état général, s'il y a lieu. Les scrofuleux prendront de l'huile de foie de morue à l'intérieur, ou même en applications externes, quelquefois additionnée d'iode métalloïde (1 $^{00}/_{00}$). Les rachitiques seront dirigés sur Hall, Kreuznach etc.

En cas d'anémie :

> *Pr.* Phosphate de fer, 30 gr.
> Phosphate de chaux, 30 gr.

Trois fois par jour une pointe de couteau.
On donnera aussi le fer et l'arsenic mélangés.

> *Pr.* Liqueur de Fowler, 30 gr.
> Teinture de malate de fer, 30 gr.

A prendre par gouttes.

Eaux de Roncegno ou de Levico (tous les jours une à quatre cuillers à soupe dans un verre d'eau sucrée). Séjour à la campagne, régime fortifiant. En cas de gastrite, séjour à à Carlsbad, Vichy, Marienbad, etc.

Herpès de l'oreille.

Apparition de vésicules, fièvre, douleurs rhumatoïdes dans la région du pavillon, qui sera envahie en partie ou en totalité, suivant le filet nerveux intéressé.

En cas de douleurs vives, compresses d'eau de Goulard ou :

> *Pr.* Onguent diachylon, 25 gr.
> Extrait aqueux d'opium, 25 gr.

A étendre sur des compresses qu'on appliquera *loeo dolenti.*

Ne jamais chercher à ouvrir les vésicules ; s'il y a ulcération, iodoforme.

Otite externe furonculeuse.

(Inflammation circonscrite, se terminant par abcès, siégeant dans le derme et le tissu cellulaire sous-dermique, et causée par la pullulation de spores).

Au début de l'hypérémie, scarifications pour diminuer la tension, sur la partie du tube auditif atteinte. La section doit atteindre le périoste ou le périchondre; puis, insufflations d'iodoforme.

Si le malade est pusillanime, on emploiera les amandes (1) de Gruber, que le professeur fait préparer avec de la gélatine, et qui contiennent des médicaments variés. On laisse ces amandes en place jusqu'à ce qu'elles aient fondu (il faut quelquefois trente-six heures pour atteindre ce but).

On prescrit des amandes à l'opium, à la morphine, au tanin au sulfate de zinc, à l'iodoforme, etc.

Pr.   Amandes gélatineuses, chacune contenant :
   Chlorhydrate de morphine, un centigr.
   (ou chlorhydrate de cocaïne, un centigr.)

Avant d'introduire les amandes, lavage du méat avec une solution d'acide phénique à 1 %.

Si le conduit auditif est incrusté « de corps étrangers » (masses épidermiques, cérumen, pus concrété etc.), laver avec :

Pr.   Carbonate de soude, vingt centigr.
   Eau dist., 10 gr.
   Glycérine, 2 gr.

Verser quelques gouttes tièdes, dans l'oreille.

Pour éviter la récidive par inoculation de spores en d'autres points, on fait suivre le] lavage d'une stérilisation du conduit auditif avec :

Pr.   Sublimé corrosif, deux centigr.
   Alcool rectifié, 30 gr.

---

(1) Amygdalæ aurium.

En verser 1/2 cuiller à café dans l'oreille.
En cas de grandes douleurs, instillations tièdes avec :

Pr. Têtes de pavot, 10 gr.
Faire cuire dans eau, q. s.

pendant une demi-heure, pour obtenir :

Colature, 80 gr.;

et ajoutez :

Laudanum de Sydenham, 2 gr.
(*Us. ext.*)

Toutes les demi-heures, une instillation tiède.

Pr. Acétate de morphine, dix centigr.
Acétate basique de plomb, dix centigr.
Eau dist., 50 gr.
(*Us. ext.*)

Des bourdonnets imbibés de ce liquide seront introduits dans le conduit auditif, puis on sèche et l'on met du coton.

Les bains locaux de Tröltsch sont très utiles : un tampon d'ouate, imbibée d'eau chaude, sera introduit dans l'oreille malade, la conque tournée vers le haut ; renouveler le bain selon les besoins.

En outre :

Pr. Acétate de morphine, cinq centigr.
Eau dist., 50 gr.

Pour instiller dans l'oreille.

Pr. Extrait thébaïque, 20 gr.
Eau dist., 20 gr.
(*Us. ext.*)

Pour instillations.

Pr. Chlorhydrate de cocaïne, cinquante centigr.
Eau dist., 10 gr.
(*Us. ext.*)

Pour instillations.
Comme analgésique :

Pr.   Chlorhydrate de morphine, dix centigr.
        Onguent émollient, 10 gr.
          (*Us. ext.*)

Pour frictions, avec gros comme un pois, autour de l'oreille atteinte.

Pr.   Chloroforme, 30.
          Huile de jusquiame, 30 gr.
            (*Us. ext.*)

Pour frictions dans le voisinage de l'oreille.

Pr.   Vératrine, quinze centigr.
          Glycérine pure, 20 gr.
            (*Us. ext.*)

Pour frictions dans le voisinage de l'oreille, avec un tampon d'ouate.

Pr.   Sulfate de zinc, quinze centigr.
          Eau de cerises noires, 50 gr.

3 fois par jour dix gouttes dans l'oreille.

Les proliférations naissant dans les cavités furonculeuses, une fois l'abcès ouvert, devront être détruites avec le nitrate d'argent.

En cas d'otite externe chronique, bains locaux tièdes et prolongés avec du sulfure de potassium en solution aqueuse à 1 %; en outre :

Pr.   Acétate basique de plomb, 1 gr.
          Eau dist., 50 gr.

          (*Us. ext.*)

A verser tiède dans l'oreille.

En outre, sulfate de zinc, sulfate de cuivre, tanin et solutions ou en bougies à la gélatine.

Otite externe diffuse.

Inflammation généralisée à tout le derme du conduit auditif externe, amenant souvent l'occlusion du conduit par gonflement : cette affection se développe à la suite de maladies infectieuses, de suppurations profuses provenant de l'oreille moyenne, ou enfin par action médicamenteuse (alcool rectifié. *Us. ext.*)

Dans l'otite diffuse ordinaire, on pourra utiliser tous les remèdes décrits à propos de la furonculose.

Dans l'otite par maladie infectieuse, il y a danger de mort en cas de gangrène du derme : il faudra par conséquent débuter par une large incision permettant au pus de s'écouler et placer un drain fenêtré.

Otite externe parasitaire.

(Inflammation du derme par suite de proliférations parasitaires).

On trouvera fréquemment des revêtements verdâtres ou noirâtres, semblables à des moisissures, envahissant le conduit auditif : on rencontera aussi des bouchons de cérumen ou de spores, des masses épithéliales, du pus desséché : on peut souvent se débarrasser de tous ces amas, ainsi que du sac épidermique qui les enveloppe, et qui les unit aux parois du conduit et au tympan, par les lavages à la seringue. Les masses contiennent les aspergillus nigricans et flavescens, le mucor mucédo et d'autres mucédinées. La douleur devient souvent intense par suite de la prolifération du mycelium de l'aspergillus qui pénètre dans le chorion.

Traitement. Lavage minutieux à la seringue, avec une solution d'acide phénique à 1 %, puis insufflations d'acide borique en poudre, de façon à remplir le méat. Quand le derme sera moins sensible (au bout de quelques jours), instillations d'alcool absolu, additionné ou non de sublimé ; de cette façon, on stérilise le milieu de culture et l'on s'oppose aux récidives. L'étiologie joue ici un rôle : il faut s'enquérir par conséquent si la maison d'habitation du malade n'est pas humide, s'il a eu des suppurations de l'oreille, etc.

Accumulation de cérumen.

Ramollissement du bouchon avec de l'huile tiède ou de la glycérine.

Pr. Bicarbonate de soude, cinquante centigr.
       Glycérine, 5 gr.
       Eau dist., 20 gr.
       (*Us. ext.*)

Verser ce liquide tiède dans l'oreille et l'y laisser pendant un quart d'heure.

Si le bouchon est ramolli (ce qui se reconnaît souvent à une aggravation de la surdité, ce dont il ne faut pas négliger d'avertir le malade) on fera sortir les masses obturantes en lavant le conduit au moyen d'une seringue anglaise remplie d'eau tiède légèrement phéniquée. Prendre le plus grand soin à injecter de telle façon, que le grand axe de la seringue soit perpendiculaire à la paroi crânienne, avec une très légère inflexion de l'instrument vers le haut. La conque, de même que dans l'otoscopie, sera énergiquement attirée en haut, en arrière et en dehors. Chaque fois que la seringue est vide, on regarde au miroir si le cérumen est parti. On n'injectera pas plus de 2 à 3 fois; si le bouchon tient trop solidement, il faudra instiller le liquide ci-dessus. On s'exposerait, en agissant trop brutalement, à donner au malade une myringite.

Prurit du conduit auditif externe.

Pr. Nitrate d'argent, 1 gr.
       Eau dist., 25 gr.
       (*Us. ext*)

Pour badigeonnages du conduit.

Pr. Onguent émollient, 10 gr.
       Onguent de céruse, 10 gr.
       (*Us. ext.*)

Pour badigeonnages.

Pr. Précipité blanc, dix centigr.
       Onguent émollient, 10 gr.
       (*Us. ext.*)

Corps étrangers du conduit auditif.

Les animaux vivants entrés dans l'oreille (cancrelats, araignées, etc.), seront tués au m oyen d'alcool ou d'huile. Puis on les enlève au moyen d'injections.

Si on a affaire à d'autres corps étrangers, des haricots, des perles, des cailloux, des noyaux de cerise, etc., il est aussi indiqué, si l'entourage n'a pas encore fait de tentatives d'extraction, de seringuer énergiquement le conduit auditif à l'eau tiède, car on réussira à coup sûr. Il faut éviter tout emploi d'instruments extracteurs à moins qu'on n'ait affaire à des corps très faciles à extraire, des brins de paille, des rognures de crayons, etc.

Si l'entourage a déjà fait des efforts d'extraction avant de s'adresser à un médecin, l'opératien devient difficile et quelquefois impossible, car souvent le corps étranger a été chassé dans la profondeur et se trouve encastré dans l'isthme du conduit auditif externe.

S'il n'y a pas de réaction inflammatoire provenant de la déchirure de la membrane qui tapisse le conduit, il faudra essayer des injections à la seringue. Il n'y a pas lieu d'employer la force, à moins que des phénomènes méningés n'obligent à une intervention. Il est bien connu, en effet, que des corps étrangers peuvent rester pendant des années sans danger dans le conduit ; d'autres fois, ils seront spontanément expulsés pas une réaction de la membrane ; d'autres fois enfin, une fois le gonflement disparu, si le malade penche la tête, le corps étranger sortira de lui-même. Si l'on est forcé d'intervenir, il faut tâcher de briser en morceaux le corps étranger ; si ce dernier est dur et combustible (grains de café, perles en bois, etc.), on y creusera une petite ouverture avec le galvanocautère, et dans l'ouverture on pourra introduire des instruments extracteurs.

Si le corps étranger est poreux et rude au toucher, on procèdera comme suit : une petite bande de toile solide est enduite de colle liquide, à une extrémité, puis on l'applique solidement sur le corps étranger, et quand la colle est bien sèche, on fait sur la toile des tractions sans secousses. Des corps étrangers formés d'une masse susceptible de germer et entourés d'une enveloppe (petits pois, haricots), pourront être ramollis à l'eau chaude : ceci obtenu, on déchire l'enveloppe et on exprime le contenu qui sera ensuite facilement extrait. Les corps qui perdent de leur volume en perdant de leur eau de composition, seront traités par l'instillation d'alcool absolu.

Dans les cas désespérés, l'inflammation réactive provoque l'accumulation de pus en arrière du corps étranger, des phénomènes méningitiques font craindre une issue fatale, le corps étranger enfin résiste à toutes les tentatives d'extraction. Il faut alors détacher d'arrière en avant le pavillon, en laissant un pont en avant, puis on sectionne le cartilage du méat auditif, pour mieux arriver à faire l'extraction. Dans les cas où le pus a déjà envahi l'apophyse mastoïde, quand on craint une rupture des parois avec irruption du pus dans la cavité crânienne ou entre les couches musculaire du cou, ou trépanera de suite l'apophyse.

Rupture du tympan.

Étiologie : coup sur l'oreille, secousse violente par saut, chute, détonation, excès de tension pendant l'application du procédé de Valsalva, ou de la douche d'air, etc., enfin lésion directe par corps durs.

Symptômes : audition diminuée, bourdonnements d'oreille, hyperesthésie acoustique. A l'otoscope, on voit des déchirures partant en général comme des rayons de l'insertion du manche du marteau, et se terminant en pointe ; plus rarement, on observe des déchirures concentriques ou irrégulières. Les bords de ces déchirures sont toujours marqués par un peu de suffusion sanguine.

Traitement. Extraire les corps étrangers, ne jamais employer de médicaments liquides ou pulvérulents, se garder surtout de lavages à la seringue, ce qui pourrait occasionner des douleurs violentes et provoquer une otite moyenne purulente aiguë. On ferme le conduit avec un bourdonnet antiseptique. Si la douleur est vive, pommade morphinée (voir *Ot. ext. circonscrite,*), ou sangsues artificielles de Heurteloup derrière l'oreille.

Myringite aiguë.

Étiologie : Refroidissement, introduction de baumes et d'huiles diverses. Examen otoscopique, si le tympan seul est enflammé (en supposant que dans le cas spécial le tympan était sain avant l'accident) : injection radiée des vaisseaux au début et à la fin de la myringite ; au moment de l'acmé, le tympan perd son brillant, il est livide, l'épithélium s'est détaché et l'on ne voit plus nettement l'insertion du marteau. (Il peut arriver que le tympan se détruise, et qu'il y ait perforation avec cicatrice consécutive.)

Symptômes. Audition peu diminuée, douleurs s'irradiant dans tous les sens, bourdonnements.

Traitement. Ne pas provoquer d'irritation, enlever les corps étrangers ; émission sanguine par sangsues médicinales ou sangsues de Heurteloup en avant du tragus, appareil de Leiter : Les vaporisations tièdes de l'oreille sont souvent une cause de myringite et seront par conséquent inutilisables comme traitement dans les cas aigus. Éviter les applications médicamenteuses locales, les douches d'air ; on pourra par exception prescrire :

> *Pr.* Acétate de plomb, dix centigr.
> Acétate de morphine, dix centigr.
> Eau dist., 50 gr.
> (*Us. ext.*)

En instillations toutes les deux heures.

Occlusion de l'oreille à l'ouate antiseptique, pommade morphinée (dix centigr. pour 10 gr. d'onguent émollient) sur l'oreille.

Myringite chronique.

(*Étiologie :* microbes ou état constitutionnel.) — Douleurs peu accusées, audition très diminuée, infiltrations, calcifications, formation de granulations et cicatrisation des perforations provenant de la myringite aiguë : tenir compte des maladies constitutionnelles, cautériser les granulations avec de l'acide chromique fixé sur la sonde par fusion, ou du nitrate d'argent en bâtonnets, enfin application de gouttes de solutions concentrées de perchlorure de fer, de laudanum avec ou sans teinture d'iode. En cas de syphilis :

> *Pr.*   Sublimé corrosif, dix à cinquante centigr.
> Alcool rectifié, 20 gr.
>   (*Us. ext.*)

Perforation sèche de la membrane.

(Vertiges, bourdonnements, audition diminuée). On obtient souvent des résultats étonnants par l'application de tympans artificiels (modèles de Hassenstein, Toynbee, Gruber ou Delstanche) ; l'emploi de lamelles de papier (procédé de Blake) l'occlusion de la déchirure au moyen de collodion (Lichtenberg), l'application d'un morceau de la membrane qui revêt la coquille de l'œuf de poule à l'intérieur (la membrane sera fixée au moyen de taffetas anglais) ou enfin par l'application de petits morceaux de toile, badigeonnés de :

> *Pr.*   Carbonate de potasse, vingt centigr.
> Vaseline, 10 gr.
>   (*Us. ext.*)
>
> *Pr.*   Onguent émollient, 10 gr.
> Nitrate d'argent crist., dix centigr.
>   (*Us. ext.*)

La greffe ne deviendra probablement jamais un procédé pratique d'occlusion du tympan.

Encroûtement de la membrane.

Opacité du tympan par prolifération de l'épiderme seul ou de toutes les couches de la membrane tympanique, par suite de myringite. Les opacités sont circonscrites ou diffuses, on observe aussi des dépôts calcifiés reconnaissables à leur blancheur la netteté de leur délimitation et leur élévation au-dessus du plan de la membrane. Les fonctions se feront plus ou moins bien selon le siège et l'étendue des lésions.

Badigeonnages iodurés :

    Pr.   Iodure de potassium, 4 gr.
          Iode métalloïde, vingt centigr.
          Glycérine, 40 gr.
            (*Us. ext.*)

    Pr.   Sublimé corrosif, cinquante centigr.
          Eau dist., 30 gr.
            (*Us. ext.*)

Otite moyenne catarrhale.

Étiologie. Refroidissement, inflammation par propagation, ventilation insuffisante de la caisse du tympan, causée par des catarrhes naso-pharyngiens, des végétations adénoides, l'hypertrophie des amygdales, les paralysies du voile du palais, etc. En outre, l'otite catarrhale peut être la conséquence d'affections constitutionnelles ou infectieuses, telles que la scrofulose, la tuberculose, la syphilis, la variole, la scarlatine, la rougeole, la fièvre tyhoïde, etc.

Examen otoscopique. Dans les cas aigus, rougeur, opacité chronique du tympan, déplacement du manche du marteau par un affaissement de la membrane. Quelquefois accumulation d'exsudat sur le plancher de la caisse (semblable à l'hypopyon de l'œil, sous l'aspect d'une ligne mince, concave vers le haut, rarement convexe, de couleur jaunâtre : le reflet de la partie recouverte d'exsudat est augmenté. Parfois la méthode de Valsalva deviendra d'application difficile (cette méthode consiste à fermer le nez et la bouche et à faire une expiration forcée). On entendra aussi des râles ou des bruits de sténose tubaire en se servant de la douche d'air, on observe enfin aussi des bourdonnements; l'audition est plus ou moins diminuée, il y a quelquefois des céphalées, de l'autophonie, des vertiges et des troubles de l'audition musicale.

Traitement. Cathétérisme de la trompe, douches d'air ou procédé de Politzer ou Gruber ; cette thérapeutique demande à être faite méthodiquement et longtemps. Si la trompe est rétrécie depuis quelque temps déjà, ou même obstruée, on introduira à travers le cathéter une bougie, qu'on laissera quelque temps à demeure. Les bougies de laminaria doivent être absolument lisses si on veut s'en servir. Tenir compte de l'affection causale, par conséquent traiter, s'il y a lieu, la scrofulose, la syphilis ; on enlèvera les tumeurs adénoïdes s'il y a lieu, au moyen d'une curette fixée à l'index par un anneau (Justi) ou avec le couteau annulaire (Hatmann et Gottstein). Amygdalotomie, et pour obtenir une régression des muqueuses :

> Pr.   Sel ammoniac purifié, 5 gr.
> Eau dist., 400 gr.
> Teinture de belladone, quatre-
>   vingts centigr.
> Sirop d'écorce d'oranges, 20 gr.
> (*Us. ext.*)

Gargarisme à employer toutes les deux heures.
Si la muqueuse palatine est très gonflée :

> Pr.   Borax, 2 à 5 gr.
> Eau dist., 400 gr.
> Eau-de-vie de grains, 50 gr.

Gargarisme à employer toutes les deux heures.

> Pr.   Sublimé, dix centigr.
> Eau dist., 400 gr.
> Sirop d'écorces d'oranges, 50 gr.
>   (*Us. ext.*)

Gargarisme à employer dans les cas d'ulcérations syphilitiques de la région de l'orifice pharyngien de la trompe.

Le topique suivant sera utilisé dans les cas où l'on veut, d'après la méthode de Gruber, introduire des substances médicamenteuses dans la cavité tympanique sans cathétériser la trompe, et obtenir une dérivation s'il y a gonflement concomitant des muqueuses nasale et pharyngée :

Pr.   Acide salicylique, vingt centigr.
   Chlorure de sodium, soixante centigr.
   Eau dist., 80 gr.
      (*Us. ext.*)

Pour le même usage :

   Pr.   Sulfate de zinc, 5 gr.
      Alun calciné, 5 gr.
         (*Us. ext.*)

A déposer sur les muqueuses de la cavité naso-pharyngienne, qui est dans ces cas molle et spongieuse. On se servira dans ce but de la pince courbe (modèle de Gruber), en caoutchouc durci, enserrant un petit morceau d'éponge mouillée, trempée dans la poudre. Les attouchements seront recommencés tous les deux ou trois jours. Cette pratique est de la plus grande utilité quand on se trouve en présence d'amygdales hypertrophiées qu'on peut traiter par l'amygdalotomie.

En cas d'exsudat dans la caisse, paracentèse du tympan et douche d'air consécutive.

Insufflation de vapeur de sel ammoniac au moyen de l'appareil de Goperz. Le changement d'air, le séjour sur les hautes montagnes ou dans le voisinage de grandes forêts de conifères seront de grande utilité.

Otite moyenne aiguë.

(*Étiologie :* Exacerbation d'une otite catarrhale, ou suite d'une maladie infectieuse aiguë (pneumonie, affections puerpérales) ; on trouvera souvent le pneumococcus dans la caisse, L'affection en elle-même présente bien des rapports avec la pneumonie franche, car on observe des phénomènes intenses, fébriles, à explosion brusque, et des modifications anatomiques très accusées se terminant souvent par une disparition critique absolue des accidents ; dans d'autres cas, il se formera un abcès ou encore une suppuration chronique. L'image otoscopique est variable. Début rappelant la myringite, plus tard gonflement énorme du tympan, coloration rouge et voussure. L'acuité auditive est réduite au minimum au moment de l'acmé (la montre n'est entendue qu'appliquée sur l'oreille), les céphalalgies sont intenses, on observe même des odontalgies, la fièvre est très violente dès le début, il y a souvent des frissons, parfois du vomissement (surtout chez les enfants, car on confond facilement chez eux l'otite aiguë avec la méningite). Crampes musculaires, attaques épileptoïdes : douleurs violentes, à la pression, dans la région de l'apophyse mastoïde.

Repos au lit, éloigner toutes les causes d'irritation locale : diaphorèse, dérivation sur l'intestin, gargarismes, quinine ou antipyrine (cinquante centigr. à 1 gr. par dose), cette dernière substance étant aussi analgésique ; sangsues derrière les oreilles, tubes de Leiter : enveloppements de Priessnitz autour de la tête. En cas de douleurs violentes :

> *Pr.*   Chlorhydrate de morphine,
>   dix à vingt centigr.
>   Onguent émollient, 10 gr.
>   (*Us. ext.*)

Mettre gros comme un pois de la pommade dans l'oreille, ou en couvrir des bourdonnets à introduire dans le conduit.

> *Pr.*   Chloroforme, 30 gr.
>   Huile de jusquiame, 30 gr.

Tremper des bourdonnets dans la solution et les introduire dans l'oreille. Bains locaux de Tröltsch (voir *Otite externe circonscrite*).

Si le tympan fait une voussure du côté du conduit externe, que les douleurs soient violentes, qu'il y ait de la fièvre, des phénomènes méningés, on recourra à une paracentèse du tympan, combinée à des douches d'air qui chasseront l'exsudat hors de la caisse.

Si les douleurs persistent, que la rougeur de la peau au-dessus de l'apophyse mastoïde et des douleurs dans cette région nous montrent que la muqueuse des cellules mastoïdiennes est aussi comprise dans le processus inflammatoire, et qu'enfin des phénomènes méningés se déclarent, on n'hésitera pas à faire des lavages abondants de la caisse au moyen du cathéter : on chassera de cette façon l'exsudat à travers l'ouverture tympanique obtenue par paracentèse : le liquide à employer sera de préférence une solution de sublimé au millième ; dans quelques cas, on recourra à l'incision de Wilde.

Si le tympan s'est spontanément perforé, il y a :

Otite moyenne suppurée aiguë.

Pratiquer un nettoyage minutieux de l'oreille par des injections (s'il y a lieu, des lavages passant par la trompe, au moyen du cathéter). Ensuite, instillations avec des astringents faibles :

> *Pr.*   Sulfate de zinc, dix centigr.
> Eau dist., 10 à 20 gr.
> (*Us. ext.*)

> *Pr.*   Acide borique, 1 gr.
> Alcool rectifié, 20 gr.
> Eau dist., 20 gr.
> (*Us. ext.*)

Si la suppuration est profuse, insufflations d'acide borique pulvérisé dans l'oreille. Si la suppuration persiste, si la région apophysaire est douloureuse, s'il y a de la fièvre etc., lavage de la caisse au sublimé (voir ci-dessus).

Si malgré l'emploi des réfrigérants et des sangsues on observe des phénomènes de rétention du pus dans les cellules mastoïdes, avec douleurs violentes dans l'oreille et la tête, fièvre intense et ralentissement du pouls, qu'un frisson ou d'autres phénomènes graves se soient déclarés, que l'incision de Wilde se soit montrée inefficace, il faudra passer de suite à la trépanation de l'apophyse mastoïde.

Otite moyenne suppurée chronique.

Nettoyer l'oreille en injectant à plusieurs reprises une solution qu'on prépare soi-même (une cuiller à café d'une solution alcoolique d'acide borique à 20 % pour un quart de litre d'eau). Si l'odeur est très forte, solution d'acide phénique; de 2 à 4 %, ou de 1/2 °°/₀₀ de sublimé; on insufflera ensuite, pour chasser les derniers restes d'exsudat, et de solution médicamenteuse, de l'air dans la caisse, et quand l'oreille sera bien sèche, on la remplira d'acide borique pulvérisé ou de poudre d'iodoforme.

> *Pr.* Sulfate de zinc, 1 gr.
> Eau dist., 100 gr.
> (*Us. ext.*)

Pour instillations.

> *Pr.* Acide borique, 1 gr.
> Eau dist., 30 gr.
> Alcool rectifié, 10 à 30 gr.
> (*Us. ext.*)

Comme ci-dessus.

> *Pr.* Acide borique, 2 **gr.**
> Alcool absolu, 40 gr.
> (*Us. ext.*)

Comme ci-dessus.

En outre, solution de nitrate d'argent à 10 % avec lavage consécutif de l'oreille à l'eau salée, ou instillation d'acide salicylique en solution alcoolique à 4 %. On se servira aussi du « boroglycéride » (pour obtenir ce mélange, chauffer au bain-marie, 62 parties d'acide borique dans 92 de glycérine, ramener à 100; de ce mélange, on fera des solutions aqueuses à 10 % qui serviront deux à trois fois par semaine). Tous ces moyens cependant doivent céder le pas à l'acide borique sec, très finement pulvérisé ou à l'iodoforme, en poudre très fine aussi.

> *Pr.* Acide borique très finement pulvérisé, 15 gr.
> (*Us. ext.*)

Pour insufflations.

Dès que la poudre s'humecte, on l'enlève par lavage, on donne une douche d'air, on sèche l'oreille et on insuffle à nouveau la poudre : l'oreille devra être pleine jusqu'au tragus.

Si pendant une semaine la poudre reste sèche, on ne la changera pas, car elle tombera d'elle-même, et l'otorrhée sera guérie.

Ce traitement sera malheureusement souvent insuffisant dans les otites survenant dans la convalescence d'une maladie infectieuse : il faudra alors alterner avec la poudre d'iodoforme, ou aussi instiller de l'acool rectifié, boriqué ou non, et cela deux fois par jour (laisser le liquide en place pendant un quart d'heure). Si pendant six semaines, on emploie journellement l'alcool, on verra même des petits polypes s'atrophier sous son influence.

Les polypes plus volumineux seront enlevés au moyen d'une anse de fil (instruments de Wilde, de Blake) si le polype est très gros, très fibreux, anse galvanocaustique, ou destruction au galvanocautère. Pour les petits polypes, il suffira d'une curette. On laissera un peu saigner, puis la base sera cautérisée avec du nitrate d'argent ou de l'acide chromique fondu et fixé au bout d'une sonde cannelée. On peut aussi recourir au perchlorure de fer en solution concentrée, et à l'acide lactique 10 à 15 %, instillé plusieurs fois par jour (excellente pratique).

S'il y a des phénomènes de rétention du pus avec symptômes d'encéphalite, ou encore des frissons, et que les lavages de la caisse (voir plus haut), n'ont pas abouti, incision de Wilde, ou en dernier ressort trépanation de l'apophyse.

Otite moyenne hypertrophique.

Étiologie obscure, affection souvent héréditaire. Examen au miroir souvent négatif, quelquefois on ne constate que des opacités arquées du tympan.

Début insensible, l'audition diminue de plus en plus, avec augmentation des bourdonnements d'oreille, quelquefois anacousie absolue avec bourdonnements incessants empêchant même le sommeil. Cette affection est la cause d'un tiers des surdités acquises.

Caractères anatomiques : hyperplasie et rigidité de la muqueuse et du revêtement de la chaîne des osselets : souvent,

développement de ligaments membraneux variés produisant
des adhérences entre les osselets ou entre ceux-ci et le tympan. Synostose de la fenêtre ovale et de l'étrier, d'où immobilisation de ce dernier.

Traitement : douches d'air avec ou sans cathétérisme. Pour
faire céder les adhérences, insufflations de liquides tièdes dans
l'oreille moyenne.

> *Pr.* Bicarbonate de soude, cinquante centigr.
> Eau dist., 10 gr.
> Glycérine, 2 gr.
> (*Us. ext.*)

Pour instiller dans l'oreille à travers la trompe d'Eustache.

> *Pr.* Iodure de potassium, vingt centigr.
> Eau dist., 10 gr.
> (*Us. ext.*)

Pour insuffler dans la caisse à travers la trompe : à employer surtout dans les cas de syphilis.

> *Pr.* Potasse caustique, dix centigr.
> Eau dist., 40 gr.
> (*Us. ext.*)

Pour insuffler dans la caisse à travers la trompe d'Eustache.

> *Pr.* Carbonate de lithine, dix centigr.
> Eau dist., 30 gr.
> (*Us. ext.*)

Comme ci-dessus.

> *Pr.* Sel ammoniac, cinquante centigr.
> Eau dist., 40 gr.
> (*Us. ext.*)

Comme ci-dessus.

La réaction congestive obtenue produit des gonflements qui
feront céder les adhérences, et l'appareil transmetteur des
sons en acquérera plus de mobilité. Tous les deux jours, alternativement, donner une injection et une douche d'air : de
cette façon l'acuité auditive deviendra triple ou quadruple.
Suspendre le traitement quand on est arrivé à un maximum

d'amélioration et que l'ouïe recommence à diminuer : un traitement continué dans ces conditions ferait perdre les résultats acquis. En général, le traitement durera six semaines, et le patient devra bien se pénétrer de l'idée que si l'acuité auditive diminue de nouveau (ce qui est à prévoir), il faudra, pour enrayer cet affaiblissement de l'ouïe, subir chaque année le traitement décrit plus haut pendant 3 à 4 semaines.

Les bruits subjectifs sont encore bien plus pénibles que la surdité pour les malades : on utilisera dans ce cas avec succès l'appareil destiné à raréfier l'air dans le conduit auditif externe : cet appareil peut être remis aux mains du malade.

L'olive sera hermétiquement appliquée sur l'entrée du conduit auditif externe, le ballon étant vidé : ce ballon ayant la tendance à reprendre sa forme, aspirera l'air du conduit et y provoquera une raréfaction de l'air, produisant une hypérémie *a vacuo* et une décongestion du labyrinthe. L'appareil peut être employé sans danger aussi souvent que le malade voudra. Le procédé de Valsalva que les malades ont la tendance d'utiliser sans demander avis au médecin, est nuisible, car il provoque des stases sanguines dans le labyrinthe : s'il est trop souvent employé, il a pour conséquence l'affaissement du tympan.

L'introduction active, dans la caisse, de chloroforme ou d'éther en vapeurs n'a qu'un effet passager. On préconise aussi les vésicatoires derrière l'oreille, l'attouchement des parties excoriées avec une solution de quinine. A l'intérieur on donnera le bromure de potassium, à la dose de 2 grammes par jour, ou encore:

Pr. Acide bromhydrique, 30 gr.

3 fois par jour 25 gouttes sur un morceau de sucre.

Les mêmes effets sont obtenus au moyen des préparations de quinine ou d'acide salicylique (cinquante centigr. à 1 gramme par jour), mais ils sont passagers. En cas de syphilis, iodure de potassium (1 gramme par jour), ou encore des pommades iodurées, pour frictionner le pavillon :

Pr. Iodure de potassium, 4 gr.

Onguent émollient, 40 gr.
Iode métalloïde, vingt centigr.
(*Us. ext.*)

On a aussi essayé le nitrite d'amyle (1 : 8 d'essence dé fenouil), en inhalations à la dose d'une à deux gouttes. Les résultats n'ont pas été durables.

Une injection sous-cutanée de morphine peut être très efficace, car elle supprime parfois pour des semaines les bourdonnements d'oreille.

On doit recommander l'abstinence pour les liquides alcooliques et le tabac, éviter les poussées congestives vers la tête, *ainsi que les lavages froids et les cures thermales trop actives.* On se trouvera bien d'un séjour dans la montagne, ou près d'une forêt de conifères, ainsi que de l'absorption d'eau de Marienbad.

Périostite de l'apophyse mastoïde.

Antiphlogistiques, compresses à l'eau froide, badigeonnages de teinture d'iode, saignée, incision de Wilde : cette incision constitue une excellente pratique, et sera faite à 5 ou 10 millimètres en arrière de l'insertion du pavillon, jusqu'à l'os.

Commotion du labyrinthe.

Repos, saignée locale, dérivation sur l'intestin, éviter les douches d'air, bromure de potassium ou de sodium, 2 à 4 grammes par jour.

Labyrinthite syphilitique.

Le nerf acoustique est atteint : pas de fièvre, pas de bourdonnements, pas de douleurs. Peu à peu l'audition s'affaiblit et finit par disparaître : pas de phénomènes caractéristiques à l'otoscope.

La transmission des ondes sonores provenant de la montre appliquée derrière l'oreille, ou sur les parois du crâne, est diminuée ou abolie, ce qui permet de distinguer cette affection de celles qui siègent dans l'appareil de transmission.

Quand l'audition est conservée, le diapason en vibration placé devant l'oreille sera mieux entendu que s'il était posé sur l'apophyse mastoïde.

Traitement. Injections de pilocarpine à 2 % : iodure de potassium : frictions d'onguent napolitain avec les précautions d'usage.

Éviter les douches d'air.

Labyrinthite aiguë (otite interne).

Frissons, fièvre, vomissements, céphalalgies, sensorium affecté, surtout chez l'enfant, douleurs dans les oreilles, surdité absolue en quelques jours, troubles de la coordination. Pronostic défavorable, surtout en cas d'affections constitutionnelles, de fièvre typhoïde ou de méningite cérébro-spinale.

Sangsues, antifébrine, antipyrine, lavages vinaigrés, tubes de Leiter sur la tête. A l'extérieur pommade iodurée, frictions d'onguent napolitain ; à l'intérieur l'iode, enfin bains iodés ou dans les cas récents, injections de pilocarpine :

> *Pr.* Chlorhydrate de pilocarpine, vingt centigr.
> Eau dist., 10 gr.
> .(*Us. ext.*)

Pour injections sous-cutanées.

On fera tous les jours une injection, et on montera de 2 à 6 gouttes.

Si l'ouïe est supprimée, on conseillera d'exercer beaucoup la parole chez les enfants : ceux qui savent lire le feront à haute voix pour empêcher qu'ils n'oublient le langage parlé et ne deviennent sourds-muets. Si l'enfant arrive peu à peu à s'exprimer peu correctement, il faudra tâcher de l'arrêter sur cette pente.

CLINIQUE ET CONSULTATION
POUR LES MALADIES CUTANÉES

DU

Professeur M. Kaposi.

Séborrhée.

Tonifier l'état général. Amers : infusion de millefeuilles, de ményanthe, de racine d'acore, de gingembre : quinine, fer, arsenic, eaux de Roncegno ou de Levico, 2 cuillers à soupe par jour, après le repas de midi et après celui du soir. — En cas de complications chloro-anémiques :

> *Pr.* Vin ferrugineux, 50 gr.
> Sirop simple, 10 gr.
> Liqueur de Fowler, 1 gr.
> Eau dist., 80 gr.

3 fois par jour une cuiller à soupe (avant ou de suite après chaque repas).

> *Pr.* Teinture de malate de fer, 100 gr.
> Eau de cannelle, 100 gr.
> Liqueur de Fowler, 5 gr.

Une cuiller à soupe avant le repas.

Pour enlever les masses sécrétées : imbiber avec une huile appropriée (huile d'olives, de morue, pétrole, beurre, axonge) une petite éponge, dont on frottera la matière sébacée : par-dessus, un bonnet de flanelle, qui sera aussi imbibé d'huile si les masses sécrétées sont très sèches, et pour couvrir le tout un bonnet en taffetas ciré. Au bout de 12 heures, les masses seront enlevées à l'eau de savon (ou au savon liquide, à la glycérine si l'enfant est délicat). Pour les adultes on emploiera l'esprit de savon vert de Hebra. On reprend une seconde fois les frictions grasses. — Le traitement sera recommencé ainsi toutes les vingt-quatre heures.

Esprit de savon vert :

> Savon vert, 100 gr.

Dissoudre sur un feu doux dans esprit-de-vin 200 gr.
Filtrez et ajoutez :

> Huile de lavande, 3 gr.
> Huile de bergamote, 3 gr.
> (*Us. ext.*)

Mêlez et filtrez.

Si des démangeaisons se développent après l'enlèvement des croûtes :

> Pr. Acide phénique, 5 gr.
> Glycérine, 20 gr.
> Alcool, 200 gr.
> (*Us. ext.*)

> Pr. Huile de cade, 50 gr.
> Alcool, 50 gr.
> (*Us. ext.*)

Pour badigeonnages.

Si les croûtes sont peu épaisses, se contenter d'huile d'olives. Si la peau est pâle sous les croûtes, lavages au savon, frictions d'onguent simple ou de :

> Pr. Spermaceti, q. s.
> Huile d'olives, q. s.
> (*Us. ext.*)

Pour faire un onguent mou.

> Pr. Huile d'olives, 50 gr.
> Baume du Pérou, 1 gr.
> (*Us. ext.*)

Pr. Onguent émollient (1), 25 gr.
      Oxyde de zinc, cinquante centigr.
      Huile volatile de laurier, cinq gouttes.
      (*Us. ext.*)

Dans les cas tenaces :

  Pr. Savon vert, 80 gr.
   Alcool rectifié, 40 gr.

Filtrez et ajoutez :

   Alcoolat de lavande, 10 gr.
    (*Us. ext.*)

Lavages par la douche froide. Sur le cuir chevelu on peut frictionner la partie malade avec une petite éponge trempée d'alcool ou d'eau-de-vie.

Pr. Éther sulfurique, 25 gr.
      Alcool rectifié, 50 gr.
      Teinture de benjoin ou eau de Cologne, 5 gr.
      (*Us. ext.*)

Pour lavages.

Pour combattre l'infiltration du derme, pommade d'oxyde de zinc à 5 pour 50 ; carbonate de plomb, calomel.

  Pr. Oxyde de zinc, 5 gr.
   Carbonate de plomb, 5 gr.
   Spermaceti, 50 gr.
   Huile d'olives, q. s.
   (*Us. ext.*)

Pour faire un onguent mou.

  Pr. Lanoline, 20 gr.
   Vaseline, 20 gr.
   (*Us. ext.*)

---

(1) Diffère à peine du cold-cream du Codex : cire blanche, 10 gr., spermaceti, 20 gr., huile d'amandes douces, 80 gr. Faire fondre ensemble et ajouter à la masse refroidie : eau de roses, 20 gr. (Note du traducteur.)

> *Pr.*   Lanoline, 50 gr.
>   Huile d'olives, 5 à 10 gr.
>   (*Us. ext.*)

En cas de séborrhée des parties génitales : poudre d'amidon, de lycopode, de talc de Venise, d'oxyde de zinc.

Comédons.

S'ils dépendent d'affections générales (scrofule, tuberculose), il faut tenir compte de la cause qui les produit.

Il faut exprimer le comédon avec une clef de montre ou le « comœdonquetscher » de Hebra. Bains sulfureux, de sel marin ou d'eaux-mères de salines (1/8 d'eau-mère par bain). Lavages au savon de potasse ou de soude dans un bain de vapeur. On emploiera aussi le savon soufré, la pommade soufrée au naphtol ; on laissera sécher l'écume pendant la nuit sur la peau pour ne l'enlever que le lendemain matin.

> *Pr.*   Carbonate neutre de potasse, 5 gr.
>   Eau dist., 500 gr.
>   (*Us. ext.*)

Eau de lavage.

> *Pr.*   Carbonate neutre de potasse, 5 gr.
>   Eau dist., 10 gr.
>   (*Us. ext.*)

Quelques gouttes, avec un pinceau fin, sur les efflorescences, en applications.

Dans les cas tenaces :

> *Pr.*   Soufre précipité,
>   Glycérine,
>   Alcool rectifié,
>   Carbonate neutre de potasse,
>   Éther sulfurique, parties égales de chaque.
>   (*Us. ext.*)

A placer le soir avec un pinceau ; enlever le matin le dépôt par un lavage.

Pr.   Naphtol, 5 gr.
       Soufre précipité, 25 gr.
       Vaseline, 15 gr.
       Savon vert, 15 gr.
          (*Us. ext.*)

On couvre deux à trois fois par semaine le visage avec cette pommade, qu'on enlève au bout de 10 à 15 minutes, quand une légère rougeur se montre et que le malade éprouve un sentiment de cuisson ; cela fait, on applique de la poudre. Dans les jours intercalaires, le visage sera saupoudré de poudres indifférentes et enduit d'onguents de même espèce : on lavera enfin deux fois par semaine le visage à l'esprit de savon vert (formule ci-dessus).

Milium.

Traitement : piquer l'épiderme et exprimer les corpuscules sphériques avec le « comedonquetscher » ou une clef de montre. Fomentation de lait, d'eau de son, et savonnage consécutif. — Puis glycérine phéniquée, carbonate de potasse, comme pour les comédons.

Molluscum contagiosum.

Les petites tumeurs seront exprimées, les grandes seront raclées à la curette. Si on en trouve qui se touchent, on pourra, avec le savon vert, arriver à les faire dessécher et tomber d'elles-mêmes.

Hyperidrose.

Traitement des démangeaisons dans l'hyperidrose généralisée : lavages avec des liquides alcoolisés, l'esprit-de-vin, emploi de la poudre d'amidon pour saupoudrer les parties atteintes.

Il faut éviter les frictions grasses avec l'huile, la glycérine, les pommades.

Hyperidrose axillaire :

> *Pr.* Tanin pur, 5 gr.
> Alcool rectifié, 200 gr.
> (*Us. ext.*)

Pour frictions.

A employer plusieurs fois par jour : les parties humides seront saupoudrées à la poudre de talc.

Dans l'hyperidrose des pieds on prescrira de changer souvent de chaussures, et on essuiera les pieds avec un linge sec. Pas de bains. Saupoudrer les chaussettes avec de la crême de tartre, de l'amidon, de la poudre de lycopode, de la poudre de. talc, ou de la poudre d'amandes : chaussures légères.

S'il y a bromidrose exagérée, onguent d'Hebra, dont voici la formule :

> *Pr.* Litharge, 25 gr.
> Huile d'olives, 100 gr.

Faites chauffer sur un feu doux, ajoutez peu.à peu de l'eau de fontaine pour faire un onguent assez ferme, puis ajoutez :

> Huile de lavande, 5 gr.
> (*Us. ext.*)

On étale cette pommade sur de la toile et on la place sur le pied bien sec, de façon à l'envelopper tout à fait. Entre les doigts de pied, on place des plumasseaux de charpie enduits de la pommade sur les deux faces.

En 9 jours, on changera 3 fois la pommade. Il se détachera une couche d'épiderme épaisse d'un millimètre. Quand cette couche est complètement partie, bains de pieds et poudre.

Les maniluves et pédiluves au sublimé ont aussi un excellent effet :

> *Pr.* Sublimé corrosif, cinquante centigr.
> Eau dist., 100 gr.
> (*Us. ext.*)

A ajouter au maniluve ou au pédiluve. Donner cinq doses semblables.

Le malade prendra tous les soirs un bain local tiède, s'essuiera bien et poudrera les parties avec la poudre ci-dessous :

> *Pr.*   Amidon, 50 gr.
> Talc de Venise, 50 gr.
> Acide salicylique, 3 gr.
> (*Us. ext.*)

Les pilules d'atropine sont quelquefois fort efficaces.

> *Pr.*   Sulfate d'atropine, un centigr.
> Glycérine et eau distillée, q. s.

Pour faire dissoudre : poudre et extrait de réglisse, q. s. pour faire XX pilules 1 à 2 par jour.

Rougeole.

Éviter les médicaments sudorifiques ou altérants, ordonner le repos, une température constante de la chambre du malade (18° environ), et ne pas trop laisser le malade au lit. — Eau fraîche comme boisson, potages, lait : changer souvent le linge. Si la peau est très chaude et très sèche, lavages à l'eau froide, à l'eau vinaigrée, frictions grasses. Le 14e jour, un bain tiède. — Tenir compte de toutes les complications, sans se laisser égarer par un excès d'attention pour l'exanthème lui-même.

Scarlatine.

Isoler de suite le malade : on donnera en grandes quantités et souvent des boissons rafraîchissantes, de la limonade, des boissons acidulées, du bouillon ; des potages, du lait, des fruits cuits. La chambre sera à 18° ; l'air en sera changé au moins 2 fois par jour. Le malade, couché au lit, ne sera pas trop couvert ; on songera aux soins de propreté, on changera souvent les linges de corps et les draps, on lavera tous les jours au savon la face et les mains du malade, on le peignera soigneusement. On ne laissera le scarlatineux se lever que lorsque le pouls sera resté normal pendant quelques jours, que la soif aura disparu, que la peau sera devenue molle et moite, et que les urines seront abondantes.

S'il n'y a pas de complications on donnera un bain tiède vers la fin de la troisième semaine; on renouvellera cette pratique tous les 3 jours. S'il n'y a pas d'empêchement, le malade pourra sortir la quatrième semaine.

Il faudra soigneusement surveiller le régime, ne pas trop prescrire de médicaments, en tenant compte cependant de toutes les complications possibles.

Variole.

Il faut distinguer, au point de vue du traitement, entre la variole même et ses complications et conséquences. L'affection en elle-même, dans la plupart des cas, guérit sans médicaments : on n'en usera donc pas, si c'est possible, ou on ne donnera que des émollients, des mucilages ou des loochs, pour humecter les muqueuses. On peut employer les bains tièdes, voire les douches froides, même au moment de la dessiccation (le professeur Hebra conseille dans son livre de commencer les bains chauds de bonne heure, vers le onzième jour de la maladie). Dans les cas de prostration et de frissons, quinine, antipyrine, acides minéraux.

Les complications seront bien surveillées; on conseillera l'air pur et frais (17°-18°). Le corps sera fréquemment lavé, on changera la literie souvent. Si la dessiccation et la chute des croûtes est terminée et que le malade ait été lavé ou baigné, on pourra le laisser sans soins médicaux, mais il faudra maintenir l'isolement pendant 15 jours après la guérison.

Pustule maligne.

Aussi longtemps que la lésion est circonscrite, on essayera de détruire la partie infiltrée au fer rouge ou on cautérisera à la potasse caustique. Dans les autres cas, excision. Pour anesthésier le champ opératoire, on fera une injection d'une solution de cocaïne à 5 %, 1/2 à une seringue de Pravaz. Au bout de 5 à 10 minutes, on commencera à opérer.

Érythème.

Disparaît de lui-même; en cas d'érythème noueux, repos

horizontal du membre atteint, enveloppement de linges humides froids, avec ou sans eau de Goulard ou liqueur de Burow (voir ci-dessous) : enveloppements à l'eau tiède, si le froid est mal supporté. Ne jamais employer la teinture d'arnica !

En cas de fièvre : quinine, antipyrine ; en cas de perte de l'appétit, amers ; narcotiques en cas de perte de sommeil.

En cas d'intertrigo : poudre de lycopode, d'amidon, d'alun, etc.

> *Pr.* Acétate de plomb cristallisé, 7 gr.
> Sulfate d'alumine, 20 gr.
> Eau dist., 200 gr.
> (*Us. ext.*)

A mélanger à deux litres d'eau pour imbiber des compresses. — Liqueur de Burow.

> *Pr.* Onguent gris, 10 gr.
> Onguent de génièvre (1), 10 gr.
> (*Us. ext.*)

> *Pr.* Oxyde de zinc, 5 gr.
> Amidon pur, 40 à 80 gr.
> (*Us. ext.*)

A saupoudrer 2 fois par jour.

Si l'épiderme est tombé, enveloppements à l'eau froide ou spermaceti.

Dans la forme pustuleuse, compresses trempées de :

> *Pr.* Sublimé corrosif, dix centigr.
> Eau dist., 50 gr.
> (*Us. ext.*)

Dans les formes rebelles d'érythème iris, on pourra, en dehors de maniluves au sublimé, employer l'ergotine et le salicylate de soude à l'intérieur.

---

(1) Baies de génièvre humectées et pilées, 250 gr., axonge, 500 gr. ; chauffez, exprimez et ajoutez : cire jaune, 80 gr. On ajoute au mélange refroidi, huile de génièvre, 20 gr.

Urticaire.

Pas de mercure, d'iode ou d'arsenic, mais bien des bains froids, des douches et des lavages avec des acides dilués.

Combattre les démangeaisons par des applications sans friction, d'alcool.

> *Pr.* Acide salicylique, 3 gr.
> Esprit-de-vin, 150 gr.
> Glycérine, 10 gr.
> (*Us. ext.*)

Pour faire disparaître les bulles provenant de piqûres d'insectes, les frictions d'esprit de sel ammoniac ou même d'ammoniaque liquide pure, seront de quelque utilité.

Si la cause est un trouble dyspeptique, c'est à ce dernier qu'il faudra songer dans le choix du traitement approprié.

Dans l'urticaire chronique ou papuleuse, l'application de l'emplâtre de Vigo, employé la nuit seulement, aura d'excellents effets, ainsi que les bains de sublimé.

> *Pr.* Sublimé, dix centigr.
> Eau dist., 200 gr.

Pour ajouter à l'eau d'un bain complet.

> *Pr.* Sublimé corrosif, cinquante centigr.
> Eau dist., 500 gr.
> (*Us. ext.*)

En compresses.

Il faut nettoyer les dents avec le plus grand soin, et si la salivation hydargyrique se montre, supprimer le médicament.

A l'intérieur, arsenic, atropine et ergotine.

Érésipèle.

En cas de fièvre violente : quinine, antipyrine, vin, boissons acidulées. Aussi longtemps qu'il y a douleur, employer le froid (vessies de glace). Si la maladie est en voie de diminution, employer la chaleur.

La partie de la peau atteinte par le gonflement et la chaleur sera recouverte de compresses trempées dans de l'eau froide ou de la liqueur de Burow, et bien exprimées ; par-dessus, une petite vessie de bœuf ou un petit sac en caoutchouc, remplis à moitié de morceaux de glace. Ce traitement est appliqué nuit et jour sans discontinuer, jusqu'à ce que la tension, la douleur et l'hyperthermie aient disparu.

Zona.

Expectation : favoriser la dessiccation en saupoudrant d'amidon les vésicules : cold-cream, compresses avec infusions tièdes d'herbes narcotiques. Badigeonnages au collodion. Pour combattre la névralgie consécutive : liqueur de Fowler à doses croissantes, ou :

Pr.　Chlorhydrate de morphine, vingt centigr.
　　　Eau dist., 10 gr.

5 à 10 gouttes en injection sous-cutanée.

En employant à l'intérieur les narcotiques, associés ou non à la quinine, on observe souvent une disparition de la douleur.

Pr.　Emplâtre diabotanum (Emplâtre de minium
　　　ou emplâtre de mélilot), 20 gr.
　　　Extrait aqueux d'opium.
　　　(Opium pur), 5 gr.
　　　　(*Us. ext.*)

Cet emplâtre, étendu sur du cuir ou de la grosse toile, sera fixé solidement sur la partie douloureuse, et ne sera enlevé qu'en cas de cessation des douleurs, à moins qu'un eczéma provoqué par l'emploi de l'emplâtre ne force à enlever prématurément ce dernier.

Pour l'herpès labial :

Pr.　Permanganate de potasse, dix
　　　à trente centigr.
　　　Eau dist., 300 gr.
　　　　(*Us. ext*)

Gargarisme.

Sudamina.

Expectation ; température modérée de la chambre du malade : poudre d'amidon sur les parties atteintes.

Eczéma.

Traitement local — Dans le cas où d'autres affections sont en corrélation avec la dermatite, on en tiendra compte. En cas de chloro-anémie, ferrugineux ; si le malade est cachectique, on donnera beaucoup de viande. La quinine est indiquée lorsque le type de l'eczéma est bien caractérisé, et que chaque accès de fièvre est accompagné d'une éruption de vésicules. Dans les cas rebelles d'eczéma chronique, liqueur de Fowler, eaux de Levico et de Roncegno (2 cuillers à soupe par jour). Séjour à l'air libre.

Mais le traitement local sera beaucoup plus important que le traitement interne. On se servira donc de l'onguent diachylon, avec ou sans addition de baume du Pérou, de l'emplâtre de savon avec 10 % d'acide salicylique, d'après Pick, ou encore d'une crème :

> *Pr.*   Oxyde de zinc, 25 gr.
> Amidon pur, 25 gr.
> Vaseline pure, 50 gr.
> Acide salicylique, 1 gr.

(Formule de Lassar).

Le savon mou et le goudron trouveront aussi un emploi des plus importants.

Pour détacher les croûtes, se servir d'huile de foie de morue, surtout dans les cas d'eczémas fortement suintants, siégeant sur le cuir chevelu, ou sur la face des enfants. Parfois, on utilisera les huiles d'amandes douces, de lin, d'olive ; ou encore l'onguent simple, l'onguent émollient, le spermaceti, le cold-cream et l'axonge.

Il est urgent que la partie malade soit continuellement en contact avec le corps gras choisi. En cas d'eczéma du cuir chevelu, Kaposi prescrit une friction, au moins deux fois par jour, avec 40 grammes d'huile ou de graisse : on frottera bien avec une brosse, et on placera par-dessus un bonnet de flanelle bien serré.

On obtient aussi le ramollissement des croûtes par la pâte de Lassar ou le bonnet de caoutchouc. Si le cuir chevelu est fortement enflammé, on fera quelques lavages seulement avec la liqueur de Burow à 10 %.

Pour l'eczéma de la face, on prépare des pièces de pansement ou des masques entiers de flanelle, qu'on met en place après avoir bien imbibé la partie malade d'huile ou de graisse. Si l'eczéma est généralisé sur tout le corps, le malade sera frotté plusieurs fois par jour avec l'huile ou la graisse choisis ; le malade, enveloppé de couvertures de laine, sera laissé au lit.

L'eau sera douce, et aura une température de 20 à 28° cent. Kaposi recommande l'eau de pluie, l'eau distillée ou l'eau des grandes rivières. Si les circonstances le permettent, les compresses mouillées et les bains seront préparés de la façon suivante : un petit sac contenant de la poudre d'amandes, ou du son, sera arrosé d'eau bouillante qu'on laisse refroidir ensuite : l'eau est alors prête à être utilisée.

Les bains de vapeur et les douches se prescriront dans les cas où l'eau imbibe difficilement la plaque de dermatite (cuir chevelu, parties du corps recouvertes de poils). Les douches seront prises 3 à 4 fois par jour, elles dureront 5 à 15 minutes sans interruption. Le malade se trouvera surtout bien de prendre sa première douche de bon matin, la seconde entre 10 heures et midi, la troisième entre 3 et 5 heures, et la dernière le soir.

Après chaque douche, le malade se promènera, pendant une demi-heure, soit à l'air libre soit dans une chambre fermée.

Kaposi emploie en général dans la clientèle, l'onguent diachylon de Hebra, ou la préparation suivante qu'il a indiquée : emplâtre simple et vaseline 100 gr. de chaque ; liquéfiez et mêlez. Nous donnerons cependant ici quelques pommades que le professeur recommande dans son livre.

Formule de Bell :

> *Pr*. Axonge préparée, 200 gr.
>   Benjoin pulvérisé, 5 gr.

Faites fondre sur un feu doux pendant vingt-quatre heures, en vase clos, passez à travers un linge et ajoutez :

> Oxyde de zinc purifié, 40 gr.

Mêlez exactement et exprimez à travers un linge.

Formule de Wilson :

> *Pr*. Onguent d'oxyde de zinc au benjoin, 80 gr.
>   Alcool rectifié, 10 gr.
>   (*Us ext.*)

N. B. — Au lieu d'alcool, on pourra aussi employer l'alcool camphré, la glycérine, le baume du Pérou ou une préparation de goudron, dans les proportions de 1 pour 10 de pommade de zinc.

Pâte de Lassar   (voir ci-dessus).

Gélatine de Pick-Unna :

> *Pr*. Oxyde de zinc, 10 gr.
>   Gélatine anglaise, 20 gr.
>   Glycérine, 20 gr.
>   Eau dist., 40 gr.
>   (*Us. ext.*)

Mêlez très exactement.

N. B. — Cette pâte sera dissoute au bain-marie, dans une cupule, et portée avec un pinceau de charpie sur les parties atteintes.

L'hydrothérapie froide ne réussit que dans les eczémas aigus, quand il y a dermatite, douleur violente et sentiment de tension. En dehors de ces cas il faut éviter l'eau (sauf pour l'eczéma de la tête). Le traitement sera basé sur l'emploi de poudres. Voici les principales : poudre de lycopode, amidon, riz, alun calciné, talc de Venise pulvérisé, etc. — Le prurit sera soigné à l'alcool salicylé, 3 gr. d'acide salicylique pour

150 d'alcool, et 10 gr. de glycérine. Si le malade ne peut entrer dans un établissement sanitaire, il pourra, dans sa propre demeure, prendre les dispositions nécessaires à son traitement, de la façon suivante : sur le matelas, on place un morceau de toile cirée de même surface, et par-dessus, en travers, deux linges repliés, formant deux bandes transversales ; par-dessus une ou deux couvertures de laine, enfin deux linges mouillés et un urinoir, que l'on placera entre les jambes. Un des linges servira pour le tronc et les extrémités supérieures, l'autre pour les extrémités inférieures. Un appareil à douches sera installé dans le voisinage du lit. Une fois que le malade a pris sa douche, on le roule dans les linges, puis on fixe solidement les deux couvertures de laine (dans lesquelles on enveloppe le malade), au moyen des deux bandes transversales. Le tout sera recouvert d'une couverture. Au bout de quelques instants, le malade ressent une agréable chaleur, il transpire légèrement et le prurit et la cuisson disparaissent presque complètement. En vingt-quatre heures, le malade se soumettra au moins quatre fois à cette manipulation. La chambre sera modérément chauffée, le malade se donnera un peu de mouvement après la douche, avant de se remettre au lit. En compresses, en emploiera la liqueur de Burow ou le thymol au millième.

Dans l'eczéma des doigts, des mains et des pieds, on mettra des doigts de gants, des gants ou des chaussettes de caoutchouc : ces dernières seront nettoyées deux fois par jour avec de l'eau, et les extrémités bien lavées et séchées, avant que l'on passe à une seconde application du caoutchouc.

Dans les cas d'infiltration cutanée et d'eczémas humides, on fera des lavages énergiques au savon, puis on essuiera soigneusement et on appliquera ensuite l'onguent diachylon ou l'emplâtre de savon salicylé.

Si la peau desquame et semble rude au toucher, préparations au goudron.

Il est nécessaire de fixer solidement l'onguent sur la partie du corps en traitement au moyen d'un linge.

Sur les parties poilues, on ne peut pas bien appliquer ces pommades ; on emploiera dans ce cas des solutions de borax, d'esprit de savon, d'acide phénique, ou encore de l'onguent de zinc ou de la pommade au calomel.

> *Pr.*   Acide phénique, 2 gr.
> Huile d'olives, 200 gr.
> (*Us. ext.*)

Cè mélange sera versé peu à peu sur la tête et bien frotté sur le point malade avec un pinceau rude. Ensuite on lavera à l'eau de savon tiède.

> *Pr.*   Acide phénique, 2 gr.
> Glycérine, baume du Pérou, 10 gr.
> de chaque.
> Alcool rectifié, 200 gr.
> (*Us. ext.*)

Voir ci-dessus.

> *Pr.*   Borax de Venise, 5 gr.
> Alun, 5 gr.
> Glycérine, 80 gr.
> (*Us. ext.*)

Matin et soir, frictions à la brosse dure (voir ci-dessus).

On emploiera aussi de la même façon :

Pr.   Borax, 5 gr.

Faire dissoudre dans :

> Glycérine, graisse de mouton, cire blanche, 20 gr.
> de chaque.
> Huile d'olives, q. s.

Pour faire un onguent mou.

Pour laver le cuir chevelu on se servira surtout d'esprit de savon vert. Les parties malades (le même traitement peut s'appliquer aux extrémités) seront matin et soir frictionnées avec ce liquide versé sur un lambeau de flanelle.

Dans l'intervalle, compresses d'eau froide.

Dans la clientèle particulière on utilisera la mixture suivante :

> *Pr.* Savon vert, 40 gr.
> Alcool rectifié, 80 gr.

Mêlez et filtrez, puis ajoutez :
> Alcoolat de lavande, 5 gr.
> (*Us. ext.*)

Matin et soir, on frictionnera les parties malades avec de la flanelle, et on les enveloppera, pendant toute la durée de la cure, de couvertures de laine.

Dans l'eczéma du nez on nettoiera bien les narines par aspiration d'eau tiède, d'infusion de sauge, puis on introduira un pinceau de charpie enduit d'onguent diachylon dans la narine malade. Autre prescription :

> *Pr.* Sulfate de zinc, cinquante centigr.
> Eau de laurier-cerise, 5 gr.
> Glycérine, 10 gr.
> (*Us. ext.*)

Un peu de charpie, trempée dans le liquide ci-dessus, est introduite dans la narine malade. En outre, on pourra encore employer dans l'eczéma les liniments et poudres suivants :

> *Pr.* Oxyde de zinc, 10 gr.
> Onguent de glycérine, 50 gr.
> (*Us. ext.*)

A étendre sur de la toile pour applications locales.
Contre l'eczéma simple ou l'intertrigo :

> *Pr.* Oxyde de zinc, 5 gr.
> Onguent simple, 50 gr.
> (*Us. ext.*)

(En cas de desquamation.)

> Pr. Oxyde de zinc, 10 gr.
> Poudre d'amidon, 10 gr.
> Acide salicylique, 1 gr.
> Vaseline, 20 gr.
> (*Us. ext.*)

Pour faire une pâte. (Formule de Lassar.)

Cette pâte sera étendue, en une couche épaisse de la largeur d'un dos de couteau, sur la partie malade ; par-dessus, de la poudre. Le lendemain, on essuie avec de la charpie, et on remet de la pâte sur les endroits où elle s'est détachée.

> Pr. Calomel, 2 gr.
> Oxyde de zinc, 2 gr.
> Axonge, 40 gr.
> (*Us. ext.*)

> Pr. Oxyde de zinc, 4 gr.
> Poudre d'amidon, 40 gr.
> (*Us. ext.*)

> Pr. Poudre d'amidon, 150 gr.
> Poudre d'iris de Florence, 10 gr.
> Talc, 10 gr.
> (*Us. ext.*)

> Pr. Sulfate de zinc, 4 gr.
> Eau dist., 400 gr.
> (*Us. ext.*)

En compresses : à employer dans les cas d'eczéma de la face, quand la sécrétion est abondante.

> Pr. Acétate de plomb cristallisé, 7 gr.
> Sulfate d'alumine, 20 gr.
> Eau distil., 200 gr.
> (*Us. ext.*)

A employer en compresses, mélangé à deux litres d'eau. (Liqueur de Burow.)

Pr. Huile de cade, 20 gr.
Savon vert, 20 gr.
Alcool rectifié, 150 gr.
(*Us. ext.*)

Pour frictionner avec un pinceau rude deux fois par jour les points malades.

Pr. Huile de fragon, 50 gr.
Huile de foie de morue, 50 gr.
(*Us. ext.*)

Pr. Teinture de fragon, 50 gr.
(*Us. ext.*)

A employer avec un pinceau rude.

Pr. Huile de fragon, 50 gr.
Éther sulfurique, 75 gr.
Alcool rectifié, 75 gr.

Filtrez et ajoutez :

Huile de lavande, 2 gr.
(*Us. ext.*)

Pr. Oxyde de zinc, 5 gr.
Huile de fragon, 5 gr.
Huile d'olives, 5 gr.
Fleurs de soufre, 5 gr.
Lanoline, 50 gr.
(*Us. ext.*)

A appliquer avec un pinceau rude : par-dessus, poudrer.

On peut employer cet onguent dans le pityriasis rubra, l'eczéma squameux ; on renouvellera, s'il y a lieu, plusieurs fois les applications et on saupoudrera avec les poudres ci-dessus.

Pr. Huile de cade, 8 gr.
Huile de foie de morue, 80 gr.
(*Us. ext.*)

Pr. Huile de cade, 8 gr.
Glycérine, 80 gr.
(*Us. ext.*)

On ne pourra appliquer ces deux préparations avec énergie, au moyen d'un pinceau rude, qu'après avoir au préalable fait une onction au savon vert, suivie d'un lavage à l'eau tiède.

Pr. Potasse caustique, 5 gr.
Eau dist., 10 gr.
(*Us. ext.*)

Frictionner rapidement avec un pinceau de charpie et passer à l'eau tiède pour saponifier. Cette préparation ne sera appliquée que dans les cas où l'eczéma est très tenace, papuleux, et surtout quand il siège aux mollets ; l'emploi en sera prolongé. La friction à la potasse ne sera faite que 1 à 2 fois par semaine. Pour diminuer la douleur et éviter le desséchement du liquide suintant, on appliquera chaque fois une compresse trempée d'eau froide par-dessus ; le tout sera recouvert d'une toile cirée ou de papier de gutta-percha.

Pr. Sublimé corrosif, 5 gr.
Éther sulfurique, 10 gr.
Collodion, 20 gr.
(*Us. ext.*)

A appliquer après un bain local, avec un pinceau de charpie.

Si l'eczéma donne lieu à un prurit intense, on emploiera, avec Lustgarten, les pommades à 2 % de cocaïne.

Pr. Oléate de cocaïne, vingt centigr.
Lanoline, 8 gr.
Huile d'olives, 1 gr.
(*Us. ext.*)

Dans l'eczéma scrotal et périnéal on peut employer des onguents à la cocaïne contenant jusqu'à 5 % de substance active.

Pour le prurit à l'anus, les suppositoires de cocaïne sont d'un excellent effet :

> *Pr.* Oléate de cocaïne, vingt-cinq centigr.
> Beurre de cacao, q. s.

Pour faire cinq suppositoires, 1 à 2 par jour.

N. B. a) Quand les symptômes de dermite prévalent, l'eczéma sera traité par des compresses de liqueur de Bürow, d'eau de Goulard, etc.

b) Les symptômes de dermite une fois disparus, on emploiera les emplâtres occlusifs : emplâtre de savon salicylé à 10 %, onguent de zinc, onguent diachylon de Hébra, pâte de Lassar. Par-dessus, on mettra toujours un pansement légèrement compressif.

c) Si l'eczéma ne suinte plus, qu'il y a quelque desquamation, les préparations à base de goudron seront indiquées.

Eczéma marginé.

Il faut savoir avant tout si les moyens pécuniaires du malade lui permettent de se vouer entièrement au traitement de sa maladie, et s'il ne peut ou ne veut pas s'astreindre à abandonner ses affaires pendant qu'on soignera la dermatite. Dans le premier cas, on emploiera le savon vert ou la pommade de Wilkinson modifiée par Hebra : soufre et goudron, 100 gr. de chaque; savon vert et onguent simple, de chaque, 200 gr.; craie, 10 gr. — Chacun de ces topiques sera, tous les matins et tous les soirs pendant 6 jours, appliqué avec un pinceau rude sur les parties malades; par-dessus, un morceau de flanelle.

Après 12 applications, on laisse le morceau de flanelle en place pendant 3 jours; au bout de ce temps, on autorisera des lavages tièdes ou des bains tièdes.

Si le malade veut vaquer à ses affaires, on pourra arriver à diminuer le prurit par des lavages au savon vert, à l'esprit de savon vert, à la potasse caustique (1 % en solution aqueuse), au sublimé (1 sur 250 en solution alcoolique), à l'acide phénique en solution aqueuse, alcoolique ou huileuse (au dixième). Les parties malades seront, deux fois par jour au moins, humectées ou frottées avec un de ces liniments : on recouvre ensuite ci-dessus.

Pemphigus.

Bains complets continus, douches, enveloppements de linges humides, badigeonnages au goudron, bains au goudron, au sublimé (10 gr. sur 200 gr. d'eau pour mêler à un bain complet). — Onguent diachylon, poudre d'amidon. — Quinine à l'intérieur.

Acné.

Tenir compte de l'étiologie. — Dans les acnés pustuleux et rosés, on fait des scarifications, et on frottera la peau avec de l'esprit de savon vert ou du savon à la glycérine : les traitements locaux seront faits le soir en imbibant de liquide médicamenteux un morceau de flanelle, qui servira au lavage. Quelquefois l'emplâtre de Vigo, qu'on laisse en place jour et nuit, ou seulement la nuit, suffira. — La solution de Vlemingkx, les lavages au sublimé (5 sur 40), à l'iodure de soufre (1 sur 4) seront aussi parfois utiles. Douches et bains de vapeur. — L'application d'un masque enduit de savon vert, sur le visage, provoquera souvent une bonne guérison.

> *Pr.* Soufre précipité, 10 gr.
> Glycérine, 10 gr.
> Esprit de savon, 10 gr.
> Carbonate de potasse, 10 gr.

Le liquide qui surnage sera décanté au moment de l'emploi ; avec le dépôt du fond de la bouteille on touchera 2 à 3 fois par jour les parties atteintes.

Quand les savonnages sont insuffisants, on fera au pinceau les badigeonnages suivants, après le savonnage :

> *Pr.* Soufre précipité, 10 gr.
> Carbonate de potasse, 10 gr.
> Glycérine, 10 gr.
> Eau de laurier-cerise, 10 gr.
> Alcool de Montpellier, 10 gr.
> (*Us. ext.*)

Cette pâte, placée la nuit sur la peau, sera enlevée le lendemain matin et remplacée par un onguent de zinc ou par de la glycérine.

> *Pr.* Sublimé corrosif, dix centigr.
> Teinture de benjoin, 10 gr.
> Eau de roses, 200 gr.
> (*Us. ext.*)

> *Pr.* Sublimé corrosif, dix centigr.
> Émulsion d'amandes amères, 400 gr.
> Teinture d'ambre, 10 gr.
> (*Us. ext.*)

Eau de toilette.

> *Pr.* Borax, 5 gr.
> Glycérine, 50 gr.
> Alcool rectifié, 50 gr.
> Eau de fleur d'oranger, 50 gr.
> (*Us. ext.*)

Eau de toilette.

> *Pr.* Sous-nitrate de bismuth, 5 gr.
> Calomel, 5 gr.
> Onguent émollient, 50 gr.
> (*Us. ext.*)

Faire une bonne friction, 2 à 3 fois par jour.

Sycosis de la barbe.

Raser tous les jours les poils, ramollir les croûtes, s'il y en a, avec des préparations huileuses, ou de l'emplâtre de savon salicylé à 10 %.

Puis lavages à l'esprit de savon vert, au savon vert, au savon, à l'iodure de soufre ou à la pâte soufrée : douches, bains de vapeur et épilation journalière des poils, d'ailleurs faciles à enlever, avec une pince à épiler.

> *Pr.* Onguent diachylon, 20 gr.

A étaler sur un morceau de linge, qu'on appliquera sur les parties malades, épilées au préalable.

Pr.   Emplâtre de savon salicylé à 10 %.
        (*Us. ext.*)

A changer toutes les douze heures.

Pr.   Précipité blanc, 5 gr.
        Axonge (ou onguent simple), 50 gr.
        (*Us. ext.*)

Comme ci-dessus.

Pr.   Précipité rouge, soixante centigr.
        Onguent simple, 40 gr.
        (*Us. ext.*)

Comme ci-dessus.

Les pommades peuvent rester pendant la journée, mais pas plus de trois heures, puis on savonne, on essuie et on saupoudre d'amidon. On fera plutôt en général un masque enduit d'emplâtre diachylon et emplâtre de savon, parties égales, qu'on appliquera le soir et laissera toute la nuit en place ; le matin, savonnage et épilation.

Il va sans dire que si la réaction est violente, on abandonnera de suite les préparations hydrargyriques :

Pr.   Iodure de soufre, 4 gr.
        Onguent simple, 40 gr.

Une fois par jour en application.

Pr.   Aloès socotrin, 2 gr.
        Extrait de malate de fer, 5 gr.
        Poudre de racine de rhubarbe, 8 gr.

Faire 60 pilules. Deux fois par jour 3 pilules.

Impétigo.

Enlever les croûtes ; bains, onctions huileuses, puis onguent diachylon, emplâtre de mélilot ou emplâtre rouge, emplâtre de savon salicylé (10 %). — Percer les pustules avec un crayon de nitrate d'argent pointu.

Psoriasis.

a. *Traitement local.*

Bains chauds (33 à 35°), méthode de Priessnitz sous forme d'enveloppements humides, de douches et de frictions énergiques au savon ou à la pierre ponce. Pour favoriser la desquamation et la macération, gants (et même vêtements) de caoutchouc ou de gutta-percha (se trouvent chez Reithofer à Vienne (Herrengasse). Le malade mettra ces vêtements après un bain, et il les gardera continuellement pendant des heures et même des journées entières.

> *Pr.* Lessive de potasse caustique saturée
> (poids spécifique, 1,333), une partie.
> Spermaceti (axonge, huile de foie de morue,
> beurre de cacao), deux parties.
> (*Us. ext.*)

Si l'affection est très étendue, on ordonnera le repos au lit et le traitement suivant : le malade sera entouré de couvertures de laine, ou bien il portera une chemise et des caleçons de laine ; auparavant on aura frotté tout le corps avec de la flanelle et une brosse, au savon vert. Les premiers six jours du traitement, on fait deux frictions par jour, les septième, huitième et neuvième jours on ne frottera qu'une seule fois et on ne permettra un bain que le quatorzième jour.

Au lieu de savon vert on emploiera aussi, surtout si le psoriasis siège sur le cuir chevelu et le visage, l'esprit de savon vert.

> *Pr.* Savon vert, deux parties.

Faites dissoudre dans :

> Alcool, une partie.

Filtrez et ajoutez :

> Alcoolat de lavande, une partie.

A employer sous la douche, en frictions avec un morceau de flanelle.

Ce traitement fini, on saupoudre d'amidon et on enveloppe le malade de couvertures de laine.

Solution de Vlemingkx, modifiée par Hebra :

> *Pr.*   Chaux vive, une partie.
> Fleur de soufre, deux parties.
> Faire cuire dans eau, 20 parties.
> (*Us. ext.*)

Ramener à 12 parties et filtrer.

On frictionnera chaque point malade énergiquement avec de la flanelle, enduite du liniment. Après chaque friction, bain chaud d'une heure, puis poudre d'amidon.

Cette méthode est fort douloureuse ; on n'attaquera donc que de petites plaques et on attendra plusieurs jours avant de recommencer :

Pommade de Rochard (1) :

> *Pr.*   Calomel, 1 gr. 50
> Iode métalloïde, cinquante centigr.

Chauffer doucement et ajouter :

> Onguent rosat, 80 gr.
> (*Us. ext.*)

Frictionner matin et soir les plaques, envelopper de couvertures de laine, puis donner un bain chaud.

Cette préparation sera surtout utile dans les cas où les surfaces malades se trouvent du côté de l'extension des articulations.

> *Pr.*   Biiodure de mercure, 2 gr.
> Axonge, 40 gr.
> (*Us. ext.*)

Dans le psoriasis du cuir chevelu surtout, on emploiera la pommade suivante :

> *Pr.*   Précipité blanc, 5 gr.
> Axonge, 50 gr.
> (*Us ext.*)

---

(1) Diffère de la pommade décrite sous ce nom dans Dorvault. (Note du traducteur.)

Pour obtenir un effet plus prompt :

> *Pr.* Précipité blanc, 5 gr.
> Sous-nitrate de bismuth, 5 gr.
> Onguent simple, 80 gr.
> (*Us. ext.*)

Frictionner, avec gros comme un pois de cette pommade, les parties malades.

> *Pr.* Précipité blanc, 4 gr.
> Pommade phéniquée, 2 gr.
> Onguent de glycérine, 40 gr.
> (*Us. ext.*)

Pour frictions.

Pr. Huile de cade (huile de fragon ou de bouleau), q. s.

A frictionner avec un morceau de flanelle ou une brosse dure.

Les points malades seront ensuite saupoudrés de poudre d'amidon et enveloppés de couvertures de laine.

De temps en temps, pendant l'emploi de ces huiles, on donnera des bains simples, ou des bains de vapeur, suivant l'intensité de la réaction ; il faudra suspendre pendant quelques jours le traitement.

Si le malade ou son entourage ne supporte pas l'odeur pénétrante des goudrons ci-dessus, on se servira du mélange suivant :

> *Pr.* Huile de fragon, 40 gr.
> Alcool, 4 gr.
> Éther sulfurique, 4 gr.
> Huile de lavande, vingt gouttes.
> Huile de rue, vingt gouttes.
> Huile de romarin, vingt gouttes.
> (*Us. ext.*)

A appliquer avec un pinceau dur.

Cette mixture s'emploiera surtout sur les parties couvertes de poil, ou encore si l'on désire une dessiccation rapide du médicament.

On emploiera aussi les goudrons de la façon suivante : les parties malades sont tous les jours goudronnées au pinceau, puis le malade se met pendant deux à quatre heures dans un bain chaud : on l'enveloppe ensuite de linges et de couvertures de laine.

De temps en temps on utilisera aussi :

Pr.   Acide phénique, 4 gr.
Glycérine, 40 gr.
(*Us. ext.*)

Frictionner tous les jours deux fois les parties atteintes avec un morceau de flanelle.

Pr.   Acide phénique, 5 gr.
Glycérine, 10 gr.
Alcool rectifié, 50 gr.
(*Us. ext.*)

Comme ci-dessus.

Pr.   Savon vert, huile de cade,
50 gr. de chaque.
Alcool, 100 gr.
(*Us. ext.*)

Comme ci-dessus.

Les trois derniers traitements sont fort douloureux.

Actuellement, le psoriasis est traité de la façon suivante :

a) A la traumaticine chrysarobique : chaque point malade sera badigeonné au pinceau une ou deux fois au plus, par jour. Pendant ce temps, on défend les lavages et les bains. Au bout de huit à dix jours, s'il n'y a pas de dermatite, le patient prendra un bain. Il faut rappeler au malade de ne pas mêler son linge à d'autre linge, car le traitement colore ces objets en brun violet : cette coloration ne disparaît pas au lavage.

b) Traitement à l'acide pyrogallique : il faut badigeonner pendant six jours avec un pinceau rude : le septième jour on prescrit un bain et on recommence le traitement de la même façon.

Pour la tête, on ne donnera jamais d'autre préparation que la pommade au précipité blanc à 10 %, car les deux préparations citées ci-dessous déteignent les cheveux.

    Pr.   Chrysarobine, 3 gr.
           Traumaticine, 30 gr.
           (*Us. ext.*)

Badigeonner légèrement au pinceau.

    Pr.   Acide pyrogallique, 3 gr.
           Onguent simple, 30 gr.
           (*Us. ext.*)

Comme ci-dessus.

Avant de commencer ce dernier traitement, on fera tomber les squames dans un bain, et on examinera tous les jours les urines pendant la durée des applications médicamenteuses.

c) Injections de liqueur de Fowler.

    Pr.   Liqueur de Fowler, 4 gr.
           Acide phénique, quarante centigr.
           Eau dist., 20 gr.
           (*Us. ext.*)

Pour injections hypodermiques.

Chaque jour, on injectera une seringue de Pravaz pleine de cette solution. On filtrera toujours la solution avant de s'en servir.

    Pr.   Arséniate de soude, dix centigr.
           Acide phénique, vingt centigr.
           Eau dist., 10 gr.
           (*Us. ext.*)

Pour injections hypodermiques.

Filtrer avant de s'en servir. On commence avec *trois divisions* de la seringue de Pravaz, et on augmente chaque jour *d'une* division, pour monter enfin à une seringue entière.

Dans les cas légers, on emploiera le savon au naphtol.

On a cherché à utiliser la créoline en pommade à 10 %, l'anthrarobine, mais les espérances ont été déçues et on est revenu aux préparations ci-dessus.

b) *Médication interne.*

Pour aider au traitement local, on donne quelques médicaments internes, et avant tout le suivant :

> *Pr.* Liqueur de Fowler, six gouttes.
> Eau dist., 80 gr.

A prendre en un jour.

Augmenter tous les quatre jours d'une goutte de liqueur ; quand on arrive à 29 gouttes, on redescend d'une goutte tous les quatre jours, pour arriver aux 6 gouttes du commencement.

> *Pr.* Liqueur de Fowler, 2 gr.
> Teinture de malate de fer, 150 gr.
> Alcoolat de menthe poivrée, 150 gr.

2 fois par jour une cuiller à soupe.

Liqueur de Pearson :

> *Pr.* Arséniate de soude, quarante centigr.
> Eau dist., 150 gr.

3 fois par jour, quinze gouttes.

> *Pr.* Soluté de Donovan, 5 gr.
> Sirop de gingembre, 20 gr.

Trois cuillers par jour.

> *Pr.* Liqueur de Fowler, soixante gouttes.
> Infusion de menthe poivrée, 10 gr. sur 200 gr.

A prendre en dix jours. On pourra monter à trente gouttes par jour et redescendre ensuite.

Pilules asiatiques (plus fortes que celles employées en France) :

> *Pr.* Acide arsénieux, soixante-quinze centigr.
> Poivre noir, 6 gr.
> Gomme arabique, 1 gr. 50.
> Racine de guimauve, 2 gr.
> Eau, q. s., pour faire 100 pilules.

1 à 3 par jour. On augmente tous les quatre jours d'une

pilule, et, si le malade ne se plaint pas de gastralgie, on va jusqu'à 10 à 12 par jour. On reste à cette dose aussi long-temps que le malade ne se plaint pas d'anorexie, de coliques, de diarrhées ; à ce moment, on redescend lentement. On peut empêcher le développement des coliques en ajoutant quinze centigrammes de poudre d'opium à la masse pilulaire ci-dessus.

> *Pr.* Acide arsénieux, dix centigr.
> Mucilage de gomme arabique,
> Eau, q. s., de chaque.
Pour faire 15 pilules ; une pilule par jour.

On prendra ces pilules après le repas ; on remonte peu à peu jusqu'à 12 pilules (une de plus par semaine), puis on redescendra pour arriver à la dose initiale d'une pilule.

> *Pr.* Acide phénique, 4 gr.
> Extrait et poudre d'acore, q. s. de chaque.
Pour faire 60 pilules.

3 à 6 par jour, après le repas.

> *Pr.* Acide arsénieux, dix centigr.
> Opium pur, trente centigr.
> Savon médicinal, q. s.
Pour faire 20 pilules, de vingt centigr. chaque.

Tous les jours 2 pilules matin et soir.

Lichen.

a) *Lichen des scrofuleux.* — 2 fois par jour, onction d'huile de foie de morue et enveloppement de couvertures de laine. — Tous les jours 20 à 60 grammes d'huile de foie de morue brune clarifiée à l'intérieur. Régime azoté. — Les clients de la consultation ou les malades de la clientèle privée porteront un tricot ou une flanelle fine qui plaque bien sur la peau ; par-dessus ils mettront leur linge de corps ordinaire.

b) *Lichen ruber.* — Liqueur de Fowler à l'intérieur, pilules asiatiques ou injections hypodermiques de liqueur de Fowler (comme pour le psoriasis). Continuer ce traitement sans relâche pendant 6 à 18 mois. Le professeur Kaposi commence, pour les pilules asiatiques, avec 3 par jour, et fait augmenter les doses à 10 à 12 par jour, pour redescendre à 6.

Au lieu d'injections de liqueur de Fowler, on peut injecter de l'arséniate de soude, en commençant avec un cinquième de la seringue de Pravaz, pour augmenter tous les jours.

> Pr. Arséniate de soude, dix centigr.
> Acide phénique, vingt centigr.
> Eau dist., 10 gr.
> (*Us. ext.*)

Pour injections.

Comme traitement local :

> Pr. Emplâtre diachylon liquéfié,
> Huile de lin, parties égales.
> (*Us. ext.*)

Contre le prurit, la pommade d'Unna :

> Pr. Sublimé corrosif, dix centigr.
> Acide phénique, 2 gr.
> Onguent simple, 50 gr.
> (*Us. ext.*)

Frictionner 2 fois par jour et recouvrir d'ouate ensuite.

Les narcotiques combattront le prurit nocturne, cause des insomnies. A l'extérieur, badigeonnages alcoolisés ou éthérés à l'acide phénique, lavages froids, douches. Si la peau est très turgescente, frictions grasses ou glycérinées, ou bandages en toile de caoutchouc.

Prurigo de Hebra.

Chez le nourrisson ou les enfants plus âgés, frictions tous les jours, au savon vert, puis un bain d'une à deux heures : le malade, une fois bien séché, sera soumis à des onctions d'axonge ou d'huile de foie de morue.

S'il y a beaucoup de croûtelles ou de pustules, enveloppements à l'huile de foie de morue, traitement au savon vert (voir *Psoriasis*); dans les cas de prurigo sec, on frictionne pendant le bain le malade avec la solution de Vlemingkx (voir *Psoriasis*), puis on le soumet aux préparations de goudron et on saupoudre d'amidon; de temps en temps, bains au goudron et au sublimé (voir plus haut), ou pilules d'acide phénique à l'intérieur. Dans ces derniers temps, le naphtol préconisé par Kaposi a donné de bons résultats. Suivant l'âge de l'enfant, on prescrira des pommades avec 1 1/2 % à 5 % de substance active. Il ne faut pas oublier que cette pommade doit être appliquée très légèrement, en repassant 2 ou 3 fois sur le point traité. La partie ainsi enduite sera saupoudrée d'amidon, et le malade portera par-dessus un vêtement de laine. Tous les 2 jours, un bain de une à deux heures de durée.

> *Pr.* Naphtol B, 1 gr. 50.
> Onguent simple, 50 gr.
> (*Us. ext.*)

> *Pr.* Pommade de Wilkinson, 30 gr.
> (*Us. ext.*

Badigeonner au pinceau.

> *Pr.* Naphtol, 1 gr. 50.
> Fleur de soufre, 3 gr.
> Huile d'olive, 10 gr.
> Lanoline, 50 gr.
> (*Us. ext.*)

Brûlures.

Brûlure du premier degré, liqueur de Burow à 10 % ou compresses d'eau froide; dans les brûlures du second degré, on cherche à conserver les vésicules aussi longtemps que possible; on ne les piquera, s'il y a lieu, qu'à la base, pour laisser écouler la sérosité.

Si le chorion est à nu :

> *Pr.*   Eau de chaux.
> Huile de lin, parties égales.
> (*Us. ext.*)

En compresses.

Cautérisations au nitrate d'argent avec parties égales d'eau : on fera tous les jours une cautérisation avec un pinceau de charpie. Auparavant, s'il y a lieu, badigeonnage à la cocaïne 5 %. Pansement à l'iodoforme.

Troisième degré : liqueur de Burow à 10 % dans les brûlures localisées. En cas de brûlures généralisées, bain continu de Hebra.

Congélation.

Dans les cas aigus, compresses d'eau froide, d'eau de Goulard, puis bandes de sparadrap. Dans les cas chroniques : applications de glace ou de neige, cautérisations au crayon de nitrate d'argent, pommade de zinc.

Dans les congélations du troisième degré, il faut enlever l'escarre aussi rapidement que possible.

> *Pr.*   Sous-nitrate de bismuth, 5 gr.
> Précipité blanc, 5 gr.
> Onguent émollient, 50 gr.

Étaler l'onguent sur une toile et changer toutes les vingt-quatre heures.

> *Pr.*   Précipité blanc, 5 gr.
> Oxyde de zinc, 5 gr.
> Axonge, 50 gr.
> (*Us. ext.*)

Comme ci-dessus.

A employer aussi dans les cas de durillons et de cors ; il en est de même des topiques suivants :

Pr. Emplâtre de Vigo, 10 gr.

La masse, étendue sur de la toile, sera changée tous les jours ; puis, au bout de quelques jours, on enlèvera au bistouri ou avec une paire de ciseaux l'épiderme ramolli.

Pr. Potasse caustique, 5 gr.
Eau dist., 10 gr.

Badigeonner au pinceau la partie épaissie avec ce liniment.

Pr. Acide acétique très concentré, 10 gr.

A appliquer avec une tige de verre.

Pr. Emplâtre de savon salicylé à 20 ou 30 %.
(*Us. ext.*)

A changer toutes les vingt-quatre heures.

Engelures.

Pédiluves et maniluves aussi chauds que le malade peut les supporter : puis, bien sécher et badigeonner à la teinture d'iode ou à la glycérine iodée. Porter des gants et des souliers chauds.

Pr. Emplâtre de savon salicylé à 10 %
trente centimètres.
(*Us. ext.*).

On en découpe des bandelettes minces, et on en enveloppe les doigts en allant de la périphérie au centre : on laisse le bandage 24 heures, puis on l'enlève et on donne un bain chaud.

Pr. Camphre en poudre, 1 gr.
Créosote, six gouttes.
Onguent simple, 30 gr.
(*Us. ext.*)

A étendre sur de la toile, et à employer comme ci-dessus.

Lupus.

En cas de lupus érythémateux, scarifications ponctuées avec l'aiguille à vaccin ou un instrument spécial; ensuite, cautérisation avec nitrate d'argent, eau distillée, parties égales. Lavages à l'esprit de savon de potasse, application de sparadrap de Vigo; tous ces moyens donnent de bons résultats.

Dans les cas de lupus vulgaire, l'important est de détruire les tubercules et l'infiltration. On y arrive au moyen de caustiques variés : potasse caustique et pâtes caustiques diverses. Le meilleur procédé est d'enfoncer dans chaque tubercule un crayon de nitrate bien pointu : les canaux verticaux ainsi obtenus seront reliés les uns aux autres par d'autres cautérisations horizontales.

Les infiltrations étendues seront d'abord cautérisées au moyen d'une solution de potasse caustique à 1 : 2, pour détacher l'épiderme; immédiatement après, application d'une solution de nitrate d'argent et eau distillée, parties égales. Les parties cautérisées seront recouvertes d'emplâtre de Vigo, d'emplâtre de savon salicylé à 10 %. Pour diminuer la douleur on badigeonnera, après l'emploi de la potasse, la partie malade à la cocaïne à 5 %. Puis, application de la solution de nitrate d'argent sur la partie à vif, devenue insensible.

Dans ces derniers temps on préfère le raclage au moyen de curettes appropriées : on panse la plaie à l'iodoforme.

On peut aussi faire macérer la peau infiltrée au moyen du savon vert ou d'une pommade à l'acide pyrogallique à 10 %. On étale le médicament sur un morceau de flanelle, qu'on applique sur la partie malade. Au moyen d'une compresse, on

serre fortement et on continue ce traitement pendant 2 à
3 jours. Quand la cautérisation est obtenue, on a recours aux
pommades protectrices.

La pâte de Vienne, surtout sur les parties recouvertes de
poils, et ensuite l'application de pommade du frère Côme
seront utiles dans le lupus serpigineux.

> *Pr.* Iode métalloïde, 5 gr.
> Iodure de potassium, 5 gr.
> Glycérine, 10 gr.

Cette solution sera, tous les deux ou trois jours, étendue au
pinceau sur la partie malade ; par-dessus, du papier à la gutta-
percha pendant vingt-quatre heures. Puis, on appliquera
pendant vingt-quatre heures des compresses d'eau froide. On
n'aura recours à ce traitement, qui a l'inconvénient de laisser
après lui les cicatrices épaisses et irrégulières, que dans les
cas seulement où les parties malades sont recouvertes d'ordinaire par les vêtements.

Galvanocaustique, cautérisation en surface au moyen de
l'électrolyse (méthodes de *Lustgarten* et de *Gœrtner*). A l'intérieur, huile de foie de morue.

> *Pr.* Iode métalloïde, dix centigr.
> Huile de foie de morue, 50 gr.
> (*Us. ext.*)

Scabies.

Hebra professait que les méthodes utilisées pour le traitement curatif de la gale devaient arriver à détruire l'acare et
ses œufs sans irriter la peau ; en même temps on devait pouvoir obtenir l'involution des lésions érythémateuses développées dans le cours de l'affection.

Dans la gale de peu d'intensité, avec peu de pustules,
quand le malade demande à être guéri rapidement, on agira
de la façon suivante : le malade plongé dans un bain sim-

ple, est frotté violemment avec un morceau de toile grossière
enduite de savon ordinaire ; ce premier traitement terminé, le
patient reste dans son bain, et est de nouveau frotté avec un
morceau de flanelle enduit de solution de foie de soufre cal-
caire ; toute la surface du corps sera traitée ainsi. Le malade
prend ensuite un bain, une douche ou des lavages froids.
Autrefois on employait la solution de Vlemingkx : mais la
formule en a été modifiée par le professeur Schneider : Hebra a adopté cette dernière.

Formule primitive :

> *Pr.*   Chaux vive, 200 gr.
>   Fleurs de soufre, 400 gr.

Faire bouillir dans eau : 2,000 gr. dans un vase de fer, et
bien mêler à la spatule de bois, jusqu'à ce que la solution
soit homogène.

La solution modifiée se prépare ainsi :

> *Pr.*   Chaux vive, 400 gr.

Eau : q. s. pour éteindre et faire une poudre homogène ;
ajoutez :

> Soufre citrin, 800 gr.

Faites bouillir avec eau 8,000 gr., ramenez à 6,000 gr.
Filtrez.

Si la peau est fortement atteinte, on choisira la pommade
de Wilkinson, modifiée par Hebra :

> *Pr.*   Fleur de soufre, 200 gr.
>   Huile de cade, 200 gr.
>   Craie blanche, 150 gr.
>   Savon de potasse (ou alcool), 400 gr.
>   Axonge, 400 gr.

Les malades sont frictionnés quatre fois en quarante-huit

heures avec cette pommade, restent enveloppés pendant ce temps dans des couvertures de laine et sont ensuite saupoudrés d'amidon. Au bout de 7 à 8 jours, les phénomènes irritatifs ont disparu et le patient est envoyé au bain.

Pour les enfants et les cas légers :

> *Pr.* Styrax liquide, 50 gr.
> Baume du Pérou, 50 gr.
> (*Us. ext.*)

Pour frictions.

> *Pr.* Soufre citrin, 5 gr.
> Onguent simple, 50 gr.
> (*Us. ext.*)

Comme ci-dessus.

> *Pr.* Styrax liquide, 20 gr.
> Fleur de soufre, 20 gr.
> Craie blanche, 20 gr.
> Savon vert, 40 gr.
> Axonge, 40 gr.
> (*Us. ext.*)

Pour 2 frictions. (Pommade de Weinberg.)

> *Pr.* Soufre, 10 gr.
> Baume du Pérou, 10 gr.
> Onguent simple, 100 gr.

Pour éviter l'eczéma, dans le cas où la peau est très irritable, on ne donnera le bain de propreté que 3 ou 4 jours après la fin du traitement par les frictions.

> *Pr.* Lessive caustique, 5 gr.
> Eau dist., 400 gr.

Solution pour l'usage externe.

A employer seulement en fomentations, dans les cas de gros tubercules cutanés restés tels quels après le traitement. Étendue de trois litres d'eau, la solution servira de maniluve dans les cas de pustules nombreuses ayant envahi les mains.

Le liniment de Bourguignon (1) est surtout utile, à cause de son odeur agréable, dans la clientèle aisée : il est composé de la façon suivante :

> *Pr.* Huile volatile de lavande, 1 gr. 50.
> Huile de menthe, 1 gr. 50.
> Huile de girofle, 1 gr. 50.
> Huile de cannelle, 1 gr. 50.
> Gomme adragante, 5 gr.
> Carbonate de potasse, 40 gr.
> Fleurs de soufre, 100 gr.
> Glycérine, 200 gr.
> (*Us. ext.*)

Hebra a simplifié cette formule :

> *Pr.* Huile volatile de lavande, 1 gr. 50.
> Huile de girofle, 1 gr. 50.
> Carbonate de potasse, 40 gr.
> Soufre précipité, 100 gr.
> Axonge, q. s. pour faire un onguent.
> (*Us. ext.*)

Si l'on a affaire à des malades occupés dans la journée, on n'appliquera le traitement que pendant la nuit.

On prescrit au malade un bain de propreté d'une demi-heure, puis on le frictionne avec une des pommades ci-dessus ; le patient passe ensuite la nuit enveloppé dans des couvertures de laine, et prend, le lendemain matin, un second bain ; il peut aussi laver simplement les parties enduites de pommade à l'eau de savon : cela fait, il va à ses affaires. Ce traitement sera renouvelé pendant 3 à 4 nuits, jusqu'à ce qu'on observe une destruction des sillons et des efflorescences cutanées. La cure sera terminée par des bains simples.

Si ce procédé est encore trop difficile à appliquer, on enverra le malade dans un établissement de bains éloigné de sa demeure, où il pourra terminer son traitement en deux heures. Dans la première demi-heure, le malade prend son

---

(1) Formule modifiée. (Note du traducteur.)

bain, et frictionne bien sa peau au savon ; puis, dans le cours de la seconde demi-heure, la peau ainsi imprégnée sera ramollie par le bain prolongé et débarrassée du savon qui l'enduit. Pendant la troisième demi-heure une pommade quelconque (formule de Bourguignon-Hebra, ou d'Helmerich avec huile volatile d'anis ou de romarin) sera appliquée avec énergie sur la peau. La quatrième demi-heure sera employée à débarrasser la peau des parcelles de pommade qui y adhèrent.

En dehors des onguents, on peut aussi utiliser des frictions et des lavages alcooliques.

La pommade de Vezin rendra des services :

> *Pr.* Fleur de soufre, 200 gr.
> Savon blanc, 200 gr.
> Axonge, 200 gr.
> Poudre d'ellébore blanc, 8 gr.
> Nitre pur, quatre-vingts centigr.

Pommade de Jasser : fleur de soufre, baies de laurier, sulfate de zinc, parties égales ; huile d'olives q. s. pour faire une pommade.

> *Pr.* Chlorure de chaux, 80 gr.
> Eau, 800 gr.
> (*Us. ext.*)

Bien agiter avant de s'en servir, et laver la peau en entier ou les parties malades, 2 fois par jour, avec cette préparation.

L'alcoolat de Léonard sera employé de même :

> *Pr.* Carbonate de potasse, 10 gr.
> Nitrate de potasse, 10 gr.
> Eau-de-vie de grain, 200 gr.
> Eau de fontaine, 200 gr.
> (*Us. ext.*)

La pommade d'Helmerich consiste en 2 parties de soufre pur, 1 partie de carbonate neutre de potasse et 8 parties d'axonge.

La pommade de Joseph Frank est composée de soufre en poudre qu'on mélange intimement à du beurre frais.

Pommade d'Adolf : fleur de soufre, baies de genièvre, baies de laurier pulvérisés, axonge, de chaque, 40 gr.

Burchard fait laver matin et soir la peau au savon vert, puis le malade prend un bain et on le frictionne ensuite 4 à 5 fois en vingt-quatre heures, avec du baume du Pérou.

Decaisne faisait frictionner 3 fois en vingt-quatre heures ses malades avec du pétrole, le jour suivant, un bain.

La pommade soufrée de Mayssl est composée de 400 gr. de savon coupé en petits morceaux et cuit dans l'eau : on y ajoute 850 gr. de goufre. Quand le tout a pris la consistance d'une purée, on y ajoute 1,600 gr. d'axonge pour en faire une pommade.

Savons. Avant tout, il faut employer la préparation sui-vante :

> *Pr.*   Chlorhydrate d'ammoniaque, 1 partie.
> Soufre pur, 6 parties.
> Savon noir ordinaire, 16 parties.
> (*Us. ext.*)

Pour faire une pommade soufrée extemporanée, on prend parties égales de fleur de soufre et de savon en poudre, et on ajoute de l'eau en quantité nécessaire pour faire une bouillie.

On emploie, en dehors de la pommade soufrée simple, la pommade en savonnettes, qui contient un peu de pierre ponce pulvérisée mélangée à la pâte.

En général, le professeur Kaposi applique le traitement suivant : le galeux est frictionné une seule fois avec la pommade au naphtol composée (formule de Kaposi), puis on le saupoudre d'amidon. — Le malade ne prendra un bain que lorsque tous les phénomènes d'irritation ont disparu.

> *Pr.*   Axonge, 100 gr.
> Savon vert, 50 gr.
> Naphtol, 15 gr.
> Craie blanche pulvérisée, 10 gr.
> (*Us. ext.*)

Pommade composée de Kaposi.

Le malade sera guéri en 5 à 6 jours.

Favus.

Les masses faviques sont arrosées d'huile, puis, pendant un quart d'heure, on fait pénétrer avec un pinceau dur cette huile dans les croûtes. On peut aussi appliquer sur les points malades un morceau de flanelle imprégné d'huile : au bout de vingt-quatre heures, on pourra enlever par le râclage les masses ramollies et gonflées. Cela fait, on épile et on frictionne deux fois par jour au savon vert les parties atteintes. Par-dessus, des compresses trempées dans du pétrole, ou mieux encore :

> Pr. Acide phénique, 5 gr.
> Glycérine, 50 gr.
> Alcool, 50 gr.
> (*Us. ext.*)

Tremper des compresses dans le liquide et les appliquer sur les points malades.

On peut aussi arroser les masses de favus avec de l'alcool, ce qui les fait se contracter et tomber : cette méthode est cependant plus lente. Plus tard on nettoie la tête à l'eau de savon, puis on passe à l'épilation, pratiquée par le malade même ou un aide.

> Pr. Vératrine, quatre-vingts centigr.
> Alcool rectifié, 80 gr.
> (*Us. ext.*)

Une fois les masses faviques enlevées au moyen d'huile de foie de morue ou de compresses chaudes, on humectera les points atteints avec la teinture ci-dessus.

Angiome télangiectasique.

Ablation au bistouri, traitement galvanocaustique, acupuncture, ligature. Dans les cas de télangiectasies en surface :

> *Pr.*   Emplâtre adhésif, 10 gr.
>   Émétique, 1 gr.
>   (*Us. ext.*)

Étendre le topique sur un morceau de cuir et laisser en place pendant 8 jours.

On utilisera aussi l'injection d'une solution de perchlorure de fer et eau, parties égales. On pourra aussi vacciner la tumeur, y faire des frictions d'huile de croton tiglium ou des cautérisations avec les acides sulfurique et nitrique (dans les cas de nævus, acide chlorhydrique). — Électrolyse.

Épithélioma.

Dans les cas légers, surtout au début : nitrate d'argent en substance, raclage au nitrate d'argent et eau distillée, parties égales : pâte de Landolf :

> *Pr.*   Chlorure de brome, 13 gr.
>   Chlorure de zinc, 9 gr.
>   Chlorure d'antimoine, 5 gr.

Poudre de racine de réglisse q. s. pour faire une pâte épaisse.

> (*Us. ext.*)

Les parties saines voisines seront recouvertes de bandes de toile larges de 2 à 5 centim., enduites d'une pommade composée de 5 gr. de chloroforme et 50 gr. de pommade rosat. Ensuite, la pâte, épaisse de cinq millimètres, sera étalée sur un morceau de toile, appliquée doucement sur la partie malade et laissée en place pendant 3 jours.

(Dans les cas de lupus, cette pâte peut aussi rendre des services, mais il ne faudra la laisser en place que six à vingt-quatre heures.)

> *Pr.*   Acide arsénieux, 1 gr.
>   Cinnabre factice, 3 gr.
>   Onguent émollient, 24 gr.
>   (*Us. ext.*)

Pr. Acide arsénieux , vingt à quarante centigr.
Calomel, 5 gr.
Gomme ar abique, 10 gr.
Eau commune, q. s.
Pour faire une pâte molle,qu'on étale en couche très mince.

Au bout de 8 à 10 jours, renouveler le bandage.

On emploiera aussi la pâte de Vienne (en garantissant la peau saine avec des bandelettes de sparadrap), la pâte de Canquoin (chlorure de zinc, poudre de racine de guimauve 1 : 1 ou 1 : 2, avec un peu d'eau distillée, ou d'alcool rectifié).

Herpès tonsurant, pityriasis versicolor.

Tous deux sont d'origine parasitaire.

Dans toutes ces formes, les pommades contre la gale (voir ci-dessus) seront utiles, en frictions 3 à 4 jours de suite. — Pas de bains.

Savon de potasse, q. s. en frictions pendant 6 jours, 2 fois par jour. On laisse la pommade en place jusqu'à dessiccation complète : ce n'est qu'alors qu'on donnera un bain chaud.

Les remèdes suivants ont, ces derniers temps, donné de bons résultats.

Pr. Résorcine, 5 gr.
Huile d'olives, 5 gr.
Lanoline, 50 gr.
(*Us. ext.*)

A employer une fois par jour ces frictions, jusqu'à ce que la desquamation s'établisse ; ensuite un bain.

Pr. Acide salicylique, 10 gr.
Teinture de benjoin, 10 gr.
Glycérine, 10 gr.
Esprit-de-vin, 70 gr.
(*Us. ext.*)

Badigeonner 2 fois par jour les points malades, saupoudrer ensuite : la suite du traitement comme ci-dessus.

Onychomycose.

Ablation des lamelles ungéales au moyen de bains à la potasse caustique, au sublimé (quinze centigr. sur 40 gr.), frictions d'essence de térébenthine.

Pédiculose.

Enlèvement des œufs par des lavages à l'alcool rectifié. Poudre de sabadille, puis friction d'onguent napolitain et, pour terminer, savonnages à l'eau tiède.

En général on emploie actuellement le pétrole, dont on masque l'odeur au moyen de baume du Pérou. On versera environ 80 gr. de la préparation sur la tête du patient, et on frictionne avec la brosse. On recouvre ensuite cette tête toute imprégnée d'un bonnet de flanelle (le fez turc est ici très utile) et on laisse le tout en place, sans y toucher, pendant douze à vingt-quatre heures.

Puis on frictionne avec 40 gr. environ d'esprit de savon qu'on laisse tomber goutte à goutte sur la tête. La friction se fera à la brosse humectée d'eau; par-dessus un grand lavage. Les lentes attachées aux cheveux seront enlevées au moyen de peignes très fins : on détache un peu les lentes, auparavant, en les humectant d'acide acétique dilué ou de vinaigre.

On baigne le cuir chevelu toutes les heures dans le mélange suivant :

> *Pr.*	Pétrole, 100 gr.
> Huile d'olives, 5 gr.
> Baume du Pérou, 10 gr.

Bonnet de flanelle, et lavages à l'esprit de savon.

Pommades usuelles.

> *Pr.*	Baume du Pérou, 2 gr.
> Onguent simple (vaseline), 80 gr.
> (*Us. ext.*)

Pour arrêter la chute des cheveux :

>*Pr.*   Huile volatile de muscade, 5 gr.
>   Huile d'olives, 50 gr.
>   (*Us. ext.*)

Frictions 2 fois par jour.

>*Pr.*   Baume du Pérou, 5 gr.
>   Alcool rectifié, 200 gr.

Frictions 2 fois par jour.

>*Pr.*   Teinture de vératrine (teinture
>   d'aconit), cinq centigr.
>   Esprit-de-vin, 150 gr.
>   Glycérine 10 gr.
>   (*Us. ext.*)

Deux fois par semaine, le soir, badigeonner au pinceau les cheveux : savonner le lendemain matin et huiler.

Si la chute des cheveux est très forte, par suite de séborrhée abondante.

>*Pr.*   Teinture d'aconit (ou de vératrine),
>   cinquante centigr.
>   Acide salicylique, 3 gr.
>   Teinture de benjoin, 10 gr.
>   Glycérine, 20 gr.
>   Esprit de vin, 150 gr.
>   (*Us. ext.*)

Cette solution sera frottée au pinceau le soir avant de se coucher, sur le cuir chevelu. Le lendemain matin, on lavera à l'esprit de savon vert de Hebra, puis on enduit les cheveux d'une pommade inactive, destinée seulement à prévenir le desséchement causé par l'alcoolat. Le traitement sera appliqué deux fois par semaine.

Appendice.

Eczéma du nez. Formule d'un liquide pour lavage des cavités nasales :

Pr.   Chlorure de sodium, 5 gr.
        Bicarbonate de soude, 5 gr.
        Borate de soude, 5 gr.
        Acide salicylique, 5 gr.
          (*Us. ext.*)

Une pointe de couteau pour un verre d'eau.

Pendant la nuit, tampon d'ouate enduit d'une pommade de zinc à 10 %.

CLINIQUE PSYCHIATRIQUE

DU

conseiller aulique et professeur Dr Theodore Meynert.

Le professeur Meynert, dans un rapport lu le 26 septembre 1885 au Congrès des aliénistes de l'Autriche-Hongrie, qui a été approuvé par l'assemblée, a distingué les formes d'aliénation mentale suivantes, dans un but statistique :

I. Idiotie.

Ce terme comprend tous les états psychiques défectueux, congénitaux ou acquis dans la première enfance, ainsi que le crétinisme.

Le traitement consistera uniquement à soigner les maladies organiques et générales intercurrentes ; les vertiges, les céphalées, les états d'excitation passagers, la perte du sommeil exigeront un traitement spécial.

Pr. Bromure de potassium, 50 gr.

A diviser en vingt-cinq poudres : une poudre dans un verre d'eau.

Le développement intellectuel s'obtiendra par des soins dévoués, que la mère ou des pédagogues spéciaux pourront seuls avoir la patience de donner. On arrivera ainsi à des résultats qui, bien que tardivement acquis, sont cependant souvent fort satisfaisants.

II. Aliénation mentale simple.

1. AFFECTIONS MENTALES AIGUËS SIMPLES.

a. *Mélancolie*.

Elle comprend uniquement les formes dépressives primaires avec affaiblissement psycho-moteur. On ne rangera pas dans cette catégorie les cas où le délire mélancolique est secondaire, et constitue par exemple l'explication que donne le malade des frayeurs qu'il éprouve ; quelquefois encore ce sont des ordres venant du dehors, provenant d'hallucinations (voix insultantes), ou encore des soupçons s'attachant aux actes de l'entourage. Le mélancolique vrai se considère comme méprisable, parce qu'il se sent incapable de tout sentiment élevé ou chaleureux. On ne fera pas non plus rentrer dans ce cadre les états mélancoliques venant compliquer habituellement les affections variées, pas plus que les dépressions mentales épisodiques.

Dans la plupart des cas, la mélancolie essentielle est guérissable : elle exige des soins minutieux en tout ce qui touche les organes et leur nutrition. Souvent le malade refuse toute nourriture et devra être alimenté artificiellement. Contre la perte de sommeil, on donnera des narcotiques, par exemple le bromure de potassium à la dose de 2 à 4 gr. dissous dans 250 à 500 gr. d'eau, car les solutions plus concentrées nuisent à l'appétit : on pourra aussi prescrire la paraldéhyde :

> *Pr.* Paraldéhyde pure, 3 gr.
> Teinture d'écorces d'oranges, 25 gr.

A donner au moment où le malade se couche.

> *Pr.* Hydrate de chloral, 10 gr.
> Sirop d'écorces d'oranges, 30 gr.
> Eau dist., 150 gr.

1 à 3 cuillers à soupe le soir.

Ces prescriptions deviennent nuisibles dans tous les cas d'affections cardiaques, surtout quand il s'agit des lésions du myocarde ; on essayera des doses d'un gramme avec prudence, on y ajoutera du cognac, ou bien on donnera du sulfonal, à la dose d'un à trois gr. ; ce dernier médicament n'offre aucun inconvénient dans les cas de ce genre.

Dans d'autres cas, au moyen de bains tièdes de 26° à 27°, en luttant centre les frissons qu'ils provoquent, on obtiendra le sommeil. Il faut à tout prix empêcher la coprostase.

b. *Manie.*

Ce terme englobe tous les états de délire gai avec exagération du sentiment de bien être, avec besoin d'activité psychomotrice incessant. Les cas où le délire gai n'est qu'un stade temporaire dans le cours d'une démence aïguë caractérisée par le manque de suite dans les idées et les hallucinations, ne rentrent pas dans le cadre des affections maniaques : il en est de même pour les idées délirantes gaies provenant d'imbécillité congénitale ou de démence chronique, et pour les formes précoces de paralysie générale, dans lesquelles un examen très minutieux peut seul déceler les phénomènes parétiques et ataxiques. On ne peut, au contraire, exclure de notre cadre les premières atteintes de folie circulaire ou de manie périodique, avant d'avoir observé le cycle complet : manie, intervalle lucide, mélancolie, intervalle lucide et de nouveau manie, ce qui éclairera l'aliéniste sur le vrai caractère du mal. En cas de manie périodique, un second accès montrera qu'on a affaire à une affection intermittente.

Le traitement s'adresse uniquement à la perte de sommeil, qui est très fatigante ; on essaiera de calmer le malade par le bromure de potassium et on garantira l'entourage contre toute espèce de sévices.

c. *Démence.*

Correspond à un état aigu de délire hallucinatoire, et renferme aussi, en dehors des formes typiques de démence aiguë de longue durée et de forme variable, les attaques transitoires, tant qu'elles ne se sont pas répétées et qu'elles ne semblent pas dépendre de l'épilepsie.

La démence aiguë, suite d'épuisement psychique ou orga-

nique, exige, comme la mélancolie, une sollicitude toute spéciale pour la régularisation des fonctions organiques. Le
sommeil sera provoqué par le bromure de potassium, la paraldéhyde, le chloral, le sulfonal ; on prendra des précautions
contre l'arrêt des matières fécales, en prescrivant les pilules
suivantes :

> *Pr.*   Extrait de rhubarbe, 5 gr.
>
> Extrait d'aloës, 5 gr.
>
> Poudre et extrait de réglisse, q. s.

Pour faire 100 pilules.

En cas d'anémie, complication fréquente, donner des pilules de Blaud :

> *Pr.*   Sulfate de fer, 15 gr.
>
> Carbonate de potasse, 15 gr.
>
> Gomme adragante, q. s.

Pour faire 96 pilules ; 3 fois par jour 3 pilules.

> *Pr.*   Oxyde de fer dialysé, 30 gr.
>
> Eau dist., 300 gr.

3 cuillers à soupe par jour.

> *Pr.*   Carbonate de fer, 5 gr.
>
> Bicarbonate de soude, 5 gr.
>
> Poudre de racine de rhubarbe, 5 gr.
>
> Sucre blanc, 10 gr.

3 pointes de couteau par jour.

Dans les états d'affaiblissement psychique considérable et
les attaques de démence stupide, on donnera des alcooliques, du cognac, etc., 2 à 3 cuillers à café par jour. Si les
malades refusent de quitter leur dortoir, il faudra essayer
de les forcer à marcher en leur donnant le bras. Il sera souvent aussi nécessaire de leur introduire, morceau par morceau, les aliments dans la bouche.

d. *Affaiblissement intellectuel primaire.*

Cette forme se rapproche beaucoup de la précédente, mais
son étiologie est différente, car elle provient souvent d'une
cause traumatique, et d'autres fois encore de foyers de ramollissement corticaux. Le trouble des idées peut augmen-

ter au point de simuler l'aphasie. Dans certains cas, après
une période transitoire. et par conséquent curable d'aliénation mentale, on voit les lésions se localiser et des formes
d'aphasie, de surdité verbale, de cécité mentale se constituer.

Les malades seront avant tout bien surveillés au point de
vue de la nutrition et des fonctions évacuatrices. Souvent
il y a perte du sommeil ; il faudra combattre cette tendance.

On voit aussi des états brusques d'affaiblissement mental
provoqués par des affections aiguës, des dyspepsies, des traumatismes ou des opérations. et par l'athérome des artères encéphaliques chez les vieillards. Il faudra, chez les vieillards,
bien surveiller les troubles circulatoires possibles et craindre
le développement de pneumonies hypostatiques.

2. AFFECTIONS MENTALES SIMPLES CHRONIQUES.

a. *Démence chronique.*

Cette catégorie comprend aussi la forme abortive de West-
phal : elle contient les malades à idées délirantes systéma-
tisées provenant de sensations internes mal interprétées.
Souvent, ce sont des troubles sensitifs hystériques, avec tendance à l'hypocondrie. Les idées délirantes s'attachent à l'influence de personnes étrangères, à des dangers d'empoisonnement, à des injustices subies. Cette tendance provient de
conceptions illusoires s'appliquant aux actes de l'entourage.
Dans ce groupe se rangeront les persécuteurs, qui se distin-
guent des autres malades par une forme spéciale de délire,
sans que la démence par elle-même soit d'espèce distincte.
On rattachera enfin à cette catégorie la démence primitive datant de la première enfance.

Le traitement doit s'opposer à toutes les influences corporelles, dépressives du système nerveux ; dans certains cas, on
cherchera à guérir les troubles de sensibilité, ce qui supprimera les hallucinations, causes des idées délirantes. Pour
tonifier le malade, on donnera du fer, des arsenicaux :

> *Pr.* Liqueur de Fowler, 5 gr.
> Eau dist., 5 gr.

3 fois par jour, 10 à 20 gouttes.

Pr.   Eau de Roncegno, une bouteille.

3 cuillers à café ou à soupe par jour.

Pr.   Arséniate de soude, cinq centigr.
Eau dist., 150 gr.

3 cuillers à café par jour.

b. *Aliénation mentale intermittente.*

Nous rangerons dans cette catégorie la folie circulaire, la manie périodique, la mélancolie périodique ou les accès récidivants de folie furieuse transitoire. Les trois premières seront traitées comme les formes essentielles de manie et de mélancolie. La folie furieuse transitoire, presque toujours causée par des traumatismes du crâne, sera influencée, de même que l'épilepsie, par le bromure de potassium.

Pr.   Bromure de potassium, 100 gr.

Divisez en cent poudres.

A chaque nouvel accès, on augmentera d'une poudre par jour. Il faut défendre complètement les alcooliques. Souvent, il faudra recourir aussi à l'arsenic pour obtenir un résultat.

Les troubles mentaux transitoires dépendant de la menstruation seront traités, dans les intervalles lucides, par le fer, et au moment des époques, par le bromure de potassium, à la dose minima de 3 à 4 grammes par jour. Si ce traitement ne suffit pas, on donnera du seigle ergoté, même lorsque la métrorragie est peu forte.

Pr.   Ergotine, 6 gr.

Gomme adragante, q. s. pour faire soixante pilules, 3 à 6 par jour.

Si l'on doit augmenter la dose :

Pr.   Ergotine, 1 gr. 50.
Eau dist., 150 gr.
Sirop de cannelle, 15 gr.

Toutes les heures une cuiller à soupe.

On donnera aussi de la teinture de gossypium floridum.

Pr. Teinture d'écorce de racine de gossypium
floridum, 50 gr.

3 cuillers á café par jour.

c. *Démence secondaire.*

Ce groupe contient toutes les formes qui ne se sont pas
terminées par guérison ; il y aura tantôt des phénomènes morbides rudimentaires, tantôt un état très marqué de faiblesse
intellectuelle.

Le médecin se guidera sur l'affection fondamentale, qui est
souvent encore compliquée de marasme, pour instituer une
médication.

III. Aliénation mentale complexe.

Cette catégorie comprend toutes les formes de psychoses
compliquées de paralysies, d'ataxies, de crises épileptiformes
ou hystéro-épileptiques.

1° *Démence paralytique.*

Troubles mentaux caractérisés par un affaiblissement intellectuel coïncidant avec des troubles glossoplégiques, des
phénomènes parétiques dans le domaine de l'iris ou du nerf
facial. Souvent il y a myélite concomitante ; tantôt les cordons postérieurs seront pris, tantôt il y aura des symptômes
de dégénérescence descendante des cordons latéraux.

Le traitement devra être dirigé contre la cause de l'affection ; on trouvera l'étiologie suivante : fatigues intellec-
tuelles, excès alcooliques ou vénériens, insomnies. On essayera
de l'arsenic, et s'il y a beaucoup d'accès congestifs, du seigle
ergoté en pilules. L'agitation sera jugulée par le bromure de
potassium, ainsi que l'insomnie, qui sera aussi modifiée par

la paraldéhyde, le chloral, le sulfonal, l'uréthane. S'il y a des états comateux, surtout en cas de syphilis antérieure :

> *Pr.*   Iodure de potassium, 10 gr.
> Sirop d'écorces d'oranges, 20 gr.
> Eau dist., 100 gr.

3 cuillers à café par jour, monter jusqu'à 3 cuillers à soupe.

En cas de phénomènes d'intoxication iodique :

> *Pr.*   Iodure de potassium, 10 gr.
> Bromure de potassium, 20 gr.
> Eau dist., 300 gr.
> Sirop d'écorces d'oranges, 50 gr.

3 cuillers à bouche par jour.

En cas de douleurs névralgiques :

> *Pr.*   Salicylate de soude, 6 gr.

Divisez en trois poudres : 3 poudres d'heure en heure, s'il n'y a pas de bourdonnements d'oreille.

En outre on prescrira à l'extérieur :

> *Pr.*   Acide salicylique, 1 gr.
> Onguent simple, 50 gr.

Pour frictionner ; gros comme un pois, matin et soir.

Dans le cours de l'affection, on verra se développer le marasme, la constipation opiniâtre, la paralysie de la vessie ou de son sphincter : ces troubles n'attirent pas suffisamment l'attention des malades. On observera ainsi souvent de la cystite, qu'on soignera chirurgicalement.

2º *Démence épileptique ou hystéro-épileptique.*

Ces formes sont aiguës ou chroniques, mais compliquées d'attaques classiques d'épilepsie. Il faudra songer à lutter contre ce dernier mal avec des doses croissantes de bromure de potassium : si on arrive à 12 grammes par jour sans résultat, on donnera conjointement des doses croissantes de :

Pr. Extrait de belladone, 1 gr.
Oxyde de zinc, 3 gr.

Poudre et mucilage de gomme arabique, q. s. de chaque pour faire 30 pilules.

On continuera jusqu'à ce que se montrent de légers phénomènes d'intoxication : mydriase, troubles de l'accommodation, séchéresse de la gorge.

On peut aussi s'en tenir à :

Pr. Oxyde de zinc, 3 gr.

Poudre et mucilage de gomme arabique, q. s. de chaque pour faire 30 pilules : 3 à 10 par jour.

3° *Démence compliquée de foyers encéphaliques de ramollissement.*

Le traitement sera semblable à celui qu'on institue dans les formes d'affaiblissement intellectuel primaire, suite de foyers morbides encéphaliques.

IV. Aliénation mentale toxique.

1° *Delirium tremens.*

On ne rangera sous cette rubrique que les cas d'éthylisme aigu ; les troubles mentaux, suite d'alcoolisme chronique, ressemblent à la démence chronique, et ressortissent à cette dernière catégorie.

On ne peut guérir les affections alcooliques qu'en supprimant brusquement le poison qui les a fait naître. Des quantités tout à fait normales d'alcool peuvent suffire pour faire durer pendant un temps fort long les phénomènes d'intoxication alcoolique aiguë ou chronique. Il faut cependant ne pas appliquer la suppression brusque dans les cas où il y a de la fièvre, car le cœur pourrait en souffrir. Il faut aussi ne pas supprimer brusquement l'aliment habituel en cas de collapsus spontané ; on donnera alors du vin et même du cognac et du café fort. Il faut, chez l'alcoolique, manier la digitale en infusion avec la plus grande prudence. En cas de pneumonie, il faut diminuer les boissons et craindre un arrêt brusque du cœur, même si l'action cardiaque semble énergique.

Les délires aigus ne seront traités qu'avec une infusion forte de café noir, qu'on fera boire au malade préalablement isolé. Quand le délire se prolonge, on observe souvent des accès de frayeur, pour lesquels il faudra venir en aide au malade. L'opium sera ici tout indiqué :

> *Pr.*   Opium pur, quarante centigr.
> Sucre blanc, 6 gr.

Mêlez et divisez en vingt poudres : 3 à 5 par jour.

2° *Autres intoxications.*

Mentionnons l'épilepsie, la folie furieuse et la paralysie saturnine, le coma urémique, la manie aiguë dans l'empoisonnement par l'atropine, et l'empoisonnement chronique par la cocaïne, reconnaissable surtout aux perversions si caractéristiques du sens du toucher : le malade s'imagine avoir la gale dans la peau du dos de la main. Le traitement sera en général basé sur une prompte suppression de la substance nuisible, et sur son élimination hors de l'organisme. On ne calmera la rage que par des lavements de chloral (10 grammes par jour).

V. Individus en surveillance.

Ces malades ont attiré l'attention par des tentatives de suicide et des délits, ce qui a fait naître des doutes sur leur état mental.

Il s'agit en général de névropathes variés, fortement excités par de l'alcool, des événements graves ou des secousses morales, dépassant la force moyenne de résistance.

Le traitement sera dominé par l'étiologie.

Admission des malades à la clinique de psychiatrie. Section gratuite et section payante.

Pour faire entrer un malade à la clinique de l'hôpital général impérial et royal, ou à la division payante, il faut un certificat spécial, dont nous donnons le modèle ci-dessous. Ce certificat sera fait par le médecin du district de police où demeure le malade. Si un autre médecin a soigné le malade, en cas d'urgence, il rédigera le certificat et fera son possible pour qu'il soit contresigné par le médecin du bureau de police.

Pour recevoir le malade à la division payante, l'assistant de service doit contresigner le billet d'admission, pour certifier qu'il y a de la place à la 1re ou à la 2e classe de la division payante.

Dans les cas seuls où un malade a été saisi sur la voie publique et a dû être reçu de suite à l'hôpital général, l'assistant de service est tenu de rédiger un billet d'admission.

Pour beaucoup d'affections mentales, les soins et la surveillance à domicile sont impossibles. Il faudra reconnaître bien ces cas : si le malade n'est entouré que d'enfants ou de femmes sans énergie, s'il y a quelque danger à ce que l'aliéné attente à ses jours ou à ceux de l'entourage, si enfin le personnel nécessaire à la garde ne peut être installé près du malade, ou que les cris de ce dernier troublent le repos de la maison, il faudra procéder à l'internement.

En faisant le certificat il faut bien faire ressortir les phénomènes importants, surtout *les menaces que l'aliéné a pu proférer ou les tentatives faites pour nuire à l'entourage ou à lui-même.* Le diagnostic n'a pas besoin d'être posé et souvent il n'est pas possible dans les premiers temps. Il importe surtout d'être renseigné sur les faits délictueux, les menaces proférées contre l'entourage ; on sera ainsi plus facilement fixé sur le moment où il sera permis de rendre le malade à sa famille. Il va sans dire que pour des malades qui vivent seuls, le fait de la constatation des troubles mentaux suffit à les faire admettre à l'asile.

Dans un autre ordre d'idées, le diagnostic pourra éclairer le pronostic pour un médecin compétent : ce dernier pourra donc prévoir qu'il y a danger d'explosion brusque, d'accès d'excitation, ou encore que les phénomènes morbides ont une tendance fatale à progresser, ce qui nécessite l'admission dans un asile, avant même que le danger soit imminent pour l'aliéné lui-même ou son entourage.

Le malade sera reçu au bureau d'admission de l'hôpital général. Ce n'est que dans quelques cas spéciaux, sur lesquels les assistants de la clinique ont à fournir des renseignements, qu'on pourra, pour ménager la susceptibilité du malade, procéder à une admission directe sur présentation d'un certificat d'entrée. Cette admission faite, l'assistant est tenu d'en avertir de suite le bureau.

Sortie du malade.

Les malades de la clinique psychiatrique de l'hôpital général ne restent, quelle que soit la catégorie à laquelle ils appartiennent, qu'un temps limité à cette clinique. Si quelque affection somatique retarde le transport, ou si au moment où l'observation complète du cas est terminée, il n'y a aucun transport de malades d'organisé pour l'asile de province qui doit recevoir définitivement l'aliéné, ce dernier sera gardé quelque temps encore.

L'exeat définitif est prononcé en faveur des malades complétement guéris, et l'exeat conditionnel en faveur de ceux qui ne sont qu'améliorés, mais peuvent rester à domicile sous la surveillance d'un personnel suffisant. Les sorties ne seront autorisées que par le directeur de la division, et les sorties conditionnelles doivent être demandées par les plus proches parents, qui présenteront à l'appui de leur demande, s'il y a lieu, des attestations avec signatures légalisées de tierces personnes. Les exeats conditionnels sont déposés à la clinique et doivent porter un timbre de 50 kreutzers.

Le requérant doit contresigner l'exeat conditionnel et y inscrire son adresse exacte. Le requérant s'engage à prendre l'aliéné chez lui et à le surveiller : il est responsable devant la justice en cas d'accident.

Dans les cas difficiles, l'exeat conditionnel ne sera signé par le directeur que si le requérant présente un certificat du commissariat de police, déclarant qu'en présence des phénomènes observés le malade peut être soigné à domicile.

Les sorties ne se font que le matin.

Des aliénés guéris, atteints d'affections non mentales, seront dirigés sur d'autres divisions de l'hôpital général. Un transfert ne pourra se faire d'une division ou d'un hôpital à l'autre, que sur présentation de l'observation du malade.

Les incurables non dangereux sont évacués sur les asiles affectés à ce genre de maladies.

Certificat d'admission à la clinique psychiatrique de l'hôpital général.

1º Noms et prénoms.

2º Age, métier, religion.

3º Caractère, occupations.

4º Lieu de naissance, nationalité.

5º État actuel.

6º Dernier domicile.

7º *Quels sont les événements qui ont fait paraître anormaux les actes du malade?*

8º *Quels signes pathognomoniques le signataire du certificat a-t-il constatés de visu ou par ouï-dire?*

9º Depuis quand dure la maladie? est-elle périodique ou récidivante?

10º Connaît-on l'étiologiede l'affection?

11º Le malade semble-t-il troubler l'ordre public ou peut-il être dangereux?

12º Observations.

Vienne, le... 18.

DIVISION PEDIATRIQUE

DU

Professeur docteur Monti, à la polyclinique générale.

Collaborateur : Dr E. KRAUS, assistant.

AFFECTIONS GASTRO-INTESTINALES.

Dyspepsie.

Le traitement s'adresse aux causes et aux symptômes. Pour l'étiologie, les remarques suivantes sont à faire : si la dyspepsie provient d'athrepsie ou de faiblesse digestive, on ne donnera que peu d'aliments à la fois, mais souvent. Si la dyspepsie provient de ce que l'enfant, d'ailleurs normale- ment constitué, boit trop souvent, il faudra observer les re- pas nécessaires avec exactitude et en se guidant sur l'âge de l'enfant. Si le lait est trop aqueux, anormal, qu'on constate une affection mammaire chez la nourrice, il faudra procéder à un changement de nourriture. Si le sevrage est cause de dyspepsie, on reviendra à l'allaitement si c'est possible. Pour les enfants nourris artificiellement, on recourra dans les cas rebelles à une nourrice.

Les *enfants nés avant terme et dyspeptiques* se trouveront bien de la préparation suivante :

> *Pr.* Pepsine glycérinée, 10 gr.
> Eau dist., 100 gr.
> Acide chlorhydrique dilué, dix gouttes.

Donner, dix minutes après chaque repas, une cuiller à café.

S'il y a réaction acide des matières vomies et des selles, chez des enfants nourris artificiellement :

> *Pr.*   Bicarbonate de soude, 1 à 2 gr.
> Eau dist., 100 gr.

Ajouter à chaque repas une cuiller à soupe de cette potion.

> *Pr.*   Eau de chaux, 50 gr.
> Eau dist., 50 gr.

Comme ci-dessus.

> *Pr.*   Carbonate de magnésie, vingt centigr.
> Eau dist., 100 gr.

Une cuiller à entremets toutes les deux à trois heures.

> *Pr.*   Benzoate de soude, cinquante centigr. à 1 gr.
> Sucre blanc, 3 gr.

Mêlez et divisez en X poudres : une poudre avant le repas.

En cas de constipation et de météorisme.

> *Pr.*   Eau dist., 100 gr.
> Extrait aqueux de rhubarbe (1), dix gouttes.
> Sirop simple, 10 gr.

Toutes les deux à trois heures une cuiller à entremets.

Si la réaction du lait vomi, non digéré, est alcaline ou neutre :

> *Pr.*   Pepsine pure, trente centigr.
> Eau dist., 100 gr.
> Acide chlorhydrique dilué, quatre gouttes.

Une cuiller à soupe pleine après chaque repas.

> *Pr.*   Acide lactique, deux à six gouttes.
> Eau dist., 100 gr.

Comme ci-dessus.

(1) Au quinzième. (Note du traducteur.)

> Pr. Acide chlorhydrique dilué, deux à
> six gouttes.
> Eau dist., 100 gr.

Comme ci-dessus.

> Pr. Acide tartrique, trente centigr.
> Eau dist., 100 gr.
> Sirop simple, 10 gr.

Une cuiller à entremets après chaque repas.

En cas de dyspepsie chronique, anorexie, soif augmentée, langue chargée et tendance à la diarrhée :

> Pr. Extrait mou de quiquina, trente centigr.
> Eau dist., 90 gr.
> Sirop simple, 10 gr.

Toutes les trois heures une cuiller à café.

En cas de selles incolores, molles :

> Pr. Poudre de racine de rhubarbe, trente centigr.
> Sucre blanc, 3 gr.

Mêlez et divisez en X poudres : 3 à 4 par jour.

En cas de tendance à la diarrhée :

> Pr. Teinture de ratanhia, 1 gr.
> Eau dist., 100 gr.
> Sirop simple, 10 gr.

Toutes les deux heures une cuiller à café.

En cas de renvois, d'anorexie, de coliques, surtout dans les cas anciens :

> Pr. Teinture de cascarille, vingt gouttes.
> Eau dist., 100 gr.

Toutes les deux heures une cuiller à entremets.

Si la dyspepsie s'accompagne de coliques, suite de flatulences, on donnera un lavement avec une solution tiède de sel de cuisine, de faible concentration, à 30°, et à la dose de 300 à 500 gr., suivant l'âge de l'enfant. Des bains chauds, des compresses à l'eau chaude, sur l'abdomen, auront un excellent effet.

Mentionnons, pour terminer, le fait que, chez les enfants nourris au lait de vache, on fait couper ce dernier avec de l'eau, du thé russe faible ou du bouillon de veau.

Catarrhe gastrique aigu.

Si les enfants ne sont plus en bas âge, diète sévère, thé russe. En cas de tendance au vomissement, eau gazeuse, eaux de Bilin, de Giesshübl, de Sauerbrunn ou de Selters.

> *Pr.*   Bicarbonate de soude, 1 gr.
> Eau dist., 90 gr.
> Sirop simple, 10 gr.

Une cuiller toutes les deux heures.

Un vomitif est rarement indiqué, tout au plus dans les cas de surcharge alimentaire de l'estomac. Un laxatif sera en revanche fort utile. Si l'appétit ne revient pas par suite de la diète sévère, on donnera un peu de rhubarbe, de vingt centigr. à 1 gr., suivant l'âge de l'enfant.

S'il y a nausées et tendance au vomissement, dans le cas de catarrhe stomacal bien caractérisé, on prescrira le repos absolu, une diète sévère, des pilules de glace, du lait glacé, des compresses à l'eau froide sur l'épigastre, et à l'intérieur :

> *Pr.*   Acide tartrique, 1 gr.
> Eau dist., 150 gr.
> Eau de laurier-cerise, dix à vingt gouttes.
> Sirop de framboises, 10 gr.

Toutes les deux heures une cuiller à entremets.

Si l'estomac n'est plus irrité, mais que la constipation persiste :

Extrait de rhubarbe par l'eau, vin de rhubarbe, 10 à 20 gouttes pour les petits enfants, 2 à 3 cuillers à café pour les enfants plus âgés.

S'il y a fièvre, lait glacé, thé ou encore, au début :

Pr. Acide chlorhydrique dilué, cinq à dix gouttes.
Eau dist., 100 gr.
Sirop simple, 10 gr.

Toutes les deux heures une cuiller à entremets.

En cas de constipation, un laxatif :

Pr. Infusion de follicules de séné, 12 gr.
Pour faire colature, 100 gr.
Sirop simple, 10 gr.

A prendre en une fois.

Quand les phénomènes irritatifs ont disparu et que la fièvre continue, quinine.

Pr. Chlorhydrate de quinine, trente centigr.

Faire dissoudre au moyen de :

Acide chlorhydrique dilué, six gouttes.
Eau dist., 50 gr.
Sirop simple, 50 gr.

Une cuiller à café toutes les deux heures.

Gastrite catarrhale chronique.

En cas de phénomènes d'irritation de la muqueuse stomacale, de renvois, de langue chargée, de mauvaise odeur de l'haleine, de gastralgie, on recommandera des eaux minérales sulfatées sodiques : la meilleure est l'eau amère de Friedrichshall, à la dose de 50 gr. au début : on montera jusqu'à 150 à 200 gr. par jour, à jeun. Les eaux de Carlsbad (Mühlbrunn et Schlossbrunn) et celles de Marienbad (Kreuzbrunn), ont le même effet à la même dose.

Nous rappellerons ici les lavages de l'estomac, institués dans ce dernier temps à la clinique du professeur Monti. Ce traitement est avantageux dans les deux variétés, aiguë et chronique, de catarrhe gastrique. Il y a trois temps dans l'opération : le cathétérisme de l'œsophage, l'aspiration du contenu stomacal et le traitement local de la muqueuse gastrique.

L'instrument est un tube qui ressemble aux sondes de Nélaton n° 8, 9, 10, suivant l'âge et la taille de l'enfant : à la
sonde est relié, au moyen d'un petit tube de verre, un tube
de caoutchouc long de 40 à 50 centim., au bout libre duquel
est adapté un petit entonnoir en verre.

Pour les enfants plus âgés, on prendra un tube stomacal
de petit calibre semblable à ceux qu'on emploie pour les
adultes. L'introduction du cathéter n'offre dans la règle pas
de difficultés. On fléchit un peu la tête de l'enfant en arrière,
on baisse la langue avec l'index gauche et on pousse avec la
main droite le tube jusqu'à la paroi postérieure du pharynx,
en se tenant le plus possible sur la ligne médiane. On arrivera ainsi facilement dans l'œsophage. Aussitôt qu'on verra
remonter des liquides dans le tube de verre, on pourra être
certain d'avoir atteint le fond de l'estomac. La sonde, en
arrivant dans l'estomac, provoque des contractions de la
couche musculeuse, le contenu de l'organe est alors chassé
dans le tube, et en abaissant la partie non introduite au-
dessous du plan sur lequel est étendu l'enfant, le contenu
stomacal se videra. Une fois le contenu vidé, on fait un
lavage consciencieux, en versant dans l'entonnoir de l'eau, ou
un liquide médicamenteux, c'est-à-dire une solution à 1-2 %
de benzoate de soude ou de bicarbonate de soude, ou enfin
une solution de chlorure de sodium à 1/2 %. En cas d'affection
concomitante, telle qu'un catarrhe pulmonaire, trachéal, laryngé, ou une adénie péribronchique, etc., le lavage est contre-
indiqué.

Le liquide employé pour le lavage sera chauffé à la température du corps ; la quantité nécessaire varie suivant l'âge
de l'enfant : pour les nouveau-nès, 20 gr. suffisent ; pour les
enfants plus âgés, il faut 100 à 300 gr. Pour éviter l'entrée de
l'air en trop grande quantité, on recommande de verser le
liquide dans l'estomac en une fois, sans s'arrêter. On recommence l'opération 2 ou 3 fois, jusqu'à ce que l'eau revienne
claire.

En cas d'anémie, des eaux ferrugineuses acidulées seront
fort utiles ; l'eau de Pyrmont, par exemple à la dose de 2 à
4 cuillers une heure avant chaque repas, en montant de

semaine en semaine, jusqu'à la dose de 20 cuillers par jour. Les eaux ferrugineuses de Franzensbad et de Gleichenberg sont ici très indiquées : la première de ces eaux est surtout utile en cas de tendance à la constipation. Les eaux de Spa et de Schwalbach agissent comme celle de Pyrmont.

En cas de phénoménes d'irritation : vomissements, gastralgie, voussure de la région épigastrique, le petit-lait est indiqué : en même temps, donner de la viande rôtie. On prescrit comme médicament :

> *Pr.* Sulfate de quinine, vingt centigr.
> Sulfate de zinc, dix centigr.
> Sucre blanc, 3 gr.

Mêlez et divisez en X poudres : une poudre avant chacun des principaux repas.

L'air pur, surtout l'air des montagnes, a, cela va sans dire, un excellent effet.

Le képhir a rendu, entre les mains de M. le Pr. Monti, de grands services : il est fort bien supporté par le tube digestif, et les enfants le prennent avec plaisir dans la plupart des cas. Si l'on en continue l'usage pendant quelque temps, le poids du corps augmente d'une manière fort satisfaisante, et l'aspect du petit patient change à vue d'œil. Monti ordonne le képhir nº 2 ; au bout de 3 à 4 semaines, le professeur le supprime pendant quelques jours pour le reprendre à nouveau ensuite.

Catarrhe intestinal.

Le traitement consiste en régime et médication.

Le régime, chez les enfants à la mamelle, équivaut à une régularisation sévère de la nutrition ; on diminuera au besoin la quantité de nourriture. Si le lait de la mère n'est pas de bonne qualité, on s'adressera à une bonne nourrice, ou on suppléera à l'insuffisance du lait naturel par des préparations telles que la soupe de Liebig, l'aliment de Löfflund. Si le catarrhe est une suite du sevrage, on revient au lait de la mère ou on donnera du lait coupé d'eau, de la soupe de Liebig ou de la farine de Nestlé. Si le catarrhe se développe par suite de l'absorption de mauvais lait de vache, ou si le lait a été coupé avec des quantités d'eau qui ne convenaient pas à l'enfant, on donnera du bouillon de veau avec le lait ou on ajoutera à ce dernier de l'eau gazeuse; on peut aussi prescrire alors de la soupe de Liebig.

Dans les cas de catarrhe duodénal chronique, surtout si l'enfant a plus de 6 à 7 mois, le lait de vache pur provenant d'une étable bien tenue, rend de bons services : la viande crue sera essayée, ainsi que le cacao et le café de glands doux. Le vin rouge contenant du tanin, à la dose de 1 à 3 cuillers à soupe par jour, est fort utile aussi. Des bains seront employés dans les cas aigus avec phénomènes de collapsus. Dans les cas chroniques on s'en servira pour tonifier la circulation; on prescrira aussi les bains ferrugineux.

Traitement médicamenteux.

L'opium et ses dérivés ont de tout temps joué un grand rôle dans le traitement du catarrhe de l'intestin grêle.

Pour un nouveau-né, une goutte pour 100 gr. de véhicule, et si l'enfant a 2 à 6 mois, une goutte pour 70 gr. de véhicule seulement; un enfant d'un an, robuste, prendra 2 gouttes dans 70 gr., et des enfants de plus de 2 ans, 2 à 4 gouttes pour 70 à 100 gr. On donnera toutes les deux heures une cuiller à entremets de ce mélange, le véhicule sera une potion gommeuse ou de la décoction de guimauve. La poudre de Dower sera prescrite chez les enfants de 1 à 3 mois à la dose de cinq centigr., divisés en dix paquets : pour les enfants plus âgés, sept centigr. en dix paquets. Les enfants de 15 mois et davantage recevront quinze à vingt centigr. en dix paquets.

S'il y a des symptômes de dyspepsie, avec vomissements acides, et des selles à réaction acide, on prescrira :

> *Pr.*   Bicarbonate de soude, cinquante centigr.
> Eau dist., 100 gr.
> Teinture d'opium simple, une goutte.
> Sirop simple, 10 gr.

Toutes les deux heures une cuiller à entremets.

Si on retrouve dans les selles des grumeaux non digérés de lait caillé, et s'il y a des renvois, on recommandera :

Pr. Poudre de guarana, 1 gr.
　　Poudre de Dower, cinq centigr.
　　Sucre blanc, 3 gr.

Mêlez et divisez en X poudres : une poudre toutes les deux à trois heures.

Chez les enfants plus âgés :

Pr. Guarana, 1 gr. 50.
　　Poudre de Dower, dix centigr.
　　Sucre blanc, 3 gr.

Voir ci-dessus.

Pr. Sous-nitrate de bismuth, trente centigr.
　　Poudre de Dower, dix centigr.
　　Sucre blanc, 3 gr.

Mêlez et divisez en X poudres : une poudre toutes les trois heures.

S'il n'y a pas de phénomènes dyspeptiques et que les opiacés n'aient pas eu de succès, si les diarrhées sont profuses et fort liquides, on donnera des astringents :

Pr. Teinture de ratanhia, 1 gr.
　　Eau dist., 100 gr.
　　Teinture d'opium simple (1), une goutte.
　　Sirop simple, 10 gr.

Toutes les deux heures une cuiller à entremets.

Pr. Tanin, trente centigr.
　　Poudre de Dower, dix centigr.
　　Sucre blanc, 3 gr.

Mêlez et divisez en X poudres : toutes les trois heures une poudre.

Si l'affection se complique de gastrite, s'il y a vomissement et fièvre, on donne :

Pr. Acide chlorhydrique dilué, quatre gouttes.
　　Eau dist., 70 gr.
　　Teinture d'opium simple, deux à trois gouttes.
　　Sirop simple, 10 gr.

Toutes les deux heures une cuiller à café.

(1) Au dixième dans la pharm. autrichienne (note du traducteur).

Pr.　Poudre de racine de rhubarbe, dix centigr.
Poudre de Dower, dix centigr.
Sucre blanc, 3 gr.

Mêlez et divisez en X poudres : une poudre toutes les deux heures.

Si l'on voit apparaître des phénomènes de catarrhe stomacal chronique, renvois, douleurs, voussure de l'épigastre, venant compliquer le catarrhe intestinal, on donnera :

Pr.　Sulfate de zinc, dix centigr.
Eau dist., 70 gr.
Teinture d'opium simple, une à deux gouttes.
Sirop simple, 10 gr.

Une cuiller à café toutes les deux heures.

Pr.　Poudre de racine de rhubarbe, vingt centigr.
Poudre de Dower, vingt centigr.
Sucre blanc, 3 gr.

Mêlez et divisez en X poudres : toutes les deux heures une poudre.

Dans les cas anciens, chez des enfants rachitiques :

Pr.　Racine de Colombo, 1 gr. 20.

Faire infuser pendant un quart d'heure dans eau bouillante, pour obtenir :

Colature, 100 gr.
Teinture d'opium simple, une à deux gouttes.
Sirop simple, 10 gr.

Une cuiller à entremets toutes les deux heures.

Pr.　Extrait de Colombo, soixante centigr.
Poudre de Dower, trente centigr.
Sucre blanc, 3 gr.

Mêlez et divisez en X poudres : une poudre toutes les deux heures.

S'il y a catarrhe chronique avec anémie marquée, on donnera des ferrugineux à petites doses :

Pr.　Décoction de guimauve, 100 gr.
Oxyde de fer dialysé, cinq à dix gouttes.
Sirop simple, 10 gr.

Une cuiller à café 3 à 4 fois par jour.

Pr. Perchlorure de fer à 30°, huit à dix gouttes.
Potion gommeuse, 100 gr.
Eau de menthe poivrée, 5 gr.
Sirop simple, 5 gr.

Comme ci-dessus.

Pr. Carbonate de fer, dix centigr.
Poudre de Dower dix centigr.
Sucre blanc, 3 gr.

Mêlez et divisez en X poudres ; 3 à 4 poudres par jour.

S'il y a coliques et météorisme, ou si le catarrhe intestinal a eu pour cause une dyspepsie ou un catarrhe gastrique, les irrigations rectales d'eau à 30-35°, un demi à un litre par jour, suivant l'âge de l'enfant, seront d'un grand secours. On ajoute, souvent, 5 gr. de sel de cuisine par litre. Ces clystères sont surtout utiles si l'intestin grêle est atteint de catarrhe chronique. Dans ces derniers cas, on fera tous les 2 jours une irrigation chlorurée sodique, ou benzoatée sodique. Si le reste du traitement est bien compris, on a rarement besoin de faire plus de quatre irrigations.

Choléra infantile ou sporadique.

Il faut avant tout régulariser le régime : il n'y a aucune affection du premier âge qui exige plus impérieusement cette régularisation. Si l'affection atteint un enfant nourri artificiellement ou sevré depuis peu, il faut de suite recourir au sein de la mère ou d'une nourrice : cette dernière ne doit pas nourrir depuis peu de temps. Si tout cela n'est pas possible, on donnera du bouillon de veau avec du lait, ou du lait coupé avec un peu de benzoate de soude ; si l'enfant est sevré depuis peu, soupe de Liebig. Dans le stade d'algidité, Malaga, Tokay, Bordeaux vieux, toutes les trois heures une demi-cuiller à café. En cas de collapsus, prescrire des bains pour exciter la circulation ; les bains sinapisés (1 à 5 gr. de farine de moutarde pour 25 litres d'eau, formule de Trousseau), à 35°-37° cent. sont les plus actifs. Les contre indications pour le bain sinapisé sont : l'état fébrile, une complication pulmonaire ou bronchique. Les bains sinapisés peuvent être plusieurs fois renouvelés en 24 heures.

On donnera au début, comme médication, des opiacés associés à des astringents.

> *Pr.* Teinture de ratanhia, vingt gouttes.
> Eau dist., 70 gr.
> T^{re} d'opium simple, une goutte.
> Sirop de cannelle, 6 gr.
> Sirop simple, 6 gr.

Toutes les heures une cuiller à entremets.

Si le collapsus augmente, qu'il y a assoupissement et pouls misérable, on donnera des stimulants, de l'éther ou du camphre.

> *Pr.* Éther sulfurique, dix gouttes.
> Décoction de guimauve, 70 gr.
> Eau de menthe, 12 gr.
> Sirop simple, 12 gr.

Toutes les heures une cuiller à entremets.

Si, malgré l'asphyxie, les troubles intestinaux persistent, sous forme de vomissements incessants et de diarrhées profuses, on prescrira :

> *Pr.* Créosote pure, une à deux gouttes.
> Potion gommeuse, 100 gr.
> Eau de menthe, 12 gr.
> Sirop simple, 12 gr.

Toutes les heures une cuiller à entremets.
Ou encore :

> *Pr.* Résorcine, cinq à dix centigr.
> Eau dist., 100 gr.
> Sirop simple, 12 gr.

Toutes les heures une cuiller à entremets.

Tant qu'il n'y a pas de collapsus, on peut ajouter de l'opium aux potions ci-dessus.

Dans le stade asphyctique on se servira de révulsifs cutanés : compresses d'eau vinaigrée chaude, enveloppement de linges mouillés tièdes, à l'intérieur du camphre ou de l'éther.

Pr. Camphre pur, vingt centigr.
       Faire dissoudre dans très peu d'alcool.

Ajoutez :

Poudre de gomme arabique et
Eau dist., q. s. pour faire :
Colature, 100 gr.
Sirop de cannelle, 12 gr.

Toutes les heures une cuiller à entremets.

S'il y a des phénomènes fébriles dans le stade de réaction, donner du tannate de quinine (cinquante centigr. par jour en 3 ou 4 doses).

Les lavages de l'estomac et les irrigations intestinales sont fort utiles. Pour l'estomac, on se sert d'une solution à 2 % de benzoate de soude ou de magnésie. Il suffit souvent d'un seul lavage pour s'opposer aux vomissements, si graves d'ordinaire. Les irrigations intestinales ne seront employées qu'au début de l'attaque de choléra, tant qu'il n'y a pas de phénomènes de collapsus intense : de cette façon, elles aideront beaucoup le médecin. On se sert d'irrigations de sel de cuisine à 10 $^{oo}/_{oo}$, de tannin à 20 $^{oo}/_{oo}$, et dans les cas graves de benzoate de soude à 50-100 $^{oo}/_{oo}$, ou de créosote, six gouttes pour mille. On fera autant d'irrigations que possible, pour arriver à un nettoyage de l'intestin aussi parfait que possible.

Pour s'opposer au dessèchement de tissus, à l'épaississement du liquide sanguin, et pour lutter contre le collapsus et l'asthénie cardiaque, Cantani recommande l'hypodermoclyse, opération consistant en injections sous-cutanées de grandes quantités d'une solution de chlorure de sodium dans de l'eau tiède. Monti a fait construire à cet effet un appareil spécial : il consiste en un tube de caoutchouc long d'un mètre, épais d'un centimètre, muni à une extrémité d'un robinet en ébonite, sur lequel vient se fixer une aiguille un peu forte, nikelée ou dorée, semblable à celle de la seringue de Pravaz. L'autre extrémité du tube est munie d'une pièce lourde et perforée, en ébonite ou en zinc. Le liquide à injecter se trouve dans un bocal gradué : ce bocal sera placé lui-même

dans une terrine pleine d'eau chaude, ce qui permet de conserver au liquide du bocal une température de 39° à 40° cent.
L'appareil est facile à manier. On remplit le tube avec le liquide à injecter, on ferme le robinet et on immerge de l'autre
bout du tube dans le bocal gradué rempli lui-même du liquide
à injecter : on fait ensuite soulever le bocal et on ouvre le
robinet, ce qui permet de s'assurer si le liquide traverse bien
l'aiguille. Si tout va bien, on referme le robinet et on enfonce l'aiguille dans un pli de la peau, jusque dans le tissu
cellulaire, puis on ouvre à nouveau le robinet et on laisse s'é-
couler le liquide. On voit bientôt paraître, au niveau de la
piqûre un gonflement que l'on fera disparaître par un massage énergique. On favorisera de cette façon la résorption
du liquide, qui est composé d'après la formule suivante :

> *Pr.* Eau distillée bouillie, 1000 gr.
> Chlorure de sodium, 4 gr.
> Carbonate de soude, 3 gr.
> (*Us. ext.*)

Filtrez.

C'est la région iléocœcale qui sera le lieu d'élection : la
peau est ici facilement soulevée par le liquide à injecter et la
résorption se fait rapidement. Aux enfants, on injecte 50 à
100 grammes à la fois. L'hypodermoclyse fait en général disparaître le collapsus.

Choléra indien.

Le traitement doit satisfaire à deux indications :
1° désinfecter le tube intestinal; 2° s'opposer aux accidents
graves.

La désinfection sera tentée dès le début de l'attaque; on
pourra ainsi quelquefois enregistrer des succès : cette pratique
peut cependant aussi être utile dans les stades ultérieurs, en
favorisant l'élimination du poison cholérique et activant la
circulation.

La désinfection locale est obtenu par les lavages stoma-
caux et les irrigations intestinales.

Nous renvoyons au paragraphe traitant du catarrhe stomacal chronique l'exposé du procédé employé pour le lavage de l'estomac; voici les liquides désinfectants employés : en premier lieu la résorcine, très utile au début :

> Pr. Résorcine, cinq à dix centigr.
> Eau dist., 1000 gr.

Ou bien :

> Pr. Sublimé corrosif, un centigr.
> Eau dist., 1000 gr.

Ou encore une solution d'acide chlorhydrique à 1/2 $^{oo}/_{oo}$.

Dans le stade asphyctique, c'est la solution de chlorure de sodium qu'on choisira de préférence :

> Pr. Chlorure de sodium, 4 gr.
> Carbonate de soude, 3 gr.
> Eau dist., 1000 gr.

Cette solution sera d'abord filtrée, bouillie et chauffée à 30 ou 40° cent.

Le lavage stomacal est le moyen le plus efficace d'arrêter les vomissements; les phénomènes intestinaux s'amendent même aussi sous son influence. Le lavage à la solution chlorurée sodique donnant de bons résultats dans le choléra nostras des enfants, il est probable qu'on pourrait en attendre aussi dans le choléra asiatique en recourant à cette pratique.

Il faudra en outre désinfecter le tube digestif par les irrigations intestinales : ces dernières sont indiquées au début, pendant l'attaque de choléra ; on peut même les essayer dans le stade asphyctique. Il faut employer de grandes quantités de liquide, c'est le seul moyen d'arriver à une désinfection efficace. L'irrigateur sera l'instrument de choix : S'il y a régurgitation, on se servira de l'obturateur d'Oser.

Les irrigations se font avec :

> Pr. Tannin pur, 10 à 20 gr.
> Eau dist. bouillie et filtrée, 1000 gr.
> (*Us. ext.*)

> Pr. Résorcine, cinq à dix centigr. pour eau : 1000 gr.
> (*Us. ext.*)

Pr. Sublimé, dix centigr. pour eau : 1000 gr.
    (*Us. ext.*)

 Pr. Créosote, dix gouttes pour eau, 1000 gr.
    (*Us. ext.*)

Pr. Solution d'acide chlorhydrique 1/2 $^{oo}/_{oo}$.

Toutes ces solutions auront une température de 30 à 40°
cent.

Les quantités de liquide à injecter en une fois varient avec
l'âge du petit patient.

Nouveau-nés de moins de 3 kilos...... 200 à 300 gr.
    —   de plus de 3 kilos...... 300 à 500 gr.
Nourrissons (quatre premiers mois)..... 500 à 700 gr.
    —   âgés de plus de quatre mois.. 500 à 1000 gr.

Cantani se loue beaucoup de cette pratique, et Monti a pu
observer les mêmes bons effets dans le choléra nostras.

*Traitement symptomatique en cas d'imminence d'une attaque
de choléra.*

La meilleure médication préventive du vomissement est la
créosote, six à douze gouttes pour 100 gr. de colature, suivant
l'âge de l'enfant : on peut aussi choisir la résorcine à la dose
de cinq à dix centigr. pour 100 de colature. Tant qu'il n'y a
pas de collapsus, on ajoute de la teinture d'opium. La soif
sera combattue par du thé russe glacé additionné de rhum.
La nourriture consiste en lait à doses très fractionnées : si
le lait est vomi, on s'en tient au thé russe. On pourra aussi
essayer une solution à 1/2 % de chlorure de sodium additionnée de blanc d'œuf à 1 %. Dans le stade d'algidité,
donner du thé avec du rhum ou du cognac. Si l'amélioration
s'accentue, on permettra de petites quantités de lait avec du
cognac ou du potage.

A la première menace de troubles circulatoires, caractérisés
par du collapsus, de la cyanose, du refroidissement, on cherchera à activer les contractions cardiaques et à réchauffer
le corps.

En cas de collapsus rapide, Monti préconise les affusions
froides suivies de frictions énergiques, ainsi de l'hypodermo-

clyse de Cantani, qui s'est montrée efficace dans la dernière épidémie. (Voir choléra infantile.)

Dans le stade asphyctique on pourra aussi recourir aux excitants à l'intérieur. Les remèdes préconisés dans les épidémies précédentes (arnica, valériane, camphre), sont inutiles et poussent aux vomissements. Comme remèdes plus recommandables, citons l'éther et la teinture de Bestuchef.

> *Pr.* Éther sulfurique, 2 gr.
> Potion gommeuse, 90 gr.
> Eau de menthe poivrée, 5 gr.
> Sirop simple, 5 gr.

Toutes les heures une cuiller à entremets.

> *Pr.* Teinture de Bestuchef, 2 gr.
> Eau dist., 90 gr.
> Eau de menthe poivrée, 5 gr.
> Sirop simple, 5 gr.

Comme ci-dessus.

> *Pr.* Éther acétique, 5 gr.
> Teinture de cannelle, 15 gr.

Trois à cinq gouttes tous les quarts d'heure.

Les injections de camphre ou d'éther doivent être renouvelées souvent si l'ont veut qu'elles soient efficaces, car leur effet est de peu de durée.

Dans le stade de réaction, le traitement est différent suivant les cas. Si la réaction est franche, on ordonne un régime approprié et on ne prescrit que tout au plus un peu d'acide chlorhydrique. Si la diarrhée persiste, irrigation d'une solution de tanin à 1 % et à l'intérieur :

> *Pr.* Tannate de quinine, cinquante centigr. à 1 gr.
> Poudre de Dower, dix à trente centigr.
> Sucre blanc, 3 gr.

Mêlez et divisez en X poudres : une poudre toutes les 3 heures.

Si la réaction n'est pas franche, on reprend l'hypodermoclyse et on donne des excitants : cognac, rhum, vin, café noir, enveloppements au drap mouillé à 30° cent. Si la réaction est de courte durée, si l'asphyxie menace, bain chaud à 29° cent. et irrigation chlorurée sodique à 39° cent.

A l'intérieur on donnera :

> *Pr.*   Sulfate de quinine, 1 gr.
> Camphre en poudre, 1 gr.
> Poudre de gomme arabique, 2 gr.
> Sucre blanc, 2 gr.

Divisez en X poudres : une poudre toutes les demi-heures dans du lait.

Si la réaction est très intense, bains tièdes, acide chlorhydrique, quinine.

Dans la convalescence, bien surveiller la nourriture. Les enfants au sein, une fois la maladie passée, resteront au sein pendant plusieurs semaines. Les enfants nourris artificiellement avant l'attaque ne recevront que du lait pendant longtemps.

Dans la forme typhoïde on donne des bains tièdes, le tannate de quinine ou l'alun à l'intérieur. En cas d'urémie, benjoin, quinine ou quinine avec camphre (voir plus haut). La nourriture exclusive dans ce cas sera le lait, jusqu'à ce que l'urine redevienne normale.

Entérite folliculaire.

Le régime sera celui indiqué au chapitre « Catarrhe intestinal. » Les clystères jouent ici un rôle important. On emploie des clystères mucilagineux (décoction de graine de lin ou d'amidon), auxquels on ajoute, suivant l'âge de l'enfant, une à deux gouttes de teinture thébaïque ; on donne deux lavements par jour. Les clystères astringents (2 % d'alun) sont efficaces si la diarrhée est forte. S'il y a entérite hémorragique, on donnera dix gouttes de perchlorure de fer liquide sur 150 gr. d'eau : dans l'entérite chronique, des clystères à 24° (en baissant peu à peu pour arriver à la température de l'eau de source) ont une grande efficacité.

Actuellement, le professeur Monti a abandonné ces pratiques et ne traite plus le gros intestin que par un régime approprié, avec lavages détersifs soigneusement exécutés : il ne donne que rarement un médicament à l'intérieur.

Les lavages intestinaux seront institués au début de chaque entérite, que les phénomènes observés soient locaux ou généraux. Pour obtenir un résultat, l'irrigation se fera avec de grandes masses de liquide, pour que tout le gros intestin soit détergé. Les quantités de liquide nécessaires varient avec l'âge de l'enfant.

Si c'est un nouveau-né pesant moins de trois kilos, 200 à 300 gr.;

Plus de trois kilos, 300 à 500 gr.;

Dans les quatre premiers mois, 500 à 800 gr.;

De 4 mois à un an accompli, 800 à 1.200 gr.;

Pour les enfants plus âgés, 2.000 à 2.500 gr.

Il faut percuter le colon pour voir jusqu'où le liquide a pénétré, et on ne s'arrêtera que lorsque la plus grande partie du gros intestin aura été détergée.

Dans ces cas légers, avec selles muqueuses, ténesme faible et absence de fièvre, on prendra de l'eau à 20°; s'il y a de la fièvre, des selles sanguinolentes et un ténesme violent, on emploiera de l'eau à 13 à 15°.

La seconde irrigation, pratiquée vingt-quatre heures après la première, sera faite non avec de l'eau simple, mais avec l'aide d'astringents :

> *Pr.*   Tanin pur, 10 à 20 gr.
> Eau, 1.000 gr.

Dans les cas légers :

> *Pr.*   Alun, 10 à 20 gr.
> Eau, 1.000 gr.

On donnera aussi l'acétate d'alumine, l'hydrate d'alumine à 1 %.

> *Pr.*   Acétate de plomb, 5 gr.
> Eau dist., 1.000 gr.

Les liquides désinfectants au chlorate de potasse, aux acides salicylique et phénique, à la résorcine, etc., ne donnent aucun résultat dans les cas aigus.

Les clystères seront employés 1 à 2 fois par jour, jusqu'à ce que les évacuations pathognomoniques aient diminué. Aussitôt que l'état s'améliorera, on n'aura recours que tous les 2 à 3 jours à l'irrigation.

Dans l'*entérite chronique* l'eau sera à 30°; on abaissera chaque jour la température de l'eau pour arriver à la fraîcheur de l'eau de source. Dans les cas chroniques, le lavage se fera 2 fois par jour. S'il y a des selles extrèmement fétides et décomposition des déjections, on cherchera à désinfecter le tube digestif.

Les meilleures préparations sont :

> *Pr.* Benzoate de soude, 30 gr.
> Eau dist., 1.000 gr.
> (*Us. ext.*)

> *Pr.* Eau de chaux, 400 gr.
> Eau dist., 600 gr.
> (*Us. ext.*)

> *Pr.* Acide borique, 10 à 20 gr.
> Eau dist., 1.000 gr.
> (*Us. ext.*)

> *Pr.* Résorcine, cinquante centigr.
> Eau dist., 1.000 gr.
> (*Us. ext.*)

> *Pr.* Salicylate de soude, 20 gr.
> Eau dist., 1.000 gr.
> (*Us. ext.*)

Les irrigations désinfectantes seront chaque jour recommencées 1 à 2 fois, jusqu'à ce que les selles aient perdu de leur fétidité.

Le traitement médical est le même que dans l'entérite. Dans les cas fébriles, préparations quiniques.

> *Pr.* Tannate de quinine, quarante centigr.
> Poudre de Dower, dix centigr.
> Sucre blanc, 3 gr.

Une poudre toutes les deux heures.

Dysenterie.

Les irrigations sont ici toujours indiquées : en outre, potage de Liebig ou lait glacé.

La première indication à remplir consiste à éliminer toutes les masses fécales et les produits toxiques. On débutera par conséquent par une irrigation de 1 à 2 litres d'eau à 18° cent. ; en même temps, compresses trempées d'eau froide sur l'abdomen. A l'intérieur, lait glacé, thé russe glacé avec du rhum. L'irrigation provoque en général un arrêt dans la maladie : cet arrêt durera de 24 à 48 heures.

Si le besoin d'aller à la selle reparaît, nouvelle irrigation, mais cette fois avec des astringents, comme dans l'entérite folliculaire (tannin 10 à 20 00/00, alun 20 à 30 gr. 00/00, acétate de plomb 5 00/00). L'eau aura une température de 18° cent., surtout s'il y a ténesme et selles sanglantes. D'ordinaire, il faut 2 à 3 irrigations par jour : leur nombre dépend du ténesme et de l'aspect des déjections. Si le météorisme se montre, et que le ténesme diminue, on ne fera plus qu'une seule injection par jour.

Dans les cas graves, on donnera en même temps de l'opium à l'intérieur, ainsi que des astringents aux doses ordinaires (v. Catarrhe intestinal). Dans la dysenterie, l'opium sera supporté à des doses plus élevées qu'à l'ordinaire.

Dans la *dysenterie chronique*, Monti utilise de même les irrigations à l'eau pure, au chlorure de sodium, à l'acide borique, au tannin, à l'acide salicylique, ainsi que des solutions de permanganate de potasse ; à l'intérieur, potage de Liebig, employé seul.

Constipation.

Avant tout, il faut examiner l'enfant à fond, pour découvrir les raisons de l'affection. S'il y a coprostase, lavements à l'eau tiède. Puis on donnera des purgatifs : pour les enfants du premier âge, il suffira de prescrire :

Pr. Mannite, 10 gr.
Eau chaude, 50 gr.

Une cuiller à entremets par heure jusqu'à effet. L'hydromel infantum (voir BAMBERGER, formules pour le Catarrhe chronique de l'intestin) a le même effet, ainsi que la rhubarbe avec ou sans magnésie.

> *Pr.*   Poudre de rhubarbe, 3 gr.
> Carbonate de magnésie, 3 gr.
> Oléosaccharure d'anis, 5 gr.

Une pointe de couteau à la fois.

Une dose de sept centigr. de jalapine pour des enfants plus âgés sera suffisante. L'eau laxative de Vienne, l'huile de ricin par la bouche ou en lavements sont d'utiles préparations. Pour les enfants à la mamelle, le sirop de nerprun, à la dose d'une cuiller à café par jour, et pour les enfants plus grands, d'une cuiller à entremets, donnent un résultat excellent. Si la constipation provient de faiblesse et de perte d'appétit suite de faiblesse, il faudra donner le lait à la cuiller. Il faut, cela va sans dire, bien surveiller le régime, et le lait devra être parfois coupé.

Chez les enfants rachitiques, quand la constipation est une suite d'atrophie intestinale, on donnera l'huile de foie de morue :

> *Pr.*   Huile de foie de morue, 10 gr.
> Poudre de gomme arabique.
> Eau dist., q. s. pour faire colature, 90 gr.
> Sirop simple, 10 gr.

Une cuiller à entremets 3 fois par jour.

Le massage de l'abdomen dans le bain, les clystères, les suppositoires de glycérine sont d'excellents adjuvants.

Si la constipation est opiniâtre, l'enfant plus âgé, on a recours aux clystères, et on donnera à l'intérieur le Kreuzbrunn de Marienbad, la source d'Eger ou l'eau de Friedrichshall. Aux enfants au-dessous de 2 ans on prescrira 50 gr. ; aux enfants plus âgés, 100 à 200 gr. par jour.

Ictère catarrhal.

Une suite de recherches faites à la clinique du professeur Monti ont prouvé que l'ictère disparaît très promptement sans traitement, si l'on emploie des clystères à l'eau simple. On commence, suivant l'âge de l'enfant, par 1/2 à 11/2 litre d'eau à 15°; le second jour, l'eau sera à 19° et on montera à 24°. L'injection sera faite une fois par jour et l'alimentation sera uniquement composé de lait et de potages. Une diarrhée, observée dès le début ou s'étant montrée dans le cours du traitement, n'est pas une contre-indication. On sera, mais rarement, appelé à prescrire une potion gommeuse de 100 gr. avec 1 à 2 gr. d'eau de laurier-cerise, dans les cas où l'irrigation à 15° aurait provoqué des coliques internes.

Dans ces derniers temps, le Dr *Kraus* a essayé dans le service du Dr Monti, le procédé de *Gerhardt*, que cet auteur a préconisé jadis, et qui était tombé dans l'oubli. Il s'agit de la *faradisation* de la vésicule biliaire. On emploie un courant induit à gros fil; une électrode est placé sur la région vésiculaire, l'autre près de la colonne vertébrale, sur le côté droit. On peut aussi mettre les deux électrodes sur la région vésiculaire; on laissera passer le courant pendant cinq minutes, et l'on provoquera la contraction des parois musculaires abdominales. On peut même prendre le pinceau électrique : l'autre pôle sera constitué par un tampon humide. Au bout de 2 ou 3 séances, les urines perdent leur couleur foncée, les fèces perdent leur aspect argileux et leur teinte décolorée, et l'état général s'améliore.

On suppose que la musculature propre de la vésicule est sollicitée par le courant : de cette façon les contractions vermiculaires de ces muscles s'activent et provoquent une évacuation du contenu de la vésicule.

Dans le cours du traitement, le régime consistera uniquement en lait et potages, bien que cette prescription ne soit pas absolument indispensable.

Entozoaires.

Ténia.

Traitement préparatoire : évacuation des masses fécales par un laxatif ou un clystère. Si l'enfant a moins d'un an :

Pr. Eau laxative de Vienne, 30 gr.
Sirop de framboises, 30 gr.
Eau de laurier-cerise, 2 gr.

A prendre 1 à 2 cuillers à soupe.

Pour les enfants plus âgés :

Pr. Infusion de follicules de séné avec sulfate
de soude.

Dans tous les cas, on préférera les clystères : 800 gr. d'eau
pour les nourrissons, 1/2 à 2 litres pour les enfants plus âgés.
Matin et soir, on donnera, la veille du jour du traitement té-
nifuge, un clystère. Les lavements d'eau laxative de Vienne
et eau commune, parties égales, ont encore plus d'effet. Le
jour du traitement, l'enfant ne prendra que du lait ou un potage.

Pr. Écorce de racine de grenadier, 60 à 100 gr.
Eau dist. bouillante, 200 gr.

Faites macérer pendant quarante-huit heures dans un local
chauffé pour ramener à colature 100 gr. et décantez.

A prendre en peu de temps par gorgées. On enrayera les
nausées possibles avec des pastilles de menthe, des tranches
de citron enduites de sucre en poudre, du café noir, du thé
russe fort, ou du rhum. Si au bout de trois à quatre heures le
ver n'est pas expulsé, purgatif. Les petits enfants refusant
de prendre le remède à cause de son goût désagréable, on
recourra au cathétérisme stomacal pour introduire la mixture
dans l'estomac.

Fleischmann préconise la formule suivante :

Pr. Extrait de racine de grenadier fraîchement
préparé, 2 gr. 50.
Extrait de fougère mâle, 2 gr. 50
Poudre de racine de grenadier, q. s. pour faire une
masse pilulaire de quarante pilules.

Une demi-heure après que l'enfant a pris une tasse de lait
tiède, on donne 10 pilules ; en cas de nausées, limonade. De
demi-heure en demi-heure, on administrera 20 pilules en 2
fois : les 10 pilules qui restent des 40 prescrites servent de
réserve, dans le cas où quelques pilules seraient vomies. Vers
midi, un purgatif, dont voici la formule :

Pr. Extrait de racine de grenadier, 2 gr. 50.
Huile de ricin, 10 gr.
Mucilage de gomme arabique, 10 gr.
Eau de menthe poivrée, 30 gr.

A prendre la moitié à la fois.

Si l'on se sert du *cousso*, on peut le prescrire de plusieurs manières. On donnera 3 à 4 gr. de coussine (1 gr. à la fois) ou des fleurs de cousso en électuaire à la dose de 30 gr., ou encore 8 ou 10 gr. en deux portions, à demi-heure d'intervalle, dans du café ou du lait : on pourra aussi prescrire une infusion de 4, 8, 12 gr. sur 150 d'eau chaude : on laisse infuser pendant un quart d'heure, on agite et on donne au malade le tout en 2 ou 3 fois.

Pr. Fleurs de cousso, 20 gr.
Huile de ricin, 20 gr.

Gomme adragante, q. s. pour faire XX pastilles à conserver dans de l'oléosaccharure de citron. A prendre en quatre fois, de demi-heure en demi-heure.

L'extrait de fougère ne se montrera efficace que si la préparation est fraîche, si la racine qui a servi à sa confection offre une cassure vert pistache, et si cette dernière a été cueillie au printemps ou aux premiers jours d'été.

Pr. Extrait éthéré de fougère mâle, 6 à 10 gr.

Poudre de racine de fougère mâle, q. s. pour faire X bols. Prendre les bols un à un, à un quart d'heure d'intervalle.

Pr. Extrait éthéré de fougère mâle 6 à 10 gr.

Divisez en 6 à 10 doses : encapsulez à la gélatine.

Les pilules de Peschier, venant de Genève, sont composées de :

Pr. Extrait éthéré de fougère mâle, 2 gr. 50.
Poudre de racine de fougère mâle, 2 gr. 50.

Pour faire dix pilules.

L'extrait est aussi donné mélangé au Kamala :

Pr. Poudre de Kamala, 20 gr.
Extrait éthéré de fougère mâle, 10 gr.
Sirop d'écorces d'oranges et poudre de gomme, q. s.

de chaque pour faire un électuaire : à prendre en cachets
(enfants plus âgés).

Oxyuris vermicularis.

On commence avec un laxatif.

Pr.   Follicules de séné, 12 à 18 gr.
        Tanaisie, 12 à 18 gr.

Faites infuser dans eau chaude pendant une demi-heure
pour obtenir :

Colature, 100 gr.

Ajoutez :

Sirop simple, 12 gr.

(Pour enfants plus âgés ajoutez : sulfate de magnésie, 2 gr.

Prendre la moitié à la fois, à jeun.

Si l'on n'a pas obtenu d'évacuation suffisante, on administrera la seconde moitié le soir. Quand le rectum est vidé,
clystères deux fois par jour, composés d'une poignée d'ail
pour 1 1/2 litre d'eau. L'oignon a un effet semblable, ainsi que
l'eau de chaux, parties égales avec l'eau dist. ; on emploiera
aussi le foie de soufre (6 gr. par clystère), l'acide phénique
(cinquante centigr. pour 100 gr.). Dans les cas graves, le professeur Monti emploie des clystères glacés pendant 15 jours
de suite :

A l'intérieur :

Pr.   Limaille de fer porphyrisée, 25 gr.
        Sucre blanc, 25 gr.

3 fois par jour une pointe de couteau.

Ascarides.

D'abord, un laxatif, de l'huile de ricin, du jalap ou du calomel. Le jalap sera donné en biscuit laxatif, un gr. de poudre
de jalap par biscuit. Une fois le rectum vidé, donner de la
santonine ou de la semence de semen-contra :

Pr.   Santonine, sept centigr. par jour, pendant
        3 à 4 jours.

On peut aussi prescrire :

    Pr. Semen-contra, 6 gr.
    Poudre de jalap, 2 gr. 50.

Mêlez et divisez en quatre doses. Une dose par jour.

Affections du larynx.

Laryngite catarrhale.

Température égale, chambre de malade chargée de vapeur d'eau, enveloppements de Priessnitz tièdes, autour du cou, boissons chaudes, telles que : eau sucrée, thé de sureau. Inhalations de vapeur d'eau chaude ou de solutions médicamenteuses.

    Pr. Alun pulvérisé, 2 gr.
    Eau dist., 200 gr.
    (*Us. ext.*)

Pour inhalations.

    Pr. Chlorate de potasse, 2 gr.
    Eau dist., 200 gr.
    (*Us. ext.*)

Pour inhalations.

    Pr. Bicarbonate de soude, 2 gr.
    Eau dist. 200 gr.
    (*Us. ext.*)

Même emploi.

    Pr. Acide borique, 2 gr.
    Eau dist., 200 gr.
    (*Us. ext.*)

Même emploi.

    Pr. Benzoate de soude, 6 gr.
    Eau dist., 200 gr.
    (*Us. ext.*)

Même emploi.

    Pr. Glycérine pure, 20 gr.
    Eau dist., 200 gr.
    (*Us. ext.*)

Même emploi.

> *Po.*   Acide phénique, 2 gr.
> Eau dist., 200 gr.
>   (*Us. ext.*)

Même emploi.

> *Pr.*   Sublimé corrosif, un centigr.
> Eau dist., 100 gr.
>   (*Us. ext.*)

Même emploi.

Dans les cas très graves de sténose laryngée, quand les accidents durent depuis plusieurs heures et proviennent probablement de mucosités accumulées :

> *Pr.*   Tartre stibié, dix à vingt centigr.
> Looch blanc, 30 gr.

Une cuiller à soupe, et, s'il y a lieu, deuxième cuiller un quart d'heure après.

> *Pr.*   Infusion de poudre de racine d'ipéca, 1 gr.
>   sur 50 gr.
> Sirop simple, 10 gr.

Vomitif.

> *Pr.*   Chlorhydrate d'apomorphine, dix centigr.
> Eau dist., 10 gr.
>   (*Us. ext.*)

Pour injections.

> *Pr.*   Chlorhydrate d'apomorphine, deux centigr.
> Acide chlorhydrique dilué, trois gouttes.
> Sirop de polygala ou d'ipéca, 20 gr.
> Eau dist., 30 gr.

A donner dans un flacon de couleur foncée, une cuiller à café toutes les heures.

S'il y a toux continuelle, mais sans trouble respiratoire appréciable :

> *Pr.*   Poudre de Dower, dix à cinquante centigr.
> Sucre blanc, 2 gr.

Mêlez et divisez en X poudres : une poudre toutes les deux heures.

Pr. Poudre de Dower, dix, trente ou cinquante centigr.
Soufre doré d'antimoine, vingt centigr.
Sucre blanc, 3 gr.

Divisez en X doses, comme ci-dessus.

Pr. Codéine, trois à dix centigr.
Sucre blanc, 3 gr.

Mêlez et divisez en X poudres : 4 poudres par jour.
Pour activer l'expectoration, en agissant sur les muqueuses :

Pr. Bicarbonate de soude, 2 gr.
Eau dist., 200 gr.
Sirop de capillaire, 25 gr.

Toutes les deux heures une cuiller à soupe.

Pr. Sel ammoniac purifié, soixante à
quatre-vingts centigr.
Eau dist., 200 gr.
Sirop simple, 25 gr.

Toutes les heures une cuiller à soupe.

Pr. Iodure de potassium, 1 à 2 gr.
Eau dist., 90 gr.
Sirop de polygala, 10 gr.

Toutes les deux heures une cuiller à soupe.

Pr. Infusion de poudre de racine d'ipéca, douze à
vingt centigr. sur :
Eau, q. s. pour faire colature, 100 gr.
Ammoniaque anisée, dix gouttes.
Sirop simple, 10 gr.

Toutes les deux heures une cuiller à entremets.
Comme mesure prophylactique, si les amygdales sont hypertrophiées, amygdalotomie.
En cas de catarrhe chronique du pharynx.

Pr. Alun, 5 gr.
Sucre blanc, 5 gr.

En insufflations, 2 fois par jour.

Pr. Alun, 1 gr.
Eau dist., 100 gr.
(*Us. ext.*)

Pour injections :

L'anémie, la scrofule, les troubles de la nutrition seront améliorés par le régime lacté, les toniques, les bains ferrugineux, les bains de mer ou d'eaux-mères de salines : les eaux minérales de Gleichenberg, de Pyrmont, de Schwalbach, de Spa, les ablutions froides seront utiles. En hiver, séjour dans des stations spéciales.

Laryngite fibrineuse.

Pour combattre l'inflammation, employer avec persévérance le froid, en pilules de glace ou en boissons glacées : à l'extérieur, compresses d'eau froide sur le larynx.

Pour éviter l'exsudation :

Pr. Sublimé corrosif, un à cinq centigr.
Blanc d'œuf, n° I.
Eau dist., 120 gr.

Une cuiller à café toutes les heures.

Pr. Sublimé corrosif, un à cinq centigr.
Eau dist., 100 gr.
Sirop de framboises, 10 gr.

Toutes les heures une cuiller à café.

Pr. Sublimé corrosif, dix centigr.
Eau dist., 10 gr.
Chlorure de sodium, 3 gr.

2 à 4 fois une demi-seringue de Pravaz en injection.

On donnera dans le même but à l'intérieur, les substances suivantes : chlorate de potasse, bicarbonate de soude, carbonate de potasse, sulfate de potasse, iodure de potassium, bromure de potassium, eau de chaux, benzoate de soude, salicylate de soude en solution de 1 à 2 %.

Pr. Iodoforme, dix centigr.

Sucre blanc, 3 gr.

Mêlez et divisez en X poudres : une poudre toutes les deux heures.

S'il y a forte fièvre, on soustraira du calorique par des bains ou des linges mouillés autour du tronc : à l'intérieur :

Pr. Sulfate de quinine, 1 à 2 gr.

Sucre blanc, 3 gr.

Mêlez et divisez en X doses : toutes les deux heures une poudre.

Si la fièvre est forte, bains ou enveloppements de linges humides pour abaisser la **température**, et à l'intérieur :

Pr. Sulfate de quinine, 1 à 2 gr.

Sucre blanc, 3 gr.

Mêlez et divisez en X poudres : toutés les deux heures une poudre.

Pour faire dissoudre des exsudats formés définitivement, on fait des cataplasmes de graine de lin, ou encore des enveloppements excitants de Priessnitz. L'appareil de Leiter rend icide grands services. Les inhalations font aussi fort bon effet :

Pr. Alun, 6 gr.

Eau dist., 200 gr.

(*Us. ext.*)

Pour inhalations.

Pr. Eau de chaux, 150 gr.

Eau dist., 50 gr.

(*Us. ext.*)

Pr. Alun, 1 gr.

Acétate de plomb, 5 gr.

Eau dist., 100 gr.

(*Us. ext.*)

Filtrez.

Pr. Brome pur, quarante centigr.

Bromure de potassium, quarante centigr.

Eau dist., 200 gr.

(*Us. ext.*)

Quelques gouttes sur une éponge en inhalations.

> *Pr.* Acide lactique, cinquante à
> quatre-vingts gouttes.
> Eau dist., 200 gr.
> (*Us. ext.*)

Inhalations.

> *Pr.* Acide phénique, 1 à 2 gr.
> Eau dist., 100 gr.
> (*Us. ext.*)

> *P.·.* Sublimé corrosif, cinq centigr.
> Eau dist., 200 gr.
> (*Us. ext.*)

> *Pr.* Iodoforme, 2 gr.
> Sucre blanc, 12 gr.

Trois fois par jour en insufflations.

Si des phénomènes de fonte des mucosités se présentent, vomitif (voir ci-dessus).

Pour activer l'expectoration :

> *Pr.* Racine de polygala, 15 gr.
> Faire bouillir dans eau, 250 gr.
> Ramenez à colature, 120 gr.
> Sirop simple, 10 gr.

Une cuiller à entremets toutes les deux heures.

> *Pr.* Chlorhydrate de pilocarpine, un à
> deux centigr.
> Eau dist., 80 gr.
> Sirop d'écorces d'oranges, 20 gr.

Toutes les heures une cuiller à café.

> *Pr.* Chlorhydrate de pilocarpine, dix centigr.
> Eau dist., 10 gr.

1/4 à 1/2 seringue de Pravaz en injection. Dans les cas très graves, trachéotomie.

>*Pr.*   Acide phénique, 2 gr.
>Eau dist., 100 gr.
>(*Us. ext.*)

En compresses sur la partie antérieure du cou.

Après l'opération de la trachéotomie, s'il y a de la fièvre et qu'on craigne que l'exsudat ne se reproduise :

>*Pr.*   Tannate de quinine, 2 à 3 gr.
>Sucre blanc, 3 gr.

Mêlez et divisez en X poudres : une poudre toutes les deux heures.

>*Pr.*   Ferrocitrate de quinine, 2 gr.
>Sucre blanc, 3 gr.

Mêlez et divisez en X poudres, 3 à 4 poudres par jour.

S'il y a bronchite capillaire concomitante, inhalations de vapeurs térébenthinées ; s'il y a bronchite exsudative, inhalations à travers une canule d'eau de chaux et eau, parties égales, d'acide lactique ou de sublimé (voir ci-dessus).

Pour activer l'expectoration :

>*Pr.*   Carbonate d'ammoniaque sec,
>soixante centigr.
>Eau dist., 100 gr.
>Sirop de capillaire, 12 gr.

Une cuiller à entremets par heure.

S'il y a dyspnée avec phénomènes d'insuffisance respiratoire :

>*Pr.*   Infusion de polygala, 12 gr.
>Pour faire colature, 100 gr.
>Carbonate d'ammoniaque sec, 1 gr.
>Sirop de capillaire, 12 gr.

Toutes les heures une cuiller à entremets : on peut remplacer le carbonate par l'ammoniaque anisée, 1 gr., ou la teinture de Bestuschef, 2 gr.

Angine diphtéritique.

Prophylaxie : séparer les enfants malades des bien portants ; désinfection des chambres des malades, avant que les non atteints n'y rentrent. Éviter tous les médicaments qui affaiblissent.

Traitement local : combattre l'inflammation pharyngée au moyen de pilules de glace et d'eau glacée. Appareil de Leiter.

Pour désinfecter la gorge : chlorate de potasse 1 % ; sel de cuisine 1/2 % ; salicylate de soude 2 % ; benzoate de soude 5 % ; permanganate de potasse 1 % ; acide phénique 1/2 % ; hyposulfite de soude 2 % ; thymol 1 % ; sublimé corrosif, trois centigr. sur 100 gr. d'eau dist. ; eau de chaux et eau dist. (parties égales) ; eau chlorée au dixième.

En insufflations : fleur de soufre, alun, chlorate de potasse (2 gr. pour 8 gr. de sucre blanc), benzoate de soude, salicylate de soude, borax, parties égales avec sucre blanc, ou enfin iodoforme, 1 gr.; carbonate de soude, 5 gr.

Si les fausses membranes se putréfient rapidement et ont une tendance à la gangrène :

> *Pr.*   Alcool rectifié.
> Eau dist., parties égales.
>   (*Us. ext.*)

Pour faire des irrigations.

> *Pr.*   Sublimé corrosif, trois centigr.
> Alcool rectifié, 100 gr.
> Eau dist., 100 gr.
>   (*Us. ext.*)

Comme ci-dessus.

En inhalations :

> *Pr.*   Acide phénique, 1 à 3 gr.
> Eau dist., 100 gr.
>   (*Us. ext.*)

Pr. Sublimé corrosif, un centigr.
Eau dist., 100 gr.
(*Us. ext.*)

Pr. Benzoate de soude, 2 gr.
Eau dist., 100 gr.
(*Us. ext.*)

Pour aider au traitement local, on donne les boissons suivantes :

Pr. Chlorate de potasse, 2 à 3 gr.
Eau dist., 300 gr.
Sirop de framboises, 25 gr.

Boisson tonique.

Pr. Eau de chaux, 150 gr.
Eau de fontaine, 150 gr.

Comme ci-dessus.

Pr. Bicarbonate de soude, 6 gr.
Eau dist., 300 gr.
Sirop simple, 25 gr.

Comme ci-dessus.

Le traitement général se guide sur la fièvre ; si celle-ci dépasse 40°, on donnera des bains froids. Si on observe des phénomènes d'intoxication, du collapsus, si la température monte entre 38°,5 et 39°,5, on fera des enveloppements avec des linges mouillés de la température de 18 à 24°.

A l'intérieur on donnera :

Pr. Salicylate de soude, 1 à 4 gr.
Eau dist., 100 gr.
Sirop simple, 10 gr.

Une cuiller toutes les deux heures.

Pr. Chlorhydrate de quinine ou sulfate neutre,
cinquante centigr. à un gr.
Sucre blanc, 3 gr.

Divisez en X doses : une dose toutes les deux heures.

Pr. Ferrocitrate de quinine, cinquante centigr. à 1 gr.
  Sucre blanc, 3 gr.

Mêlez, divisez en X poudres : une poudre toutes les deux heures.

Au début de l'angine diphtéritique :

Pr. Sublimé corrosif, un à cinq centigr.
  Eau dist., 90 gr.
  Sirop simple, 10 gr.

Une cuiller à entremets toutes les deux heures.

Pr. Iodoforme pur, cinq centigr.
  Sucre blanc, 3 gr.

Mêlez, divisez en X poudres : trois à quatre poudres par jour.

En cas d'anémie et d'intoxication septicémique on prescrira un régime tonique.

Pr. Oxyde de fer dialysé, 1 gr.
  Eau dist., 80 gr.
  Eau de menthe poivrée, 10 gr.
  Sirop d'écorces d'oranges, 10 gr.

4 à 5 cuillers à café par jour.

Pr. Albuminate de fer saccharifié soluble, 2 gr.
  Sucre blanc, 3 gr.

Mêlez et divisez en X doses : une dose toutes les deux heures.

S'il y a collapsus, bains chauds, puis enveloppements chauds et humides, et excitants.

Pr. Teinture de Bestuschef, 1 à 2 gr.
  Potion gommeuse, 80 gr.
  Eau de menthe poivrée, 10 gr.
  Sirop simple, 10 gr.

Toutes les demi-heures une cuiller à café.

Pr. Infusion de café, 10 gr. sur 80 gr.
  Extrait de quinquina préparé à froid, 12 gr.
  Sirop simple, 10 gr.

Comme ci-dessus.

Pr. Camphre en poudre, cinquante centigr.
Potion gommeuse, 80 gr.
Sirop simple, 20 gr.

Toutes les deux heures une cuiller à entremets.

Pr. Camphre, 2 gr.
Alcool rectifié, 10 gr.
(*Us. ext.*)

Injecter cinq à dix gouttes à la fois.

Pr. Éther acétique, 5 gr.
Essence de cannelle, 1 gr. 50.

Toutes les deux heures trois à cinq gouttes.

Coqueluche.

Au début, un changement d'air est utile ; en outre, le catarrhe sera alors modifié par des inhalations de vapeur d'eau, avec ou sans un peu de benzine ;   respirer le mélange pendant 5 minutes. Les inhalations phéniquées à 1 % avec l'appareil de Siegle rendent aussi de grands services. On donnera de la belladone à l'intérieur.

Pr. Teinture de belladone, 5 gr.

1 à 4 gouttes par jour, en augmentant lentement la dose primitive.

Les enfants plus âgés prendront :

Pr. Poudre de racine de belladone, dix centigr.
Bicarbonate de soude, 1 gr. 50.
Sucre blanc, 1 gr. 50.

Mêlez et divisez en dix poudres : une, deux ou trois poudres par jour.

Le chloral est recommandable aussi.

Pr. Hydrate de chloral, vingt à cinquante centigr.
Eau dist., 100 gr.

Toutes les deux à trois heures une cuiller à entremets pour

les nourrissons; les *enfants plus grands* prendront une potion avec soixante centigr. à un gr. de chloral.

La quinine réussit surtout chez les *enfants plus âgés.*

> *Pr.* Chlorhydrate de quinine, quarante à
> soixante-dix centigr.
> Bicarbonate de soude, 1 gr. 50.
> Sucre blanc, 1 gr. 50.

Mêlez et divisez en X poudres : une poudre toutes les deux heures.

Pour les nourrissons et les enfants au-dessus de deux ans :

> *Pr.* Tannate de quinine, 1 gr.
> Bicarbonate de soude, 1 gr.
> Sucre blanc, 1 gr.

Mêlez et divisez en dix poudres : voir ci-dessus.

Les insufflations de quinine par la bouche, le larynx ou le nez ont été essayées dans ces derniers temps : le professeur Monti a constaté que la méthode ne peut s'appliquer qu'aux enfants plus âgés : on fait trois à quatre insufflations par jour.

On essayera aussi :

> *Pr.* Benzoate de soude, 2 gr.
> Eau distillée, 100 gr.

Toutes les deux heures une cuiller à entremets.

Netter de Nancy a préconisé l'oxymel scillitique dans le traitement de la coqueluche : les observations du Dr Monti lui ont démontré qu'en effet, dans quelques cas, le nombre des accès diminue rapidement, mais sans que, pour cela, la durée de l'affection ne soit modifiée. Il est bon de donner l'oxymel dans l'après-midi, vers la fin de la digestion, à la dose de 5 à 6 cuillers à café, une cuiller toutes les 10 minutes. Ce n'est qu'une heure plus tard que les petits patients pourront être à nouveau alimentés.

L'antipyrine, autre spécifique nouveau de la coqueluche, n'a pas donné de résultats à la clinique de Monti. Dans quelques cas, il y eut une amélioration toute passagère, ainsi qu'il arrive pour d'autres médicaments. En thèse générale, la durée de l'affection n'est pas diminuée et les accès restent tels quels.

Formule :

> *Pr.* Antipyrine, 2 gr.
> Sucre blanc, 1 gr.

Mêlez et divisez en VIII poudres : quatre par jour.

En cas de broncho-pneumonie concomitante, inhalations de térébenthine, ou à l'intérieur :

> *Pr.* Tannate de quinine, 1 gr.
> Fleurs de benjoin, cinquante centigr.
> Sucre blanc, 2 gr.

Mêlez et divisez en X poudres : une poudre toutes les deux heures.

On fera dans la chambre du malade des fumigations d'acide sulfureux : on fera inhaler de l'eau de goudron ; les badigeonnages de cocaïne dans la gorge produisent, à ce qu'il paraît, une atténuation des accès.

Syphilis congénitale.

Il existe plusieurs méthodes de traitement, que nous résumerons brièvement ici.

I. *Applications mercurielles externes.*

Se font de diverses façons chez les enfants :

a) Avec l'onguent napolitain.
b) Avec l'oléate de mercure.
c) Avec les emplâtres spéciaux de Beyersdorf-Unna (1).
d) Avec le savon hydrargyrique.

La méthode la plus ancienne est celle des frictions à l'onguent napolitain. Trente à cinquante centigr., ou 1 gramme de l'onguent seront chaque jour appliqués sur le tégument externe. La pommade rancit facilement, ce qui amène l'oxydation du mercure qu'elle contient, de sorte qu'il y a facilement production d'eczémas. Dans ces dernières années, on utilise la pommade dont Lebœuf a donné la formule.

---

(1) A Paris chez Rogé, 9, rue du Quatre-Septembre : Vigier, 12, boulevard Bonne-Nouvelle. (Note du traducteur.)

L'*oléate de mercure* s'emploie chez les nouveau-nés et les nourrissons en solution à 5 % ; il suffit d'une dose de cinquante centigr. à 1 gr.

Les emplâtres de *Beyersdorf-Unna* s'emploient de la façon suivante : 1/16 à 1/8 de mètre de l'emplâtre sera appliqué sur une partie du corps, la poitrine, l'abdomen, le dos, les extrémités, et fixé au moyen de bandes. On laisse l'emplâtre en place pendant 5 à 6 jours, puis on donne un bain chaud et on reprend les applications sur une autre partie du corps ; il faut continuer ainsi jusqu'à disparition des accidents.

Le savon hydrargyrique sera employé par doses de cinquante centigr. ou 1 gr.

Les méthodes précédentes ont pour désavantage commun la production sur la peau du nourrisson, d'eczémas, d'érythèmes, de furoncles et de pustules.

L'oléate de mercure est encore, en pédiatrie, la meilleure préparation. Si l'application en est rigoureusement dosée, l'enfant n'aura jamais de salivation ni de gingivite, mais l'organisme se trouve rapidement envahi par des doses massives de mercure, très préjudiciables à la santé des nouveaunés et des nourrissons ; en effet, il se développe une anémie aiguë qui peut souvent se terminer par une affection pulmonaire ou cérébrale.

Le Dr Monti a donc abandonné ces procédés. La méthode a du reste l'inconvénient d'entraver la nutrition du malade.

II. *Emploi du calomel, suivi de l'administration de saccharure d'iodure de fer.*

Le calomel est préférable aux frictions, car il peut être donné à l'intérieur ou en injections hypodermiques : la méthode interne est de beaucoup la meilleure, les nouveau-nés et les nourrissons supportent fort bien cette préparation. Les accidents spécifiques cèdent assez rapidement sous l'influence de ce traitement. Il faudra cependant, pour obtenir une guérison définitive, employer le calomel longtemps, et y revenir à chaque récidive, ce qui n'est pas sans danger, par suite des accidents d'anémie qui pourraient se développer avec toutes leurs conséquences.

*Pour obvier à cet inconvénient, il faut s'en tenir aux doses
minimes, toujours associées au fer :*

> *Pr.*   Calomel pur, dix centigr.
>   Lactate de fer, vingt centigr.
>   Sucre blanc, 3 gr.

Mêlez et divisez en X poudres : donner 1 à 4 poudres suivant le poids de l'enfant.

Le calomel sera continué jusqu'à disparition des accidents sur la peau, les muqueuses ou les os. En cas d'anémie, le calomel sera supprimé de suite et la dose de fer augmentée. On choisira de préférence le lactate de fer et en cas d'anémie cérébrale la teinture de Bestuchef. Aussitôt qu'une récidive se montre, on reprend le calomel aussi longtemps qu'il sera nécessaire.

Si l'on veut guérir en deux ans une syphilis congénitale, il faut associer au calomel le saccharure d'iodure de fer.

Si le calomel a été employé jusqu'au moment où les accidents ont disparu, on le fait suivre de l'administration de :

> *Pr.*   Saccharure d'iodure de fer, 1 gr.
>   Sucre blanc, 2 gr.

Divisez en X poudres : 1 à 3 poudres par jour, pendant des semaines (suivant l'âge de l'enfant) ; on continue jusqu'à disparition de la tuméfaction de la rate et réapparition de la coloration normale des téguments.

Aussitôt cependant que la peau, les muqueuses ou les os présentent à nouveau des phénomènes morbides, on abandonnera l'iodure de fer pour reprendre le calomel.

Un des avantages précieux de la méthode consiste dans le fait que les enfants malades, malgré l'absorption des médicaments, augmentent sans cesse de poids et se trouvent à la fin du traitement dans d'excellentes conditions. Les maladies consécutives, par exemple le rachitisme, sont beaucoup plus rares et beaucoup moins graves. Il va sans dire que les enfants seront nourris au sein.

La voie hypodermique, pour l'administration du calomel,

a des indications spéciales, par exemple si la syphilis congénitale est très grave et doit être rapidement enrayée, si la méthode interne doit être abandonnée par suite de complications intestinales, ou si l'enfant n'est pas nourri au sein, car dans ce cas l'irritation du tube digestif que produit le calomel doit être évitée. Voici la formule utilisée par Monti pour les injections :

> *Pr.* Calomel, cinquante centigr. à 1 gr.
> Mixture gommeuse, 5 gr.
> Glycérine pure, 5 gr.
>   (*Us. ext.*)

Injecter 1/2 ou 1 seringue.

La solution sera préparée fraîchement à chaque injection ; on fera ces dernières dans les régions thoracique ou dorsale, mais seulement tous les 2 ou 3 jours. Ne pas oublier que la peau de l'enfant supporte mal les injections de calomel : souvent on observera de l'infiltration du tissu cellulaire avec abcès consécutif. Monti, depuis quelques années, a du reste abandonné les injections de calomel, qu'il remplace par celles de sublimé.

III. *Traitement par le sublimé.*

Le sublimé constitue un des meilleurs spécifiques de la syphilis congénitale :

> *Pr.* Sublimé corrosif, un centigr.
> Eau dist., 40 gr.
> Sirop simple, 10 gr.

2 à 4 cuillers à café après le repas.

A cette dose le sublimé sera en général bien toléré par les nouveau-nés et les nourrissons ; au bout de quelque temps cependant, se montreront des phénomènes d'irritation d'origine stomacale qui forceront à suspendre le médicament. Si le sublimé donne des diarrhées, on prescrira de la teinture d'opium ; dont la dose variera suivant l'âge de l'enfant, 1 à 2 gouttes pour eau dist., 100 gr., une cuiller à entremets toutes les deux heures.

L'emploi du sublimé sous forme de bains n'a pas l'efficacité que présente l'emploi à l'intérieur du calomel ou les injections sous-cutanées. Il est vrai que l'on peut combiner les méthodes (calomel à l'intérieur, bains de sublimé) ; la méthode combinée sera surtout indiquée dans les cas d'éruption cutanées (eczéma, ulcérations). Les bains de sublimé employés seuls devront être utilisés dans les cas où, par suite d'atrepsie, de vomissements ou de diarrhées, l'emploi du calomel à l'intérieur n'est pas à sa place.

Voici la formule pour le bain de sublimé :

> *Pr.*   Sublimé corrosif, 1 gr.
> Sel ammoniac purifié, 10 gr.
> Eau dist., 200 gr.

Pour deux bains.

La meilleure voie pour l'administration du sublimé est la voie hypodermique. On prescrit :

> *Pr.*   Sublimé corrosif, dix centigr.
> Eau dist., 10 gr.
> Chlorure de sodium, quarante centigr.

1/2 à 1 seringue pleine par injection.

La solution sera fraîchement préparée, les injections seront faites tous les jours ou tous les deux jours. Le lieu d'élection sera la peau du thorax ou celle de l'abdomen. Les piqûres seront toujours espacées.

En général les injections seront bien supportées et ne produiront pas d'intoxication hydrargyrique. La nutrition des enfants en souffre peu, mais il est certain que l'emploi du sublimé expose aussi parfois, malgré toutes les précautions prises, au développement d'abcès. Aussi Monti conseille-t-il de se borner, dans la pratique, aux cas où l'intestin malade ne supporte pas le calomel, ainsi qu'à ceux où des phénomènes graves exigent une prompte intervention : la méthode des injections au sublimé est alors, comme l'on sait, de beaucoup la plus active.

IV. *Protoïodure d'hydrargyre.*

Excellente préparation dans la syphilis congénitale : l'effet est surtout remarquable dans les affections osseuses, que le protoïodure modifie fort rapidement. Il ne faut pas cependant oublier les inconvénients du médicament (catarrhes intestinaux, coliques), ces inconvénients ne peuvent même pas être combattus par les opiacés ou la poudre de Dower. Monti ajoute toujours du fer à la prescription :

> *Pr.* Protoïodure d'hydrargyre, dix centigr.
> Lactate de fer, vingt centigr.
> Sucre blanc, 3 gr.

Divisez en X poudres : Une à trois par jour suivant l'âge de l'enfant.

Le protoïodure constitue le médicament de choix dans les cas de syphilis congénitale, où dès le début se montrent des affections osseuses graves.

V. *Tannate de mercure.*

Cette préparation *présente le grand avantage de ne pas irriter le tube digestif,* comme le font le calomel ou le protoïodure. Les manifestations spécifiques entrent rapidement en régression, et la nutrition de l'enfant n'est pas compromise ; cependant, pas plus qu'avec le calomel ou le protoïodure, on n'est à l'abri des récidives. On prescrit le tannate comme le calomel : la préparation s'est montrée fort efficace à la clinique de Monti. Un usage même prolongé n'offre pas d'inconvénient.

Prescription :

> *Pr.* Tannate de mercure, dix à quarante centigr.
> Sucre blanc, 3 gr.

Mêlez et divisez en X poudres : 2 à 4 par jour.

VI. *Iode.*

Le traitement iodé donne une guérison beaucoup plus lente que le traitement hydrargyrique. A l'intérieur, on prescrira une solution d'iodure de potassium à 1 % ou de l'iodure de fer. La solution iodo-potassique sera donnée à la dose de 3 à 6 cuillers par jour. En outre, on donne des bains iodés, avec 20 à 50 gr. d'iode par bains. Le traitement n'est pas, du reste, recommandable. Les enfants maigrissent si l'iode est trop longtemps continué, la diurèse augmente, ce qui produit des eczémas sur les fesses et les cuisses.

L'emploi du saccharure d'iodure de fer est plus rationnel, car les enfants prennent bien cette substance et n'en éprouvent pas d'inconvénient. Au bout de quelques semaines, la syphilis s'amende, et la guérison dure plus longtemps qu'avec le mercure. On recourra par conséquent à l'iodure de fer, quand il ne semble pas indiqué de faire rapidement disparaître les symptômes morbides. La nutrition reste intacte pendant la médication, dont voici la formule :

Pr.   Saccharure d'iodure de fer,
     vingt à quarante centigr.
Sucre blanc, 3 gr.

Divisez en X poudres : 3 à 4 par jour.

Les enfants n'ayant pas plus de trois mois recevront vingt centigr. divisés en dix doses : les nouveau-nés recevront 2 à 3 de ces poudres dans le lait au moment de leur repas : les enfants de 6 à 12 semaines prendront 4 à 6 poudres. Jusqu'à l'âge d'un an, les enfants prendront trente à quarante centigr. en X poudres (3 à 4 poudres par jour). Les enfants d'un à deux ans prendront chaque jour trente à quarante centigr. d'iodure de fer; on continue jusqu'à disparition des phénomènes cutanés ou muqueux et des symptômes d'anémie concomitants.

CLINIQUE

DU

Professeur Neumann.

I. SYPHILIS.

A. Traitement général. — 1° Mercure.

α. *Frictions hydrargyriques.*

Pr.   Onguent napolitain, 3 à 4 grammes.
       (*Us. ext.*)

Pour une dose : donnez cinq doses semblables pour frictions.

C'est la préparation la plus fréquemment employée. Elle se compose de :

Pr.   Mercure métallique, 2 gr.
       Suif et axonge, 1 gr. de chaque :

On triture et on ajoute 2 gr. d'axonge.

Sigmund a donné les préceptes suivants pour l'emploi des frictions.

1er jour : les deux mollets.

2° jour : faces internes et externes des deux cuisses, en évitant la région de l'aine, où l'eczéma se développe d'ordinaire à la suite des frictions.

3° jour : parties latérales du tronc et abdomen, en évitant la région mammaire.

4° jour : surfaces de flexion des bras en évitant le pli du coude.

5° jour : dos, c'est la dernière région soumise au traitement cyclique.

Le 6° jour : bain de propreté, puis on recommence au 7° jour par les deux mollets.

Les frictions, sauf celles sur le dos, peuvent être faites par le patient lui-même. Le malade prend gros comme un pois de la dose prescrite, et frictionne avec la paume de la main posée à plat, la peau, jusqu'à ce qu'elle soit sèche : à ce moment, seconde dose et même procédé de friction.

Si, lorsqu'on passe le doigt sur la peau, celle-ci ne perd pas sa couleur grise, la friction est bien réussie : les orifices pilo-sébacés et les pores de la peau doivent apparaître comme des points noirs.

Le meilleur moment pour les frictions est le matin : il ne faut jamais les faire avant de se coucher, ne jamais se soumettre, après les frictions, à un exercice intensif ou à des travaux corporels pénibles. Les travaux de ce genre augmentent en effet l'activité des glandes sudoripares, et de cette façon le mercure absorbé serait éliminé à nouveau, et le traitement fortement compromis. Les individus mal nourris ou scrofuleux ne supportent pas le mercure : on emploiera dans ce cas des toniques ou de l'iode. Les malades en trouveront si grand bénéfice qu'on pourra les soumettre plus tard sans danger à un traitement hydrargyrique.

Les hautes doses de 4 à 8 gr. d'onguent sont presque uniquement employées dans les cas graves de syphilis tertiaire.

Au lieu d'onguent gris on emploiera aussi :

Pr. Oléate de mercure, 1 à 2 gr.

Pour une dose : faire cinq doses pareilles.

C'est une masse jaune-brunâtre qui présente une action rapide et dont l'application est moins salissante.

En outre, on possède diverses préparations semblables à l'onguent gris, dont la base est différente; au lieu d'axonge, on utilisera la lanoline, à laquelle il faudra toujours ajouter au moins 10 % de graisse, ou encore la molline ou des savons mous.

Il est de toute importance de diriger l'attention la plus minutieuse sur les soins à donner aux dents et aux gencives, chaque fois qu'on prescrira du mercure, et quel que soit le mode d'absorption utilisé. *Les remarques que nous faisons ci-dessous s'appliquent par conséquent à toutes les préparations hydrargyriques, quel que soit leur mode d'emploi.*

La muqueuse buccale doit être saine au début de chaque cure : la stomatite, les processus ulcéreux doivent être au préalable guéris : les dents cariées, les chicots seront extraits ou plombés, s'il y a lieu. A côté de ces mesures prophylactiques, il y a lieu d'agir sur la muqueuse avec des médicaments.

Le malade se gargarisera au moins deux fois par jour à l'eau froide, puis il badigeonnera au pinceau les gencives avec :

> *Pr.* Goudron végétal, 50 gr.
> (*Us. ext.*)

Avec une brosse à dents neuve et dure, on enlève les masses noirâtres restées attachées à la gencive ; puis, on nettoie les dents sur toutes leurs faces avec une autre brosse couverte de :

> *Pr.* Charbon végétal préparé, 40 gr.
> Poudre dentifrice (1).
> (*Us. ext.*)

Ensuite, les gencives seront badigeonnées avec une eau dentifrice astringente :

> *Pr.* Teinture de noix de galle, 50 gr.
> Teinture de ratanhia, 30 gr.
> (*Us. ext.*)

Enfin, le malade se gargarisera à l'eau froide, et utilisera pour le pharynx la solution suivante :

---

(1) Le charbon végétal ne doit pas être utilisé longtemps comme dentifrice, car il provoque des caries du collet de la dent et s'incruste, sous forme de bordure noirâtre, dans le bord libre de la gencive.

> *Pr.* Chlorate de potasse, 3 à 6 gr.
> Eau, 300 gr.
> (*Us. ext.*)

Ce procédé est capable d'empêcher le développement de la stomatite, des milliers de cas en font foi; l'application de la méthode n'est cependant possible que sur des malades à l'hôpital. Dans la clientèle privée, le patient nettoiera ses gencives après chaque repas avec une des poudres dentifrices usuelles, au moyen d'une brosse rude.

Poudres dentifrices :

> *Pr.* Rhizomes d'iris de Florence en poudre, 5 gr.
> Poudre de carbonate de magnésie, 5 gr.
> Carbonate de chaux pulvérisé, 40 gr.
> Huile volatile de menthe poivrée, IV gouttes.
> (*Us. ext.*)

Poudre blanche.

La pharmacopée autrichienne prescrit en outre les deux poudres suivantes :

> *Pr.* Poudre d'écorce de quinquina calisaya, 20 gr.
> Poudres de feuilles de sauge, 20 gr.
> Poudre de charbon végétal purifié, 20 gr.
> (*Us. ext.*)

Poudre noire.

> *Pr.* Poudre d'os de seiche, 40 gr.
> Poudre d'iris de Florence, 5 gr.
> Carbonate de magnésie en poudre, 5 gr.
> Huile de menthe poivrée, V gouttes.
> (*Us. ext.*)

Dentifrice de Heider.

> *Pr.* Carbonate de chaux pulvérisé, 30 gr.
> Magnésie calcinée, 10 gr.
> Poudre d'Iris de Florence, 20 gr.

Poudre dentifrice.

> (*Us. ext.*)

> *Pr.* Poudre d'os de seiche, 20 gr.
> Poudre d'iris de Florence, 5 gr.

> Tartrate de quinoline, cinquante **centigr.**
> Savon de Venise, 2 gr.
> Huile de menthe poivrée, III gouttes.
>> (*Us. ext.*)

Dentifrice.

Les dents seront brossées dans le sens vertical et non pas, comme on le fait d'habitude, dans le sens horizontal. En dehors de cette poudre il faut encore employer une pâte dentifrice, ainsi que le chlorate de potasse en gargarismes. Les gencives seront badigeonnées avec la teinture composée au ratanhia, cité ci-dessus.

Pour badigeonner les gencives :

> *Pr.* Teinture d'abécédaire, 10 gr.
> Teinture d'opium simple, 10 gr.
> Eau dist., 20 gr.
>> (*Us. ext.*)

Pour badigeonnages.

> *Pr.* Chloroforme pur, 4, 8, 12 gr.
> Mucilage de gomme arabique, 30 gr.
>> (*Us. ext.*)

Voir ci-dessus.

Si les gencives sont molles et en mauvais état :

> *Pr.* Huile de cade, 10 gr.
> Alcool, 10 gr.
> Teinture d'opium, 2 gr.
>> (*Us. ext.*)

Voir ci-dessus.

Les gargarismes suivants sont utiles :

> *Pr.* Acide phénique, 3 gr.
> Esprit-de-vin, 75 gr.
> Eau dist., 75 gr.

Une cuiller à café pour un verre d'eau.

> *Pr.* Créosote, 10 gr.
> Alcool, 100 gr.
> Eau dist., 100 gr.
>> (*Us. ext.*)

Voir ci-dessus.

>   *Pr.*   Teinture d'iode, 2 gr.
>   Eau, 200 gr.
>   (*Us. ext.*)

Eau dentifrice.

>   *Pr.*   Tanin, 2 gr.
>   Eau, 200 gr.
>   (*Us. ext.*)

Comme ci-dessus.

>   *Pr.*   Alun, 4 à 8 gr.
>   Eau, 400 gr.
>   (*Us. ext.*)

Gargarisme.

>   *Pr.*   Acide salicylique, 2 gr.
>   Alcool, 20 gr.
>   Eau dist., 400 gr.
>   (*Us. ext.*)

Gargarisme.

>   *Pr.*   Acide salicylique, 10 gr.
>   Alcool, 200 gr.
>   Alcoolat de menthe poivrée, 30 gr.

Une cuiller à café pour un verre d'eau.

>   *Pr.*   Teinture de noix de galle, 4 à 12 gr.
>   Eau, 300 gr.
>   (*Us. ext.*)

Gargarisme.

>   *Pr.*   Teinture de ratanhia, 6 à 12 gr.
>   Eau, 300 gr.
>   (*Us. ext.*)

Gargarisme.

Si la stomatite s'est développée et que des processus ulcéreux aient envahi les gencives, badigeonnages des parties avec :

>   *Pr.*   Teinture d'iode, 15 gr.
>   (*Us. ext.*)

Une autre méthode d'introduction de l'hydrargyre dans l'économie, est celle des bains, surtout au sublimé.

> Pr. Sublimé corrosif, 10 à 15 gr.
> Eau dist., 400 gr.
> (*Us. ext.*)

Pour verser dans un bain.

> Pr. Sublimé corrosif, 10 à 15 gr.
> Chlorure d'ammonium, 10 à 15 gr.
> Eau, 200 gr.
> (*Us. ext.*).

> Pr. Sublimé corrosif, 1 à 5 gr.
> Chlorure d'ammonium, 1 à 5 gr.
> Eau, 200 gr.
> (*Us. ext.*)

Pour enfants.

Il faut toujours prescrire le sublimé en solution pour les bains, car si on l'incorpore en substance aux bains, il ne se dissoudra que lentement et difficilement; de cette façon la quantité entière ne serait pas utilisée, et d'un autre côté les cristaux non dissous pourraient cautériser la peau du malade.

La solution est ajoutée à un bain complet à 35°; le malade restera 1 à 2 heures dans la baignoire, qui ne doit pas être en métal; ce dernier serait en effet bientôt corrodé.

Les bains de sublimé sont surtout indiqués dans les formes ulcéreuses ou pustuleuses, en lieu et place des frictions qu'on ne peut employer par suite du grand nombre de plaies. Les effets du bain sont excellents dans les cas de gommes nécrosées de la peau.

On peut aussi appliquer cette méthode, sous forme de maniluves ou de pédiluves : la dose sera dans ce cas diminuée de moitié.

Le troisième procédé endermique d'absorption d'hydrargyre consiste dans les fumigations, que l'on n'emploie plus à Vienne.

Pr. Cinnabre factice, 5 gr.
Calomel, 5 gr. — (*Us. ext.*)

Pour fumigations.

On assied le malade dépouillé de ses vêtements sur une chaise dont le siège est perforé ; le tout est entouré d'un treillage et recouvert d'un manteau de caoutchouc qui va jusqu'à terre, et monte d'autre part jusqu'au cou du malade. Sous la chaise se trouve une lampe à alcool, et au-dessus de la lampe la poudre indiquée ci-dessus dans une petite cupule : les vapeurs qui se dégagent par l'influence de la chaleur agissent alors sur le malade. La durée d'une fumigation est de 15 minutes : le malade est ensuite porté à son lit, et y reste quelques heures. Cette pratique sera chaque jour renouvelée.

β. *Méthode hypodermique.*

Avantages de la méthode : 1° grande commodité pour le patient qui peut aller à ses affaires, ce qui n'est guère possible avec des frictions ; 2° dosage exact ; 3° emploi facile, grande propreté.

Inconvénients : violentes douleurs provoquées par les injections, formation fréquente d'abcès.

Les injections seront faites dans les régions abdominale, axillaire, dorsale et fessière. Dans cette dernière région, l'injection sera parenchymateuse, l'aiguille de la seringue de Pravaz enfoncée perpendiculairement et entièrement. Il sera utile en outre de déplacer un peu la peau, pour que, une fois l'aiguille retirée, les piqûre cutanée ne corresponde plus exactement à la piqûre dans le muscle. Dans les autres points du corps on soulève un gros repli de la peau entre le pouce et l'index, puis on enfonce perpendiculairement la canule dans la base du repli et on fait l'injection.

Cela fait, on applique un doigt sur la piqûre et on masse la région avec l'autre main.

Le meilleur moyen d'éviter les abcès est de désinfecter soigneusement la seringue avant et après son emploi. Il ne faut pas négliger non plus de laver soigneusement, avant que d'opérer, la région choisie avec de l'éther et ensuite avec une solution forte à base d'alcool ou de sublimé.

Les douleurs très violentes après l'injection seront calmées par des injections immédiates de cocaïne ou par l'addition de morphine au liquide à injecter.

Pr. Chlorhydrate de cocaïne, vingt-cinq centigr.
Eau dist., 5 gr.
(*Us. ext.*)

Pour injecter.

Préparation à injection :

Pr. Sublimé corrosif, dix centigr.
Eau dist.; 10 gr.
Chlorure de sodium, 2 gr. 50.
Chlorhydrate de morphine, centigr.

Pour injections : une seringue de Pravaz pleine contiendra environ un centigr. de sublimé.

Pr. Sublimé, vingt centigr.
Eau dist., 20 gr.

Tous les jours, injecter une seringue de Pravaz pleine.

Pr. Solution de sublimé à 5 %, 60 gr.
Blanc d'œuf, 100 gr.
Solution de chlorure de sodium à 20 %, 60 gr.
Eau dist., 80 gr.

Une seringue par jour. Une seringue de Pravaz pleine contiendra un centigr. de sublimé.

Pr. Peptone, 1 gr.

Faire dissoudre dans :

Eau dist., 50 gr.

Filtrer et ajouter :

Solution de sublimé à 50 %, 20 gr.
Solution de chlorure de sodium à 20 %, 15 gr.

Ajouter :

Eau dist., q. s.

Pour faire une solution de 100 gr.

Comme ci-dessus.

Ces deux dernières préparations, si elles sont habilement faites, seront fort bien supportées, sans réaction aucune : il faudra cependant les renouveler toutes les 24 heures, à cause de leur grande altérabilité.

Pr. Formamidate de mercure en solution à 1 %, 10 gr.
   (*Us. ext.*)

Préparation stable, ne donnant pas d'abcès, s'éliminant rapidement, et ne pouvant par conséquent s'appliquer qu'aux cas légers.

   Pr. Sublimé corrosif, 1 gr.
      Eau chaude, 100 gr.
      Urée, cinquante centigr.

Comme ci-dessus.

   Pr. Calomel préparé à la vapeur, 10 gr.
      Poudre de gomme arabique, 2 gr.
      Eau dist., 100 gr.

Pour injections hypodermiques.

Toutes ces préparations contenant le calomel en suspension dans l'eau doivent être fortement agitées au moment de l'emploi, et seront injectées dans la région abdominale ou fessière. Toutes les préparations au calomel donnent facilement naissance à des abcès : on ne les injectera qu'une seule fois par semaine.

   Pr. Calomel à la vapeur, 5 gr.
      Chlorure de sodium, 5 gr.
      Eau dist., 50 gr.
      Mucilage de gomme arabique, 2 gr. 50.

Comme ci-dessus.

   Pr. Calomel à la vapeur, 4 gr.
      Eau dist., 40 gr.
      Chlorure de sodium, 1 gr.
      Mucilage de gomme arabique, 10 gr.

Comme ci-dessus.

   Pr. Calomel très bien préparé, 2 gr.
      Glycérine pure, 20 gr.

Comme ci-dessus.

   Pr. Mercure pur, 3 gr.
      Lanoline, 3 gr.
      Huile d'olives, 4 gr.

Mêler exactement (formule de Lang).

A conserver dans des récipients de verre bien bouchés, dans

un endroit frais : agiter avant de s'en servir. Injecter trois di
visions de la seringue de Pravaz une fois par semaine, sur le
dos ou la nuque, en observant les règles de la plus minutieuse
antisepsie. Localement, on en injectera une à deux gouttes dans
le pourtour des gommes : on recommencera tous les 8 à 10 jours

> *Pr.* Biiodure d'hydrargyre, 1 gr.
> Iodure de potassium, 1 gr.
> Phosphate de soude tribasique, 2 gr.
> Eau dist., 50 gr.

Pour injections :

> *Pr.* Cyanure de mercure, dix centigr.
> Eau dist., 20 gr.

Une seringue de Pravaz pleine en injection.

> *Pr.* Chlorhydrate de cocaïne, cinq centigr.
> Cyanure de mercure, un centigr.
> Eau dist., 1 gr.

Pour deux injections.

Cette préparation est peu recommandable, le cyanogène
ayant des effets désagréables sur le tube digestif.

γ. *Traitement interne.*

Le tube digestif ne supporte que de petites quantités de
mercure, car presque toutes les préparations ont des effets
drastiques et irritent l'intestin. En outre, une petite partie
seulement du mercure sera absorbée. Dans les formes graves
de syphilides, ou dans les cas d'exanthèmes secs et squameux,
il ne faut jamais y avoir recours. Le traitement interne chez
l'adulte est indiqué dans les formes très légères, les récidives
légères, et aussi dans les cas où, toutes les manifestations
spécifiques ayant disparu, on désire donner au malade de
l'hydrargyre, pendant un certain temps et dans la période de
latence (1).

> *Pr.* Mercure pur, 5 gr.
> Suif, 5 gr.

(1) C'est chez les enfants surtout qu'on donnera les préparations mercurielles
à l'intérieur, en dehors des bains : les frictions produisent trop facilement de
l'eczéma, et les injections des abcès, car la peau de l'enfant est très délicate

Éteindre et ajouter ensuite :

> Poudre d'opium, cinquante centigr.
> Poudre de réglisse, 7 gr.

Pour faire cent pilules : 2 à 3 pilules par jour.

> *Pr.*   Tannate de mercure oxydulé, 3 gr.
> Sucre blanc, 3 gr.

Mêlez et divisez en XXX poudres : 3 par jour.

> *Pr.*   Tannate de mercure oxydulé, vingt centigr.
> Sucre de lait, 5 gr.

Divisez en X poudres pareilles : 2 à 3 poudres par jour pour un enfant.

> *Pr.*   Calomel pur, trente centigr.
> Sucre de lait, 2 gr.

Mêlez et divisez en X poudres : 3 poudres par jour pour les enfants.

> *Pr.*   Sublimé, dix centigr.
> Eau dist., 200 gr.

1 à 3 cuillers à soupe par jour.

> *Pr.*   Sublimé, dix centigr.
> Chlorure de sodium, 25 gr.
> Eau dist., 150 gr.

2 à 3 cuillers à café par jour.

> *Pr.*   Sublimé, dix centigr.
> Alcool, 100 gr.

2 à 3 cuillers à café dans du lait ou du vin. (Correspond à la liqueur de van Swieten.)

> *Pr.*   Sublimé, dix centigr.
> Rhum de la Jamaïque, 100 gr.

1 à 3 fois par jour 1/2 cuiller à bouche dans du thé russe.

> *Pr.*   Sublimé, vingt centigr.
> Extrait d'opium, sept centigr.

Poudre et extrait d'acore, q. s. pour faire vingt pilules : 2 pilules par jour ; le quatrième jour on augmente d'une pilule, et on monte à cinq par jour : cette dose sera continuée jusqu'à cessation des phénomènes morbides, puis on redescendra de même d'une pilule tous les quatre jours.

> *Pr.* Calomel, 2 gr., 50.
> Résine de gaïac, 5 gr.
> Opium en poudre, vingt-cinq centigr.

Mucilage de gomme arabique, q. s. pour faire cinquante pilules : 2 à 3 par jour.

> *Pr.* Protoiodure d'hydrargyre, cinquante centigr.
> Poudre d'opium, cinquante centigr.

Poudre et extrait d'acore, q. s. pour faire vingt-cinq pilules ; 2 à 4 par jour.

> *Pr.* Salicylate de mercure, cinquante centigr.
> Poudre et suc de réglisse q. s.
> pour faire XXV pilules.

Comme ci-dessus.

> *Pr.* Sublimé, vingt-cinq centigr.

Faire dissoudre dans un peu d'éther sulfurique et ajoutez :

Poudre et extrait d'acore, q. s. pour faire cinquante pilules ; 1 à 3 par jour.

> *Pr.* Sublimé, soixante-douze centigr.
> Faire dissoudre dans eau dist., q. s.

Ajoutez :

> Mie de pain blanc, 6 gr.
> Sucre blanc, 6 gr.

Mêlez et faites 240 pilules : voir ci-dessus.

Pilules de Dzondi.

> *Pr.* Protoiodure d'hydrargyre, 3 gr.
> Thridace, 3 gr.
> Extrait d'opium, 1 gr.
> Extrait de ciguë, 6 gr.

Mêlez et divisez en soixante pilules ; une pilule le soir. (Formule de Ricord.)

2. Préparations iodées.

L'iode n'est pas un véritable spécifique comme le mercure : sa valeur thérapeutique provient de ce que ce médicament active les échanges nutritifs et provoque ainsi une élimination plus rapide du virus. Les indications sont : 1° les formes papuleuses récidivantes, sans squames, si auparavant on a fait déjà un traitement mercuriel énergique.

2° Formes légères de syphilis tertiaire.

3° Fièvre et symptômes douloureux à tous les degrés.

4° Période d'accalmie de l'affection.

Dans les cas graves de syphilis tertiaire (viscérale, sensorielle, ou des centres nerveux), on utilisera avec avantage la méthode combinée (iode et mercure simultanément).

Les inconvénients de l'iode, qui obligent à en supprimer parfois l'emploi pendant quelques jours, sont l'acné, la rhinite, la laryngite, la bronchite, la conjonctivite, souvent avec œdème considérable des paupières supérieures, les douleurs sur le trajet du trijumeau et les douleurs intra-crâniennes.

Les phénomènes s'expliquent par l'hypérémie que l'iode provoque dans les capillaires des muqueuses et du périoste : Les conséquences consistent en phénomènes de catarrhe des muqueuses et compression exercée par le périoste épaissi sur les étroits canalicules où passent les branches du trijumeau, ce qui produit la névralgie.

Il ne faut pas insuffler de calomel sur la conjonctive d'un malade qui prend de l'iodure de potassium : au bout de quelques instants, cette dernière substance passe par les glandes larcymales ; les larmes transformeront le calomel en protoiodure ou biiodure d'hydrargyre ; ces deux substances sont solubles dans des solutions contenant de l'iodure de potassium ou du chlorure de sodium et exerceront une action caustique sur la conjonctive.

> *Pr.* Iodure de potassium, 4 à 6 gr.
>
> Eau dist., 80 gr.
>
> Sirop de mûres, 20 gr.

A prendre le soir en 3 fois, à une heure d'intervalle entre chaque dose.

> *Pr.* Iodure de potassium, 10 gr.
>
> Eau dist., 200 gr.

Une cuiller à soupe matin et soir dans de l'eau sucrée.

Pr. Iodure de potassium, 5 à 10 gr.
Eau dist., 200 gr.
Sirop de framboises, 20 gr.

8 cuillers à soupe par jour.

Pr. Iodure de potassium, 5 gr.

Poudre et extrait de racine d'acore, q. s. pour faire cinquante pilules; 5 à 10 pilules par jour.

L'iodure de sodium, aux mêmes doses, peut aussi s'employer : íl ne gâte pas l'appétit comme son congénère, mais coûte plus cher.

Pr. Iodure de lithium, 1 gr. 50.

Poudre et extrait d'acore, q. s. pour faire quarante-cinq pilules : 6 par jour. Ces pilules sont difficiles à digérer, mais d'un effet excellent, à cause de la grande quantité d'iode que la préparation contient.

Pr. Teinture d'iode, 1 gr.
Eau dist., 200 gr.
Sirop d'écorces d'oranges, 15 gr.

8 à 4 cuillers à soupe par jour.

Pr. Iodoforme, 5 gr.
Extrait et poudre de racine d'acore, q. s.

Pour faire 50 pilules : 2 à 10 par jour.

Ces pilules sont mal supportées, aussi préférera-t-on employer l'iodoforme en injections hypodermiques.

Pr. Iodoforme pur, 1 gr.
Huile d'olives, 20 gr.

Une seringue de Pravaz en injections.

Pr. Iodoforme, 1 gr.
Huile de ricin, 15 gr.

Comme ci-dessus.

Pr. Iodoforme, 1 gr.
Éther sulfurique, 6 gr.

Comme ci-dessus.

> *Pr.*　Iodoforme, 1 gr.
> Éther sulfurique, 5 gr.
> Huile d'olives, 5 gr.

Comme ci-dessus.

> *Pr.*　Iodoforme porphyrisé, 1 gr.
> Glycérine, 3 gr.

Mêlez très exactement. A injecter en 2 fois.

> *Pr.*　Iodoforme porphyrisé, 2 gr.
> Mucilage de gomme arabique, 5 gr.

Mêler exactement : comme ci-dessus.

Les deux dernières formules représentent des émulsions et non des solutions : il faudra en conséquence se servir de canules plus grosses.

L'iode est souvent ajouté à d'autres remèdes toniques et fortifiants ; on peut donner souvent ces dernières préparations seules, si le syphilitique est cachectique.

> *Pr.*　Fer porphyrisé, 2 gr.
> Iode métalloïde, 4 gr.
> Sucre blanc, 3 gr. 50.
> Poudre de réglisse, 7 gr.
> Eau dist., 2 gr. 50.

Mêlez et faites cent pilules : 3 à 6 par jour.

> *Pr.*　Sirop d'iodure de fer 1 à 5 gr. (1).
> Sirop de mûres, 20 gr.

A prendre dans la journée.

> *Pr.*　Sirop d'iodure de fer, 30 gr.
> Sirop simple, 30 gr.
> Eau dist., 150 gr.

3 à 4 cuillers à soupe par jour.

> *Pr.*　Iodure de fer, 5 à 8 gr.

Poudre et extrait d'acore, q. s. pour faire cinquante pilules : 6 par jour.

----

(1) Ce sirop contient 1 gr. 20 d'iodure de fer pour 10 grammes de sirop : il est donc environ deux cents fois plus fort que le sirop français ! (Note du traducteur.)

Les toniques simples sont : le fer, l'huile de foie de morue, la quinine, l'arsenic, etc.; pour la syphilis, les formules n'ont rien de caractéristique ; aussi renvoyons-nous aux chapitres qui donnent les formules usitées pour d'autres maladies.

3. Médicaments d'origine végétale.

Ces médicaments, autrefois fort employés, le sont moins de nos jours, et ils conviennent à des malades cachectiques et faibles, dans les formes malignes de la syphilis, et dans les accidents tardifs, s'il y a des ulcérations torpides.

Ces remèdes sont donc surtout aussi des toniques.

Décoction forte de Zittmann.

Pr. Racine de salsepareille, 20 gr.

Faites digérer dans eau q. s., pendant 24 heures et ajoutez dans un nouet :

> Sucre en poudre, 1 gr.
> Alun pulvérisé, 1 gr.
> Calomel, quatre-vingts centigr.
> Cinnabre factice, vingt centigr.

Ajoutez eau, q. s., pour faire bouillir pendant 2 heures, et vers la fin du temps de cuisson ajoutez :

> Anis, quatre-vingts centigr.
> Fenouil, quatre-vingts centigr,
> Follicules de séné, 5 gr.
> Racine de réglisse, 2 gr. 50.

Exprimez et passez pour obtenir :

> Colature, 500 gr.

Décoction faible de Zittmann.

Pr. Racine de salsepareille, 10 gr.

Ajoutez au résidu de l'opération précédente et faites bouillir avec eau, q. s., pendant 2 heures.

Ajoutez à la fin de l'opération :

> Écorces de citron, cinquante centigr.
> Essences de cardamome, cinquante centigr.
> Cannelle, cinquante centigr.
> Racine de réglisse, cinquante centigr.

Exprimez et passez pour obtenir :

> Colature, 500 gr.

On prescrit ces deux décoctions à la dose de 250 grammes par jour. Le matin, le malade prend à jeun la dose du décocté fort, chauffé, et l'après-midi le décocté faible froid. Il faut s'astreindre à un régime non épicé, et on évitera toutes les substances qui provoquent la diarrhée : dans la règle, en effet, les décoctions purgent au début du traitement.

Décoction de Pollini.

> *Pr.* Racine de salsepareille, 15 gr.
> Squine, 15 gr.
> Brou de noix sec, 75 gr.
> Pierre ponce pulvérisée, 7 gr. 50.
> Sulfure d'antimoine, 7 gr., 50.

Faire bouillir dans :

> Eau, 1.000 gr.
> Réduisez à 350 gr.

A prendre en un jour (1).

Moins active que celles de Zittmann.

On a modifié la formule de Pollini de la façon suivante :

> *Pr.* Racine de salsepareille, 30 gr.
> Gaïac, 25 gr.
> Brou de noix, 8 gr.
> Sulfure d'antimoine, 2 gr. 50.

Faites une décoction, ramenez à :

> Colature, 700 gr.

___

(1) Ces trois formules diffèrent par quelques menus détails des formules françaises. (Note du traducteur.)

Filtrez et ajoutez :

> Eau de cannelle, 30 gr.
> Sirop d'écorces d'oranges, 30 gr.

Comme ci-dessus.

Pr. Racine de salsepareille, 20 à 30 gr.

Macérez pendant 2 heures et faites une décoction de 500 gr.

Comme ci-dessus.

Pr. Racine de salsepareille, 300 gr.

Faites macérer pendant deux heures dans eau, 2.000 gr.

> Faites une décoction de 300 gr.

Ajoutez :

> Glycérine, 30 gr.
> Sirop simple, 100 gr.
> Miel, 100 gr.

2 à 3 cuillers à soupe par jour.

Le même nombre de cuillers à café sera donné aux enfants dans le cours de la journée.

Pr. Salsepareille, 150 gr.

Faites macérer pendant deux heures dans

> Eau, 1,000 gr.
> Puis faites une décoction de 200 gr.
> Glycérine, 20 gr.
> Sirop simple, 20 gr.
> Miel purifié, 20 gr.

Comme ci-dessus.

B. Traitement local des syphilides.

Le traitement local s'applique à l'accident primaire et aux éruptions variées qui paraissent dans le cours de la maladie, telles que papules, pustules, gommes, etc.

On a essayé par deux moyens d'empêcher la maladie générale de se déclarer au moment où paraît le chancre initial (sclérose, papule, œdème et induration) :

a) En commençant de suite le traitement spécifique (frictions ou injections). Jamais on n'a rien obtenu par ces cures préventives. L'apparition de la roséole en sera retardée, mais non supprimée. Si le traitement préventif n'a pas été fait, on verra plutôt apparaître l'exanthème accompagné de tuméfaction glandulaire : si on a institué le traitement préventif, ce sera plutôt la muqueuse buccale et pharyngée qui présentera une éruption, et cela malgré des soins minutieux (1).

Les cures préventives sont indiquées :

1º Quand l'accident initial siège à un endroit apparent, par exemple sur le visage (lèvres, paupières, etc.).

2º Quand le chancre siège dans le repli préputial ou dans le sillon, qu'il y a du phimosis et que le malade ne veut pas accepter d'incision ou de circoncision, et qu'on craint une destruction étendue du gland.

3º Si le chancre se trouve dans l'urèthre.

4º Chez les femmes enceintes, pour empêcher l'influence sur le fœtus du virus syphilitique ou pour diminuer l'énergie de ce dernier, et pour que le nouveau-né ne s'infecte pas en traversant le vagin et la vulve.

b) Excision du chancre et de l'induration, et même des ganglions inguinaux déjà tuméfiés. Cette opération ne peut s'exécuter que si la sclérose n'a pas envahi trop profondément le corps caverneux, que les ganglions ne sont pas trop pris et que le diagnostic a pu être fait de bonne heure. L'opération est alors facile, et sans douleur, si l'on a fait au préalable une injection de cocaïne. Dans la règle, cette pratique ne supprime pas l'éclosion des accidents secondaires (2).

On traitera le chancre localement : si le fond de la plaie a bonne apparence, il suffit de faire, avec de l'ouate de Bruns un pansement par jour. L'ouate sera saturée de :

Pr.   Acide phénique, 2 gr.
         Eau dist., 100 gr.
         (*Us. ext.*)

(1) V. Neumann : *Wiener Medicinische Blaetter*, 1886 nᵒˢ 30 à 36.
(2) Neumann, *ibid.*

Si le fond du cratère est irrégulier, lardacé, on emploiera :

> *Pr.* Sulfate de cuivre, 3 gr.
> Eau dist., 30 gr.
> (*Us. ext.*)

Comme ci-dessus.

> *Pr.* Iodure de potassium, 1 gr.
> Iode métalloïde, dix centigr.
> Eau dist., 50 gr.
> (*Us. ext.*)

Comme ci-dessus.

> *Pr.* Iodoforme porphyrisé, 2 gr.
> (*Us. ext.*)

On saupoudre l'ulcère, on met de l'ouate par-dessus : l'action du médicament est rapide et sûre, mais l'odeur répandue est fort désagréable. Nous dirons plus bas, au chapitre du chancre mou, de quelle façon cette odeur peut être dissimulée et quelles sont les autres prescriptions à l'iodoforme qu'on peut employer.

> *Pr.* Sublimé corrosif, dix centigr.
> Eau dist., 30 gr.
> (*Us. ext.*)

A appliquer sur les ulcérations déjà débarrassées de leurs exsudats.

> *Pr.* Précipité rouge, dix centigr.
> Vaseline, 20 gr.
> (*Us. ext.*)

A appliquer au moyen d'ouate.

> *Pr.* Emplâtre de Vigo, 10 gr.
> Emplâtre diachylon, 10 gr.
> (*Us. ext.*)

Faire un emplâtre.

> *Pr.*   Emplâtre de Vigo, 10 gr.
> Emplâtre de savon, 10 gr.
> (*Us. ext.*)

Faire un emplâtre.

> *Pr.*   Emplâtre de Vigo, 10 gr.
> Emplâtre diachylon, 10 gr.
> Huile d'olives, q. s. pour faire une pâte molle.
> (*Uz. ext.*)

Ces trois derniers emplâtres seront préparés au moment de s'en servir, étalés avec une spatule sur un vieux morceau de toile souple et appliqués sur l'ulcération : on peut aussi les utiliser dans les cas de papules, de pustules, de gommes, de condylomes, etc. — Les chancres et les plaques de la cavité buccale seront cautérisés au crayon de nitrate ou badigeonnés avec une des solutions suivantes :

> *Pr.*   Sublimé corrosif, de cinq ou vingt
> centigr. à 1 gr.
> Alcool, 20 gr.
> (*Us. ext.*)

En badigeonnages.

> *Pr.*   Sublimé de cinq ou vingt centigr. à 1 gr.
> Éther sulfurique, 20 gr.
> (*Us. ext.*)

Comme ci-dessus.

> *Pr.*   Sublimé, dix centigr.
> Esprit-de-vin, 150 gr.
> Eau dist., 150 gr.

Une cuiller à café pour un verre d'eau en gargarismes.

> *Pr.*   Sublimé corrosif, cinq à vingt centigr.
> Huile d'olives, vingt centigr.
> Collodion, 20 gr.
> (*Us. ext.*)

Pour badigeonnages.

Pr. Iodoforme, 2 gr.
Éther sulfurique, 20 gr.
(*Us. ext.*)

Comme ci-dessus.

A employer aussi au moyen de l'appareil de Richardson. Les papules sèches seront recouvertes d'emplâtre de Vigo ou de pommade au calomel.

Pr. Calomel, 5 gr.
Onguent simple (lanoline), 20 gr.
(*Us. ext.*)

On peut aussi l'employer s'il y a des croûtes sur les papules, ou bien, dans ce dernier cas :

Pr. Calomel, 1 à 2 gr.
Onguent simple, 20 gr.
(*Us. ext.*)

Comme ci-dessus.

Les plaques végétantes, ou condylomes étendus, siégeant à la face interne de la cuisse, aux grandes lèvres, seront soumises au traitement suivant :

Pr. Sublimé, 5 gr.
Alun, 5 gr.
Céruse, 5 gr.
Camphre en poudre, 5 gr.
Alcool rectifié, 5 gr.
Vinaigre de vin, 5 gr.
(*Us. ext.*)

Solution de Plenck.

La solution, au repos, présente deux couches : la supérieure, fluide, sera décantée ; on se servira de la couche inférieure, sorte de pâte, qu'on appliquera au pinceau ou avec un petit bâtonnet de bois.

Pr. Chlore liquide, 10 gr.
Eau dist., 100 gr.
(*Us. ext.*)

Pour badigeonnages.

> *Pr.* Calomel, 10 à 25 gr.
> Poudre d'amidon, 50 à 100 gr.
> (*Us. ext.*)

Pour saupoudrer.

Ces deux préparations réunies constituent le *pansement de Labarraque*. On touche d'abord la plaque muqueuse avec l'eau chlorée, puis on saupoudre fortement avec la poudre au calomel. Il se forme alors du sublimé qui cautérise énergiquement, mais sans causer de trop grandes douleurs.

> *Pr.* Sublimé, 2 gr.
> Collodion élastique, 12 gr. 50.
> Huile de ricin, 1 gr. 50.
> (*Us. ext.*)

Collodion au sublimé.

> *Pr.* Sublimé, 5 gr.
> Collodion, 40 gr.
> Éther sulfurique, 10 gr.
> (*Us. ext.*)

Comme ci-dessus. Les deux formules seront utilisées dans les cas de plaques confluentes.

L'huile grise de Lang (voir aux injections), constitue un excellent topique.

Un à cinq centigr. (1 à 2 gouttes) seront injectés dans les environs du foyer local : plus le tissu cellulaire sous-cutané sera lâche, et mieux l'injection sera supportée : on pourra même, à condition de faire une antisepsie rigoureuse, injecter l'huile de Lang sur la région nasale et sur le front, dans le voisinage d'infiltrations gommeuses.

II. CHANCRE MOU.

Bubons.

> *Pr.* Iodoforme pur, 5 gr.
> (*Us. ext.*)

On applique la poudre, au moyen du pinceau ou d'un insufflateur spécial, sur l'ulcération, et on recouvre d'ouate. Ce médicament est précieux pour le traitement de toutes espèces de plaies, et aussi des chancres mous, surtout si ces plaies sont d'aspect sale, et granulent peu ou ne granulent pas du tout; tous les autres topiques sont pour ainsi dire inutiles. L'odeur désagréable et pénétrante de l'iodoforme peut être supprimée par l'emploi du café torréfié.

> *Pr.* Iodoforme pur, 3 gr.
> Café torréfié, 3 gr.
> (*Us. ext.*)

Comme ci-dessus.

Le café torréfié est lui-même un désinfectant, et ne s'oppose par conséquent pas à l'action de l'iodoforme : au bout de quelque temps, l'odeur primitive de cette dernière poudre reparaît.

> *Pr.* Iodoforme bituminé, 5 gr.
> (*Us. ext.*)

Comme ci-dessus (formule d'Ehrmann).

C'est une combinaison d'iode et de goudron, se présentant sous forme de paillettes micacées brunes, d'aspect métallique, répandant une légère odeur de goudron.

Il faut remarquer cependant qu'en présence de sécrétions abondantes, la préparation se modifie et l'odeur de l'iodoforme reparaît.

> *Pr.* Iodol, 3 gr.
> (*Us. ext.*)

Comme ci-dessus.

Cette poudre brunâtre sans aucune odeur a été préconisée comme succédané de l'iodoforme, mais n'a pas une action aussi énergique que celui-ci.

> *Pr.* Iodoforme, 5 gr.
> Éther sulfurique, 35 gr.

A pulvériser avec l'appareil de Richardson sur la plaie. Ce procédé a l'avantage de recouvrir tout l'ulcère, avec ses replis et anfractuosités, d'une couche médicamenteuse iodoformée uniforme.

> *Pr.* Acide phénique, 2 gr.
> Eau dist., 100 gr.
> (*Us. ext.*)

On appliquera sur le chancre au moyen d'ouate, s'il y a déjà des granulations, le topique suivant :

Pr.   Sulfate de cuivre, 5 gr.
    Eau dist., 100 gr.
        (*Us. ext.*)

Comme ci-dessus.

A déposer sur la plaie au moyen d'ouate ; on changera le pansement toutes les deux heures. Il se formera une escarre bleue, sous laquelle on trouvera les granulations, après la chute de l'escarre.

On emploiera aussi comme caustique : l'acide nitrique, fumant ou non, l'acide sulfurique, la potasse caustique, en substance ou avec parties égales d'eau, etc., etc. Ces médicaments agissent tous en profondeur, aussi faut-il leur préférer le sulfate de cuivre. Il faut éviter le *nitrate d'argent en quelque forme que ce soit.* Il donne naissance à une escarre superficielle qui ne sert qu'à retenir les sécrétions de la chancrelle. Le nitrate d'argent est souvent la cause de bubons inguinaux par rétention de pus.

Pr.   Goudron de hêtre, 10 gr.
    Sulfate de chaux. 50 gr.
        (*Us. ext.*)

C'est le gypse bitumé, qui a un excellent effet sur les ulcères phagédéniques et grangréneux, lorsqu'il y a sécrétion ichoreuse : la poudre est appliquée en couche épaisse, et le pansement sera changé deux fois par jour.

Les substances suivantes peuvent être employées pour déterger rapidement les ulcérations, en cas de complication ganglionnaire.

Pr.   Sulfate de cuivre, vingt centigr.
    Vaseline, 20 gr.
        (*Us. ext.*)

Pr.   Potasse caustique, vingt centigr.
    Eau dist., 20 gr.
        (*Us. ext.*)

Pr.   Précipité rouge, vingt centigr.
    Vaseline, 20 gr. — (*Us. ext.*)

> *Pr.*   Nitrate d'argent, 1 gr.
> Vaseline, 20 gr.
> (*Us. ext.*)

Ces topiques seront étendus sur de la toile ou de l'ouate et placés sur l'ulcère.

> *Pr.*   Acétate de plomb basique soluble, 10 gr.
> Eau dist., 300 gr.
> (*Us. ext.*)

> *Pr.*   Eau de Goulard, 10 gr.
> Eau dist., 300 gr.

Comme ci-dessus.

A placer en compresse sur les ganglions tuméfiés, aussi long-temps qu'il n'y a pas de suppuration. Un morceau de linge fenêtré sera trempé dans le liquide, placé sur le bubon, et par-dessus on appliquera une compresse repliée en plusieurs doubles. Toutes les 2 heures on change le pansement. On peut aussi employer ce procédé dans les cas d'œdème du pénis ou du prépuce, à la suite d'ulcérations, de blennorrhagie, etc.

> *Pr.*   Teinture d'iode, 15 gr.
> Teinture de noix de galle, 15 gr.
> (*Us. ext.*)

Badigeonnages.

Il faut badigeonner le bubon non fluctuant, pour obtenir la résorption. L'addition de teinture de noix de galle a pour but de tanner la peau et de la rendre plus résistante à l'inflammation si fréquente que produit l'iode en applications externes.

> *Pr.*   Iode métalloïde, trente centigr.
> Iodure de potassium, 3 gr.
> Vaseline (onguent simple), 30 gr.
> (*Us. ext.*)

Comme ci-dessus.

La résorption de bubons non encore fluctuants sera obtenue par un bandage compressif au moyen de sacs de grenaille ou de plaques de plomb. Toutes ces méthodes exigent un repos absolu au lit.

S'il y a fluctuation, que la peau soit rouge au-dessus de l'abcès, on fera une incision qu'on pansera suivant les règles usitées en pareil cas.

> *Pr.*   Potasse caustique, 6 gr.
>   Chaux vive, 6 gr.

Mêlez et ajoutez :

> Esprit-de-vin, q. s.
> (*Us. ext.*)

Pour faire une pâte molle.

On prépare cette pâte au moment de l'emploi : on s'en servira chez les malades pusillanimes. On applique sur la peau saine un rempart de bandes de sparadrap, puis on étend la pâte sur un morceau de toile de la grandeur de la surface à cautériser, et on l'applique sur la partie enflammée. Au bout de cinq ou dix minutes, de violentes douleurs se font ressentir, on enlève la toile, et on trouve dessous la peau momifiée. On peut alors, sans que le malade ressente aucune douleur, enlever l'escarre, et traiter la plaie.

Si, une fois l'abcès vidé, on trouve encore des fistules allant dans la profondeur, on introduira des bâtonnets d'iodoforme dans les trajets des fusées purulentes.

> *Pr.*   Iodoforme, 1 à 3 gr.
>   Beurre de cacao, q. s.
>   (*Us. ext.*)

Pour faire X bâtonnets.

> *Pr.*   Iodoforme, 1 à 3 gr.
>   Gomme adragante,
>   Amidon,
>   Glycérine, q. s. de chaque.
>   (*Us ext.*)

Pour faire X bâtonnets.

Comme ci-dessus.

Ces bâtonnets sont plus solides que les précédents.

Les granulations exubérantes seront traitées par le nitrate en substance ou avec des pommades au nitrate d'argent, ou enfin avec des solutions de nitrate.

Pr. Nitrate d'argent, 1, 2, 4 gr.
Onguent simple, 60 gr.
(*Us. ext.*)

Pr. Nitrate d'argent, 1 à 5 gr.
Eau dist., 10 gr.
(*Us. ext.*)

III. BLENNORRHAGIE ET SES COMPLICATIONS.

Il n'y a pas de traitement prophylactique certain. Les préservatifs en baudruche, que l'on ne peut toujours utiliser, se déchirent souvent. Le meilleur procédé est de laver le membre, de suite après le coït, avec une solution phéniquée à 2 %, d'uriner de suite et d'injecter de la solution phéniquée dans l'urèthre.

Il faut rejeter les traitements abortifs (Ricord : injection de nitrate d'argent 2 à 3 %), car on n'en obtient que des complications désagréables, telles que cystite et épididymite, sans que la maladie soit enrayée. Ces solutions concentrées cautérisent en outre la muqueuse et provoquent le développement de rétrécissements.

Pendant les trois à quatre premiers jours d'écoulement, quand les phénomènes inflammatoires sont très accusés, il est recommandable de prescrire au malade le repos et un régime sévère : le patient évitera les mets épicés, les boissons alcooliques ou gazeuses. Le membre sera enveloppé de compresses d'eau blanche ; on applique par-dessus des compresses à l'eau glacée, et on fait des injections d'eau froide dans l'urèthre. Pour combattre les érections fréquentes et douloureuses :

Pr. Bromure de potassium, 10 gr.
Lupulin, 1 gr.
Camphre, dix centigr.

Divisez en X poudres. Prendre 2 poudres avant de se coucher, à une demi-heure d'intervalle.

Pr. Bromure de potassium, 2 gr.
Lupulin, cinquante centigr.
Camphre en poudre, cinq centigr.
Chlorhydrate de morphine, un centigr.
Suc de réglisse, cinquante centigr.

Mêlez et divisez en II poudres : une poudre avant de se coucher.

Si la miction est douloureuse par suite du gonflement de la muqueuse, ou devenue, par suite de contractions réflexes du compresseur de l'urèthre, presque impossible, des bains de siège chauds d'une heure et davantage donneront de fort bons résultats. On prescrira aussi des suppositoires :

Pr. Chlorhydrate de morphine, cinq centigr.
Beurre de cacao, q. s.

Pour faire cinq suppositoires.

Pr. Extrait de belladone, dix centigr.
Beurre de cacao, q. s.

Pour faire cinq suppositoires comme ci-dessus.

On ne donnera d'injections que lorsque le stade aigu de la blennorrhagie est passé, qu'il n'y a plus de douleurs du tout, c'est-à-dire au bout de deux à trois semaines ; en attendant, des balsamiques, qui passent dans l'urine et la modifient, seront à recommander.

Pr. Baume de copahu, 15 gr.

3 fois par jour, 15 gouttes sur du sucre en poudre, à la fin du repas.

Pr. Baume de copahu, dix à quinze gouttes.

A mettre dans une capsule de gélatine.
Faire 30 capsules semblables. 3 à 6 capsules par jour.
C'est la meilleure méthode d'administration du copahu, car le patient ne sentira pas le goût désagréable du médicament.

Pr. Baume de copahu, 40 gr.
Huile d'amandes douces.
Mucilage de gomme arabique,
Sirop simple, q. s. de chaque.

Pour faire une mixture du poids de 300 gr. 2, 3, 6 cuillers à café par jour, chaque cuiller contenant X gouttes.

> *Pr.* Baume de copahu, 4 à 8 gr.
> Jus de réglisse, 16 gr.
> Eau dist., 180 gr.

3 à 6 cuillers à soupe par jour.

> *Pr.* Baume de copahu, 5 gr.
> Magnésie calcinée, q. s.

Pour faire des pilules du poids de trente centigr. ; 4 fois par jour 6 à 8 pilules.

> *Pr.* Baume de copahu, 30 gr.
> Sirop de tolu, 30 gr.
> Eau de menthe poivrée, 30 gr.
> Alcool rectifié, 30 gr.
> Acide nitrique dilué, 2 gr.

3 à 6 cuillers à soupe par jour.

> (Mixture de Choppart) (1).

Le baume de copahu n'est pas supporté par tous les malades. On voit apparaître de l'anorexie, des vomissements, des selles diarrhéiques ; la peau se couvre d'urticaire ou d'érythème. Ces phénomènes exigent la suppression du médicament.

Quand le malade prend du baume de copahu, l'urine en présence de l'acide nitrique montre un précipité blanc, qu'on peut confondre dans certains cas avec celui que produit l'albumine ; ce précipité est cependant soluble dans un excès d'acide. Si l'on ajoute de l'acide chlorhydrique à l'urine, on voit apparaître une belle couleur rouge, qui passe au violet si on chauffe l'urine. En même temps, on sentira une odeur résineuse très nette.

> *Pr.* Baume de santal, dix à quinze gouttes.

A incorporer dans une capsule de gélatine.

Faire 30 capsules sembl. 3 à 6 par jour.

Cette préparation n'a pas les inconvénients du copahu, mais le prix en est bien plus élevé.

____

(1) Plus concentrée que celle du Codex français. (Note du traducteur.)

Pr. Poudre de poivre de cubèbe, 30 gr.
   Extrait de gentiane, 2 gr.

Mêlez et faites une poudre. 3 fois par jour une pointe de couteau à la fin du repas.

Pr. Poivre de cubèbe, 5 gr.
   Extrait alcoolique de cubèbe, 5 gr.

Mêlez et divisez en cinquante pilules : 3 fois par jour 3 pilules.

Pr. Baume de tolu, 3 gr.
   Poudre de cubèbe, 3 gr.

Extrait d'acore, q. s. pour faire trente pilules, trois à six pilules par jour.

Pr. Baume de copahu, 3 gr.
   Poivre de cubèbe pulvérisé, 3 gr.

Extrait d'acore, q. s. pour faire trente pilules, 3 fois par jour 3 pilules.

Le cubèbe est considéré en général comme devant aider l'action des injections : il ne sera donc donné qu'après cessation complète des phénomènes d'irritation, lorsqu'il y a beaucoup de sécrétion.

C'est dans ce stade que les injections sont indiquées. On ne les utilisera qu'après s'être assuré que la seconde portion de l'urine d'une miction, récoltée dans deux verres différents, se présente sans aucune trace d'impuretés. Le malade commence par uriner. (Le médecin doit prier le malade de ne pas uriner dans le cours des deux heures qui précèdent le moment de l'injection, et de n'uriner qu'au moment précis de l'opération, ce qui permettra de s'assurer des conditions de pureté absolue de l'urine du second verre, et évitera tout danger d'intromission dans l'urèthre postérieur, de virus blennorrhagique chassé par le liquide injecté). On lave ensuite le canal par une injection à l'eau tiède, pour éliminer toutes les sécrétions uréthrales. Ceci fait, le patient injecte la solution médicamenteuse, avec une seringue faite d'une seule pièce, en zinc, en ébonite ou en verre, qui doit être toujours très proprement tenue. Le piston doit jouer librement tout en fermant hermétiquement. *Il faut toujours rappeler au malade le danger de l'infection oculaire.* Pour faire l'injection, il faut remplir la seringue (les patients sont souvent fort bornés et on ne saurait trop donner de détails), et s'asseoir sur le bord d'une chaise, fermer le méat sur l'extrémité conique de la seringue avec la main gauche, et chasser doucement avec la main droite le piston à travers la seringue. Aussitôt qu'une résistance un peu énergique se montre, la seringue est retirée, l'orifice fermé et le liquide laissé 1, 2 à 5 minutes dans le canal uréthral. Une bonne injection se reconnaît à ce que le liquide s'échappe en un fort jet aussitôt qu'on ne tient plus le méat fermé.

Cette manœuvre s'exécute trois fois par jour.

On n'emploiera pas plus de 8 à 15 jours un médicament dans le même état de concentration, car la muqueuse s'y habitue rapidement, et l'effet devient nul.

Formules d'injections.

Pr. Permanganate de potasse, deux, quatre, six centigr.
Eau dist., 200 gr.
   (*Us. ext.*)

Pr. Sulfate de zinc, vingt, quarante, soixante centigr.
Eau dist., 200 gr.
   (*Us. ext.*)

Pr. Sulfophénate de zinc, vingt, quarante, soixante centigr.
Eau dist., 200 gr.
   (*Us. ext.*)

   Pr. Tannin, vingt centigr. à 1 gr.
   Eau dist., 200 gr.
      (*Us. ext.*)

Cette préparation fait sur les linges des taches indélébiles.

   Pr. Alun, cinquante centigr. à 1 gr.
   Eau dist., 200 gr.
      (*Us. ext.*)

Pr. Sulfate de cuivre, deux à quatre centigr.
Eau dist., 200 gr.
(*Us. ext.*)

Pr. Sous-nitrate de bismuth, cinquante centigr. à 1 gr.
Eau dist., 200 gr.
(*Us. ext.*)

Pr. Nitrate d'argent, deux à dix centigr.
Eau dist., 200 gr.
(*Us. ext.*)

Pr. Acétate de plomb liquide, 1 à 2 gr.
Eau dist., 200 gr.
(*Us. ext.*)

Pr. Sulfate de cadmium, vingt à cinquante centigr.
Eau dist., 200 gr.
(*Us. ext.*)

Pr. Kaolin pulvérisé, cinquante centigr.
Eau dist., 200 gr.
(*Us. ext.*)

Pr. Acétate de zinc, vingt à cinquante centigr.
Eau dist., 200 gr.
(*Us. ext.*)

Pr. Sulfate de zinc, trente centigr. à 1 gr.
Acétate de plomb, 1 gr.
Eau dist., 200 gr.
(*Us. ext.*)

Bien agiter avant de s'en servir.

Pr. Sulfate de zinc, quarante centigr.
Iodoforme, 3 gr.
Eau dist., 200 gr.
(*Us. ext.*)

Pr. Sulfate de zinc, trente à soixante centigr.
Alun, treute à soixante centigr.
Eau dist., 200 gr.
(*Us. ext.*)

Pr. Sulfate de cuivre, deux centigr.
Alun, cinquante centigr.
Eau dist., 200 gr.

Pr.   Nitrate d'argent, cinquante centigr., 1 ou 2 gr.
    Eau dist., 50 gr.
        (*Us. ext.*)

Au moyen de l'injecteur uréthral d'Ultzmann, on injecte 1 à 2 divisions de la seringue de Pravaz dans la portion membraneuse. En cas d'uréthrite postérieure chronique :

Pr.   Sulfate de cuivre, cinquante centigr. à 5 gr.
    Eau dist., 50 gr.
        (*Us. ext.*)

Comme ci-dessus.

        Pr.   Sulfate de zinc, 1 à 5 gr.
            Eau dist., 50 gr.
                (*Us. ext.*)

Comme ci-dessus.

Pour irriguer la partie postérieure de l'urèthre et la vessie avec le cathéter à irrigation d'Ultzmann, on emploiera :

        Pr.   Acide phénique, 1 gr.
            Eau dist., 500 gr.
                (*Us. ext.*)

Pour injection.

        Pr.   Acide phénique, 1 gr.
            Sulfate de zinc, 1 gr.
            Eau dist., 500 gr.

Pr.   Permanganate de potasse, vingt à cinquante centigr.
    Eau dist., 500 gr.
        (*Us. ext.*)

        Pr.   Nitrate d'argent, dix centigr. à 1 gr.
            Eau dist., 500 gr.
                (*Us. ext.*)

Pour produire un effet local, on prescrira aussi des bougies uréthrales. La gélatine doit être ici préférée au beurre de cacao.

        Pr.   Sulfate de zinc, vingt centigr.

Gélatine, q. s. pour faire vingt bougies coniques de 6 centimètres de long et de 5 millimètres d'épaisseur.

    2 bougies par jour.

Pr.   Tannin pur, vingt centigr.
Gélatine, q. s., voir-ci-dessus.

Pr.   Iodoforme, cinquante centigr.
Gélatine, q. s., voir-ci-dessus.

Pr.   Sulfate de cuivre, dix centigr.
Gélatine, q. s., voir ci-dessus.

Pr.   Nitrate d'argent, cinq centigr.
Gélatine, q. s., voir ci-dessus.

On introduira au moyen du porte-remède de Dittel :

Pr.   Sulfate de zinc dix centigr.
Beurre de cacao, q. s. pour faire des
suppositoires uréthraux de la taille
d'un grain d'orge.

Pr.   Nitrate d'argent, deux centigr.
Beurre de cacao, q. s., voir ci-dessus.

Pour traiter les complications de l'uréthrite, il faut s'inspirer du principe fondamental suivant : *Repos au lit et suppression immédiate de tout traitement antiblennorrhagique local.*

Pr.   Onguent napolitain, 20 gr.
Extrait de belladone, 1 gr.

3 fois par jour gros comme un pois en frictions.

Pour faire disparaître les infiltrations du corps caverneux ou du pourtour de l'urèthre, quand les phénomènes inflammatoires aigus ont cédé à un traitement antiphlogistique, et qu'il n'y a pas de fluctuation appréciable.

Pr.   Iode métalloïde, trente centigr.
Iodure de potassium, 3 gr.
Onguent simple, 30 gr. — (*Us. ext.*)

Comme ci-dessus.

S'il y a un abcès, on l'incisera.

En cas de prostatite aiguë, compresses à l'eau glacée sur le périnée, suppositoires de morphine ; aussitôt que la fluctuation est manifeste, incision partant en général du rectum.

En cas de prostatite chronique, appareil d'Arzberg, qui permet de faire agir sur la prostate un courant d'eau de 35 à 40° ; en outre, suppositoires.

Pr. Iode métalloïde, cinq centigr.
Iodure de potassium, 2 gr.
Extrait de belladone, quinze centigr.

Beurre de cacao, q. s. pour faire X suppositoires. Un le matin et un le soir.

Pour empêcher le développement de l'épididymite, il faut prescrire le repos et le port d'un bon suspensoir, surtout celui de Langlebert. En cas de douleurs vives, eau blanche et par-dessus applications de compresses à l'eau glacée : éviter la constipation, et faire des frictions avec :

Pr. Extrait d'opium, 2 gr.
Onguent simple, 30 gr.
(*Us. ext.*)

Pr. Extrait de belladone, 1 gr.
Onguent napolitain, 20 gr.
(*Us. ext.*)

Pour faire résorber les infiltrations douloureuses on emploie le pansement de Friquet, avec port permanent du suspensoir de Langlebert, ou des pommades iodurées, de la teinture d'iode mélangée à parties égales de teinture de noix de galle, ou encore :

Pr. Iodure de plomb, 5 gr.
Onguent simple, 30 gr.
(*Us. ext.*)

Si à l'uréthrite vient s'ajouter une cystite, il faudra prescrire le repos au lit et des bains de siège chauds matin et soir, de trois quarts d'heure à une heure de durée. En cas de dysurie, on se servira des suppositoires morphinés ou belladonés décrits plus haut. A l'intérieur, boissons mucilagineuses, baumes variés.

Pr. Feuilles d'uva ursi, 30 gr.
Herniole, 30 gr.

Mettre matin et soir une poignée de cette tisane dans une tasse d'eau bouillante et boire l'infusion.

Pr. Décoction de graine de lin, 15 gr. sur 200 gr.
Eau d'amandes amères, 5 gr.

·Une cuiller à potage toutes les deux heures.

Pr. Essence de térébenthine rectifiée, 10 gr.

6 gouttes en une fois, dans la journée, sur un morceau de sucre.

Pr. Térébenthine pure, 3 gr.
Extrait de gentiane, 3 gr.

Mêlez et divisez en 30 pilules : une pilule 3 fois par jour après le repas.

Pr. Eau de chaux, 100 gr.

A prendre en trois fois dans le cours de la journée, dans du lait.

On donne en général la térébenthine en premier lieu, puis l'eau de chaux ; au lieu de cette dernière, on peut prendre aussi :

Pr. Chlorate de potasse, 3 gr.
Eau dist., 300 gr.
Eau de laurier-cerise, 1 gr.

A prendre dans la journée par cuillers à soupe.

Pr. Acide benzoïque, 5 gr.
Eau dist., 300 gr.
Sirop d'écorces d'oranges, 20 gr.

Toutes les 2 heures une cuiller à soupe.

Pr. Acide benzoïque, 5 gr.

Glycérine, q. s. pour faire 20 pilules ; 5 à 10 pilules par jour.

Si tous les phénomènes irritatifs ont disparu, on recommandera les eaux minérales de Preblau, Giesshübl, Carlsbad (Mühlbrunn), etc.

En cas d'hématurie :

Pr. Ergotine, cinquante centigr.
Eau dist., 80 gr.
Sirop de framboises, 20 gr.

Toutes les heures une cuiller à soupe.

Pr. Ergotine, cinquante centigr.
Oléosaccharure de cannelle, cinquante centigr.
Sucre blanc, 3 gr.

Mêlez et divisez en X poudres : une poudre toutes les 2 heures.

Si la cystite est devenue chronique, il faudra vider une à deux fois par jour la vessie avec la sonde de Nélaton, et laver l'organe avec de l'eau chaude pure jusqu'à ce que l'eau ressorte claire. Puis on injectera une des solutions suivantes (éviter d'injecter de l'air dans la vessie !), et on laissera sé-journer le liquide pendant une demi-heure, après quoi on permettra au malade d'uriner.

Pr. Nitrate d'argent vingt-cinq à cinquante centigr.
Eau dist., 500 gr.
(*Us. ext.*)

Pour lavages.

        Pr. Acide borique, 25 gr.
        Eau dist., 500 gr.
        (*Us. ext.*)

        Pr. Résorcine, 5 à 15 gr.
        Eau dist., 500 gr.
        (*Us. ext.*)

        Pr. Acide salicylique, 1 à 2 gr.
        Eau dist., 500 gr.
        (*Us. ext.*).

        Pr. Alun, 1 à 2 gr.
        Eau dist., 500 gr.
        (*Us. ext.*)

Pour la femme, même traitement : c'est du reste le vagin qui est le plus souvent atteint chez elle.

        Pr. Alun, 100 gr.
        (*Us. ext.*)
2 grandes cuillers pour un litre d'eau tiède.

La malade se fera, trois fois par jour, des injections avec

l'irrigateur. Après chaque injection, introduire un tampon attaché à un fil. On peut employer d'autres substances :

> *Pr.* Sulfate de zinc, 20 gr.

1 à 2 cuillers à soupe pour un litre d'eau.

> *Pr.* Permanganate de potasse, 10 gr.
> Eau dist., 300 gr.

1 à 2 grandes cuillers pour un litre d'eau.

Dans les cas invétérés, on badigeonnera le vagin avec :

> *Pr.* Teinture d'iode, 15 gr.
> (*Us. ext.*)

Badigeonnages tous les trois jours ; se servir du spéculum pour introduire le pinceau.

> *Pr.* Perchlorure de fer liquide, 10 gr.
> Eau dist., 10 gr.
> (*Us. ext.*)

Les érosions du col seront badigeonnées avec : nitrate d'argent à 10 %, acide nitrique dilué, perchlorure de fer liquide pur, teinture d'iode. Par-dessus, on place un tampon.

Souvent on verra, chez l'homme, l'uréthrite et les chancres mous s'accompagner de balanite et de condylomes acuminés (végétations). La balanite guérit si on lave bien le gland et le feuillet interne du prépuce ; à cet effet, employer les liquides suivants :

> *Pr.* Acide phénique, 1 gr.
> Eau dist., 200 gr.
> (*Us. ext.*)

> *Pr.* Chlorate de potasse, 2 gr.
> Eau dist., 200 gr.
> (*Us. ext.*)

Cela fait, on sèche bien le pénis et on le saupoudre ; par-dessus, de l'ouate.

> *Pr.* Amidon pur, 50 gr.
> (*Us. ext.*)

Pr. . Acide salicylique, 1 gr.
Talc de Venise, 50 gr.
(*Us. ext.*)

Pr. Tannin pur, 30 gr.
Poudre d'amidon, 30 gr.
(*Us. ext.*)

Cette dernière poudre sert à combattre la séborrhée, qui est fréquemment une cause de balanite ; il ne faut cependant l'employer que lorsque la balanite est guérie. Dans les cas rebelles, quand il y a phimosis, il faudra détruire ce dernier par voie opératoire (incision ou circoncision), et la balanite guérira consécutivement.

Les condylomes (végétations) seront dans la règle opérés chirurgicalement, au moyen d'une paire de ciseaux, de la curette, de l'anse galvanocaustique, du thermocautère, de la ligature élastique, etc.

Les végétations plus petites céderont à l'application locale d'acides concentrés, aux badigeonnages de teinture d'iode ou de perchlorure de fer. On emploiera aussi des poudres :

Pr. Poudre de sabine, 5 gr.
Sulfate de fer, 8 gr.
Alun calciné, 8 gr.
(*Us. ext.*)

2 fois par jour, on saupoudre le condylome et on le recouvre d'ouate.

Pr. Poudre de sabine, 10 gr.
Alun calciné, 10 gr.
Sulfate de cuivre, 1 gr.
(*Us. ext.*)

Comme ci-dessus.

Pr. Résorcine, 8 gr.
Sucre de lait, 1 gr.

Une fois par jour : sera appliquée par le médecin lui-même.

Pr.   Résorcine, 5 gr.
        Onguent simple, 15 **gr.**
          (*Us. ext.*)

Comme ci-dessus.

Pr.   Acide arsénieux, vingt-cinq centigr.
        Chlorhydrate de morphine, vingt-cinq centigr.
        Calomel, 2 gr.
        Gomme arabique pulvérisée, 12 gr.
          (*Us. ext.*)

Comme ci-dessus.

POLICLINIQUE

DE

M. le Conseiller et Professeur, le Docteur Schnitzler.

Angine catarrhale.

Enveloppements excitants autour du cou. Alimentation liquide froide. Pilules de glace, sorbets à la glace.

Gargarismes ou mieux encore inhalations avec l'appareil spécial de Schnitzler :

> *Pr.* Chlorate de potasse, 5 gr.
> Eau dist., 300 gr.
> (*Us. ext.*)

Gargarisme.

> *Pr.* Acide borique, 5 gr.
> Glycérine, 15 gr.
> Eau dist., 300 gr.
> (*Us. ext.*)

Gargarisme.

> *Pr.* Chlorhydrate de cocaïne, vingt centigr.
> Eau dist., 100 gr.
> (*Us. ext.*)

Pour inhalations.

Angine phlegmoneuse.

Au début, réfrigération externe, obtenue par des compresses souvent renouvelées, appareil de Leiter avec de l'eau à 8-10° ; à l'intérieur glaces aux fruits et pilules de glace.

Si la résorption n'est plus à espérer, enveloppements de Priessnitz. Gargarismes à l'eau tiède ou au thé.

Pr.   Décoction de guimauve, 200 gr.
Teinture de belladone, 2 gr.
Glycérine, 10 gr.
   (*Us. ext.*).

Gargarisme.

Dès qu'on trouve la fluctuation, faire l'incision ; ensuite, gargarismes antiseptiques.

Pr.   Salicylate de soude, 2 gr. 50
Borate de soude, 2 gr. 50
Eau dist., 100 gr.
Eau de laurier-cerise, 2 gr. 50.
   (*Us. ext.*)

Gargarisme.

Pr.   Acide salicylique, 1 gr.
Eau dist., 300 gr.
Glycérine, 15 gr.
   (*Us. ext.*)

Gargarisme.

Catarrhe chronique du pharynx.

Gargarismes et inhalations comme ci-dessus.
Traitement local et badigeonnages avec :

Pr.   Nitrate d'argent, 2 à 5 gr.
Eau dist., 50 gr.
   (*Us. ext.*)

Pour badigeonner la gorge.

Pr.   Iode métalloïde, dix centigr.
Iodure de potassium, 1 gr.
Glycérine, 10 gr.
   (*Us. ext.*)

Pour badigeonner la gorge.

Pr.   Chlorure de zinc, 1 gr.
Glycérine pure, 15 gr.
Eau dist., 15 gr.
   (*Us. ext.*)

Pour badigeonner le pharynx.

En cas de *pharyngite granuleuse*. Cautérisations à l'acide chromique, fixé par fusion au bout d'une sonde en argent, puis gargarismes, de suite, avec une solution bicarbonatée sodique. Destruction galvanocaustique des granulations.

Dans les *pharyngites chroniques*, présentant une sensation de sécheresse, il ne faudra pas employer l'alun, qui ne ferait qu'augmenter les accidents, mais bien s'en tenir aux résolutifs, en gargarismes ou inhalations.

Angine croupale et diphtéritique.

Enveloppements de Priessnitz.

Gargarismes et inhalations avec :

> Pr. Chlorate de potasse, 10 gr.
> Eau dist., 500 gr.
> (*Us. ext.*)

> Pr. Acide lactique, 10 gr.
> Eau dist., 200 gr.
> (*Us. ext.*)

> Pr. Sublimé, 1 gr.
> Alcool rectifié, 50 gr.
> Eau dist., 950 gr.
> . (*Us. ext.*)

Pour inhalations.

Pas de cautérisations.

Ulcérations pharyngées.

Gargarismes désinfectants : lavages avec l'inhalateur de Schnitzler.

Cautérisations au nitrate d'argent en substance, badigeonnages de glycérine iodée.

Insufflation d'iodoforme :

> Pr. Iodoforme porphyrisé, 10 gr.
> Café torréfié et pulvérisé, 10 gr.
> (*Us. ext.*)

Hyperesthésie du pharynx.

Badigeonnages.

>   *Pr.*   Chlorhydrate de cocaïne, vingt centigr.
>   Glycérine, 2 gr.
>   Eau dist., 8 gr.
>   (*Us. ext.*)

Inhalation et gargarismes avec :

>   *Pr.*   Bromure de potassium, 10 gr.
>   Eau dist., 200 gr.
>   (*Us. ext.*)

A l'intérieur, bromure de sodium, gargarismes alcoolisés. Il faudrait se garder de cautérisations énergiques, car les malades hyperesthésiques se plaignent toujours de quelque malaise ; il suffira de faire de temps en temps des badigeonnages à la cocaïne.

Coryza.

>   *Pr.*   Chlorhydrate de cocaïne, vingt centigr.
>   Eau, 200 gr.
>   Chlorate de potasse, 5 gr.
>   Eau de laurier-cerise, 5 gr.
>   Essence de menthe, trois gouttes.
>   (*Us. ext.*)

A injecter dans le nez au moyen de l'appareil de Schnitzler. En général, on coupera la solution de la même quantité d'eau.

>   *Pr.*   Chlorhydrate de cocaïne, vingt centigr.
>   Café torréfié, 5 gr.
>   Sucre blanc, 5 gr.

Poudre à priser.

>   *Pr.*   Menthol, vingt centigr.
>   Café torréfié, 5 gr.
>   Sucre blanc, 5 gr.

Poudre à priser.

Dans les cas chroniques, douches nasales avec de l'eau salée ou une solution bicarbonatée sodique.

Ozène.

Pr. Sel ammoniac purifié, 10 gr.
Bicarbonate de soude, 15 gr.
Acide phénique six gouttes.
Eau dist., 500 gr.

A mélanger à 5 fois son volume d'eau pour lavages du nez.
Spray au sublimé avec l'appareil de Schnitzler.

Pr. Sublimé, 1 gr.
Eau, 1.000 gr. — (*Us. ext.*)

Pr. Acide borique, 5 gr.
Eau de laurier-cerise, 5 gr.
Eau, 250 gr. — (*Us. ext.*)

Pour aspirer par le nez.

Pr. Créoline, 4 à 10 gr.
Eau dist., 200 gr.
(*Us. ext.*)

Comme ci-dessus.

Pr. Chlorure de zinc, 1 gr.
Eau dist., 15 gr.
Glycérine, 15 gr. — (*Us. ext.*)

Badigeonnage.

Pr. Iodoforme, 5 gr.
Benzoate de soude, 5 gr.
Goudron de pinus pumilio, cinq gouttes.
(*Us. ext.*)

En insufflations.

Pr. Iodoforme porphyrisé, 10 gr.
Café torréfié pulvérisé, 10 gr. — (*Us. ext.*)

En insufflations.

Cette dernière préparation sert surtout à masquer l'odeur que répand l'iodoforme.

Catarrhe aigu du larynx.

Inhalations de vapeurs d'eau chaude ou d'eau salée : on peut aussi se servir de solutions de carbonate de soude ou de chlorhydrate d'ammoniaque. Enveloppements de Priessnitz.

Si les accès de toux sont violents :

> *Pr.*   Eau de laurier-cerise, 10 gr.
> Chlorhydrate de morphine, dix cent.

10 gouttes, 3 fois par jour.

> *Pr.*   Extrait de belladone, dix centigr.
> Eau de laurier-cerise, 10 gr.

Comme ci-dessus.

Le professeur Schnitzler recommande comme le remède le plus efficace la solution suivante, à employer au moyen de son appareil :

> *Pr.*   Chlorhydrate de cocaïne, vingt-cinq centigr.
> Eau, 250 gr.
> Chlorate de potasse, 5 gr.
> Eau de laurier-cerise, 5 gr.
> Essence de menthe, trois gouttes.

Température égale de la chambre (15°). Parler le moins possible, éviter la fumée et la poussière.

Œdème de la glotte.

Froid, pilules de glace.

> *Pr.*   Onguent napolitain, 10 gr.
> Extrait de belladone, 2 gr.
> (*Us. ext.*)

Frictionner, gros comme un pois, sur le cou..

Scarifications avec un instrument spécial. Trachéotomie comme dernière ressource.

Laryngite catarrhale chronique.

Ménager l'appareil vocal. Éviter les spiritueux et les mets épicés. — Pratiquer le massage de la région du cou, en avant et sur les côtés, les doigts de l'opérateur étant bien graissés, pendant deux à trois minutes. Eaux d'Ems et de Gleichenberg.

Inhalations :

> *Pr.*   Alun, 10 gr.
>   Eau dist., 500 gr.
>   (*Us. ext.*)

Inhalations avec de l'eau de Gleichenberg ou des eaux-mères d'Ems.

Insufflations de :

> *Pr.*   Alun, 10 gr.
>   Sucre de lait, 10 gr.
>   (*Us. ext.*)

> *Pr.*   Tanin, 10 gr.
>   Sucre de lait, 10 gr.
>   (*Us. ext.*)

> *Pr.*   Acide borique, 10 gr.
>   Sucre blanc, 10 gr.
>   (*Us. ext.*)

Badigeonnages avec :

> *Pr.*   Nitrate d'argent cristallisé, 1 à 5 gr.
>   Eau dist., 50 gr.
>   (*Us. ext.*)

> *Pr.*   Glycérine iodée.
>   (*Us. ext.*)

Phtisie laryngée.

Inhalations de chlorate de potasse, d'acide borique ou emploi des astringents :

> *a*) *Pr.*   Alun, 2 à 5 gr.
>   Eau dist., 100 gr.
>   (*Us. ext.*)

Pr. Tanin, 1 à 4 gr.
Eau dist., 100 gr.
(*Us. ext.*)

Pr. Perchlorure de fer liquide,
cinquante centigr. à 2 gr.
Eau dist., 100 gr.
(*Us. ext.*)

b) Résolutifs et désinfectants.

Pr. Benzoate de soude, 5 gr.
Eau dist., 100 gr.
(*Us. ext.*)

Pr. Créoline, dix à cinquante centigr.
Goudron de pinus pumilio, dix à vingt gouttes.

Inhalation.

Pr. Créoline, dix à vingt-cinq centigr.
Eau dist., 200 gr.
Eau de menthe poivrée, 50 gr.

Ajoutez :

Chlorate de potasse, 5 gr.
Eau de laurier-cerise, 5 gr.
(*Us. ext.*)

Inhalation.

Insufflation avec :

Pr. Iodoforme porphyrisé, 10 gr.
Carbonate de magnésie, 10 gr.
Essence de menthe poivrée, trois gouttes.
(*Us. ext.*)

Pr. Chlorhydrate de morphine, 1 gr.
Acétate de plomb, 10 gr.
Sucre de lait, 100 gr.
(*Us. ext.*)

> *Pr.* Acide borique, 10 gr.
> Chlorhydrate de morphine, 1 gr.
> Sucre de lait, 100 gr.
> (*Us. ext.*)

> *Pr.* Chlorhydrate de morphine, vingt centigr.
> Sous-nitrate de bismuth, 5 gr.
> Sucre de lait, 5 gr.
> (*Us. ext.*)

> *Pr.* Chlorhydrate de cocaïne, trente centigr.
> Acétate de plomb, 2 gr.
> Sucre blanc, 8 gr.
> (*Us. ext.*)

> *Pr.* Créoline, dix à vingt-cinq centigr.
> Alun, 5 gr.
> Sucre blanc, 5 gr.
> Essence de menthe poivrée,
> dix à vingt gouttes.
> (*Us. ext.*)

Pour insufflations.

Au lieu d'alun, on peut aussi employer le tanin, le sous-nitrate de bismuth, l'acide borique :

> *Pr.* Créoline, dix à cinquante centigr.
> Phosphate de chaux, 10 gr.

Badigeonnages de :

> *Pr.* Chlorhydrate de morphine, vingt-cinq centigr.
> Glycérine, 10 gr.
> (*Us. ext.*)

> *Pr.* Acide phénique, cinquante centigr. à 1 gr.
> Alcool rectifié, 10 gr.
> Glycérine, 40 gr.
> (*Us. ext.*)

Pr. Créosote, cinquante centigr. à 1 gr.
Alcool rectifié, 10 gr.
Glycérine, 40 gr.
  (*Us. ext.*)

Pr. Iodoforme, 2 gr.
Éther sulfurique, 10 gr.
Glycérine, 10 gr.
Essence de menthe poivrée, dix gouttes.
  (*Us. ext.*)

  Pr. Acide borique, 10 gr.
  Glycérine, 50 gr.
    (*Us. ext.*)

  Pr. Acide salicylique, 1 gr.
  Glycérine, 30 gr.
    (*Us. ext.*)

Pr. Cocaïne, vingt à cinquante centigr.
Glycérine, 5 gr.
Eau dist., 5 gr.
Chlorhydrate de morphine, vingt centigr.
  (*Us. ext.*)

Pr. Acide lactique, 20 à 50 %.
Créoline, vingt-cinq à cinquante centigr.
Glycérine, 10 gr.
Eau dist., 10 gr.
Essence de menthe poivrée, dix à vingt gouttes.
  (*Us. ext.*)

Syphilis laryngée.

Inhalations de :

  Pr. Sublimé, 1 gr.
  Alcool rectifié, 50 gr.
  Eau dist., 950 gr.
    (*Us. ext.*)

Badigeonnages de glycérine iodée ou de solution de nitrate d'argent. Traitement général énergique au moyen de frictions d'onguent napolitain ou d'iodure à l'intérieur :

Pr. Onguent napolitain, 2 à 4 gr.

Pour un paquet.
Faire dix paquets semblables : un paquet par jour.

Pr. Iodure de potassium, 10 gr.
Eau dist., 200 gr.

Deux cuillers à soupe par jour.

Spasme de la glotte.

Dans les intervalles des crises : bromure de potassium, hydrate de chloral. Traitement général, électricité, faradisation locale et centrale ou galvanisation. Hydrothérapie à l'eau froide.

Trachéobronchite.

Air pur, sans poussière autant que possible. Les inhalations n'ont que peu de valeur, car elles n'atteignent qu'à peine le point lésé. Les balsamiques, goudron ou térébenthine, peuvent seuls rendre des services.

Pr. Essence de térébenthine, 15 gr.
Huile de cade, 15 gr.
(*Us. ext.*)

Dix gouttes dans de l'eau bouillante, en inhalations.

Pr. Goudron de pinus pumilio, 20 gr.
(*Us. ext.*)

Vingt gouttes dans de l'eau bouillante, en inhalations.

Pr. Infusion et racine d'ipéca, cinquante
centigr. sur 150 gr. eau.
Chlorhydrate d'ammoniaque, 3 gr.
Sirop simple, 15 gr.

Toutes les deux heures une cuiller à soupe.

Pr. Infusion de racine de polygala, 10 à
20 gr. sur 200 gr. d'eau.
Ammoniaque anisée, 3 gr.
Sirop simple, 15 gr.
(ou oxymel scillitique), 15 gr.

Toutes les deux heures une cuiller à soupe.

Si la toux est très violente :

Pr. Infusion de racine d'ipéca, cinquante
centigr. sur 150 gr. d'eau.
Extrait aqueux d'opium, dix centigr.
Sirop de framboises, 15 gr.

Toutes les deux heures une cuiller à soupe.

Pr. Chlorhydrate d'apomorphine cristallisé,
cinq centigr.
Acide chlorhydrique, cinq gouttes.
Eau dist., 150 gr.

Toutes les deux heures une cuiller à soupe.

Les diaphorétiques ont, au début, souvent de bons effets.
Fleurs de sureau, feuilles de jaborandi en infusion.

Pr. Salicylate de soude, 8 gr.
Eau dist., 100 gr.
Sirop d'écorces d'oranges, 15 gr.

4 fois par jour une cuiller à soupe.

Pr. Essence de térébenthine, dix gouttes.

A mettre dans une capsule de gélatine. Faire cinquante
capsules semblables; 4 capsules par jour.

Pr. Baume du Pérou, 5 gr.
Gomme arabique, 10 gr.
Eau dist., 160 gr.

Faire une émulsion et ajouter :

Sirop de polygala, 20 gr.

Agiter avant de s'en servir : toutes les deux heures une cuiller à soupe.

Pr. Terpine hydratée, 2 gr.
Sucre blanc, 2 gr.

Mêlez et divisez en X poudres : une poudre toutes les deux à quatre heures.

Bronchite exsudative.

Même traitement que pour la bronchite catarrhale simple. Inhalations avec de l'eau de chaux ou :

Pr. Acide lactique, 20 gr.
Eau dist., 400 gr.
(*Us. ext.*)

Enveloppements de Priessnitz.

Traitement hydrargyrique. Expiration dans l'air raréfié. Sels iodés.

Pr. Iodure de potassium, 5 à 10 gr.
Eau dist., 200 gr.

Une cuiller à soupe toutes les deux heures.

Pr. Chlorhydrate d'apomorphine dilué, cinq centigr.
Acide chlorhydrique dilué, cinq gouttes.
Eau dist., 150 gr.

Toutes les deux heures une cuiller à soupe. Le cas échéant, traitement par les frictions d'onguent napolitain.

Phtisie pulmonaire.

Air pur, frais, sans poussière. Alimentation appropriée, abondante. Donner, outre la viande, beaucoup d'hydrocarbures et de graisses. Lait sous toutes les formes.

Kéfir, beaucoup de liquides alcooliques.

En cas de fièvre :

> *Pr*. Chlorhydrate de quinine, 1 gr.
> Salicylate de soude, 2 gr.
> Bicarbonate de soude, 3 gr.

Divisez en X poudres : 2 à 3 poudres par jour.

> *Pr*. Antipyrine, 2 à 4 gr.

Divisez en IV poudres : 2 par jour.

> *Pr*. Antifébrine, 2 gr.

Divisez en X poudres : 2 par jour.

> *Pr*. Salol, 5 gr.

Divisez en X poudres : une poudre toutes les trois heures, en cas de fièvre.

> *Pr*. Liqueur de Fowler, 2 gr.
> Teintnre de malate de fer, 10 gr.
> Glycérine, 10 gr.

2 fois par jour, 15 gouttes après le repas.

> *Pr*. Créoline, un à cinq centigr.
> Huile de foie de morue, 1 à 2 gr.

Pour une capsule de gélatine : faire cinquante capsules semblables : 5 à 10 par jour :

> *Pr*. Créoline, 1 gr.
> Poudre de ményanthe.
> Extrait de gentiane, q. s. de chaque
> pour faire cinquante à cent pilules.

5 à 10 par jour.

En cas de sueurs nocturnes :

> *Pr*. Sulfate d'atropine, un centigr.
> Eau dist., 10 gr.

6 à 10 gouttes à prendre le soir.

Diarrhées :

> *Pr*. Décoction de racine de Colombo,
> 10 gr., sur 150 gr. d'eau.
> Extrait thébaïque, dix centigr.
> Sirop d'écorces d'oranges, 20 gr.

Toutes les deux heures une cuiller à soupe.

Pr. Sous-nitrate de bismuth, 2 gr.
Extrait aqueux d'opium, vingt centigr.

Mêlez et divisez en dix doses.

Hémoptysie.

Repos, régime non excitant. Séjour dans un air pur et frais. Alimentation liquide. Régime lacté.

Petites vessies de glace dans la région des sommets, placées sur des compresses humides ; ne jamais poser directement les vessies sur la peau. Pilules de glace. Morphine.

Pr. Ergotine, 2 gr.
Chlorhydrate de morphine, dix centigr.
Poudre de gomme arabique, 3 gr.

Divisez en X poudres : 3 poudres par jour.

Pr. Ergotine dialysée de Bombelon.

A mélanger avec parties égales d'eau distillée pour injection sous-cutanée : injecter une seringue de Pravaz pleine.

Pr. Essence de térébenthine, 20 gr.

Prendre 8 à 10 gouttes dans du lait, plusieurs par jour.

Pr. Infusion de seigle ergoté, 5 gr. sur 200 gr.
Acide sulfurique dilué, 4 gr.
Sirop simple, 30 gr.

Une cuiller à soupe toutes les heures ou toutes les deux heures.

Emphysème pulmonaire.

Traitement par la pneumothérapie : expiration dans l'air raréfié.

Traitement du catarrhe concomitant.

Pr. Teinture de digitale, 5 gr.
Teinture de quebracho, 30 gr.

3 fois par jour une cuiller à thé.

Asthme bronchique.

Au moment de l'accès, narcotiques. Injection de morphine.

> *Pr.*   Hydrate de chloral, 4 gr.
> Eau dist., 80 gr.
> Sirop d'écorces d'oranges, 20 gr.

A diviser en quatre doses.

> *Pr.*   Hydrate de chloral, 1 gr. 50.
> Iodure de potassium, 1 gr. 50.
> Eau dist., 100 gr.
> Sirop simple, 15 gr.

Voir ci-dessus.

> *Pr.*   Nitrite d'amyle, 5 gr.
> Essence de fenouil, 5 gr.

Respirer 2 à 5 gouttes.

Traitement à suivre dans l'intervalle des accès :

> *Pr.*   Iodure de potassium, 10 gr.
> Eau dist., 300 gr.

Voir plus haut.

> *Pr.*   Extrait de quebracho, 60 gr.

3 fois par jour une cuiller à café.

En outre, quinine, arsenic pendant quelque temps.

Traitement par expiration dans l'air raréfié. Si les fosses nasales ne sont pas normales, il faudra en premier lieu songer à les traiter.

Affections cardiaques.

Éviter les fatigues excessives, les émotions et l'usage du tabac. (L'abus du tabac produit, surtout chez les cardiaques, des palpitations et d'autres troubles encore ; il en est de même de l'abus des spiritueux.) Bonne alimentation.

En cas de palpitations :

> *Pr.* Teinture de digitale, 4 gr.
> Teinture de valériane, 4 gr.
> Teinture éthérée d'acétate de fer, 6 gr.

3 fois par jour, vingt-cinq gouttes.

Pr. Extrait fluide d'adonis vernalis, 30 gr.

3 fois par jour 20 gouttes.

Pr. Nitrate d'argent, dix centigr.
Faire dissoudre dans très peu d'eau distillée
Argile, q. s. pour faire cinquante pilules.

Une pilule 3 fois par jour.

> *Pr.* Extrait de belladone, dix centigr.
> Teinture de digitale, 5 gr.
> Eau de laurier-cerise, 10 gr.

Dix gouttes, 3 fois par jour.

En cas d'atonie cardiaque :

Pr. Poudre de feuilles de digitale, vingt centigr.
Sulfate de quinine, 1 gr.
Poudre de racine de rhubarbe, 1 gr.
Bicarbonate de soude, 1 gr.

Divisez en dix poudres : 2 par jour.

> *Pr.* Infusion de feuilles de digitale,
> quatre-vingts centigr. à 1 gr.

Sur :

> Eau dist., 150 gr.
> Oxymel scillitique, 20 gr.

Une cuiller à soupe toutes les deux heures.

Pr. Infusion d'adonis vernalis, 4 gr. sur 150 gr.
Essence de menthe poivrée, deux gouttes.

4 cuillers à soupe par jour.

Pr. Solution alcoolique de nitroglycérine à 0,3 %, 5 gr.

3 fois par jour trois gouttes.

Pr.   Nitroglycérine, un milligramme.

A mettre dans une tablette de chocolat.

Faire dix tablettes semblables.

1 à 2 par jour.

Palpitations nerveuses : traitement de l'affection générale, hystérie, neurasthénie, etc.

Pr.   Bromure de sodium, 15 gr.

Divisez en X poudres : une poudre matin et soir dans un verre d'eau sucrée.

Au moment de l'accès, on recourra de préférence aux compresses à l'eau froide et à la morphine en petites doses.

En cas de chloro-anémie : pilules de Bland.

Angine de poitrine. Excitants cutanés sur la région du cœur. Injection de morphine à petite dose, nitrite d'amyle.

Dans l'intervalle des accès, essayer l'iodure de sodium.

CLINIQUE ET CONSULTATION LARYNGO-LOGIQUE

DU

Professeur Dr Léopold de Schrœtter.

Angine catarrhale.

Réfrigération locale.

> *Pr.*   Décoction de guimauve, 200 gr.
> Teinture d'opium simple, 5 à 10 gr.
> Sirop diacode, 20 gr.
> (*Us. ext.*)

Gargarisme.

Pr. Permanganate de potasse cristallisé, trois centigr.
Eau, 300 gr.
> (*Us. ext.*)

Gargarisme.

Angine phlegmoneuse.

Réfrigération externe : pilules de glace.

Gargarismes au permanganate de potasse. Injection hypo-dermique de morphine dans le voile du palais, les piliers ou dans les glandes tuméfiées de la région du maxillaire infé-rieur, en cas de gêne considérable de la déglutition.

> *Pr.*   Chlorhydrate de morphine, vingt centigr.
> Eau dist., 10 gr.
> (*Us. ext.*)

Pour injections.

Badigeonnages avec :

> *Pr.* Cocaïne, 1 gr.
> Alcool, 2 gr.
> Eau dist., 3 gr.

Scarifications, incision (voir le « Vademecum de Czuberka » Vienne, chez Fromme, 1881).

Pharyngite catarrhale chronique.

> *Pr.* Alun, 5 gr.
> Eau, 200 gr.
> Sirop diacode, 20 gr.
> (*Us. ext.*)

Gargarismes.

> *Pr.* Tanin, 2 gr.
> Alcool de grain, 20 gr.
> Eau dist., 200 gr.
> Sirop diacode, 20 gr.
> (*Us. ext.*)

Gargarisme.

> *Pr.* Alcool de grain, 20 gr.
> Teinture d'opium simple, 5 gr.
> Eau, 200 gr.
> Sirop diacode, 20 gr.
> (*Us. ext.*)

Gargarisme.

> *Pr.* Eau-de-vie de grains, 40 gr.
> Chloroforme rectifié, 40 gr.
> Teinture d'opium simple, 5 gr.
> (*Us. ext.*)

Une cuiller à café dans un verre d'eau en gargarismes.

Badigeonnages de :

> *Pr.* Nitrate d'argent, 2 à 4 gr.
> Eau dist., 50 gr.

A utiliser dans les cas seulement où toutes les parties sont également atteintes.

Cautérisations de nitrate d'argent en substance ou avec le galvanocautère, dans les cas de pharyngite granuleuse.

Badigeonnages de :

Pr. Iode pur, trente centigr.
Iodure de potassium, cinquante centigr.
Glycérine pure, 50 gr.
(*Us. ext.*)

En badigeonnages.

Angine diphtéritique.

Réfrigération. — Dans les cas légers, gargarismes au permanganate de potasse.

Pr. Acide chlorhydrique, 5 gr.
Eau dist., 50 gr.
(*Us. ext.*)

Badigeonnages.

Pr. Hydrate de chloral, 5 gr.
Glycérine, 20 gr.

Badigeonnages toutes les heures ou toutes les deux heures.

Pr. Eau de chaux, 100 gr.
Eau dist., 100 gr.
(*Us. ext.*)

Gargarisme.

Ulcérations du pharynx.

Gargarisme de permanganate ou de chlorate de potasse. Cautérisation au nitrate d'argent en nature, badigeonnages de glycérine iodée ou de teinture d'iode pure (voir plus haut).

Hyperesthésie du pharynx.

Gargarismes et badigeonnages d'eau-de-vie de grains avec de la teinture d'opium, ou d'eau-de-vie de grains avec chloroforme (voir plus haut). Badigeonnages de cocaïne. (Voir plus haut.)

Coryza.

Lavages des fosses nasales avec une solution de chlorure de sodium à 1 %.

Quand le nez est bien nettoyé, aspirer le liquide suivant :

Pr. Sublimé, deux centigr.
       Eau dist., 150 gr.
       Laudanum de Sydenham, six à dix gouttes.
       Eau de laurier-cerise, dix gouttes.

Pendant qu'on aspire ce liquide, pencher la tête alternativement dans tous les sens.

Ozène.

Examen minutieux au speculum et au stylet ; extraire, s'il y a lieu, un morceau d'os nécrosé. Laver les fosses nasales au permanganate de potasse, en aspirer en solution, ou employer la solution de chlorure de sodium (voir ci-dessus).

Pr. Acide phénique cristallisé, vingt à
       quatre-vingts centigr.
       Glycérine pure, 5 à 10 gr.
       Eau, 200 gr.

Ou bien :

Pr. Iode métalloïde, dix à quinze centigr.
       Iodure de potassium, cinquante centigr.
       Glycérine pure, 5 gr.
       Eau, 200 gr.

Bougies nasales à l'iodoforme, au tanin, au sulfate de cuivre ou au sulfate de zinc, à un centigramme par dose.

Pr. Faire dix bougies nasales contenant
       chacune un centigramme d'iodoforme.
       (*Us. ext.*)

Le nez bien nettoyé, on introduit la bougie, on ferme la narine avec de l'ouate et on laisse le tout en place pendant 1 à 2 heures.

Traitement étiologique de l'affection primitive, syphilis ou scrofule (voir Braun, Sigmund, Zeissl).

Laryngite catarrhale aiguë.

Pr.   Chlorhydrate de morphine, cinq centigr.
Sucre blanc, 5 gr.

Mêlez et divisez en X poudres. 2 à 4 poudres par jour.

Aspirations de vapeur d'eau ou de vapeurs d'infusion de fleurs de sureau : une grosse pincée pour un demi-litre d'eau.

Pr.   Alcool rectifié, 100 gr.
Eau de laurier-cerise, 5 gr.

Prendre matin et soir une inhalation avec une cuiller à soupe de ce mélange.

Aspirer de l'eau pulvérisée pure ou avec addition de teinture thébaïque, à la dose de dix à trente gouttes pour 40 grammes d'eau, au moyen de l'appareil à inhalations modifié par le Pr Schrötter.

Ces inhalations sont surtout recommandables dans les cas de sensation de prurit, de brûlure ou de plaie dans la gorge. Les aspirations seront faites suivant les cas, 2 à 4 fois par jour.

Œdème de la glotte.

Pilules de glace, enveloppements de linges trempés dans l'eau froide.

Pr.   Iodoforme pur, 2 gr.
Vaseline, 20 gr.
Poudre de café torréfié, cinquante centigr.
(*Us. ext.*)

Pour frictionner à l'extérieur sur la région du larynx.

On fera des frictions plusieurs fois par jour : recouvrir la partie enduite de pommade, de papier à la gutta-percha.

Pr.   Onguent napolitain, 2 gr.

Pour une dose : faire six paquets semblables. Un paquet pour une friction.
(*Us. ext.*)

Ce dernier traitement trouve surtout son indication en cas d'ulcérations syphilitiques ou à la suite de périchondrite spécifique.

Scarifications ou trachéotomie, dans les cas d'œdème très étendu avec accès d'étouffement.

Laryngite catarrhale chronique.

Pr. Chlorhydrate de morphine, cinq centigr.
Bicarbonate de soude, 5 gr.

Divisez en dix poudres : une poudre matin et soir.

Inhalations de térébenthine rectifiée au moyen de l'appareil de Mudge, modifié par Czuberka : on commence par six gouttes pour monter à vingt, puis on redescend à six.

Pr. Alun, cinquante centigr. à 1 gr.
Eau, 50 gr.
(*Us. ext.*)

Pour inhalations.

Pr. Tanin, cinquante centigr. à 1 gr.
Alcool rectifié, 10 gr.
Eau, 50 gr.
(*Us. ext.*)

Pour inhalations.

Pr. Sulfate de zinc, cinq à quinze centigr.
Eau, 50 gr.
(*Us. ext.*)

Pour inhalations.

Toutes ces inhalations peuvent être faites avec addition de teinture thébaïque (dix à trente gouttes).

Insufflations, avec un tube de verre incurvé, d'alun en poudre très fine ou de tanin seul ou additionné de chlorhydrate de morphine, de poudre de gomme ou de sucre blanc, dans la proportion de un sur trois, ou à parties égales. Badigeonnages de :

> *Pr.*   Nitrate d'argent cristallisé, 1 à 12 gr.
> Eau dist., 50 gr.
> (*Us. ext.*)

Ulcères tuberculeux du larynx.

Inhalations d'alun, de tanin, de sulfate de zinc (voir laryngite catarrhale chronique) pour s'opposer à l'œdème collatéral.

> *Pr.*   Boraté de soude, 1 gr.

Ou :

> Sulfate de zinc, vingt centigr.
> Eau dist., 200 gr.
> Eau de laurier-cerise, 5 gr.

Inhalations avec l'appareil de Schrötter ou celui de Sigle.

S'il y a difficulté à avaler, ajouter de la teinture thébaïque, mais on fera mieux encore d'insuffler du chlorhydrate de morphine mélangé à du sucre ou à de la gomme arabique, parties égales, une demi-heure avant chaque repas. De cette façon, les aliments seront pris plus facilement ainsi que les boissons, ou ils ne provoqueront peut-être même aucune douleur. On peut aussi badigeonner à la cocaïne. Tous les jours, deux insufflations d'iodoforme et poudre d'amidon, parties égales, ou d'iodol pur. Badigeonnage du larynx avec de l'acide lactique, à la dose de 20, 50, ou 80 %.

Laryngite ulcéreuse syphilitique.

Dans les cas légers, traitement général spécifique ; dans les cas graves, faire en outre des cautérisations au nitrate d'argent cristallisé, en substance, avec un porte-caustique, badigeonnages de teinture d'iode ou :

Pr. Iode métalloïde, trente centigr.
　　　Iodure de potassium, cinquante centigr.
　　　Glycérine pure, 50 gr.
　　　　(*Us. ext.*)

En badigeonnages, dans la région laryngée.

Laryngite diphtéritique.

Pilules de glace, enveloppements froids, humides.

Inhalations d'eau de chaux et eau distillée mélangées, 100 grammes de chaque substance, en alternant avec de l'acide phénique à 1 % ou avec la térébenthine. Pour les petits enfants, 2 à 3 cuillers à café de térébenthine avec de l'eau bouillante, qu'on laisse évaporer près du lit.

Injections sous-cutanées de pilocarpine à un ou deux centigrammes par dose.

　　　Pr. Émétique, quinze centigr.
　　　　　Eau, 150 gr.
　　　　　Sirop de framboises, 10 gr.

A prendre la moitié à la fois, puis tous les quarts d'heure, une cuiller à café, jusqu'à effet vomitif.

Injections sous-cutanées d'apomorphine, cinq milligrammes à un centigramme par dose.

　　　Pr. Bisulfate de quinine, 2 gr.
　　　　　Sucre blanc, 4 gr.

Divisez en six poudres : 3 poudres par jour. Laryngotomie en cas de danger de suffocation.

CLINIQUE ET CONSULTATION

POUR LES MALADIES DES YEUX

Professeur : le conseiller aulique, docteur Carl Stellwag de Carion.

Blépharite et eczéma des paupières.

Enlever soigneusement les croûtes, en les ramollissant à l'eau chaude ; essuyer ensuite avec de l'ouate de Bruns : puis badigeonnages avec :

> *Pr.* Précipité jaune, dix centigr.
> Vaseline, 5 gr.
> (*Us. ext.*)

A étendre matin et soir sur les paupières. S'il y a en outre eczéma des paupières :

> *Pr.* Acide salicylique, 1 gr.
> Oxyde de zinc, 5 gr.
> Amidon pur, 5 gr.
> Vaseline pure, 10 gr.
> (*Us. ext.*)

Pommade pour les paupières.

Dans les cas d'eczéma aigu des paupières :

> *Pr.* Céruse, vingt centigr.
> Vaseline pure, 20 gr.
> (*Us. ext.*)

Pommade pour les paupières.

Ou bien :

> *Pr.*   Onguent diachylon d'Hébra fraîchement
> préparé, 10 gr.
> (*Us. ext.*)

Cette dernière pommade sera étendue sur un morceau de toile grand comme un verre de lunette ; on coupe ensuite la toile par le milieu et on en place une moitié sur chaque paupière en fixant le tout par un bandage.

En cas de syphilis, et s'il y a blépharite ulcéreuse et infiltration du bord des paupières, ne jamais négliger le traitement antisyphilitique.

En cas de blépharite ulcéreuse : enlever soigneusement les cils malades, cautériser la surface ulcérée au nitrate d'argent; application de pommade.

En cas de phtirius pubis ayant envahi les cils :

> *Pr.*   Onguent napolitain, 5 gr.
> Axonge, 5 gr.
> (*Us. ext.*)

Mêlez.

Pour frictionner la région ciliaire.

Orgeolet.

Compresses à l'eau chaude ou cataplasmes, incision aussitôt que possible, et en cas d'induration, ce qui est fréquent, pommade au précipité jaune.

Dacryocystite aiguë.

Il faut avant tout essayer d'exprimer par pression le pus contenu dans le sac lacrymal : s'il y a lieu, dilatation du canal lacrymal inférieur avec une sonde conique.

L'introduction d'un cathéter de Bowman dans le canal lacrymal ne doit pas être essayée.

Compresses à l'eau glacée : si au bout de deux à trois heures, elles n'ont pas amené de disparition de l'œdème, il faudra se servir de cataplasmes, ce qui produira une perforation : dans d'autres cas, on incisera pour provoquer l'écoulement du pus. Dans l'ouverture on placera un petit drain, ou une petite bande de gaze, aussi longtemps que l'écoulement de pus n'a pas cessé. Les cataplasmes seront utilisés encore quelques jours après la perforation.

Si la peau est infiltrée dans le voisinage de la cicatrice produite par l'incision, et cela longtemps après l'opération, il faudra recourir à l'emplâtre de Vigo.

Si l'on est appelé à donner des soins dans un cas de dacryocystite aiguë au début, on essayera d'appliquer un bandage compressif pour empêcher la suppuration de se développer.

Blennorrhée chronique du sac lacrymal.

En dehors de la question d'étiologie, les insufflations d'iodoforme dans l'angle interne de l'œil sont indiquées, ainsi que le cathétérisme de l'entrée du canal nasal au moyen de la sonde de Bowman, après incision préalable du point lacrymal inférieur. Si, après le cathétérisme, se produit un épaississement plus considérable de la muqueuse, que le tissu devienne plus sensible, on fera bien de recourir à l'emploi de la chaleur humide en applications locales, deux fois par jour.

Conjonctivite catarrhale.

a) *Forme aiguë.* Éviter les influences nocives extérieures, la fumée, la poussière, le séjour dans des locaux mal aérés, etc. Cautérisations avec une solution de nitrate de 1ɪ2 à 1 %.

La conjonctive palpébrale et le point où elle rejoint la conjonctive bulbaire seront badigeonnées avec un pinceau fin trempé dans la solution ci-dessus ; puis on fera un bon lavage à l'eau pure.

Si l'irritation est très considérable, instillations de :

> *Pr.* Sulfate d'atropine, cinq centigr.
> Eau dist., 5 gr.
> (*Us. ext.*)

Collyre : à employer par le médecin seul.

Dans les cas de ce genre on évitera les cautérisations ; on fera en revanche des applications de compresses trempées de :

> *Pr.* Acétate de plomb basique soluble, 1 gr.
> Eau dist., 100 gr.
> (*Us. ext.*)

Cette solution doit rester fraîche ; dans ce but, on y mettra un petit morceau de glace ou on la mélangera à de l'eau froide : faire matin et soir pendant une demi-heure des applications. Il faut pendant le traitement changer souvent les compresses, pour obtenir une action rafraîchissante.

b) *Forme chronique.* Si le cas est léger et que la sécrétion ne soit que peu augmentée, avec absence d'hypertrophie :

> *Pr.* Sulfate de zinc, dix centigr.
> Eau dist., 50 gr.
> (*Us. ext.*)

Collyre.

Instiller le matin quelques gouttes dans le cul-de-sac conjonctival. Il ne faut pas oublier de s'assurer s'il n'y a pas d'hypermétropie, ou si une blépharite légère n'est pas la cause occasionnelle.

Si la conjonctive est déjà hypertrophiée, cautérisations avec la solution de nitrate à 1 %.

Si le catarrhe est limité à un seul œil et invétéré, qu'il y ait en même temps blépharite, il faudra toujours soupçonner une blennorrhée du sac lacrymal.

En cas de catarrhe sec, appliquer sur le rebord des paupières l'onguent suivant :

> *Pr.* Vaseline pure, 3 gr.
> Eau de laurier-cerise, cinq gouttes.
> (*Us. ext.*)

Ou encore insufflation avec :

> *Pr.* Iodoforme porphyrisé, 5 gr.
> Coumarine, dix centigr.
> (*Us. ext.*)

Conjonctivite blennorrhagique.

Si un seul œil est atteint, garantir l'œil sain au moyen d'un pansement au collodion ou au sparadrap ; si la peau est trop sensible, que le pansement soit mal supporté, ou que l'œil semble déjà être pris à son tour, recouvrir l'œil avec une compresse graissée avec de l'axonge pure, et application d'un bandage compressif bien assujetti.

Dès qu'il y a accumulation de sécrétion, lavages réguliers du cul-de-sac conjonctival, nuit et jour, avec une solution à 1 % de permanganate de potasse. Badigeonnages une ou deux fois de suite, de la conjonctive, avec une solution de nitrate d'argent (1 à 2 %) : même, dans les cas où la conjonctive présente des dépôts fibrineux, on utilisera ces badigeonnages.

Après la cautérisation, on fera faire pendant 1 h. 1[2 à 2 heures des applications de compresses à l'eau glacée.

Si l'infiltration est considérable, les parties atteintes dures au toucher, on n'ordonnera que des compresses à l'eau glacée, de l'atropine, ou bien on appliquera six à huit sangsues sur la région temporale.

Les médecins et infirmiers garantiront leurs yeux au moyen de lunettes. —

Si on note la présence d'ulcérations avec prolapsus de l'iris, on applique, une heure après le badigeonnage, un bandage qu'on renouvellera fréquemment.

Il ne faut jamais négliger de soigner l'alimentation, et niveiller à la régularité des selles.

Conjonctivite diphtéritique.

S'il y a beaucoup d'infiltration des paupières, compresses à l'eau glacée, plus tard cautérisations avec la solution de nitrate d'argent.

Hémorragie de la conjonctive.

L'hémorragie disparaît en général d'elle-même.

On peut cependant appliquer des compresses, surtout si on les humecte d'alcool dilué.

Traumatismes de la conjonctive.

Enlever le corps étranger.

En cas de brûlures produites par des parcelles de chaux vive, bien essuyer le cul-de-sac, avec un morceau de linge *bien sec.* Instillation d'une solution concentrée de sucre ; atropine ; bandage.

On modifiera le symblépharon en train de se former, en le déchirant deux fois par jour à la sonde.

En cas de cautérisations légères avec des acides faibles : nettoyage du cul-de-sac conjonctival, instillations d'atropine, puis instillations d'huile et pansement. Si l'irritation est considérable, compresses à l'eau glacée pendant quelques heures. En cas de brûlures par le sublimé : compresses à l'eau glacée continuellement appliquées.

Granulations.

Cette affection se montre après des opérations, ou à la suite de perforation d'un chalazion spontané s'étant vidé dans le cul-de-sac.

Il faudra instiller fréquemment quelques gouttes de laudanum, et s'il y a lieu, procéder à l'abrasion aux ciseaux, en se conformant aux règles de l'antisepsie.

Trachomes.

Au début de l'affection, cautérisation avec la solution de nitrate d'argent à 2 %.

Plus tard, quand la sécrétion diminue : sulfate de cuivre en substance.

Il ne faudra *jamais employer* le sulfate de cuivre en cas d'ulcération de la cornée.

En cas d'argyrisme de la conjonctive, il ne faudra cautériser avec le nitrate que s'il y a urgence extrême : dans les autres cas, recourir au crayon de sulfate de cuivre. Si l'irritation de la cornée va jusqu'à l'ulcération, on laisse de côté le traitement de la conjonctive, on instille de l'atropine et on applique un bandage.

Si le processus ulcératif de la cornée continue sa marche malgré cela, on pourra cautériser la conjonctive avec une solution de nitrate à 1 % : une heure après, instillation d'atropine et bandage.

Le pannus ou la kératite superficielle n'exigent pas de traitement spécial.

Les opacités anciennes seront seules traitées (voir *Opacités*).

En cas de trachome cicatriciel sans granulations :

Employer le sulfate de cuivre, mais dans la règle on n'aura guère de bons résultats, et l'on fera bien alors de ramollir les tissus par des cataplasmes : au bout de quelques jours, cautérisation légère de la conjonctive.

En cas de xérophtalmie de la conjonctive et de la cornée, s'il existe en outre des anciens trachomes cicatriciels et de la photophobie :

> *Pr.* Iodoforme, 1 gr.
> Acide oléique, 20 gr.
> Vaseline pure, 9 gr. 50.
> (*Us. ext.*)

Tous les jours, frictionner l'intérieur du cul-de-sac conjonctival avec gros comme un pois de la pommade.

L'emploi de l'infusion de jequiriti n'a pas donné de bons résultats au professeur von Stellwag ; le succès a été plus marqué en inoculant du pus d'ophtalmie purulente, pris sur un nouveau-né, à des malades atteints de trachomes anciens avec opacités cornéennes étendues. En tous cas, il faudra ne pas laisser ignorer aux personnes qui entourent les malades atteints de trachome que l'affection est contagieuse.

Herpès de la conjonctive et de la cornée.

Instillations d'atropine, bandage.

Éloigner toute influence nocive et régulariser l'alimentation. Si les enfants sont faibles, vin de Malaga, ablutions froides, bains de mer s'il y a lieu. Traiter l'eczéma palpébral et la blépharite (voir plus haut).

Si l'on constate en même temps la présence de pediculi capitis :

> *Pr.* Pétrole.
>   Huile d'olive, parties égales.
>   (*Us. ext.*)

Pour faire une onction prudente du cuir chevelu.

Ulcères de la cornée.

Instillations d'atropine, bandage. En cas d'ulcère périphérique, avec menace de perforation, ou bien si la perforation existe déjà, ésérine (1 %), bandage, repos au lit.

En cas d'ulcère profond, toujours laisser le malade au lit.

Dans les cas d'ulcères de la zone moyenne, il est préférable d'instiller en tous cas de l'atropine, pour éloigner le sphincter de la région ulcérée.

En cas d'ulcère infectieux, il faut avant tout tenir compte de l'origine de l'infection. S'il y a dacryocystite purulente, il faut traiter cette dernière par le cathétérisme et l'insufflation d'iodoforme dans l'angle interne de l'œil.

Si l'on constate d'autre part l'existence d'inflammations de la conjonctive, de trachome par exemple, on cautérise la conjonctive avec une solution de nitrate à 1 %, puis on instille une heure après de l'atropine et on applique un bandage. Ce dernier est contre-indiqué s'il y a sécrétion abondante ; on fera dans ce cas des lavages fréquents avec la solution de permanganate de potasse ou d'acide borique à 2 ou 3 %.

S'il n'y a pas trace d'infection, on détergera souvent le cul-de-sac conjonctival avec les liquides ci-dessus et on insufflera de l'iodoforme.

Si l'ulcère progresse rapidement, appliquer le fer rouge ou faire la paracentèse de la cornée.

Si l'ulcère guérit mal et que l'œil soit très douloureux : compresses à l'eau chaude, à renouveler deux ou trois fois par jour.

S'il y a ulcération suite de xérophtalmie de la cornée :

Appliquer un petit linge huilé ; essayer, s'il y a lieu, de fermer la fente palpébrale avec du sparadrap, en appliquant les deux paupières l'une contre l'autre.

Kératite interstitielle.

Atropine, bandage : ce dernier sera ôté, s'il y a danger d'aplatissement de la cornée.

Cataplasmes, massage en cas de diminution de l'irritation En cas de syphilis congénitale, traitement spécifique, bains de sublimé, eau iodée de Hall.

Aux enfants faibles et dont la nutrition se fait mal, on appliquera le traitement de l'herpès de la conjonctive et de la cornée (voir plus haut). Il en est de même s'il reste des opacités dans la cornée : on les traitera selon la méthode ordinaire. — Dans les cas désespérés, où l'on a à craindre l'atrophie du bulbe, l'œil peut être sauvé par une iridectomie faite à propos.

a) *Opacités superficielles cornéennes.* Saupoudrer la surface avec :

Pr. Calomel, 5 gr.
(*Us. ext.*)

On prend un petit pinceau et on saupoudre, avec un léger nuage de cette poudre, la cornée malade.

On peut aussi faire une onction dans le cul-de-sac conjonctival avec la pommade au précipité jaune (cinq à dix centigr. pour 10 gr. de vaseline).

b) *Opacités profondes.* Si l'on espère obtenir quelque résultat, massage avec ou sans pommade au précipité jaune. — 2 à 3 cataplasmes par jour pendant une demi-heure à une heure.

Staphylome.

S'il est la suite d'un pannus ou d'une kératite superficielle, bandage compressif ; s'il y a augmentation de pression à l'intérieur du globe oculaire : éserine ou pilocarpine 2 %.

Épisclérite.

a) Rhumatismale : bonnet d'ouate sur la tête ; température égale de la chambre, atropine.

> *Pr.*   Salicylate de lithine, 1 gr. 50.
> Selon avis.

> *Pr.*   Salicylate de soude, 2 gr.

Prendre une poudre, et une demi-heure plus tard une tasse d'infusion chaude de tilleul, ce qui provoquera une diaphorèse énergique.

Dans les cas rebelles, on ordonnera le massage fait au moyen de la pommade au précipité jaune (au cinquantième).

b) Spécifique : traitement de l'affection primaire et instillations d'atropine.

Hémorragies de la chambre antérieure.

Injections sous-cutanées de pilocarpine ou diaphorèse obtenue par le salicylate de soude (voir ci-dessus). Cataplasmes.

Mydriase.

Tenir compte de l'affection fondamentale (syphilis, rhumatisme). Dans ce dernier cas, diaphorèse comme ci-dessus. Instillations journalières de :

> *Pr.*   Sulfate ou salicylate d'éserine, cinq centigr.
> Eau dist., 5 gr.
> (*Us. ext.*)

Collyre.

> *Pr.*   Chlorhydrate de pilocarpine, dix centigr.
> Eau dist., 5 gr.
> (*Us. ext.*)

Collyre.

Iridocyclite.

Atropine localement. Craindre chez les malades âgés avec sclérotique rigide, le développement d'un glaucome. Le malade évitera la lumière vive (bandage ou lunettes protectrices), restera dans une chambre légèrement assombrie, présentant une température constante, et se gardera de fatiguer l'organe visuel.

En cas de douleurs violentes :

> *Pr.*　Onguent napolitain, 5 gr.
> Extrait de belladone, cinquante centigr.
> Extrait thébaïque, dix centigr.
> (*Us. ext.*)

Enduire le front avec gros comme un pois de cette pommade.

On donnera aussi de la morphine à l'intérieur ou en injections hypodermiques.

Dans les cas où une suppuration profuse n'est pas à craindre : cataplasmes.

Ne jamais négliger l'étiologie.

1º Forme rhumatismale : Diaphorèse avec le salicylate de soude (voir plus haut), ou encore injections sous-cutanées de pilocarpine. Tenir le corps au chaud. Repos à la chambre, et s'il y a lieu au lit.

2º Forme spécifique : Frictions d'onguent napolitain, comme dans la choroïdite ou, dans certains cas, injections sous-cutanées de peptones mercuriques solubles, selon Bamberger. Iodure de potassium.

3º Forme blennorrhagique : iodure de potassium 1 à 2 gr. par jour ; bains chauds. Envoi du malade à des thermes indifférents, et à Hall comme complément de la cure.

4º Forme traumatique : Extraire le corps étranger. Si on a affaire à une forme violente sans cause connue, et s'il y a danger à pratiquer l'expectation, frictions d'onguent napolitain.

Choroïdite, rétinite, névrite.

Tenir compte de l'étiologie.

Garantir l'œil contre la lumière, garder au besoin le malade dans l'obscurité ; veiller à la régularité des selles.

Même s'il n'y a pas trace de syphilis, faire en présence de ces affections inflammatoires du fond de l'œil des frictions d'onguent napolitain. Voici le mode d'application :

> *Pr.* Onguent napolitain, 10 gr.
> (*Us. ext.*)

Divisez en cinq paquets.

Le malade procède lui-même aux frictions, et chaque jour il emploiera 2 gr., pendant quatre jours de suite, tantôt aux extrémités supérieures, tantôt aux inférieures.

Au bout de quatre frictions, le malade prend un bain chaud et on continue ensuite la cure.

Il est fort important de surveiller la cavité buccale pendant le traitement. On prescrira des gargarismes astringents, des eaux dentifrices, du chlorate de potasse, ou encore :

> *Pr.* Teinture de ratanhia ;
> Teinture de cachou, parties égales.

On dissout ce mélange dans de l'eau pour nettoyer les gencives ; la meilleure poudre dentifrice est la poudre blanche (*voir* Neumann).

Inflammation de la membrane de Tenon.

Repos au lit, bandage, diaphorèse au salicylate de soude (voir *Épisclérite*).

Phlegmon de l'œil.

Cataplasmes pour accélérer la production du pus ; s'il y a lieu, section de la sclérotique.

Glaucome.

En cas de glaucome aigu :

Instillations de solutions d'éserine et de pilocarpine ; ce procédé n'agit que temporairement.

L'iridectomie est le seul procédé recommandable.

En cas d'excavation pathologique du nerf optique, si la pression intra-oculaire n'a pas augmenté, l'iridectomie ne donnera pas de résultats. Dans cette dernière affection on ne peut utiliser que les instillations d'éserine ou de pilocarpine.

Opacités du corps vitré et hémorragies du corps vitré.

Injections sous-cutanées de pilocarpine, frictions d'onguent napolitain, diaphorèse au moyen du salicylate de soude.

Amblyopie.

a) Sans cause connue : Repos de l'organe. Injections sous-cutanées de strychnine dans la région temporale.

>   *Pr.*   Nitrate de strychnine, dix centigr.
>   Eau dist., 10 gr.
>   (*Us. ext.*)

On injectera tous les trois jours 1/2 à 1 seringue de Pravaz dans la région temporale.

b) Par abus de l'alcool ou du tabac : s'abstenir complètement de ces deux substances ; repos de l'œil ; strychnine (voir ci-dessus).

>   *Pr.*   Iodure de potassium, 5 gr.
>   Eau dist., 200 gr.

Prendre une cuiller à soupe matin et soir.

c) Dans d'autres cas, s'inspirer de l'étiologie.

Paralysie des muscles de l'œil.

Tenir compte de l'étiologie : rhumatisme, syphilis, etc. Électricité.

TRAITEMENT DES MALADIES

LES PLUS COMMUNES

DE L'APPAREIL GÉNITO-URINAIRE

PRÉCONISÉ·

PAR le **Professeur Dr Robert Ultzmann**.

Néphrite aiguë.

Traitement symptomatique : repos au lit, bains chauds suivis d'enveloppements dans des couvertures de laine, régime lacté absolu.

Pour lutter contre l'anasarque, en dehors des bains chauds, injections hypodermiques de chlorhydrate de pilocarpine.

Les adultes recevront par jour une injection d'une demi-seringue de la solution à 2 % : plus tard, on arrive à la dose quotidienne à 2 ou 3 seringues pleines. Pour les enfants, solution à 1 %. Les syncopes et les collapsus seront combattus par les injections d'éther, les alcooliques.

Néphrite chronique.

Régime lacté, bains chauds, séjour dans le Midi, en été séjour dans les climats d'altitude (la diminution de pression atmosphérique provoque une dilatation des vaisseaux cutanés).

En cas de syphilis préexistante, traitement spécifique. En cas de paludisme, quinine, arsenic. Les œdèmes seront combattus par une diaphorèse méthodique. En cas d'urémie, de convulsions, chloral, morphine, etc. En cas de vomissements, hoquets, acide chlorhydrique dilué, vingt gouttes trois fois par jour dans de l'eau.

Si dans le cours d'une néphrite survient de l'anurie pendant 24 à 36 heures, il faudra essayer de débarrasser les canalicules de l'exsudat qui les obstrue. Il faut donner des remèdes augmentant la pression intra-glomérulaire, par ex. :

> *Pr.*   Infusion de poudre de feuilles de digitale
>   quatre-vingts centigr. sur 150 gr.
>   Acétate de potasse liquide, 15 gr.
>   Sirop simple, 15 gr.

Toutes les 2 heures une cuiller à soupe.

En outre, bicarbonate de soude, eaux de Giesshübel, Bilin, excitants, vin, thé, café, etc.

Pyélite.

1° Pyélite aiguë : repos au lit, régime lacté : en cas de fièvre, quinine ou antipyrine avec morphine.

2° Pyélite chronique : régime lacté, bains complets tièdes. Cures à Carlsbad, Vichy, eaux de Giesshübel, Preblau, Bilin, Radein. On essayera en outre de combattre la suppuration par les remèdes suivants :

> *Pr.*   Tanin pur, 1 gr.
>   Sucre blanc, 2 gr.

Mêlez et divisez en VI poudres : 3 poudres par jour.

> *Pr.*   Tannate de quinine, 1 gr.
>   Sucre blanc, 2 gr.

Mêlez et divisez en VI poudres comme ci-dessus.

> *Pr.*   Petit-lait clarifié 500 gr.
>   Alun pulvérisé, 3 gr.

A prendre dans une journée.

> *Pr.*   Eau de chaux, 100 gr.

Une à 2 cuillers à soupe pour un verre de lait.

Pr. Essence de santal, vingt-cinq centigr.

Pour mettre dans une capsule de gélatine. Faire capsules semblables cinquante.

8 fois par jour, 3 capsules.

Pr. Essence de térébenthine rectifiée, huit gouttes.

A mettre dans une capsule de gélatine : faire capsules semblables trente : 3 par jour.

On peut aussi faire des inhalations de térébenthine, à la dose de quinze gouttes, tous les jours pendant un quart d'heure.

Pyélite calculeuse.

S'il y a excès d'acide urique, il faut recommander un régime plutôt végétarien. Dans les viandes on choisira les viandes blanches, il ne faudra jamais s'en tenir à la viande seule, mais manger aussi des légumes, des fruits, des compotes. Les alcooliques, surtout le vin, sont absolument défendus, mais l'usage d'une bière légère peut être autorisé. Les boissons courantes seront l'eau de source, le lait, les eaux minérales alcalines de Preblau, Bilin, Wildungen, Radein, Carlsbad, Vichy.

Pr. Phosphate de soude, 30 gr.
Bicarbonate de soude, 60 gr.
Bicarbonate de lithine, 10 gr.

2 fois par jour une cuiller à café dans un demi-litre d'eau.

En cas de constipation, cette formule sera remplacée par la suivante :

Pr. Phosphate de soude, 45 gr.
Bicarbonate de soude, 45 gr.
Bicarbonate de lithine, 10 gr.

Voir ci-dessus.

L'oxalurie exige le même traitement.

Dans la *phosphaturie*, syphon, eaux minérales acidulées, acides végétaux.

> *Pr.*   Acide chlorhydrique dilué, 30 gr.

3 fois par jour, vingt à trente gouttes dans de l'eau :

Ou encore :

> *Pr.*   Acide lactique, 30 gr.

3 fois par jour, dix à vingt gouttes dans de l'eau de Seltz.

> *Pr.*   Acide phosphorique, 10 gr.
> Sirop de framboises, 50 gr.

A prendre dans la journée avec de l'eau.

> *Pr.*   Acide benzoïque, 2 gr.
> Oléosaccharure d'anis, 1 gr.

Mêlez et divisez en VI poudres : 3 par jour.

Les *coliques néphrétiques* sont combattues par les narcotiques, les injections sous-cutanées de morphine, les lavements laudanisés, l'hydrate de chloral, les bains chauds prolongés, les cataplasmes chauds.

Cystite aiguë.

Repos au lit ou sur une chaise longue : alimentation non épicée, régime lacté absolu pour quelques jours seulement. Les boissons consisteront en thé russe léger coupé de lait, en lait d'amandes ou en eau pure. Quelques malades se trouveront bien des tisanes suivantes :

> *Pr.*   Uva ursi, 10 gr.
> Chenopodium ambrosioïdes, 10 gr.
> Herniole, 10 gr.

Divisez en dix prises : pour tisane.

> *Pr.*   Ortie blanche, 10 gr.
> Fleurs de chanvre textile, 10 gr.

Divisez en dix prises : pour tisane.

En cas de fièvre, quinine, antipyrine ou antifébrine. En cas de fortes douleurs, cataplasmes, bains de sièges chauds deux ou trois fois par jour, enfin, petits lavements mucilagineux avec 10 à 15 gouttes de teinture thébaïque.

S'il y a ténesme :

Pr. Lupulin pur, 1 gr.
Chlorhydrate de morphine, cinq centigr.
Sucre blanc, 3 gr.

Mêlez et divisez en VIII poudres : trois à cinq par jour.

Pr. Extrait de chanvre indien, quarante centigr.
Sucre blanc, 4 gr.

Mêlez et divisez en XII poudres : 3 par jour.

En cas de constipation, aloès :

Pr. Extrait aqueux d'aloès, soixante centigr.
Chlorhydrate de morphine, cinq centigr.
Sucre blanc, 2 gr.

Mêlez et divisez en VIII poudres : 2 poudres par jour.

Pr. Chlorhydrate de morphine, dix centigr.
Beurre de cacao, 12 gr.

Mêlez et faites six suppositoires : 2 à 3 par jour.

Pr. Extrait de belladone, vingt centigr.
Chlorhydrate de morphine, cinq centigr.
Beurre de cacao, 10 gr.

Mêlez et faites cinq suppositoires : 1 à 2 par jour.

S'il y a cystite blennorrhagique, on donnera aussi des balsamiques, du copahu, du santal.

Pr. Essence de santal, vingt-cinq centigr.

Mettre dans une capsule de gélatine et donner trente capsules semblables : 6 à 9 par jour.

S'il y a inflammation bactérienne, acide salicylique et dérivés :

Pr. Acide salicylique, 5 gr.

Divisez en X poudres : 8 par jour.

> *Pr.* Salicylate de soude, 10 gr.
> Chlorhydrate de morphine, cinq centigr.

Divisez en X poudres : 3 à 5 par jour.

S'il y a fermentation ammoniacale des urines, préparations salicylées, acide benzoïque, chlorate de potasse, térébenthine, naphtaline :

> *Pr.* Chlorate de potasse, 2 gr.
> Eau dist., 100 gr.

A prendre dans la journée.

Pour diminuer la quantité de la sécrétion purulente, astringents ou balsamiques :

> *Pr.* Alun, 1 gr.
> Petit lait clarifié, 200 gr.

A prendre en 24 heures.

> *Pr.* Ergotine, 1 gr.
> Sucre blanc, 2 gr.

Mêlez et divisez en VI poudres : 3 par jour.

> *Pr.* Tannin pur, 1 gr.
> Extrait aqueux d'aloès, cinquante centigr.
> Sucre blanc, 1 gr. 50.

Mêlez et divisez en VI poudres : 3 par jour.

> *Pr.* Hydrate de terpine, 3 gr.
> Sucre blanc, 3 gr.

Mêlez et divisez en XII poudres : 3 par jour.

Cystite chronique.

Le traitement de cette affection sera toujours local.

Lavage de la vessie avec un cathéter mou de caoutchouc vulcanisé, ou un cathéter coudé (Charrière, n⁰ˢ 14, 15, 17). L'urine une fois bien évacuée, on prend une seringue à main contenant 100 à 150 centim.³, on la remplit de la solution médicamenteuse et on injecte autant de seringues pleines qu'il sera nécessaire pour obtenir un liquide complètement limpide, lorsqu'on laisse s'écouler le contenu vésical. Les lavages peuvent se faire le malade étant couché sur le dos ou sur le côté, ou même le malade restant debout. Les vessies hyperesthésiées seront lavées à :

1° L'eau tiède.

2° L'eau tiède additionnée de dix à quinze gouttes de teinture thébaïque pour 100 gr. de liquide.

On utilisera aussi :

3° Une solution de cocaïne à 1/4 %.

4° Une solution de résorcine de 1/2 à 1 %.

5° Une solution d'acide phénique de 1/6 à 1/4 %.

6° Une solution d'acide borique à 3 %.

7° Une solution à 5 % de sel de Glauber.

8° Une solution à 5 % de chlorure de sodium.

Si l'on cherche un effet astringent, on prescrira :

1° Solution d'alun à 1/2 %.

2° Solution de 1/15 à 1/10 % de permanganate de potasse.

3° Solution de 1/4 à 1/2 % de sulfate de zinc ou de sulfo-phénate de zinc.

4° Solution de tannin de 1/2 à 2 % :

5° Solution de nitrate d'argent de 1/10 à 5/10 % :

En cas de catarrhe putride, pour faire disparaître la mauvaise odeur, on lave la vessie avec :

1° Le permanganate de potasse, en solution 1/10 %.

2° Le nitrite d'amyle, trois à cinq gouttes en solution dans 1/2 litre d'eau tiède.

3° L'acide salicylique, la solution de 1/10 à 3/10 % :

4° La créoline en solution à 1/2 %.

Pour obtenir une dissolution des dépôts phosphatiques dans la vessie, quand on a reconnu leur présence :

1° Solution d'acide chlorhydrique et acide phénique, parties égales, à 1/10 %.

2° Solution d'acide salicylique à 2/10 %.

3° Solution de salicylate de soude à 2 %.

En cas d'urine infectée de bactéries :

1° Solution de sublimé à 1/10.000.

2° Solution de permanganate de potasse plus concentrée que ci-dessus.

Dans ce dernier cas, il faut vider la vessie avec la sonde de Nélaton, la laver à l'eau tiède, puis injecter 150 à 200 gr. de la solution de sublimé. On extrait ensuite immédiatement la sonde. La solution doit séjourner quelque temps dans la vessie : puis le malade devra uriner, pour laver le canal d'arrière en avant.

Autre prescription :

> *Pr.*   Sublimé corrosif, vingt centigr.
> Chlorure de sodium, vingt centigr.
> Eau dist., 500 gr.

Mêlez une partie de ce liquide à quatre parties d'eau tiède.

Dans les cas graves de cystite chronique, qui résistent à ces moyens, on passe avec succès, au drainage de la vessie. Le malade étant couché, on introduit une sonde molle en caoutchouc vulcanisé dans la vessie, et on la fixe au pénis. On allonge la portion extra-vésicale de la sonde par un tube à drainage qui vient plonger dans un verre rempli en partie d'une solution d'acide phénique à 5 % : de cette façon, l'urine peut s'écouler constamment. En même temps, la vessie sera lavée toutes les heures avec une solution à 1/15 % de permanganate de potasse.

Le traitement de l'atrophie des parois après une cystite interstitielle est des plus difficile.

Chez les individus jeunes, on peut, en faisant prudemment des injections dans la vessie, en augmenter un peu la capacité On introduit un cathéter coudé de Charrière (n° 13 ou 14). dans la vessie. Le malade pourra lui-même injecter lentement avec une seringue à main une solution d'acide borique à 3 %.

Le malade a une sensation subjective qui lui indique quelle est la dose qu'il ne peut dépasser.

Une dilatation forcée, le malade étant chloroformé ou l'anesthésie locale seule étant obtenue par la cocaïne, est fort dangereuse, par suite d'une rupture possible de la vessie.

Spasme vésical.

Alimentation non échauffante : éviter les spiritueux et les eaux gazeuses. Emploi localisé de la chaleur, bains chauds, lavements : tous ces procédés sont excellents. Au moment de l'accès, narcotiques, surtout la morphine à l'intérieur, en suppositoires ou en injections sous-cutanées. S'il y a spasme vésical par excès d'acide urique, alcalins ; si l'on se trouve en présence de phosphaturie, acides, salicylate de soude.

Voyages d'agrément, traitement hydrothérapique à 24-22°, dans quelques cas ; Gastein, Teplitz, etc.

Les anémiques et les hystériques seront soumis à la quinine, à l'arsenic, au fer, aux antispasmodiques.

    Pr.   Bromure de potassium, 10 gr.
        Chlorhydrate de morphine, cinq centigr.

Mêlez et divisez en dix paquets : une poudre le matin et une le soir dans de l'eau sucrée.

Si l'affection provient d'onanisme ou d'excès vénériens, ou qu'elle soit la suite d'une gonorrhée, on s'adressera à un traitement local. Cathétérisme, irrigation de l'urèthre postérieur avec des solutions astringentes. S'il y a lieu, cautérisations avec l'injecteur d'Ultzmann.

Spasme du sphincter de la vessie.

Traitement et régime comme dans le spasme vésical proprement dit. Cathétérisme : on augmentera peu à peu le volume des sondes, que l'on laissera en place pendant dix minutes. Si l'urèthre est très sensible, on injectera au préalable une solution de cocaïne à 5 % avec l'appareil d'Ultzmann.

En cas d'érosions ou de fissures du col, employer les sondes de gros calibre : en même temps on fera des instillations avec l'appareil d'Ultzmann : dans ce but on emploie des solutions de sulfate de cuivre (3 à 5 %) ou de nitrate d'argent de 3 à 5 %.

Parésie de la vessie.

Dans les cas légers, séjour à la campagne, lavages froids et frictions du corps tout entier, bains de siège froids, douches sur les régions périnéale, vésicale ou lombaire. En outre, aspersions d'eau froide sur le dos, de suite après un bain chaud. Massage de la vessie.

Quinine, ergotine ou strychnine.

> *Pr.*   Chlorhydrate de quinine, 1 gr.
> Sucre blanc, 2 gr.

Mêlez et divisez en VI poudres : 3 par jour.

> *Pr.*   Sulfate de strychnine, deux centigr.
> Sucre blanc, 3 gr.

Mêlez et divisez en VI poudres : tous les jours 1 à 2 poudres.

Traitement hypodermique :

> *Pr.* Nitrate de strychnine, cinq centigr.
> Eau dist., 10 gr.

Une demi ou une seringue par jour.

Le meilleur mode de traitement est un cathétérisme évacuateur régulier, au moyen de la sonde molle de Nélaton.

Comme, après un cathétérisme évacuateur on observe souvent de la fièvre, des frissons, des hématuries et des inflammations parenchymateuses, il faut user de la plus grande prudence. Si la parésie est très avancée, le malade restera au lit pendant quinze jours environ, puis on introduira avec la plus grande prudence un cathéter neuf désinfecté, en caoutchouc vulcanisé. Si la vessie contient beaucoup d'urine, on la vide lentement, avec des temps d'arrêt, puis on la lave avec une solution boriquée à 3 % ou phéniquée à 1/4 %.

Si la parésie est légère, et que les malades arrivent encore à vider leur vessie spontanément, il suffira d'un cathétérisme suivi de lavage, par jour ; mais si le malade, après l'emploi prolongé du cathéter, n'arrive plus à uriner spontanément, il faudra vider la vessie au moins trois fois par jour.

La désinfection du cathéter est de la plus grande importance. Il faut à cet effet injecter dans le cathéter, après emploi, une solution phéniquée à 5 % : on essuie ensuite l'instrument, on le nettoie à l'eau pure et on l'enveloppe de gaze salolée ou sublimée ; on l'enferme enfin dans une boîte fermant bien.

Le traitement électrique donne aussi de bons résultats, surtout dans les périodes avancées, quand les malades sont habitués au cathétérisme : un pôle, de la forme d'un cathéter, est introduit dans la vessie, l'autre appliqué sur la colonne vertébrale lombaire, ou introduit dans le rectum.

Incontinence nocturne d'urine.

Le traitement local est le plus efficace : on s'adressera à l'électricité dans le but de fortifier le sphincter.

Un rhéophore, gros comme un crayon, est introduit dans le rectum : l'autre pôle est appliqué sur le raphé périnéal chez le petit garçon, et dans un repli fessier chez la petite fille : pendant cinq minutes, on fait passer un courant faradique.

Le traitement durera 4 à 6 semaines.

Les névroses génito-urinaires, suites de gonorrhée, seront traitées par les méthodes ordinaires, les bromures, etc.; le traitement local dépend de la lésion observée.

Hématurie et hémoglobinurie.

1º Repos absolu.

2º Application des réfrigérants, sous forme de linges mouillés, sur la région rénale, ou bien sur le bas-ventre ou le périnée ; on se guidera d'après le siège de l'hémorragie.

> *Pr.* Ergotine, 1 gr.
> Poudre de gomme, 2 gr.

Mêlez et divisez en VI poudres : une poudre toutes les 3 heures.

> *Pr.* Dragées d'ergotine de Bonjean.

6 à 10 dragées par jour : chaque dragée contient vingt-cinq centigrammes d'ergotine.

Suppositoires :

> *Pr.* Ergotine, 3 gr.
> Beurre de cacao, 12 gr.

Faire six suppositoires : 2 à 4 par jour.

Les injections hypodermiques sont aussi recommandables.

Ne jamais employer dans ce cas que des solutions limpides, pour éviter les abcès, et choisir de préférence :

> *Pr.* Ergotine d'Yvon.

3 fois par jour une demi-seringue.

> *Pr.* Ergotine dialysée de Bombelon.

Une demie à une seringue entière plusieurs fois par jour.

On utilisera en outre les astringents :

> *Pr.* Alun, 3 gr.
> Sucre blanc, 3 gr.

Mêlez et divisez en VI poudres : toutes les heures une poudre.

> *Pr.* Perchlorure de fer liquide, 3 gr.
> Eau de cannelle, 100 gr.

Toutes les heures une cuiller à soupe.

En cas d'hémorrhagies de l'urèthre, compresses d'eau froide, injections astringentes et compression du pénis, qu'on fixe sur un cathéter anglais au moyen de bandes de sparadrap.

Les hémorrhagies du *col* cèdent souvent à l'emploi des narcotiques. Si l'hémorrhagie est profuse, le meilleur traitement est la sonde à demeure, car cette dernière exerce une compression locale hémostatique. Si l'hématurie est grave, grosse sonde de Nélaton, évacuation des liquides et injections à l'eau froide, jusqu'à cessation de l'hématurie. Tant que le ténesme n'est pas accentué, et que le malade arrive en partie à expulser l'urine sanguinolente, on peut attendre, on peut même enrayer l'activité de l'organe lésé par des narcotiques à l'intérieur, mélangés à du seigle ergoté, ou sous forme de suppositoires.

Si la vessie est pleine de caillots, distendue, et qu'il y a en même temps rétention absolue, il faut vider absolument l'organe. On introduit une sonde anglaise, on aspire au moyen de la seringue, ou bien on injecte un peu d'eau et on vide ainsi la vessie. Puis, on s'adresse au traitement astringent local.

> *Pr.* Nitrate d'argent, 1 gr.
> Eau dist., 500 gr.

En injecter une partie, mêlée à 2 ou 1 partie d'eau froide.

> *Pr.* Perchlorure de fer, dix centigr. à 1 gr.
> Eau dist., 200 gr.
> (*Us. ext.*)

Comme ci-dessus.

Si l'hémorrhagie ne cède pas, malgré l'emploi répété des astringents, un cathéter élastique épais, avec de grandes fenêtres, est introduit dans la vessie ; l'autre extrémité plonge dans un verre plein de solution phéniquée à 5 %. De cette façon, le sang ne pourra pas s'accumuler dans la vessie, surtout si, au début, on fait passer toutes les dix minutes un courant d'eau froide à travers la sonde.

Dans les hématuries de longue durée que l'on observe dans les cas de néoplasmes, de papillomes, il faut chercher à faire un traitement médicamenteux localisé. On injecte tous les jours une solution de nitrate d'argent à 1 sur 500 : la sensibilité du malade une fois émoussée, on passe aux solutions à 1 sur 200.

L'hémoglobinurie sera traitée au point de vue prophylactique ; martiaux, quinine.

Uréthrite aiguë.

Très peu marcher. Régime lacté, ne manger que peu de viandes ; parmi les viandes, ne prendre que des viandes blanches, du poulet, du veau. Compotes. S'abstenir de spiritueux, de toute espèce de boissons gazeuses, d'épices et de café fort. Éviter la constipation. Porter un suspensoir. Dans les premiers temps, quand l'inflammation est violente, on applique des compresses d'eau froide sur le pénis et on fait des injections avec de l'acide phénique en solution au millième, ou de l'acide borique en solution à 3 %.

Quand les phénomènes inflammatoires ont diminué, ou que l'urèthre devient moins sensible, on pourra injecter des solutions légèrement astringentes :

> *Pr.* Alun, trente centigr.
> Sulfate de zinc, trente centigr.
> Acide phénique, trente centigr.
> Eau dist., 200 gr.
> (*Us. ext.*)

Pour injections.

Ou encore :

> *Pr.* Permanganate de potasse, deux centigr.
> Eau dist., 200 gr.
> (*Us. ext.*)

On injectera 3 à 6 fois cette solution ; le patient devra auparavant uriner pour évacuer le pus contenu dans le canal. L'injection se fait de la façon suivante : le tiers du contenu de la seringue sera injecté lentement, avec peu de pression : évacuer de suite le liquide injecté.

Plus tard, on augmente le titre de la substance active des injections, en faisant ces injections deux ou trois fois plus fortes : on continue ainsi jusqu'à la fin du processus blennorrhagique.

Liquides à injecter :

1re semaine; trente centigr. de zinc, alun, phénol pour 200.

2e semaine ; quarante centigr. de zinc, alun, phénol pour 200.

3e semaine ; cinquante centigr. de zinc, alun, phénol pour 200.

4e semaine ; soixante centigr. de zinc, alun, phénol pour 200.

5ᵉ semaine ; soixante-dix centigr. de zinc, alun, phénol pour 200.

6ᵉ semaine ; quatre-vingts centigr. de zinc, alun, phénol pour 200.

Pour le permanganate de potasse, on monte de deux à quatre centigrammes pour 200, et dans la cinquième semaine :

Pr. Permanganate de potasse, cinq centigr.
Sulfate de zinc, cinquante centigr.
Eau dist., 200 gr.
(*Us. ext.*)

Ou encore :

Pr. Tannin, 2, 3, 4 gr.
Eau dist., 200 gr.
(*Us. ext.*)

Pr. Sulfate de cuivre, vingt centigr.
Alun, 2 gr.
Eau dist., 200 gr.
(*Us. ext.*)

Pr. Nitrate d'argent fondu, un à deux centigr.
Permanganate de potasse, trois centigr.
Eau dist., 200 gr.
Us. ext.).

Uréthrite chronique antérieure.

Cathétérisme avec des sondes légèrement coniques, lourdes, métalliques. On commence par les calibres faibles et on augmente peu à peu, en suivant la filière Charrière ; tous les jours ou tous les deux jours, on passe à un numéro plus fort, et on laisse l'instrument quelques instants en place. L'orifice de l'urèthre sera agrandi, s'il y a lieu, pour permettre au nº 27 de passer.

On monte ainsi jusqu'aux numéros 27, 28, 29 et 30. Dans la plupart des cas, cette médication suffit, mais quelquefois on devra recourir à un traitement médicamenteux local.

Les médicaments servant aux injections peuvent être liquides, mous mais solides, ou tout à fait solides.

Les médicaments liquides seront dilués ou concentrés. Dans le premier cas, on fait une injection en masse, c'est l'*injection profonde* ou irrigation de l'urèthre antérieur. On procède ainsi : le malade étant debout, on introduit jusqu'à la région bulbaire un cathéter coudé de Mercier (n° 14 filière Charrière). Puis on injecte lentement, pour déterger le bulbe, le médicament, qui traverse les yeux du cathéter, et finit par ressortir le long de la sonde. Le bulbe, siège de prédilection de la gonorrhée, est ainsi directement modifié.

> *Pr.* Alun, 2 gr
> Sulfate de zinc, 2 gr.
> Acide phénique, 2 gr.
> Eau dist., 500 gr.
> (*Us. ext.*)

Une partie doit être mêlée à trois parties d'eau tiède.

Si l'injection est bien supportée, on n'ajoute plus que 2, et enfin plus qu'une partie d'eau tiède au mélange prescrit ci-dessus :

> *Pr.* Permanganate de potasse, dix centigr.
> Eau dist., 200 gr.
> (*Us. ext.*)

Donner d'abord, 10, puis 15, puis 20 et enfin 30 centigr. de la lotion mélés à 200 gr. d'eau tiède.

> *Pr.* Nitrate d'argent fondu, 1 gr.
> Eau dist., 200 gr.
> (*Us. ext.*)

Une partie avec trois parties d'eau tiède, plus tard une partie pour deux d'eau tiède.

L'irrigation se fera une fois par jour.

N. B. — Enduire les instruments de *glycérine* et non pas d'huile.

A l'état de concentration, on peut employer les médicaments de trois manières :

1º Méthode du pinceau, avec l'appareil d'Ultzmann, ou au moyen de l'appareil décrit plus bas (Uréthrite postérieure) :

    Pr.   Nitrate d'argent fondu, 1 gr.
        Eau dist., 30 gr.
          (*Us. ext.*)

    Pr.   Nitrate d'argent fondu, 1 gr.
        Eau dist., 20 gr.
          (*Us. ext.*)

    Pr.   Sulfate de cuivre, 3 gr.
        Eau dist., 100 gr.
        Acide sulfurique dilué, cinq gouttes.
          (*Us. ext.*)

    Pr.   Sulfate de cuivre, 5 gr.
        Eau dist., 100 gr.
        Acide sulfurique dilué, cinq gouttes.
          (*Us. ext.*)

Le badigeonnage peut être pratiqué tous les deux jours.

2º Médicaments demi-solides.

    Pr.   Alun, 1 gr.
        Beurre de cacao, q. s.

Pour faire cinq suppositoires uréthraux (longs ou courts).

    Pr.   Tanin pur, trente à cinquante centigr.
        Beurre de cacao, q. s.

Pour faire cinq suppositoires uréthraux.

    Pr.   Sulfate de zinc, quinze à trente centigr.
        Beurre de cacao, q. s.

Pour faire cinq suppositoires uréthraux.

Un suppositoire par jour.

3º Sous forme pulvérulente, les médicaments seront insufflés dans l'urèthre.

Uréthrite postérieure chronique.

On dépose le topique dans la portion prostatique au

moyen d'instruments spéciaux : il arrive aussi que les médicaments ne devront que traverser cette portion.

Les solutions diluées passeront par le cathéter de Mercier ou le cathéter plus court d'Ultzmann. Les fenêtres de l'instrument arriveront à la hauteur de la portion prostatique, car on doit s'ingénier à traiter cette partie et non la vessie.

> *Pr.* Acide phénique, 1 gr.
> Eau dist., 500 gr.
> (*Us. ext.*)

> *Pr.* Alun, cinquante centigr. à 1 gr.
> Sulfate de zinc, cinquante centigr. à 1 gr.
> Acide phénique, cinquante centigr. à 1 gr.
> Eau dist., 500 gr.
> (*Us. ext.*)

> *Pr.* Nitrate d'argent, vingt centigr. à 1 gr.
> Eau dist., 500 gr.

Ces solutions, chauffées à 26-27° cent., seront injectées dans la partie malade.

Les solutions concentrées seront utilisées au moyen de l'injecteur uréthral d'Ultzmann ; deux à cinq gouttes d'une solution à 3 %, puis à 5 % de sulfate de cuivre, et pour finir la même quantité d'une solution de nitrate d'argent à 5 % seront déposées dans la portion prostatique.

Ces cautérisations seront faites tous les 2 jours.

Les suppositoires, placés au moyen du porte-remède de Dittel, seront employés avec succès dans l'uréthrite postérieure.

> *Pr.* Tanin pur, cinquante centigr.
> Beurre de cacao, q. s.

Pour faire cinq suppositoires uréthraux courts.

> *Pr.* Nitrate d'argent, dix centigr.
> Beurre de cacao, q. s. (comme ci-dessus).

Ces derniers suppositoires sont douloureux et provoquent des hématuries.

Au commencement, on n'introduit qu'un quart de suppositoire.

Dans les catarrhes du col de la vessie et chez les tuberculeux on pourra introduire des suppositoires iodoformés dans
la portion prostatique ; les autres procédés plus énergiques
sont à éviter, et l'on aura recours à l'arsenal thérapeutique
en usage dans la tuberculose pulmonaire : Gleichenberg, Méran, Italie du Nord, régime, traitement médicamenteux.

> *Pr.* Iodoforme, pur.
> Beurre de cacao, q. s.

Pour faire six suppositoires uréthraux courts.

Épididymite.

Traitement prophylactique dans l'uréthrite blennorrhagique,
peu de mouvement, suspensoir bien fait.

Si l'inflammation s'est développée, repos au lit, suppression
du traitement local de l'urèthre. Éviter la constipation. Régime sévère.

Appliquer un pansement approprié servant à soutenir le
testicule : réfrigération par compresses mouillées souvent renouvelées. On peut au besoin mettre quelques morceaux de
glace dans l'eau fraîche utilisée. Le malade s'apercevra mieux
que le médecin du moment où ses compresses doivent être
changées. Le froid diminue les douleurs, il faut en conséquence changer les compresses aussitôt que la douleur s'exacerbe de nouveau : en général, on changera le pansement toutes
les 5 minutes au début, plus tard plus rarement. Lorsque le
stade aigu sera passé, on fera des applications excitantes
destinées à activer la résorption des produits inflammatoires.

On badigeonne la moitié du scrotum, du côté malade, tous
les jours avec :

> *Pr.* Teinture d'iode, 10 gr.
> Teinture de noix de galle, 10 gr.
> (*Us. ext.*)

Si les douleurs diminuent, que la tuméfaction cède, que
l'inflammation est peu intense, le repos au lit n'est pas in

dispensable, et l'on laisse porter au malade le pansement recommandé par Langlebert.

Les infiltrations, reliquats de l'épididymite, seront incitées à la résorption par des frictions iodurées ou hydrargyriques, par des bains de siège locaux. Plus tard, on pourra faradiser le testicule; de cette façon, la sécrétion testiculaire ne sera pas supprimée, et les soudures éventuelles des parois du canal déférent seront déchirées par la vis a tergo.

Prostatite.

Repos au lit. Bains de siège chauds, cataplasmes, narcotiques (voir Uréthrite postérieure aiguë).

Balanite.

Grande propreté par lavages fréquents et injections entre le prépuce et le gland : compresses trempées dans une solution phéniquée à 2 %. Si la sécrétion est abondante, astringents, zinc, alun, acide phénique, un gramme de chaque pour 200 gr. d'eau.

Lymphangite du pénis.

Repos, compresses d'eau froide, onguent napolitain.

Impotence.

En cas d'impotence organique, tâcher de rétablir un état normal des organes.

En cas d'impotence psychique, traitement moral, puis quinine, fer, hydrothérapie à l'eau froide, etc. Traitement local par le cathétérisme n°s 20 à 30 de la filière Charrière pendant 5 à 10 minutes.

2º Le psychrophore, avec de l'eau à 14º ou 16º, donne de bons résultats ; de l'eau plus chaude serait peut-être plus efficace encore.

3° Traitement de la portion prostatique avec des astrin-gents sous forme de suppositoires :

Pr.   Tanin pur, cinquante centigr.

    Beurre de cacao, q. s.

Pour faire cinq suppositoires longs de deux centimètres.

On introduit d'abord un demi-suppositoire avec le porte-remède de Dittel.

On peut aussi instiller une solution à 5 % de nitrate d'argent au moyen de l'injecteur d'Ultzmann.

Dans les formes paralytiques d'impotence, on n'obtient guère de succès ; les méthodes utilisées sont les mêmes.

Hydrothérapie froide, électricité.

Faradisation du muscle bulbo-caverneux.

Pollutions et spermatorrhée.

Traitement général : fer, arsenic, bromures.

En cas de spermatorrhée, ergotine à l'intérieur.

Électrothérapie : courant constant.

En cas d'hyperesthésie de l'urèthre, traitement au cathéter ou au psychrophore.

Si la sensibilité de l'urèthre est émoussée, on cautérisera la portion prostatique.

En cas de prostatorrhée, même traitement.

CLINIQUE

DU

Professeur Widerhofer.

AFFECTIONS DE L'APPAREIL DIGESTIF.

La première règle à observer si l'on veut voir un nourrisson se bien développer, est de l'élever au sein maternel. Si de bonnes raisons s'opposent à la réalisation de ce desideratum, on choisira pour l'enfant une nourrice ayant accouché depuis 6 à 8 semaines environ et dont les glandes mammaires donnent un lait abondant : les mamelons devront être forts, faciles à saisir et insensibles. On peut enfin recourir à l'allaitement artificiel. Parmi les innombrables succédanés du lait maternel, le lait d'une vache, nourrie au fourrage sec, ou celui de l'ânesse ou de la chèvre sont seuls à recommander. Le lait de vache sera étendu d'eau bouillie, ou de thé russe léger.

On mélangera 3 parties d'eau à une de lait dans le premier mois, une partie d'eau à une de lait dans le deuxième mois et une partie d'eau à deux de lait dans le troisième mois. A partir du sixième mois, donner le lait de vache pur.

L'usage du lait de vache présente cependant bien des inconvénients ; en dehors de la différence entre la caséine de ce lait et celle du lait de femme, on a à lutter sans cesse contre la coagulabilité du lait de vache, qui « tourne » si facilement, surtout dans les grandes villes. Les fermentations débutant avant l'assimilation par le nourrisson, et continuant dans le tube digestif si délicat de ce dernier, on a dû combattre ces propriétés fâcheuses du lait : le professeur

Soxhlet est parvenu à stériliser autant que possible le liquide alimentaire au moyen de son appareil. De cette façon on peut utiliser même du lait de qualité médiocre, et les fermentations seront retardées de quelques jours. L'appareil fonctionne très aisément, mais il est loin d'être à la portée de toutes les bourses, aussi pourra-t-on remplacer cet appareil par le procédé suivant : il faut acheter dix flacons à médicament de la contenance de 100 à 150 grammes, qu'on remplit de lait coupé selon les règles : ces dix flacons suffiront aux besoins d'un jour. Le matin on remplit jusqu'au bord ces bouteilles avec du lait, et on les met sans les boucher, dans une casserole pleine d'eau froide. On chauffe le tout jusqu'à ébullition sur l'âtre, puis on bouche hermétiquement et on continue l'ébullition pendant 30 à 40 minutes en ayant soin, en terminant, d'enfoncer à nouveau les bouchons. Puis on laisse refroidir lentement et on dépose les flacons dans un endroit frais, d'où on les extrait au fur et à mesure des besoins. Immédiatement avant l'emploi, le flacon à utiliser sera chauffé au bain-marie, puis on ôte le bouchon, et on présente à l'enfant le flacon muni d'un bon appareil pour permettre la succion.

Toute autre addition, surtout celle de substances amylacées, devra être évitée, les organes digestifs n'étant pas, dans la première année, aptes à assimiler ces substances.

Dyspepsie.

L'enfant perd l'appétit, et présente des renvois, des vomissements, des coliques, des déjections diminuées ou augmentées, vert-jaunâtres, ressemblant à des œufs hachés, en général acides.

La cause de la dyspepsie peut provenir :

a) De l'enfant lui-même, par suite de modifications anatomiques subies par le tube digestif, ou d'anomalies de sécrétion (manque de pepsine).

b) De l'alimentation, qui se trouve modifiée comme quantité ou comme qualité.

Le traitement médicamenteux de la dyspepsie, suite d'anomalies dans la digestion, est fort simple. En cas d'excès d'acidité, donner des alcalins, en cas d'alcalinité des matières vomies, donner des acides ; en cas d'apepsie (ce qu'on reconnaît à la quantité de caséine coagulée et non digérée retrouvée dans les déjections), donner des préparations de pepsine.

> *Pr.*   Bicarbonate de soude, trente centigr.
> Eau dist., 80 gr.
> Sirop simple, 10 gr.

Une cuiller à café toutes les deux heures.

> *Pr.*   Eau de chaux, 30 gr.
> Eau dist., 30 gr.
> Sirop simple, 10 gr.

Toutes les deux heures une cuiller à café.

On pourra ajouter à la potion dix à vingt gouttes d'eau de laurier-cerise.

> *Pr.*   Acide chlorhydrique dilué, quatre à six gouttes.
> Eau dist., 80 gr.
> Sirop simple, 10 gr.

Toutes les deux heures une cuiller à café.

S'il y a beaucoup de selles, et des coliques violentes : ajouter une à deux gouttes de teinture thébaïque.

> *Pr.*   Pepsine allemande, 1 gr.
> Sucre de lait, 2 gr.

Mêlez et divisez en dix poudres : trois fois par jour une poudre, 5 minutes après, donner une cuiller à café de la potion chlorhydrique (voir ci-dessus).

Le professeur Widerhofer conseille surtout l'emploi de la pepsine anglaise, à prendre par pointes de couteau 3 fois par jour.

Si l'alimentation est la cause de la dyspepsie, il faut avant tout que le nourrisson ne prenne le sein que toutes les deux heures pendant le jour (toutes les trois heures pendant la nuit) ; il faut surtout éviter de donner le sein chaque fois

33

que l'enfant crie; car le sein n'est pas un calmant. Il est souvent nécessaire de débarrasser le tube digestif des substances alimentaires qui l'irritent.

> *Pr.*   Calomel, cinq centigr.
> Sucre blanc, 2 gr.

Mêlez et divisez en VI poudres : une poudre trois fois par jour.

En cas d'atonie de la muqueuse gastrique, en général à la suite de dyspepsie chronique, il faut donner souvent de petites quantités à la fois : 2 fois par jour, on donnera 10 à 15 gouttes de vin de Malaga ou de Tokay. Si l'enfant est plus âgé, café de glands doux; si l'enfant est tout petit, donner du bon lait de vache ou de chèvre additionné d'eau. Potage de Liebig.

> *Pr.*   Teinture de cascarille, vingt gouttes.
> Eau dist., 70 gr.
> Sirop simple, 10 gr.

Une cuiller à café toutes les deux heures.

On peut y ajouter une à deux gouttes de teinture thébaïque.

Si l'on observe de fortes coliques :

> *Pr.*   Huile volatile de camomille (de fenouil),
> une à deux gouttes.
> Teinture de cascarille, dix gouttes.
> Teinture de ratanhia, dix gouttes.
> Eau dist., 70 gr.
> Sirop simple, 10 gr.

Une cuiller à café toutes les deux heures.

Massage de l'abdomen, allant de l'épine iliaque droite en demi-cercle vers le côté gauche, introduction d'une canule d'irrigateur dans l'anus, aspiration, s'il y a lieu, des gaz, au moyen d'un clystère. Frictions avec pommades aromatiques :

> *Pr.*   Huile de macis, dix gouttes.
> Onguent aromatique, 30 gr.
> (*Us. ext.*)

Compresses de camomille sur l'abdomen.

Pr.   Bicarbonate de soude, 5 gr.
      Essence de fenouil, trois gouttes.
      Sucre de lait, 3 gr.

Trois fois par jour une pointe de couteau.

Pr.   Eau de camomille, 30 gr.
      Eau dist., 30 gr.
      Sirop d'écorces d'oranges, 10 gr.

Pr.   Bromure de potassium, 1 gr.
      Sucre blanc, 1 gr.

Divisez en dix poudres : 3 fois par jour une poudre.

Entérite catarrhale.

Selles abondantes, aqueuses, d'abord brunâtres, puis vert-jaunâtres et en dernier lieu décolorées.

C'est une complication de la dyspepsie, et elle provient des mêmes causes. Prendre les mêmes mesures prophylactiques que celles indiquées plus haut.

Pr.   Teinture de ratanhia, vingt gouttes.
      Teinture thébaïque, une à deux gouttes.
      Eau dist., 70 gr.
      Sirop simple, 10 gr.

Toutes les 2 heures, une cuiller à café.

Il faut être prudent dans l'administration de l'opium et compter une goutte par an d'âge.

Pr.   Nitrate d'argent, deux à quatre centigr.
      Eau dist., 70 gr.
      Sirop simple, 10 gr.
      Teinture thébaïque, une à quatre gouttes.

Une cuiller à café toutes les deux heures.

Pr.   Décoction de bois de campêche, 1 à 5 gr. sur 70 gr.
      Sirop d'écorces d'oranges, 10 gr.

Une cuiller à café toutes les deux heures.

Pr.   Poudre de Dower, un à cinq centigr.
Sucre blanc, vingt-cinq centigr.

Pour une poudre : faire dix poudres semblables : 3 fois par jour une poudre.

Pr.   Sous-nitrate de bismuth, 1 gr. à 1 gr. 50.
Teinture thébaïque, une à cinq gouttes.
Sirop simple, 10 gr.
Eau dist., 70 gr.

Une cuiller à café toutes les deux heures.

Pr.   Benzoate de soude, 1 gr. 50.
Eau, 80 gr.
Sirop simple, 10 gr.

Teinture thébaïque, une à quatre gouttes, toutes les deux heures une cuiller à café.

En cas d'entérite chronique.

Pr.   Décoction de Colombo, 2 à 5 gr. sur 70 gr.
Salicylate de soude, vingt-cinq centigr. à 1 gr.
Teinture thébaïque, une à cinq gouttes.
Sirop simple, 1 gr.

Pr.   Paullinia sorbilis, 2 gr. 50.
Sucre de lait, 2 gr. 50.

Mêlez et divisez en X poudres : 3 poudres par jour.

Pr.   Poudre de Dower, quinze à vingt centigr.
Carbonate de fer saccharifié, quinze à vingt centigr.
Oléosaccharure d'acore, 2 gr.

Mêlez et divisez en VI poudres : une poudre 3 fois par jour.

Cette préparation est surtout indiquée dans les entérites chroniques d'enfants rachitiques.

Entérite.

L'affection siège dans les follicules du gros intestin, les

selles sont muqueuses et sanguinolentes, le ténesme considérable et la fièvre marquée. Plus tard les selles contiennent des masses albuminoïdes translucides, des lambeaux de tissus épithéliaux; on constate en outre la présence de pus, de masses en forme de frai de grenouille, et l'odeur cadavérique de ces amas est très accentuée. Les enfants qui prennent de la bouillie sont surtout atteints : l'affection, reconnue et traitée à temps, est d'un pronostic bénin : si l'entérite devient chronique, le retour à la santé sera difficile à obtenir, et les enfants présentent alors l'aspect classique des athrepsiques.

L'hygiène sera la même que pour les malades susnommés. Les enfants sevrés doivent de suite reprendre le sein. Si ce procédé est impraticable, la soupe de Liebig donnera de fort beaux succès dans les deux formes, aiguë et chronique.

Voici le mode de préparation :

1er Mélange :

On prend 20 grammes de farine de froment et 200 grammes de bon lait de vache non écrémé et l'on chauffe en remuant sur un feu doux, sans permettre d'ébullition.

2e Mélange :

20 grammes de malt d'orge, 40 grammes d'eau distillée, et seize gouttes de carbonate de potasse liquide (carbonate de potasse, 1 partie, eau distillée, 2 parties [Pharm. autr.]), seront mélangés dans un vase. On laisse digérer à la température de la chambre pendant une demi-heure. Puis on mélange les 2 solutions, on remue lentement, et quand le tout est bien liquide et homogène, on le met pendant un quart d'heure dans le bain-marie, on laisse bouillir et on passe.

Le mélange de carbonate de potasse et d'eau distillée se trouve tout préparé dans les grandes pharmacies de Vienne. 20 grammes de farine de froment peuvent tenir dans une grande cuiller bien remplie, et le malt se trouve chez les pharmaciens et chez les brasseurs.

Il faut commencer par un purgatif évacuateur (huile de ricin ou poudre de rhubarbe, quarante à soixante centigrammes divisés en trois doses : une poudre toutes les 3 heures).

> *Pr.*   Tannate de quinine, 1 gr.
> Poudre de Dower, dix centigr.
> Sucre blanc, 2 gr.

Mêlez et divisez en X poudres : 3 à 4 fois par jour une poudre.

> *Pr.*   Poudre de guarana, 1 gr. 50.
> Sucre de lait, 1 gr. 50.

Mêlez et divisez en VI poudres : trois fois par jour une poudre.

> *Pr.*   Sous-nitrate de bismuth, 1 gr. 50.
> Eau dist., 70 gr.
> Teinture thébaïque, deux à quatre gouttes.
> Sirop simple, 10 gr.

Toutes les deux heures une cuiller à café.

> *Pr.*   Sous-nitrate de bismuth, 1 gr.
> Extrait aqueux d'opium, quinze milligrammes.
> Extrait de noix vomique, quinze milligr.
> Bicarbonate de soude, 1 gr.
> Sucre blanc, 1 gr.

Mêlez et divisez en X poudres : une poudre 3 fois par jour.

On se sert très régulièrement de clystères.

> *Pr.*   Décoction de guimauve, 100 gr.
> Tanin pur, cinquante centigr.

Pour 2 lavements.

On peut y ajouter cinquante centigrammes à un gramme de salicylate de soude.

> *Pr.*   Nitrate d'argent cristallisé, dix centigr.
> Décoction de guimauve, 100 gr.
> (*Us. ext.*)

Pour deux lavements ; à employer, s'il y a de grandes douleurs, beaucoup de ténesme, si l'affection traîne en longueur et s'il y a du pus dans les selles. On ajoute parfois deux gouttes de teinture thébaïque pour les enfants dans la première année, et quatre à six gouttes pour les enfants plus âgés.

Choléra infantile.

Déjections considérables, profuses, décolorées. Vomissements fréquents, soif ardente, fièvre élevée, aplatissement des fontanelles, chevauchement des os du crâne, traits tirés, cyanose, faiblesse du pouls, abaissement de la température buccale.

Il faut avant tout exciter le petit malade en lui ingurgitant du thé russe chaud et fort, additionné de cognac, du café noir ou du champagne.

> *Pr.* Ammoniaque anisée, 5 gr.
> Éther acétique, 5 gr.

Tous les quarts d'heure 3 à 5 cinq gouttes.

En cas de danger pressant, injections sous-cutanées d'éther.

> *Pr.* Éther sulfurique, 10 gr.
> Camphre, 1 gr.

Pour injection : 1 à 2 seringues de Pravaz pleines.

Les bains sinapisés à 28°, de 5 minutes de durée, trois fois par jour, ont de bons effets; l'enfant sorti du bain est frictionné avec des linges chauds et secs. Cette pratique est surtout utile dans les cas d'athrepsie commençante.

Traitement médicamenteux :

Si une dyspepsie ou un catarrhe simple de l'intestin dégénèrent en gastro-entérite aiguë :

> *Pr.* Teinture de ratanhia, vingt à trente gouttes.
> Créosote, une goutte.
> Eau dist., 70 gr.
> Sirop simple, 10 gr.

Une cuiller à café toutes les deux heures.

Pr. Teinture de coto, une à cinq gouttes.
Mucilage de gomme arabique, 70 gr.

Toutes les deux heures une cuiller à café.

Dans les cas où l'on peut reconnaître que l'intestin est envahi par des micro-organismes :

Pr. Benzoate de soude, 5 gr.
Eau dist., 70 gr.
Sirop simple, 20 gr.

Une cuiller à café toutes les deux heures.

Ajouter, en cas de collapsus, vingt gouttes d'ammoniaque anisée.

Pr. Résorcine, dix à vingt centigr.
Infusion de camomille, 70 gr.
Teinture thébaïque, une à deux gouttes.

Toutes les heures une cuiller à café.

Observer la plus grande prudence dans l'alimentation.

Chez le nourrisson on ne donnera que le sein ou de la mixture de Liebig diluée ou encore l'eau albumineuse de Demme : un blanc d'œuf pour une tasse d'eau bouillie salée, additionnée d'une cuiller à café de cognac et de sucre de lait. Si cette eau est aussi rejetée, on se contentera de donner jusqu'à la convalescence du thé russe avec du cognac.

Constipation.

Pour les nouveau-nés :

Pr. Mannite cristallisée, 5 à 10 gr.
Faire dissoudre dans eau dist., 50 à 100 gr.

Une cuiller à café toutes les 2 heures.

Si le nourrisson est atteint de constipation habituelle :

Pr. Pain d'épices en poudre, 20 gr.

A prendre par pointes de couteau.

Si l'enfant est confié à une nourrice, la constipation provient souvent du fait que l'enfant de la nourrice est de 4 ou 5 mois plus âgé que celui qu'elle nourrit. Il faudra dans ce cas prendre une autre nourrice.

En cas de constipation habituelle on donnera plusieurs jours de suite :

> *Pr.* Poudre de racine de rhubarbe, 5 gr.
> Carbonate de magnésie, 5 gr.
> Oléosaccharure de fenouil, 5 gr.

Une pointe de couteau, 1 à 3 fois par jour.

Si la constipation tient au rachitisme :

> *Pr.* Saccharure de carbonate de fer, 1 gr.
> Poudre de racine de rhubarbe, 1 gr.
> Bicarbonate de soude, 1 gr.
> Sucre blanc, 1 gr.

3 fois par jour une pointe de couteau.

Si l'enfant est plus âgé, on obtiendra rapidement un effet purgatif avec :

> *Pr.* Eau laxative de Vienne, 30 à 50 gr.
> Eau de cerises, 15 gr.
> Sirop de framboises, 15 gr.

A prendre en 2 ou 3 fois.

On donnera aussi des clystères à l'eau laxative de Vienne ou à la glycérine : ces derniers exigent une seringue spéciale ne contenant que 2 à 4 cm³.

Chute du rectum.

Tenir compte de l'étiologie (diarrhée, constipation par suite d'alimentation défectueuse, ou par suite de coqueluche). Les pieds de l'enfant ne devront pas toucher le sol pendant la défécation pour éviter que l'enfant ne pousse trop violemment.

Il faut remettre le rectum en place (après l'avoir saupoudré au préalable avec de l'alun très finement pulvérisé), et l'empêcher de ressortir, par un bandagé au sparadrap. Les selles liquides de l'enfant passeront à travers le bandage, qu'on ne changera qu'une fois par jour. Clystères d'eau glacée : dans les cas rebelles, cautérisations du pourtour de l'anus, excision de replis muqueux hypertrophiques ou résection de l'intestin prolabé au moyen du thermocautère. On peut aussi procéder à la ligature du bout prolabé, dans lequel on introduit un petit fuseau. La partie séparée par ligature tombe spontanément au bout de 4 à 6 jours. La cicatrisation produit, en général au bout de quinze jours, un anneau rétracté qu'il faudra dilater au moyen de bougies en gomme rigides.

Un appareil dû au professeur Weinlechner, ayant la forme d'une poire, en étain, avec canal central pour laisser passer les matières, est fort recommandable dans les cas rebelles, si l'on veut éviter de faire une opération.

> *Pr.*   Guarana, vingt-cinq centigr.
> Sucre de lait, vingt-cinq centigr.

Mêlez et divisez en X doses : une dose 3 fois par jour.

> *Pr.*   Teinture de ratanhia, vingt gouttes.
> Teinture d'opium, une à trois gouttes.
> Eau dist., 70 gr.
> Sirop simple, 10 gr.

Une cuiller à café toutes les deux heures.

> *Pr.*   Poudre de racine de rhubarbe, 1 gr.
> Carbonate de magnésie, 1 gr.
> Sucre de lait, 1 gr.

3 fois par jour une pointe de couteau.

> *Pr.*   Eau laxative de Vienne, 30 à 50 gr.
> Eau de cerises, 15 gr.
> Sirop de framboises, 15 gr.

Toutes les deux heures une cuiller à café.

> *Pr.*   Ergotine de Bombellon, 10 gr.
> Eau, 5 gr.
> Glycérine, 5 gr.

Injecter tous les jours une seringue de Pravaz dans le pourtour du prolapsus.

> Pr.   Extrait de noix vomique, cinq centigr.
>   Eau dist., 70 gr.
>   Sirop d'écorces d'oranges, 10 gr.

Une cuiller à café trois fois par jour.

> Pr.   Nitrate de strychine, un centigr.
>   Eau dist., 10 gr.

Injecter une seringue de Pravaz pleine de cette solution.

Fissure à l'anus.

Obtenir des selles molles par une alimentation appropriée et des laxatifs.

Cautérisation des fissures avec le crayon de nitrate d'argent.

En cas de grandes douleurs :

> Pr.   Extrait d'opium, dix à vingt centigr.
>   Beurre de cacao, q. s.

Pour faire dix suppositoires : 2 par jour.

> Pr.   Chlorhydrate de morphine, trois à six centigr.
>   Beurre de cacao, q. s.

Pour faire VI suppositoires : 1 à 2 par jour.

> Pr.   Chlorhydrate de cocaïne, cinquante centigr.
>   Eau dist., 10 gr.
>   (*Us. ext.*)

Pour badigeonnages.

> Pr.   Nitrate d'argent, dix à vingt centigr.
>   Onguent émollient, 10 gr.
>   Baume du Pérou, six gouttes.
>   (*Us. ext.*)

Onguent.

Péritonite.

1º Péritonite purulente.

a) diffuse. Elle est rare chez l'enfant, mais plus commune chez le nourrisson, et constitue une maladie primaire ou une complication d'une maladie générale, pyémie, septicémie, et cela dans la plupart des cas. Elle peut aussi dériver d'inflammations du nombril.

Symptômes : fièvre continue entre 38° et 40°, ne subissant que les variations journalières ordinaires.

Les vomissements sont, chez l'enfant, un symptôme précieux, auquel il faut prêter la plus grande attention.

La douleur n'est pas si caractéristique que chez l'adulte, surtout pendant la palpation abdominale, car les enfants réagissent moins dans ce cas spécial. Cependant la douleur continue existe, car les enfants s'astreignent d'eux-mêmes à une immobilité absolue et à une respiration peu profonde. Le visage d'ordinaire légèrement jaunâtre par ictère, présente une expression de souffrance, les yeux sont creusés.

Les coliques sont très douloureuses, et pendant les crises les enfants se roulent dans leur lit et ramènent invariablement les genoux sur le ventre.

La présence de l'exsudat n'est pas nettement décidée par la fluctuation ou des différences de son, à la percussion, quand on fait varier la position du malade (ce qui du reste n'est possible qu'en cas d'exsudat libre). Le symptôme pathognomonique de l'exsudat est constitué par la proéminence de l'abdomen, la hernie de la cavité ombilicale, dont le pourtour est souvent œdématié. Les veines de la région abdominale sont toujours dilatées.

Les mouvements péristaltiques sont souvent abolis : il existe aussi quelquefois des diarrhées profuses, pouvant provoquer le cas échéant, l'aplatissement des fontanelles et le chevauchement des os du crâne.

Le pronostic dépend de l'étiologie. Il est grave si la cause est une maladie générale, mais plus favorable dans les péritonites secondaires, à la suite de maladies de l'ombilic.

Le traitement devra surtout servir à soutenir les forces : les enfants nourris artificiellement seront, si possible, pourvus d'une nourrice. On donnera, comme excitants, des vins forts, gouttes par gouttes (Porto, Xérès, Malaga), du thé avec du cognac ou de l'ammoniaque anisée.

Les sangsues sont absolument défendues chez le nourrisson, et ne peuvent être utilisées que dans des cas particuliers chez des enfants plus âgés : il faut toujours tenir compte dans ce cas de la constitution du petit malade.

Le calomel est contre-indiqué en premier lieu, parce qu'il augmente les mouvements péristaltiques et pourrait de cette façon mettre en rapport avec l'exsudat des surfaces péritonéales jusqu'alors indemnes. Il est bien préférable de favoriser la parésie intestinale, au moins pendant la période d'exsudation, en donnant de l'opium et des aliments liquides. En conséquence, un repos absolu sera aussi de rigueur, même pendant toute la durée de la convalescence.

Pr. Potion gommeuse, 70 gr.
   Teinture d'opium simple, une à deux gouttes.
   Sirop simple, 10 gr.

Toutes les heures une cuiller à café.

Pour enrayer l'exsudat et activer la résorption, on peut, chez le nourrisson, appliquer des compresses minces trempées d'eau tiède et garanties par une substance imperméable contre l'évaporation. Deux ou trois fois par jour, on badigeonnera la peau de l'abdomen avec :

Pr. Iode métalloïde, cinquante centigr.
   Iodure de potassium, 2 gr. 50.
   Glycérine, 50 gr.
   (Us. ext.)

Chez les enfants plus âgés, on pourra agir avec plus d'énergie au moyen des opiacés : on se sert en outre, en cas de douleurs violentes et en cas d'augmentation rapide de l'exsudat, d'application d'eau glacée, non pas au moyen de la vessie de glace, dont le poids est trop grand pour être supportable, mais bien au moyen d'un tube de Leiter en caoutchouc.

Pr. Extrait aqueux d'opium, six centigr.
   Sucre blanc, 2 gr.

Mêlez et divisez en VI poudres : une poudre 3 fois par jour.

Pr. Extrait aqueux d'opium, douze centigr.
Sucre blanc, 2 gr.

Mêlez et divisez en VI poudres : une poudre 3 fois par jour.

Pour la fièvre on donnera, suivant l'âge, du sulfate de quinine (dix à cinquante centigrammes deux fois par jour), ou de l'antipyrine : si la fièvre dépasse 39°, on prescrira autant de décigrammes par jour que l'enfant compte d'années.

Si l'exsudat diminue, il faut activer la résorption, et cela par des compresses humides, la glycérine iodée, ou :

Pr. Décoction d'écorces de quinquina, 5 gr. sur 70 gr.
Acétate de potasse liquide, 2 gr.
Sirop d'écorces d'oranges, 10 gr.

Toutes les 2 heures une cuiller à café.

Dans la convalescence et en cas de cachexie au début :

Pr. Décoction d'écorce de quinquina, 5 gr. sur 70 gr.
Teinture de Bestuschef, vingt gouttes.
Sirop d'écorces d'oranges, 10 gr.

Toutes les deux heures une cuiller à café.

Pr. Saccharure de carbonate de fer, cinquante centigr.
Sulfate de quinine, cinquante centigr.
Sucre blanc, 2 gr.

Mêlez et divisez en X poudres : une poudre matin et soir.

b) Péritonite circonscrite. A l'encontre de la péritonite diffuse, elle est fort rare chez le nourrisson, mais bien plus fréquente dans l'enfance : elle provient de traumatismes, de hernies étranglées, d'invagination, de cystites, et surtout, dans la grande majorité des cas, d'une inflammation de l'appendice vermiculaire (cette dernière provoquée surtout par la présence de noyaux de fruits). On observera donc des *pérityphlites* ou, dans la région du colon descendant, des *périproctites.*

La marche est subaiguë, la fièvre peu accentuée, les vomissements font rarement défaut : l'exsudat sera reconnaissable à la matité circonscrite, à l'augmentation de la résistance à la palpation, ou même à la voussure localisée : on reconnaîtra en même temps les signes d'une tuméfaction plus ou moins fluctuante dans la cavité abdominale.

Ces péritonites se terminent heureusement chez des malades d'ailleurs bien portants : même si l'exsudat s'évacue en dehors ou dans l'intestin, le pronostic reste bénin : il ne faut pas cependant perdre de vue la fréquence des récidives. Le traitement sera dirigé d'après les mêmes principes que celui de la péritonite diffuse. Dans le stade d'exsudation, le traitement est expectatif et symptomatique, et dans le stade de convalescence, il est tonique. Les cures thermales de Hall, Ischl, Aussee sont indiquées dans les derniers temps de la convalescence.

2° *Péritonite chronique.*

C'est la forme la plus fréquente : surtout entre 2 et 10 ans, l'enfant y est exposé, et cela par les causes énumérées ci-dessus, ainsi que du fait de la scrofulo-tuberculose quand il y a prédisposition. La marche est insidieuse. On reconnaît l'affection au ballonnement du ventre, dont les parois permettent de reconnaître par places des cordons et des épaississements, c'est-à-dire des canaux lymphatiques et des ganglions mésentériques caséifiés (ne pas confondre ces derniers avec des masses fécales). Un autre symptôme très net est la hernie de la peau de l'ombilic; ce dernier prend l'aspect d'un cône proéminent : dans les cas avancés, le pourtour est rouge et œdématié. Les ganglions inguinaux sont épaissis. Les selles en général liquides, doivent leur consistance à la présence d'ulcérations tuberculeuses dans l'intestin.

Le pronostic n'est pas absolument défavorable, surtout si l'exsudat ne se trouve pas envahi par la tuberculose. La guérison complète est obtenue par perforation à travers l'ombilic ou par résorption avec reliquat de fausses membranes : il est vrai que la présence de ces dernières n'est rien moins que rassurante.

Alimentation fortifiante et facile à digérer, séjour à la campagne, bains de sel iodé.

Pr. Sulfate de quinine, quinze à vingt-cinq centigr.

Pour une poudre : 2 poudres par jour.

 Pr. Décoction d'écorce de quinquina,
   5 gr. sur 70 gr.
   Teinture de Bestuchef, vingt gouttes.
   Sirop d'écorces d'oranges, 10 gr.

Toutes les deux heures une cuiller à café.

 Pr. Mixture d'huile de foie de morue (1),
   10 gr. sur 100 gr.
   Sucre blanc, 10 gr.

Toutes les deux heures une cuiller à café.

 Pr. Sulfate de quinine, cinquante centigr.
   Carbonate de fer saccharifié, cinquante centigr.
   Poudre d'acore, 2 gr.

Mêlez et divisez en X poudres pareilles : une poudre matin et soir.

 Pr. Teinture amère, 10 gr.
   Teinture de malate de fer, 10 gr.
   Teinture de quinquina composée, 10 gr.

Dix gouttes, 3 fois par jour.

Si une entérite catarrhale complique l'affection :

 Pr. Tannate de quinine, quinze
   à vingt-cinq centigr.

Pour une poudre : 3 poudres par jour.

 Pr. Tannate de quinine, 1 gr.
   Poudre de Dower, cinq à dix centigr.
   Sucre blanc, 2 gr.

Mêlez et divisez en V poudres : une poudre 3 fois par jour.

 Pr. Sous-nitrate de bismuth, 1 gr.
   Carbonate de soude hydraté, 1 gr.
   Extrait aqueux d'opium, dix centigr.
   Oléosaccharure d'acore, 2 gr.

Mêlez et divisez en X poudres : 3 fois par jour une poudre.

____

(1) Voir page 346.

> Pr. Benzoate de soude, 2 à 3 gr.
> Eau, 80 gr.
> Laudanum de Sydenham, deux à cinq gouttes.
> Sirop simple, 10 gr.

Toutes les 2 heures une cuiller à café.

Il faut compter une goutte de laudanum par année d'âge de l'enfant.

En cas de collapsus :

> Pr. Acétate de potasse, 3 gr.
> Eau, 150 gr.
> Sirop d'écorces d'oranges, 15 gr.

A prendre en 3 jours.

> Pr. Décoction d'écorce de quinquina,
> 5 gr. sur 70 gr.
> Acétate de potasse, 2 gr.
> Sirop d'écorces d'oranges, 10 gr.

Toutes les 2 heures une cuiller à café.

> Pr. Benzoate de soude, 1 à 3 gr.
> Ammoniaque anisée, vingt gouttes.
> Eau, 80 gr.
> Sirop simple, 10 gr.

Toutes les 2 heures une cuiller à café.

Ictère catarrhal.

C'est une suite du catharre gastro-duodénal.

Régime approprié, bains chauds, irrigations avec une forte pression, purgatifs légers (Carlsbad, Mühlbrunnen), 1 à 2 verres par jour.

> Pr. Poudre de racine de rhubarbe, 1 gr.

Divisez en quatre poudres : 2 par jour.

> Pr. Poudre de racine de rhubarbe, 3 gr.
> Bicarbonate de soude, 3 gr.
> Oléosaccharure d'acore, 3 gr.

3 fois par jour une pointe de couteau.

Pr. Poudre de racine de rhubarbe, 1 gr.
Carbonate de magnésie, 2 gr.
Sucre blanc, 4 gr.

3 fois par jour une pointe de couteau.

Pr. Extrait aqueux de rhubarbe, 2 gr.
Eau dist., 70 gr.
Sirop simple, 10 gr.

Toutes les 2 heures une cuiller à café.

Hémorragies gastro-intestinales du nouveau-né.

Repos absolu, enveloppements froids, s'il y a lieu vessie de glace sur l'abdomen, enveloppements de flanelle autour des extrémités. Quand l'enfant n'est pas au sein, donner par cuillers à café du lait glacé.

Pr. Perchlorure de fer liquide, dix gouttes.
Eau dist., 70 gr.
Sirop de cannelle, 10 gr.

Toutes les deux heures une cuiller à café.

Pr. Extrait aqueux de seigle ergoté,
cinquante centigr.
Eau dist., 70 gr.
Sirop simple, 10 gr.

Toutes les deux heures une cuiller à café.

Pr. Ergotine de Bombellon, dix à quinze gouttes.
Eau dist., 70 gr.
Sirop d'écorces d'oranges, 10 gr.

Toutes les deux heures une cuiller à café.

Pr. Ergotine de Bombellon, 5 gr.
Eau dist., 5 gr.

Injecter une seringue de Pravaz pleine dans la peau de l'abdomen.

Affections des voies respiratoires.

Les maladies des voies respiratoires sont, en dehors du

croup, de la diphtérie et de la coqueluche, ou des affections essentielles, ou des complications d'autres maladies (rachitis, syphilis, scrofulose). Elles peuvent aussi accompagner des affections pleuro-pulmonaires, et enfin n'être que le prodrome d'un exanthème rubéolique.

La maladie est d'autant plus grave que l'enfant est plus jeune; la cause en est à l'étroitesse des voies respiratoires rendues encore moins perméables par le gonflement de la muqueuse. En outre, l'enfant aura ainsi de la peine à teter, et ses muscles respiratoires sont trop faibles.

Le traitement sera donc institué d'après les données ci-dessus, et dans le cas d'anomalies constitutionnelles il faudra tenir compte de cette particularité.

Les formes essentielles seront plus ou moins étendues et violentes, on trouve tous les degrés, depuis le catarrhe bronchique sans fièvre jusqu'à la bronchite asphyctique. Le traitement sera toujours excitant et résolutif et favorisera l'expectoration. Seuls, les enfants plus âgés, bien musclés, présentant des sécrétions peu abondantes et des accès de toux fréquents, pourront absorber des narcotiques.

Chez les nourrissons, il suffira de donner :

Pr. Bicarbonate de soude, trente centigr.
Eau dist., 70 gr.
Ammoniaque anisée, quinze à vingt gouttes.
Sirop simple, 10 gr.

Toutes les deux heures une cuiller à café.

S'il y a quelque complication, provenant de la muqueuse nasale, on fera plusieurs fois par jour, dans les deux narines, des badigeonnages avec :

Pr. Précipité jaune, dix à vingt centigr.
Onguent émollient, 10 gr.
(*Us. ext.*)

Si la sécrétion de la muqueuse bronchique a diminué, on pourra remplacer, dans la potion ci-dessus, l'ammoniaque anisée par dix à quinze gouttes d'eau de laurier-cerise.

Si la sécrétion augmente ; si l'expectoration est défectueuse et que la respiration soit accélérée et artificielle :

> *Pr.* Infusion de racine d'ipéca,
> quinze centigr. sur 70 gr.
> Ammoniaque anisée, quinze à vingt gouttes.
> Sirop simple, 10 gr.

Une cuiller à café toutes les 2 heures.

> *Pr.* Infusion d'ipéca, vingt centigr. sur 70 gr.
> Carbonate de soude hydraté, cinquante centigr.
> Sirop de framboises, 10 gr.

Toutes les 2 heures une cuiller à café.

Ce traitement aura pour adjuvant efficace l'enveloppement de Priessnitz autour du thorax : on portera souvent l'enfant et on le changera fréquemment de position.

Pour combattre l'adynamie, une cuiller à café de cognac dans du lait, ou du thé russe.

Si l'enfant est plus âgé, les dangers en seront diminués. Le traitement est le même, et la dose ne sera augmentée que si l'affection est généralisée.

> *Pr.* Infusion d'ipéca, vingt à vingt-cinq centigr.
> sur 80 gr.
> Ammoniaque anisée, quinze à vingt gouttes.
> Sirop simple, 10 gr.

Toutes les deux heures une cuiller à café.

> *Pr.* Infusion de polygala, 3 à 5 gr. sur 70 gr.
> Ammoniaque anisée, vingt gouttes.
> Sirop simple, 10 gr.

Toutes les deux heures une cuiller à café.

> *Pr.* Infusion de polygala, 3 à 5 gr. sur 70 gr.
> Chlorhydrate d'apomorphine, un centigr.
> Sirop d'écorces d'oranges, 10 gr.

Toutes les 2 heures une cuiller à café.

En cas de rachitisme :

Pr. Infusion d'ipéca, quinze centigr. sur 70 gr.
Teinture de Bestuschef, quinze à vingt gouttes.
Sirop simple, 10 gr.

Toutes les deux heures une cuiller à café.

Si la bronchite se complique de diarrhée, surveiller l'alimentation et prescrire :

Pr. Infusion d'ipéca, quinze centigr. sur 70 gr.
Teinture de ratanhia, vingt à trente gouttes.
Sirop simple, 10 gr.

Toutes les deux heures une cuiller à café.

Si l'enfant est encore tout jeune :

Pr. Ammoniaque anisée, dix à quinze gouttes.
Teinture de ratanhia, dix à quinze gouttes.
Eau dist., 70 gr.
Sirop simple, 10 gr.

Toutes les deux heures une cuiller à café.

Pr. Sous-nitrate de bismuth, 1 gr. 50.
Eau dist., 80 gr.
Ammoniaque anisée, vingt gouttes.
Sirop d'ipéca, 10 gr.

Agiter avant de s'en servir ; toutes les deux heures une cuiller à café.

Pr. Teinture d'ipéca, douze gouttes.
Teinture de quinquina composée, douze gouttes.
Teinture de ratanhia, douze gouttes.
Décoction de guimauve, 80 gr.
Sucre blanc, 10 gr.

Toutes les deux heures une cuiller à café.

Si la bronchite s'accompagne de forte fièvre :

Pr. Infusion de racine d'ipéca, quinze centigr.
sur 70 gr.
Teinture de quinquina, quinze à vingt gouttes.
Sirop d'écorces d'oranges, 10 gr.

Toutes les deux heures une cuiller à café.

En même temps :

> Sulfate de quinine, dix à vingt centigr.

Pour une poudre; donner deux poudres semblables par jour.

Le tannate de quinine sera indiqué en cas de diarrhée concomitante ; on donne trois fois par jour quinze à vingt-cinq centigr. à la fois. On s'en servira aux mêmes doses s'il y a une complication rénale.

L'antipyrine et l'antifébrine abaissent rapidement la température d'une façon accentuée, mais le dernier produit donne lieu souvent à des sueurs profuses et à du collapsus.

L'antipyrine se donnera chez l'enfant de deux à cinq ans à la dose de vingt-cinq centigr., trois fois par jour s'il y a lieu : au-dessus de 5 ans, on peut donner jusqu'à trois poudres de cinquante centigr. chaque par jour.

L'antifébrine ne sera donnée qu'une seule fois par jour, et les doses seront de cinq, dix et quinze centigr. dans les mêmes cas que ci-dessus. Pour les raisons que nous venons de donner, la plus grande prudence est nécessaire.

Si la toux est très forte et la sécrétion minime :

> *Pr.* Infusion d'ipéca, quinze centigr. sur 70 gr.
> Extrait de jusquiame, quatre à huit centigr.
> Sirop simple, 10 gr.

Toutes les deux heures une cuiller à café.

> *Pr.* Infusion d'ipéca, quinze centigr. sur 70 gr.
> Eau de laurier-cerise, dix à vingt gouttes.
> Sirop simple, 10 gr.

Toutes les deux heures une cuiller à café.

> *Pr.* Infusion de racine d'ipéca, vingt centigr.
> sur 80 gr.
> Carbonate de soude hydraté, cinquante centigr.
> Bromure de potassium, cinquante centigr.
> Sirop de guimauve, 10 gr.

Toutes les deux heures une cuiller à café.

Pr. Potion gommeuse, 100 gr.
Extrait de chanvre indien, cinq centigr.
Sucre blanc, 10 gr.

Une cuiller à café en cas de fort accès de toux.

Pour les enfants plus âgés :

Pr. Extrait de jusquiame, huit à douze centigr.
Eau dist., 70 gr.
Sirop simple, 10 gr.

Toutes les deux heures une cuiller à café.

Pr. Potion gommeuse, 70 gr.
Eau de laurier-cerise, dix à vingt gouttes.
Sirop simple, 10 gr.

Une cuiller à café toutes les deux heures.

Pr. Bicarbonate de soude, trente à
cinquante centigr.
Eau de laurier-cerise, dix à vingt gouttes.
Sirop simple, 10 gr.
Eau dist., 80 gr.

Toutes les deux heures une cuiller à café.

Pr. Poudre de Dower, un demi à cinq centigr.
Sucre blanc, vingt-cinq centigr.

Pour une poudre; faire dix poudres semblables : 3 fois par jour une poudre.

Pr. Chlorhydrate de morphine, un demi-centigr.
Sucre blanc, vingt-cinq centigr.

Faire dix poudres pareilles. 2 à 3 par jour.

Pr. Potion gommeuse, 70 gr.
Chlorhydrate de morphine, un
demi centigr. à un centigr. et demi.

Toutes les deux heures une cuiller à café.

Là viennent se ranger les affections *pleuro-pulmonaires*.

Pneumonie franche.

Elle est extrêmement rare dans la première enfance et ne s'observe fréquemment qu'à partir de la troisième année. On rencontre souvent dans l'enfance la pneumonie des sommets, qui s'accompagne d'ordinaire de symptômes cérébraux (vomissements, céphalalgies, convulsions). Tant que l'infiltration est encore compacte, il faut combattre surtout la fièvre par l'antipyrine, l'antifébrine, la quinine, les enveloppements froids, et tonifier l'organisme au moyen de vin fort, de thé additionné de cognac, etc.

> *Pr.* Décoction d'écorce de quinquina, 5 gr. sur 70 gr.
> Sirop d'écorces d'oranges, 10 gr.

Toutes les deux heures une cuiller à café.

> *Pr.* Acide sulfurique dilué, six gouttes.
> Eau commune, 80 gr.
> Sirop d'écorces d'oranges, 10 gr.

Toutes les deux heures une cuiller à café.

> *Pr.* Acide phosphorique dilué, 4 gr.
> Sirop de framboises, 40 gr.

A ajouter aux boissons.

Si l'enfant est plus jeune :

> *Pr.* Décoction d'écorce de quinquina,
> 3 gr. sur 70 gr.
> Ammoniaque anisée, vingt gouttes.
> Sirop d'écorces d'oranges, 10 gr.

Toutes les deux heures une cuiller à café.

La quinine sera donnée aux doses de dix à vingt-cinq centigrammes, suivant l'âge de l'enfant : l'antipyrine aux doses de vingt-cinq centigr. chez les petits-enfants ; chez les enfants plus âgés on peut monter à cinquante centigr. si la température axillaire atteint 39°. L'antifébrine se donne en une seule dose de dix à vingt centigr., mais cette substance présente quelques inconvénients. Les enveloppements de draps mouillés sont excellents : on prend de l'eau de 14° à 16° ; dans cette eau on trempera 3 compresses, dont on mettra 2 sur les épaules, et une sur le thorax : par-dessus le tout des linges secs. Toutes les 2 heures on renouvelle cette manœuvre ; s'il fait très chaud on recommencera toutes les heures et même toutes les demi-heures.

Dès que l'exsudat semble vouloir se détacher (ce qu'indique la chute de la température), on donnera des expectorants.

> *Pr.* Infusion d'ipéca, quinze à vingt-cinq
>   centigr. sur 70 gr.
>   Ammoniaque anisée, vingt gouttes.
>   Sirop simple, 10 gr.

Toutes les deux heures une cuiller à café.

> *Pr.* Infusion d'ipéca, quinze centigr. sur 70 gr.
>   Teinture de Bestuschef, quinze gouttes.
>   Sirop d'écorces d'oranges, 10 gr.

Toutes les deux heures une cuiller à café.

> *Pr.* Carbonate de soude hydraté, 1 gr.
>   Teinture d'ipéca, douze gouttes.
>   Teinture de quinquina, douze gouttes.
>   Eau commune, 70 gr.
>   Sirop simple, 10 gr.

Toutes les deux heures une cuiller à café.

Si les accès de toux sont violents :

> *Pr.* Décoction de guimauve, 100 gr.
>   Sirop d'ipéca, 15 gr.

Toutes les 2 heures une cuiller à café.

On voit souvent se développer de la pleuro-pneumonie.

Comme la résonance du thorax de l'enfant est grande, la percussion ne donnera pas grand'chose : c'est plutôt la résistance sous le doigt qui décélera la pleurésie.

La toux est très fatigante dans cette dernière maladie, et l'on se trouvera forcé de la combattre pendant le stade d'infiltration, à côté du traitement par les compresses trempées d'eau.

> Pr. Potion gommeuse, 100 gr.
> Eau de laurier-cerise, vingt gouttes.
> Sirop simple, 10 gr.

Toutes les 2 heures une cuiller à café.

> Pr. Extrait de jusquiame, huit à dix centigr.
> Eau commune, 80 gr.
> Sirop simple, 10 gr.

Toutes les 2 heures une cuiller à café.

Si l'enfant est encore petit :

> Pr. Extrait de chanvre indien, cinq centigr.
> Potion gommeuse, 100 gr.
> Sirop simple, 10 gr.

Une cuiller à café en cas de forts accès.

Si la fièvre est très élevée et qu'il n'y ait pas de contre-indications du côté du cœur :

> Pr. Infusion de feuilles de digitale, vingt centigr.
> sur 80 gr.
> Acétate de potasse liquide, 1 gr. à 1 gr. 50.
> Sirop simple, 10 gr.

Toutes les deux heures une cuiller à café.

Pneumonie catarrhale ou broncho-pneumonie.

Beaucoup plus fréquente dans le premier âge que la maladie précédente, elle se développe toujours dans des bronches déjà malades, soit comme affection primaire, soit comme suite de rougeole, de coqueluche, de fièvre typhoïde, rarement de scarlatine. Le cours de l'affection a plutôt un caractère chronique, mais avec fièvre élevée et continue.

Si des enfants rachitiques prennent des bronchites, ils seront facilement prédisposés à la pneumonie catarrhale, par suite de la forme de leur thorax : chaque élévation de température dans le cours d'une bronchite simple doit faire songer à cette complication. La broncho-pneumonie s'attaque fort souvent aux deux côtés, et surtout aux bases. Elle se caséifie facilement, récidive de même une fois guérie et se laisse envahir par la tuberculose. On trouvera dans l'enfance, l'infiltration non pas aux sommets comme plus tard, mais à la base du poumon.

Les tout jeunes enfants atteints de broncho-pneumonie sont reconnaissables au premier aspect. Ils sont immobiles, le visage est légèrement cyanosé, la peau est chaude; ils se retiennent de tousser ou de crier, mais ne suppriment pas tout mouvement respiratoire, comme le font souvent les petits enfants qu'on est en train d'examiner. Le nombre des respirations monte à 60 ou 70 par minute, elle est bruyante, l'inspiration courte, l'expiration longue et suivie d'une pause.

Comme il y a toujours une bronchite concomitante, le traitement sera expectorant.

Les petits enfants devront être souvent promenés, et leur position dans le lit souvent changée. Les enveloppements de linges humides serviront à abaisser la fièvre, on donnera aussi le sulfate de quinine (dix à trente centigr. 2 fois par jour), ou l'antipyrine aux doses de vingt-cinq à cinquante centigr. Comme alimentation, lait avec du cognac, potages réconfortants, vins forts en quantité appropriée.

Pour les petits enfants :

Pr. Bicarbonate de soude, cinquante centigr.
Eau, 70 gr.
Ammoniaque anisée, vingt gouttes.
Sirop d'ipéca, 10 gr.

Toutes les 2 heures une cuiller à café.

Pr. Infusion de polygala, 2 gr. sur 70 gr.
Ammoniaque anisée, vingt gouttes.
Sirop simple, 10 gr.

Une cuiller à café toutes les deux heures.

Pr. Décoction d'écorce de quinquina, 3 gr.
sur 70 gr.

> Teinture d'ipéca, quinze gouttes.
> Ammoniaque anisée, quinze gouttes.
> Sirop simple, 10 gr.

Toutes les 2 heures une cuiller à café.

Pr. Infusion d'ipéca, quinze centigr. sur 70 gr.
> Carbonate de soude hydraté, cinquante centigr.
> Ammoniaque anisée, vingt gouttes.
> Sirop d'écorces d'oranges, 10 gr.

Toutes les 2 heures une cuiller à café.

Si les enfants sont plus âgés :

Pr. Infusion d'ipéca, vingt centigr. sur 70 gr.
> Teinture de Bestuschef, vingt gouttes.
> Sirop simple, 10 gr.

Toutes les 2 heures une cuiller à café.

Si la sécrétion est diminuée, si la fièvre présente moins d'exacerbation, si l'enfant est convalescent, on ordonnera de la quinine, des ferrugineux, de l'huile de foie de morue, un régime reconstituant et, si possible, le séjour à la campagne.

Œdème pulmonaire.

Pr. Ammoniaque anisée, 10 gr.
> Ether acétique, 10 gr.

Toutes les 15 à 30 minutes cinq à dix gouttes pour une cuiller d'eau sucrée.

Pr. Camphre, cinquante centigr.
> Mixture d'huile de foie de morue, 80 gr. (1).
> Sucre blanc, 10 gr.

Toutes les 1/2 heures une cuiller à café.

Pr. Camphre, 1 gr.
> Huile d'olives, 10 gr.
> (*Us. ext.*)

Pour injections.

____

(1) Voir la formule détaillée plus haut (Mont¹, constipation).

Pr. Acétate de plomb, un centigr.
Sucre blanc, vingt-cinq centigr.

Pour une dose : donner trois à cinq doses pareilles par jour.

Exciter énergiquement les fonctions cutanées, boissons toniques, etc.

Tuberculose pulmonaire.

Par mesure de précaution, on n'élèvera pas au sein des enfants de femmes tuberculeuses. Dès le début, on tiendra à une habitation saine, une alimentation rationnelle ; la coqueluche, la rougeole, la scrofule, le rachitisme, les catarrhes bronchiques devront être surveillés avec soin à cause de la complication bacillaire toujours possible.

Dans la tuberculose pulmonaire chronique, on donnera : du petit lait, du fer, de l'iodure de fer, de l'huile de foie de morue, de la quinine. Il s'agit aussi surtout de choisir une bonne station climatérique, et il faut recommander si possible, le séjour absolu à la campagne.

Dans la tuberculose miliaire aiguë, qui imite si souvent le tableau clinique de la fièvre typhoïde, traitement symptomatique.

Pr. Saccharure de carbonate de fer, cinquante centigr.
Sucre blanc, 2 gr.

Divisez en X poudres : 2 fois par jour une poudre.

Pr. Sirop d'iodure de fer, 10 gr. (1).
Sirop d'écorces d'oranges, 10 gr.

2 à 3 fois par jour dix gouttes.

Pr. Sulfate de quinine, cinquante centigr.
Citrate de fer, cinquante centigr.
Oléosaccharure d'acore, 2 gr.

Mêlez et divisez en X poudres : 2 par jour.

____

(1) 200 fois plus fort que le sirop français.

Pr. Huile de foie de morue, 100 gr.

2 fois par jour une cuiller à café.

Pr. Mixture d'huile de foie de morue, 5 à 10 gr.
     sur 100 gr. (1).
    Sucre blanc, 10 gr.
    Teinture de Bestuschef, dix à vingt gouttes.

Une cuiller à café toutes les 2 heures.

Pr. Liqueur de Fowler, 5 gr.
    Eau de menthe poivrée, 5 gr.

3 fois par jour deux à quatre gouttes.

Pr. Bicarbonate de soude, 5 à 10 gr.

Mêlez et divisez en cinq poudres : une poudre toutes les
2 heures.

Pr. Sulfate de quinine, dix à trente centigr.

Pour une poudre : deux à trois par jour.

Pr. Potion gommeuse, 70 gr.
    Eau de laurier-cerise, quinze gouttes.
    Sirop simple, 10 gr.

Toutes les deux heures une cuiller à café.

Pr. Infusion d'ipéca, quinze centigr. sur 70 gr.
    Extrait de jusquiame, huit à dix centigr.
    Sirop de framboises, 10 gr.

Toutes les 2 heures une cuiller à café.

Pr. Sulfate de quinine, vingt centigr.
    Poudre de Dower, deux centigr.
    Sucre blanc, vingt-cinq centigr.

Pour une poudre : faire dix poudres pareilles. 2 fois par
jour une poudre.

Pr. Poudre de Dower, vingt à cinquante centigr.
    Sucre blanc, 2 gr.

Mêlez et divisez en X poudres : 3 fois par jour une poudre.

(1) Voir Monti (constipation).

Pr. Chlorhydrate de morphine, cinq centigr.
Sucre blanc, 2 gr.

Mêlez et divisez en X poudres : une poudre en cas d'accès de toux très violent.

Pr. Eau de laurier-cerise, 15 gr.
Chlorhydrate de morphine, trois centigr.

Cinq à huit gouttes en cas d'accès violent de toux.
En cas d'hémoptisie :

Pr. Acétate de plomb, vingt centigr.
Poudre de Dower, vingt à cinquante centigr.
Sucre blanc, 2 gr.

Mêlez et divisez en X poudres : 3 fois par jour une poudre.

Pr. Teinture de Bestuschef, 1 gr.
Eau dist., 100 gr.
Sirop de cannelle, 20 gr.

Toutes les 2 heures une cuiller à café.

Pr. Extrait aqueux de seigle ergoté, 2 gr.
Eau dist., 100 gr.
Sirop d'écorces d'oranges, 20 gr.

Toutes les 2 heures une cuiller à café.

Pr. Ergotine de Bombellon, quinze à vingt gouttes.
Eau dist., 70 gr.
Sirop simple, 10 gr.

Une cuiller à café toutes les heures ou toutes les 2 heures.

Pr. Décoction d'écorce de quinquina, 5 gr. sur 70 gr.
Ergotine de Bombellon, quinze gouttes.
Sirop d'écorces d'oranges, 10 gr.

Toutes les 2 heures une cuiller à café.

Pr. Ergotine de Bombellon, 5 gr.
Eau dist., 5 gr.

Pour injections.

Pr. Extrait d'hydrastis canadensis, 15 gr.

2 ou 3 fois par jour dix à vingt gouttes.

Atélectasie pulmonaire.

L'atélectasie acquise se montre à la suite des affections pleuro-pulmonaires, l'atélectasie congénitale se présente chez les enfants nés asphyctiques ou avant terme.

Les enfants nés atélectasiques ont un aspect cyanotique, leur voix est faible et gémissante, et ils quittent sans cesse le sein quand ils tettent.

Si la mère ne peut nourrir, il faut prendre une nourrice : le bout de sein doit être très bien formé, et si l'enfant refuse le sein, il faudra traire le lait et le verser à la cuiller dans les narines. La respiration artificielle n'est utile qu'au moment de la naissance, et ne doit être faite qu'avec précaution, crainte d'emphysème. Le meilleur excitant pour la peau est le bain sinapisé à 28°; on y laisse l'enfant jusqu'à ce que la peau devienne rouge intense (5 à 10 minutes), puis on le frictionne énergiquement. Tous les procédés provoquant des inspirations profondes sont du reste utiles.

Atélectasie acquise : vomitifs, expectorants, quinine, fer, huile de foie de morue.

> *Pr.* Ammoniaque anisée, 10 gr.

Trois gouttes toutes les heures.

> *Pr.* Sel ammoniac, 10 gr.

Pour aspirer l'odeur.

> *Pr.* Infusion d'ipéca, vingt-cinq centigr. sur 70.
> Chlorhydrate d'apomorphine, un centigr.
> Sirop d'écorces d'oranges, 10 gr.

Toutes les demi-heures une cuiller à café.

Pleurésie.

Cette maladie est rarement primaire; même dans ce cas, l'hérédité joue souvent un rôle; elle est beaucoup plus souvent la conséquence d'une affection pulmonaire, et débute par de la fièvre, de la douleur, de la toux ; on entend des bruits de frottement : plus tard, si l'épanchement augmente, la pleurésie sera la cause de déplacements des organes voisins.

Enveloppements humides autour du thorax en cas de douleurs : cette pratique tend à abaisser la fièvre et à faire se résorber l'exsudat.

Si la douleur est très violente :

Pr. Chlorhydrate de morphine, trois centigr.
Sucre blanc, 2 gr.

Mêlez et divisez en VI poudres : deux à trois par jour.

Si la fièvre est élevée, quinine en deux doses de dix à trente centigr. par jour, ou antipyrine en doses de vingt-cinq à cinquante centigr., si la température du corps est à 39°.

Pr. Infusion de digitale, quinze à vingt centigr.
sur 70 gr.
Eau de laurier-cerise, quinze gouttes.
Sirop de framboises, 10 gr.

Toutes les 2 heures une cuiller à café.

Pr. Infusion de digitale, quinze centigr. sur 70 gr.
Acétate de potasse, 2 gr.
Sirop d'écorces d'oranges, 10 gr.

Une cuiller à café toutes les deux heures.

Pr. Décoction de quinquina, 3 à 5 gr. sur 70 gr.
Acétate de potasse, 1 à 2 gr.
Sirop d'écorces d'oranges, 10 gr.

Toutes les deux heures une cuiller à café.

Pr. Décoction de bugrane, 2 à 4 gr. sur 80 gr.
Acétate de potasse, 1 à 2 gr.
Sirop de genièvre, 15 gr.

Toutes les 2 heures une cuiller à café.

Pr. Iode métalloïde, cinquante centigr.
Iodure de potassium, 2 gr. 50.
Glycérine, 50 gr.
(*Us. ext.*)

35

> *Pr.* Huile de jusquiame, 35 gr.
>   Chloroforme, 35 gr.
>   (*Us. ext.*)

Dans la convalescence :

Pr. Décoction d'écorce de quinquina, 3 à 5 gr. sur 70 gr.
     Teinture de Bestuschef, quinze à vingt gouttes.
     Sirop d'écorces d'oranges, 10 gr.

Toutes les 2 heures une cuiller à café.

> *Pr.*   Sulfate de quinine, cinquante centigr.
>   Saccharure de carbonate de fer, cinquante centigr.
>   Oléosaccharure d'acore, 2 gr.

Mêlez et divisez en X poudres : 2 fois par jour une poudre.

Cures de petit lait, séjour à la campagne, et si possible, stations climatériques (Abazzia, Méran, la Riviera).

Si l'exsudat augmente rapidement, et que la vie de l'enfant soit en danger par difficulté de respirer, on fera une ponction antiseptique du thorax, et l'on verra des exsudats souvent considérables être résorbés, pendant que le poumon, longtemps comprimé, reprend ses fonctions dans leur intégrité. Mais si malgré une longue attente, la résorption ne se fait pas, que l'enfant se nourrisse mal, pâlit et s'affaiblisse, et qu'on soit en droit de craindre une modification durable des fonctions pulmonaires, il faudra faire une ponction exploratrice pour reconnaître le caractère de l'exsudat. Si le liquide est purulent et épais, thoracentèse. Si l'on n'intervient pas à temps, un exsudat abondant et purulent aura la tendance à perforer la paroi thoracique pour se faire jour à l'extérieur.

Laryngite catarrhale ou faux croup.

L'enfant, atteint d'un léger rhume de cerveau, va se coucher gaiement et se réveille, en général à minuit, en proie à un véritable accès de suffocation, accompagné de toux rauque, aboyante, et d'aphonie : l'enfant se roule sur son lit, rougit et même se cyanose. Cet accès des plus violents, qui effraye l'entourage, dure quinze à trente minutes. Il faut être très réservé sur la signification de cette attaque : si on l'observe pour la première fois chez le petit malade, on donnera (car la muqueuse laryngée n'est pas atteinte, mais bien les parties pharyngiennes de la muqueuse), des boissons chaudes, de la limonade tiède, de l'eau sucrée, de l'infusion de sureau, par cuillers à soupe toutes les deux à trois minutes. On appliquera aussi, autour du cou, des compresses tièdes imbibées d'eau ou d'huile, on fera prendre des inhalations de vapeur d'eau et on entretiendra l'humidité de l'air de la chambre, en laissant en hiver de l'eau s'évaporer sur le poêle. On maintiendra de la sorte l'enfant éveillé pendant une heure ou deux et on éloignera ainsi la cause première de l'accès, qui est le desséchement du pharynx pendant le sommeil. En général, cette pratique suffit : l'enfant dormira jusqu'au matin et se réveillera sans aucun symptôme morbide pour ainsi dire.

Quand l'accès devient plus violent et qu'il dure plus d'une demi-heure, et quand on observe une abondante production de mucosités, on donnera un vomitif : la grande quantité de liquide bue auparavant favorisera beaucoup le vomissement.

Si l'enfant est fort, bien portant, et n'a pas de tendances à la diarrhée :

> *Pr.* Potion gommeuse, 50 gr.
> Tartre stibié, dix centigr.

On donnera une cuiller à café ; dix minutes après, une seconde cuiller, et, si l'on n'obtient pas de résultat, une troisième, mais pas davantage : il faudrait craindre, dans le cas où l'on dépasserait cette dose, des vomissements trop violents.

En cas de tendance au catarrhe intestinal.

> *Pr.* Infusion d'ipéca, quinze à vingt-cinq centigr.
> sur 70 gr.
> Chlorhydrate d'ammoniaque, cinquante centigr.
> Sirop simple, 10 gr.

Toutes les deux heures une cuiller à café.

S'il y a beaucoup d'accès de toux :

Pr. Infusion d'ipéca, quinze centigr. sur 70 gr.
Extrait de jusquiame, dix à quinze centigr.
Sirop simple, 10 gr.

Comme ci-dessus.

Pr. Extrait de chanvre indien, dix
à quinze centigr.
Eau dist., 70 gr.
Sirop de framboises, 10 gr.

Comme ci-dessus.

Pr. Bromure de potassium, 5 gr.
Eau dist., 500 gr.
(*Us. ext.*)

Pour inhalations.

La journée suivante se passe en général assez bien et il y a souvent des périodes de long repos.

Les inhalations chaudes seront continuées avec persévérance.

Il sera prudent de donner aux parents des conseils précis sur la conduite à tenir la nuit suivante. Si l'enfant se met à ronfler en dormant, il faut le réveiller et lui donner beaucoup de boissons chaudes : si l'enfant présente une toux aboyante, on l'empêche de s'endormir pendant 1 à 2 heures. De cette façon on évitera l'accès de suffocation dans la seconde nuit : cet accès présente cette particularité qu'il vient en général 1 à 2 heures plus tard que la première nuit.

On fera donc bien de coucher l'enfant de bonne heure, de le laisser dormir de 7 heures à minuit, et de le tenir éveillé de minuit à deux heures.

On agira de même la troisième nuit. L'affection se transforme alors peu à peu en un rhume ou un catarrhe bronchique; on observe très facilement des récidives, occasionnées par des événements souvent peu importants. Si donc une seconde attaque de faux croup survient, on sait quels conseils donner aux parents, surtout si ceux-ci apprennent au médecin que l'enfant a déjà eu souvent des accès de ce genre.

Souvent un faux croup constitue le début d'une rougeole

la conjonctivite qui se montre en même temps et le piqueté rouge du pharynx attireront l'attention du médecin. A l'apparition de l'exanthème, les phénomènes graves cèdent.

Une prédisposition morbide de ce genre sera combattue par un système d'éducation rationnel et prudent, destiné à rendre l'enfant moins sensible aux influences extérieures.

Croup.

Cette affection se caractérise par un exsudat fibrineux de la muqueuse trachéale et des grandes divisions bronchiques. Souvent le processus envahit les petites bronches ; cette forme est beaucoup plus fréquente et plus grave. Le processus peut être ascendant ou descendant.

Le pharynx peut rester indemne.

La maladie commence par un rhume avec toux aboyante. On distinguera le croup de la laryngite striduleuse par le fait que, dans le premier cas, la gêne respiratoire est continue, tandis que, dans le second cas, les accidents se montrent au milieu de la nuit et réveillent l'enfant qui dormait bien jusque-là; du reste, les symptômes alarmants cèdent ici bientôt la place à un certain degré d'euphorie.

Dans le croup, la respiration devient bruyante, l'inspiration est longue, l'expiration rapide et suivie d'une pause. Si le croup est localisé, la fréquence respiratoire n'est pas augmentée. Peu à peu, les conséquences de l'insuffisance des voies respiratoires se font sentir.

Le thorax s'aplatit à chaque inspiration dans les parties non rigides : on voit alors apparaître le tirage dans les fosses sous et sus-claviculaires et dans la région épigastrique. L'enfant penche la tête en arrière. La cyanose, provenant de la diminution de l'apport d'oxygène, est plus marquée dans le croup localisé ; dans la forme généralisée, elle ne se montre que peu à peu. Au début, l'enfant devient anxieux, et chacun de ses mouvements démontre une lutte incessante contre la suffocation. Le cours de l'affection peut être interrompu par de vrais accès d'étouffement, amenés par la paralysie des cordes vocales, ou par des poussées exsudatives soudaines, l'enfant s'affaiblit alors et souvent on se voit forcé de recourir à la trachéotomie.

Traitement. — Au début, repos au lit : on tentera de restreindre l'exsudation au moyen de compresses à l'eau froide ou chaude autour du cou : on agira sur l'exsudat en le soumettant à l'action de résolutifs mélangés à de l'air chaud et humide. On prescrira en outre un expectorant, et une alimentation fortifiante et facile à digérer.

> *Pr.* Eau de chaux, 500 gr.
> Eau dist., 500 gr.

En inhalations : si l'enfant est agité, on se servira du pulvérisateur de Richardson.

> *Pr.* Alun, 4 gr.
> Eau de fontaine, 400 gr.

Pour inhalation.

> *Pr.* Acide lactique concentré, dix gouttes.
> Eau dist., 40 gr.

A ajouter au liquide inhalé.

> *Pr.* Tanin pur, vingt à cinquante centigr.
> Eau dist., 50 gr.

A ajouter au liquide inhalé.

En cas de toux violente.

> *Pr.* Bromure de sodium, 5 gr.
> Eau, 250 gr.
> Eau de chaux, 250 gr.
> (*Us. ext.*)

Pour inhalations.

Autrefois, les sangsues, les vésicatoires, les frictions d'onguent gris servaient à traiter le croup : on a aussi renoncé aux fortes doses de calomel, pour ne songer qu'à relever les forces de l'enfant.

Dans les derniers temps on recommande à nouveau le traitement à l'onguent gris et au calomel ; il est certain que dans quelques cas on peut éviter la trachéotomie, grâce à ce traitement.

> *Pr.*　Calomel, cinq à dix centigr.
> Sucre blanc, 2 gr.

Mêlez et divisez en V poudres.

> *Pr.*　Onguent napolitain, 5 gr.
> Onguent simple, 5 gr.
> (*Us. ext.*)

Ces deux dernières prescriptions seront utilisées en cinq heures : on donnera toutes les heures une poudre et toutes les heures on fera une friction sur les diverses parties du corps. Le cou ne devra pas être frictionné. Puis on attend l'effet, et, le cas échéant, on recommence.

Les vomitifs ont quelque utilité. Si l'enfant est robuste, la bronchite généralisée, qu'on n'ait pas observé de poussées aiguës dans l'exsudat pseudo-membraneux, que cet exsudat lui-même soit en voie de ramollissement (entre le 3ᵉ et le 5ᵉ jour), ces médicaments sont indiqués, à condition, cela va sans dire, que les forces de l'enfant soient soutenues. Avant de prendre un vomitif, l'enfant boira abondamment, ce qui facilitera le vomissement.

> *Pr.*　Tartre stibié, dix à cinquante centigr.
> Potion gommeuse, 50 gr.

Une cuiller à café tous les quarts d'heure jusqu'à effet : ne pas se servir de ce produit en cas de diarrhée.

> *Pr.*　Sulfate de cuivre, cinquante centigr.
> Eau dist., 50 gr.
> Sirop simple, 20 gr.

Comme ci-dessus.

Le meilleur vomitif est :

> *Pr.*　Chlorhydrate d'apomorphine, un centigr.
> Eau dist., 10 gr.

Injecter 1 à 2 seringues de Pravaz pleines sous la peau. Le vomissement survient cinq à dix minutes après.

Si les accidents augmentent sans interruption, si des accès de suffocation se montrent et que la sténose entre en jeu, et avec elle les symptômes d'empoisonnement par excès d'acide carbonique dans le sang, il faudra sans tarder se préparer à trachéotomiser.

On devra y recourir dans les cas suivants :

1° Cyanose. Celle-ci sera intense dans les cas de tirage accentué, avec murmure vésiculaire absent dans le poumon, car on n'entend que la respiration laryngée, par propagation (croup localisé) : la cyanose peut être, dans d'autres cas, moins apparente mais durable, le visage devient blême, les ongles et les lèvres bleuissent.

2° Faiblesse musculaire commençante.

3° Grande agitation de l'enfant.

Si ce stade n'est pas observé, il peut arriver que l'enfant ait l'air calme et meure sans présenter de phénomènes inquiétants.

Si le croup est localisé au larynx seul (cette forme tend à disparaître depuis quelques années), l'affection ne dure que peu de temps, le poumon reste indemne, la fréquence des mouvements respiratoires n'est pas augmentée, le pouls n'est pas accéléré. C'est dans ces cas que les accès violents de suffocation avec cyanose intense s'observent surtout. Il faudra opérer de suite après le premier accès, car le second entraîne souvent avec lui la mort du petit patient.

Quand le croup envahit la trachée et les bronches, on voit l'affection durer longtemps, être précédée de bronchite avec angine diphtéritique concomitante ; on observe en outre de la fièvre ; on entend des râles disséminés dans tout le poumon ; les mouvements respiratoires sont plus rapides, le pouls est plus fréquent, la sténose modérée. L'insuffisance respiratoire, sans tirage violent, et une cyanose progressive mais légère sont des symptômes non moins caractéristiques. Dans les deux formes de croup, le professeur Widerhofer fait la trachéotomie ; le pronostic est bien meilleur dans les cas de croup localisé au larynx seul.

Il faudra opérer au début du stade asphyctique, quand commencent à apparaître les premiers effets fâcheux d'une longue sténose trachéale, mais avant que les forces de l'enfant ne soient épuisées par l'intoxication oxycarbonée. — Malheureusement, par suite de circcnstances variées, les enfants atteints de croup sont en général envoyés *in extremis* à la clinique : mais, même dans ce cas, un tiers ou un quart des opérés guérit, en général même la moitié et davantage.

Le professeur Widerhofer estime en outre qu'il n'y a aucune contre-indication à la trachéotomie, et c'est là un principe sur lequel il a à maintes reprises insisté. Même si le croup est compliqué de pneumonie, et si le processus a envahi les bronches, on doit opérer, à moins qu'on ne se laisse influencer par la préoccupation d'une bonne statistique à publier. L'opération bien faite, et cela avant le stade asphyctique, n'offre pas de danger en elle-même.

Les préparatifs de l'opération dureront 2 à 3 heures environ : l'enfant doit être mis dans un bain chaud, et on procède à un nettoyage soigné, surtout de la région du cou. Pendant ce temps, on donne au malade beaucoup de lait, de thé russe avec du cognac ou du vin et une potion expectorante énergique :

> *Pr.* Infusion de polygala, 5 à 8 gr. sur 70 gr.
> Ammoniaque anisée, quinze à vingt gouttes.
> Sirop simple, 10 gr.

Toutes les deux heures une cuiller à café.

Si la sténose est considérable, que le danger de suffocation soit imminent, et que l'opération ne puisse être faite de suite, on a recours au tubage du larynx, qui se fera avec facilité surtout si l'on emploie les tubes en caoutchouc vulcanisé préconisés par le professeur Weinlechner. Ce moyen, qui facilite l'expectoration, permet de gagner du temps, mais n'est pas sans danger, surtout si l'enfant est encore petit et que l'adynamie soit accentuée. Il faut ne faire le tubage qu'avec l'aide de deux personnes au moins.

Le professeur Widerhofer fait en général la trachéotomie

vraie, il la préfère à la crico-thyréotomie, pour les raisons qui suivent :

1º Raisons d'ordre anatomique : chez l'enfant, la glande thyroïde est appliquée assez haut sur le larynx, et sera ainsi épargnée par l'opération.

2º Il faut respecter les cordes vocales et le larynx. Des sténoses du larynx ou des nécroses du cricoïde ne s'observent jamais après la trachéotomie proprement dite.

3º La canule pourra être enlevée beaucoup plus tôt après la trachéotomie qu'après l'autre opération.

L'opération une fois terminée, on songera à fortifier l'enfant épuisé, à activer son expectoration ; plus cette dernière est abondante et plus grandes aussi seront, toutes choses égales d'ailleurs, les chances de guérison. On enveloppe l'enfant de linges chauffés, on renouvelle l'air, on prescrit une soupe au vin, du vin, une alimentation appropriée ; la nourriture sera bien supportée, dans les cas où le malade n'a pas été chloroformé ou ne présente aucune complication grave.

Si l'opération a été faite très tard, et que l'asphyxie se soit montrée dans le cours de la trachéotomie, si après sa terminaison on observe des syncopes ou des accidents convulsifs, on posera un pronostic plutôt défavorable et on cherchera pendant 10 à 15 minutes à ranimer le petit opéré et à l'exciter. La galvanisation du grand sympathique et du diaphragme sera surtout utile ici.

L'expectoration sera favorisée de toutes les manières, soit par les expectorants, soit par des inhalations fréquentés de :

> *Pr.* Eau de chaux, 500 gr.
> Eau dist., 500 gr.
> (*Us. ext.*)

Ces inhalations seront dirigées sur l'ouverture de la canule. La plaie sera protégée par de la gaze iodoformée, couverte de batiste de Billroth, toutes deux avec une ouverture pour laisser passer la canule. Le lavage et la surveillance du tube seront confiés à une infirmière exercée.

Expectorant :

Pr.   Infusion de polygala, 5 à 7 gr. sur 70 gr.
    Ammoniaque anisée, vingt gouttes.
    Sirop simple, 10 gr.

Toutes les 2 heures une cuiller à café.

Si la sécrétion est très abondante :

Pr.   Infusion de polygala, 5 à 7 gr. pour 70 gr.
    Apomorphine, un centigr.
    Sirop simple, 10 gr.

Toutes les deux heures une cuiller à café.

L'élévation de la température apparaîtra en général au bout de 12 heures et davantage après l'opération : elle indique souvent, quand elle se montre, une nouvelle poussée d'exsudat et sera combattue par la quinine, l'antipyrine ou l'antifébrine, cette dernière aux doses de dix à vingt centigrammes.

En cas de collapsus commençant :

Pr.   Camphre en poudre, quinze à vingt centigr.
    Looch huileux, 80 gr.

Tous les quarts d'heure une cuiller à café.

Pr.   Ammoniaque anisée, 15 gr.

Tous les quarts d'heure cinq gouttes pour une cuiller d'eau sucrée.

Pr.   Musc, quinze à vingt-cinq centigr.
    Sucre blanc, 3 gr.

Mêlez et divisez en V poudres : une poudre toutes les deux heures.

Il faut être, dans les premières 48 heures, fort réservé pour le pronostic. Plus il y aura d'expectoration de fausses membranes arborescentes, et plus ce pronostic sera bon. Les membranes de ce genre bouchent souvent la canule et donnent alors lieu à un accès de suffocation.

On enlève les fausses membranes au moyen de pincettes de forme spéciale ou on écouvillonne la trachée jusqu'à la bifurcation bronchique.

Le troisième jour après l'opération, on placera une nouvelle canule, et du 5ᵉ au 7ᵉ jour la canule pourra être enlevée tout à fait dans les cas favorables. Il faut toujours auparavant s'assurer si l'enfant peut parler et respirer lorsqu'on bouche la canule avec le doigt. Si le catarrhe est intense, la canule restera en place quinze jours et davantage ; dans ce cas, la trachée s'ulcérera presque toujours. La plaie trachéale sera fréquemment nettoyée, pour la débarrasser des sécrétions qui reparaissent sans cesse, avec une solution phéniquée à 2 1/2 %. On insufflera en outre de l'iodoforme et on protégera le tout avec de la gaze. La plaie une fois fermée et la sécrétion tarie, on verra apparaître des granulations. Si la plaie ne granule pas, le pronostic sera mauvais et il faudra soupçonner une affection chronique ou subaiguë des poumons.

L'infection de la plaie provoque dans quelques cas l'apparition de graves phlegmons ; le pronostic devient dans ce cas très sombre. La plaie prend un mauvais aspect, le voisinage est infiltré. L'enfant sera soumis à une excitation énergique, on ouvrira les fenêtres de la chambre. La plaie sera pansée avec :

Pr.   Acide borique pulvérisé, 1 gr. 50 à 2 gr. 50.
       Onguent simple, 50 gr.
       (*Us. ext.*) .

A étendre sur un morceau de toile.

L'alimentation sera facile à digérer et fortifiante, et on prescrira :

Pr.   Infusion d'ipéca, quinze à vingt-cinq centigr. sur 70 gr.
       Teinture de Bestuschef, quinze gouttes.
       Sirop simple, 10 gr.

Toutes les deux heures une cuiller à café.

Pr.   Sulfate de quinine, cinq centigr.
       Carbonate de fer saccharifié, cinq centigr.
       Sucre blanc, cinquante centigr.

Pour une poudre : faire dix poudres semblables : matin et soir une poudre.

Angine diphtéritique.

On la reconnaît à des exsudats encastrés dans la muqueuse

du pharynx et de ses annexes. Ces exsudats sont plus ou moins nettement délimités, de couleur gris-verdâtre, saignant et se désagrégeant facilement. Les ganglions sous-maxillaires sont dans la règle gonflés et le nez présente une sécrétion abondante, car la muqueuse de ce dernier organe est atteinte aussi. L'infiltration du voile du palais rend la respiration ronflante. Si l'affection envahit le larynx, on est très souvent obligé de recourir à la trachéotomie. Les formes graves tuent le malade par septicémie, par embolies ou par paralysie du muscle cardiaque.

La glace en pilules ou en applications externes a toujours eu d'excellents résultats.

Il faudra prescrire des gargarismes et des lavages du nez fréquents.

> *Pr.* Chlorate de potasse, 10 gr.
> Eau, 1.000 gr.
> (*Us. ext.*)

Les fausses membranes seront tous les jours cautérisées une ou deux fois avec des tampons d'ouate imbibés de :

> *Pr.* Acide lactique pur concentré, 10 gr.
> (*Us. ext.*)

Si les enfants ne savent pas se gargariser, le chlorate de potasse sera prescrit à l'intérieur : en même temps, lavage toutes les 2 heures, à la seringue, avec du permanganate de potasse en solution ou avec de l'eau de chaux.

> *Pr.* Chlorate de potasse, 1 gr.
> Eau, 200 gr.
> Sirop d'écorces d'oranges, 20 gr.

Toutes les demi-heures à toutes les heures, une cuiller à café.

> *Pr.* Eau de chaux, 300 gr.
> (*Us. ext.*)

A l'intérieur :

> *Pr.* Décoction de quinquina, 5 gr. sur 70 gr.
> Chlorate de potasse, 1 gr.
> Sirop d'écorces d'oranges, 10 gr.

Toutes les deux heures une cuiller à café.

Dans les cas très graves :

> *Pr.*   Acide phénique, 10 gr.
> Alcool de Montpellier, 100 gr.
> (*Us. ext.*)

Pour badigeonnages.

Dans ces derniers temps, les lavages se font au sublimé ; les solutions varieront de concentration suivant l'âge de l'enfant (0,50 00/00, 1 00/00, 2 00/00). Toutes les 2 heures, on fera une pulvérisation avec 4 grammes du liquide : on donnera même le sublimé à l'intérieur.

> *Pr.*   Bicyanure d'hydrargyre, un demi à un centigr.
> Eau dist., 100 gr.
> Sirop de framboises, 10 gr.

Toutes les 3 heures une cuiller à café.

Si l'urine est albumineuse, on supprimera le chlorate de potasse.

Si une bronchite se développe :

> *Pr.*   Infusion de polygala, 5 gr. sur 70 gr.
> Chlorate de potasse, 1 gr.
> Sirop simple, 10 gr.

Toutes les deux heures une cuiller à café.

La fièvre sera combattue par de fortes doses de sulfate de quinine, par l'antipyrine ou l'antifébrine.

> *Pr.*   Sulfate de quinine, 1 gr.

Divisez en quatre doses à donner dans des capsules de gélatine.

> *Pr.*   Antipyrine, 2 gr.

Divisez en quatre à huit doses.

> *Pr.*   Antifébrine, soixante à quatre-vingts centigr.
> Sucre blanc, 1 gr. 50.

Divisez en quatre doses.

Si le larynx est atteint, on agira comme dans le croup.

Souvent on voit se développer à la suite de diphtérie des paralysies musculaires, surtout du voile du palais.

Le pronostic en est favorable : une alimentation fortifiante, le séjour à la campagne, la faradisation modérée des muscles atteints seront prescrits, ainsi que les poudres suivantes :

> *Pr.* Sulfate de quinine, cinquante centigr.
> Carbonate de fer saccharifié, cinquante centigr.
> Sucre blanc, 2 gr. 50.

Mêlez et divisez en X poudres.

Matin et soir une poudre.

> *Pr.* Teinture de malate de fer, 15 gr.
> Teinture amère, 15 gr.

3 fois par jour cinq à dix gouttes dans une cuiller de vin rouge.

> *Pr.* Teinture de malate de fer, 10 gr.
> Teinture d'absinthe, 2 gr.

3 fois par jour cinq à dix gouttes.

> *Pr.* Liqueur de Fowler, 5 gr.
> Eau de menthe poivrée, 5 gr.

2 fois par jour trois gouttes.

> *Pr.* Ferro-citrate de quinine, dix centigr.
> Oléosaccharure d'acore, cinquante centigr.

Pour une poudre, faire dix poudres semblables.

Matin et soir une poudre.

Coqueluche.

Cette maladie, fréquente et très infectieuse, se propage par la sécrétion bronchique. La durée de l'affection est de 4 à 8 semaines. On distingue trois stades, le stade catarrhal, le stade spasmodique et le stade de déclin. Le diagnostic sera certain au moment du second stade, avec ses accès convulsifs si caractéristiques ; une toux saccadée avec une aspiration sifflante (ce dernier symptôme manque chez le nourrisson), puis une expectoration de mucus filant et même de contenu stomacal. Les enfants atteints devront donc après chaque accès prendre un peu de nourriture, à défaut de quoi ils dépériraient rapidement. Les paroxysmes s'accompagnent d'une cyanose plus ou moins accentuée et peuvent même donner lieu à des hémorragies cérébrales. On trouve presque toujours des ecchymoses des muqueuses et de l'œdème des paupières. — Ulcération du frein de la langue.

Les conséquences les plus fréquentes de la coqueluche sont la broncho-pneumonie, l'hyperplasie des ganglions bronchiques et leur caséification, l'infiltration du poumon et la méningite tuberculeuse.

La coqueluche et la rougeole ont un certain rapport entre elles. Comme prophylaxie, il faut un isolement complet des malades.

> *Pr.* Poudre de racine de belladone, dix centigr.
> Bicarbonate de soude, quarante centigr.
> Sucre blanc, 2 gr.

Mêlez et divisez en X poudres : toutes les 3 heures une poudre.

> *Pr.* Teinture de belladone, deux à six gouttes.
> Potion gommeuse, 70 gr.
> Sirop simple, 10 gr.

Toutes les deux heures une cuiller à café.

> *Pr.* Sulfate d'atropine un à deux milligr.
> Eau dist., 80 gr.

3 à 4 fois par jour, 1 à 2 gouttes sur un morceau de sucre.

L'atropine ne doit être employée que dans les cas très graves et avec la plus grande prudence.

> *Pr.* Poudre de racine de belladone, dix centigr.
> Sulfate de quinine, cinquante centigr.
> Sucre blanc, 2 gr.

Mêlez et divisez en dix poudres : une poudre trois fois par jour.

> *Pr.* Hydrate de chloral, 1 à 3 gr.
> Eau dist., 70 gr.
> Bromure de potassium, 5 gr.
> Sirop d'écorces d'oranges, 10 gr.

Toutes les deux heures une cuiller à café.

> *Pr.* Sulfate de quinine, vingt-cinq centigr.

Pour une poudre; deux poudres par jour.

> *Pr.* Bromure de potassium, 3 gr.
> Eau dist., 100 gr.

Pour inhalations.

> *Pr.* Acide phénique, cinquante centigr.
> Eau dist., 100 gr.

Pour inhalations.

> *Pr.* Sulfate de quinine, 3 gr.
> Acide sulfurique q. s. pour dissoudre dans :
> Eau dist., 100 gr.

Pour inhalations.

> *Pr.* Chlorhydrate de cocaïne, cinquante centigr.
> Eau dist., 10 gr.

En badigeonnages dans la gorge avec un pinceau spécial.

> *Pr.* Chlorhydrate de cocaïne, 1 gr.
> Eau dist., 50 gr.

Inhalation.

La cocaïne donné surtout des résultats dans les cas où l'on constate des vomissements fréquents.

Chez les petits enfants, il est imprudent de donner la belladone même à faibles doses. On prescrira donc :

> *Pr.* Décoction d'écorce de quinquina, 3 à 5 gr. sur 120 gr.
> Résorcine, quinze à trente centigr.
> Sirop d'écorces d'oranges, 15 à 20 gr.

Toutes les 2 heures une cuiller à café.

Si la coqueluche s'accompagne de bronchite généralisée, ce qui arrive d'ordinaire dans le dernier stade, on donnera des expectorants.

> *Pr.*   Infusion d'ipéca, quinze à vingt-cinq centigr. sur 70 gr.
> Teinture de belladone, deux à sept gouttes.
> Sirop simple, 10 gr.

Une cuiller à café toutes les deux heures.

Si on peut faire changer de résidence au malade, on en retirera presque toujours du bénéfice, et la durée de la maladie en sera diminuée, mais il faudra se garder d'aller propager l'affection dans un milieu nouveau.

Il faudra traiter les complications d'après leur nature.

L'alimentation sera fortifiante et facile à digérer.

Adénites (cervicale, sous-maxillaire, inguinale) :

Traitement basé sur l'étiologie (eczéma, prurigo, etc.).

Compresses de :

> *Pr.*   Eau de Goulard, 300 gr.
> (*Us. ext.*)

Ou encore :

> *Pr.*   Onguent napolitain, 10 gr.
> Onguent simple, 10 gr.
> (*Us. ext.*)

A frictionner gros comme un pois.

Dans les cas subaigus, badigeonnages de :

> *Pr.*   Teinture d'iode, 15 gr.
> (*Us. ext.*)

> *Pr.*   Iodure de potassium, 2 gr. 50.
> Iode métalloïde, cinquante centigr.
> Glycérine, 50 gr.
> (*Us. ext.*)

Si on ne peut plus empêcher la suppuration, on prescrira des cataplasmes chauds et on incisera le point fluctuant parallèlement à la direction des vaisseaux : drainage, pansement antiseptique.

Si la cavité de l'abcès se comble par les granulations qui l'envahissent, on appliquera tous les jours un linge enduit de la pommade suivante :

> *Pr.*   Iodoforme, 1 gr.
>   Onguent émollient, 10 gr.
>   (*Us. ext.*)

> *Pr.*   Nitrate d'argent en solution, dix centigr.
>   Onguent émollient, 10 gr.
>   Baume du Pérou, six gouttes.
>   (*Us. ext.*)

Chorée.

Mouvements incoordonnés des muscles volontaires, en général d'une moitié du corps seulement.

Une peur subite, le besoin d'imitation, le rhumatisme articulaire, les lésions cardiaques, les troubles des organes génito-urinaires, et surtout les anomalies de croissance et de développement (chloro-anémie), sont les causes efficientes de l'affection.

La plus grande quantité des cas concerne des enfants de 6 à 14 ans : il faudra les soumettre à des soins intelligents, et à des cures hydrothérapiques dans un bon air.

> *Pr.*   Liqueur de Fowler, quatre gouttes.
>   Eau dist., 70 gr.
>   Sirop simple, 10 gr.

A prendre en deux jours, puis augmenter de deux gouttes jusqu'à 20 et redescendre ensuite.

> *Pr.*   Liqueur de Fowler, 10 gr.
>   Glycérine, 5 gr. e
>   Eau dist., 5 gr.

Pour injection.

On filtrera la solution au moment de l'emploi, pour éviter

des abcès. On commencera par une division de la seringue de Pravaz et on augmentera la dose jusqu'à 8 divisions, pour redescendre ensuite. On fera les injections alternativement dans la musculature des bras et des cuisses, en suivant un ordre régulier.

> Pr. Liqueur de Fowler, 5 gr.
> Teinture de malate de fer, 5 gr.

5 gouttes par jour : monter peu à peu à 10 gouttes.

> Pr. Sulfate de quinine, cinq centigr.
> Saccharure de carbonate de fer, cinq centigr.
> Sucre blanc, cinquante centigr.

Pour une poudre ; 2 poudres pareilles par jour.

Si l'enfant est très agité, on couvre les bords du lit de ma-telas pour éviter les accidents. L'enfant sera enveloppé de draps mouillés, à la température de la chambre. A l'intérieur (après avoir au préalable nettoyé le gros intestin par un clys-tère ou de l'eau laxative de Vienne par voie stomacale), on prescrira :

> Pr. Hydrate de chloral, 1 gr.
> Eau dist., 50 gr.
> Sirop d'écorces d'oranges, 20 gr.

A prendre dans la journée.

Dans les derniers temps on a employé pour éviter les ab-cès dans la région de l'injection, le liquide suivant :

> Pr. Arséniate de soude, dix centigr.
> Acide phénique, vingt centigr.
> Eau dist., 10 gr.
> (*Us. ext.*)

Pour injections.

Endocardite et péricardite.

Ces deux affections se montrent surtout dans le cours du rhumatisme articulaire, mais aussi à la suite d'affections pleuro-pulmonaires, ou à la suite de maladies infectieuses graves (scarlatine, variole).

Des affections valvulaires datant de longtemps (presque toujours ce sont les valvules auriculo-ventriculaires gauches qui sont intéressées), peuvent donner lieu à des embolies. Ce sont surtout les endocardites à la suite de scarlatine ou de variole qui présentent cette particularité.

Repos, appareil de Leiter ou compresses d'eau glacée. Si le cœur bat très rapidement et très irrégulièrement :

Pr.   Infusion de feuilles de digitale, quinze
      à vingt-cinq centigr. sur 70 gr.
      Eau de laurier-cerise, dix à vingt gouttes.
      Sirop de framboises, 10 gr.

S'en abstenir si le pouls devient remarquablement lent, et prescrire à la place :

Pr.   Acide tartrique, cinquante centigr.
      Eau, 70 gr.
      Sirop simple, 10 gr.

Toutes les deux heures une cuiller à café.

Si l'endocardite a guéri, mais en laissant après elle une lésion valvulaire, c'est le régime sévère qui donnera surtout des résultats. On évitera toute fatigue physique ou intellectuelle. Pas de café ou de thé forts. Le vin et la bière seront réservés aux individus débilités. Le lait et la viande seront la base de l'alimentation : on surveillera en outre les selles, qui doivent être quotidiennes. Si le cœur recommence à perdre son rythme régulier, on a recours à la digitale ou à :

Pr.   Teinture de strophantus, 30 gr.

2 fois par jour cinq à dix gouttes.

En cas de péricardite à l'état aigu, glace et digitale à l'intérieur, dans les stades ultérieurs de l'affection, diurétiques badigeonnages de teinture d'iode. En cas de faiblesse du cœur : vin, éther, ammoniaque anisée, musc.

> *Pr.* Acétate de potasse, 2 gr.
> Eau, 70 gr.
> Sirop simple, 10 gr.

Toutes les 2 heures une cuiller à café.

> *Pr.* Décoction d'écorce de quinquina, 5 gr. sur 70 gr.
> Acétate de potasse, 2 gr.
> Sirop d'écorces d'oranges, 10 gr.

Toutes les 2 heures une cuiller à café.

> *Pr.* Iode métalloïde, dix centigr.
> Iodure de potassium, 2 gr. 50.
> Glycérine, 50 gr.
> (*Us. ext.*)

Badigeonnages.

Enveloppements de Priessnitz.

Dans l'enfance, les *affections cardiaques congénitales* jouent un certain rôle. On trouve associée à elles la cyanose congénitale. Les adultes présentent la cyanose en cas de troubles respiratoires, et l'absence de ces troubles fera conclure, chez le nouveau-né, à une malformation congénitale du cœur. La survie de ces enfants sera plus ou moins longue, suivant le degré de la maladie et l'intensité des complications acquises, qui les atteignent beaucoup plus facilement que les nouveau-nés normaux.

Eczéma.

Traitement local : tenir en outre compte de la cause : les anomalies constitutionnelles, la scrofule, l'obésité, des irritations mécaniques, chimiques et thermiques se retrouvent dans les antécédents du malade.

Il faut éviter les lavages et les bains en cas d'eczéma aigu ; en cas d'inflammation violente, on fera cependant des applications de :

> *Pr.* Eau de Goulard, 300 gr.
> (*Us. ext.*)

Ensuite, on saupoudrera avec :

> *Pr.*   Amidon pur, 10 gr.
> Oxyde de zinc, 10 gr.
> (*Us. ext.*)

On ramollira les croûtes avec de l'huile d'olives ou des cataplasmes et on les enlèvera. Si la peau est très infiltrée, frictions avec :

> *Pr.*   Esprit de savon vert, 50 gr.
> (*Us. ext.*)

On peut aussi employer le savon mou de potasse.

S'il y a eczéma de la tête et de la face, non scrofuleux, on enlèvera soigneusement les croûtes et les cheveux agglutinés (voir ci-dessus), puis on étendra la pommade sur une petite compresse et on l'appliquera sur les points malades : on change le pansement au bout de douze heures. Si la face est fortement atteinte, on découpe un masque de toile et on étend la pommade sur ce masque.

> *Pr.*   Emplâtre de savon, 50 gr.
> Acide salicylique, 1 gr.
> (*Us. ext.*)

> *Pr.*   Acide salicylique, 1 à 2 gr.
> Onguent émollient, 50 gr.
> (*Us. ext.*)

> *Pr.*   Acide salicylique, 1 à 2 gr.
> Lanoline, 50 gr.
> Glycérine, 1 gr.
> (*Us. ext.*)

> *Pr.*   Sous-nitrate de bismuth, 2 gr. 50.
> Lanoline, 50 gr.
> Glycérine, 1 gr.
> (*Us. ext.*)

> *Pr.*   Créoline vingt-cinq centigr.
> Lanoline anhydre, 50 gr.
> Eau dist., 10 gr.
> (*Us. ext.*)

Si la scrofule est la cause de l'eczéma, on donnera à l'intérieur de l'huile de foie de morue, du fer, et on fera prendre tous les matins et tous les soirs un petit gobelet d'eau iodée de Hall.

> *Pr.* Précipité jaune, dix centigr.
> Onguent émollient, 10 gr.
> (*Us. ext.*)

Si le nez est malade, on introduira 3 fois par jour avec un pinceau fin la pommade dans les narines.

> *Pr.* Calomel, trente centigr.
> Onguent émollient, 20 gr.
> (*Us. ext.*)

L'intertrigo fessier est une conséquence des selles diarrhéïques, qui sont fréquentes surtout chez les enfants élevés au biberon ; cet intertrigo envahira parfois les extrémités inférieures dans leur ensemble. Il faudra surveiller le régime, supprimer les toiles imperméables de caoutchouc, et changer l'enfant souvent. Il ne faut jamais employer ici des pommades, car elles rancissent et ne font ainsi qu'aggraver le mal. Dans les cas graves seulement, on usera avec succès de la préparation suivante :

> *Pr.* Huile de lin, 100 gr.
> Eau de chaux, 100 gr.
> (*Us. ext.*)

En thèse générale, les préparations citées plus haut suffiront, et l'on emploiera, en outre :

> *Pr.* Poudre d'amidon, 50 gr.
> Oxyde de zinc, 10 gr.
> (*Us. ext.*)

> *Pr.* Oxyde de zinc, 5 gr.
> Talc de Venise, 5 gr.
> Poudre d'amidon, 10 gr.
> (*Us. ext.*)

Pour saupoudrer.

Dans les cas très tenaces on peut recourir à un léger badigeonnage des parties malades avec une solution de nitrate d'argent à 1 °/o.

Les enfants gras présentent fort souvent de l'intertrigo au cou et sur d'autres parties du corps ; la poudre ci-dessus suffira à les guérir, si l'on a soin de séparer les parties qui frottent l'une contre l'autre avec un peu de charpie fine et bien propre.

Dans les plis articulaires on trouve des eczémas qui méritent, par leur ténacité et leur facilité à la récidive, le terme de chroniques. La peau du voisinage est dans la règle fortement infiltrée et doit être bien frictionnée au savon mou de potasse.

A l'intérieur on donnera :

Pr. Mixture d'huile de foie de morue (1),
10 gr. sur 100 gr.
Teinture de Bestuschef, dix à quinze gouttes.
Sucre blanc, 10 gr.

Toutes les deux heures une cuiller à café.

Pr. Liqueur de Fowler, 5 gr.
Eau de menthe poivrée, 5 gr.

3 fois par jour, trois à cinq gouttes.

A l'extérieur :

Pr. Onguent diachylon de Hebra, 50 gr.

A étaler sur un morceau de toile fine ; changer deux fois par jour le pansement, qui aura été bien fixé par un bandage.

On peut aussi prescrire :

Pr. Emplâtre de savon, 50 gr.
Acide salicylique, 2 gr.

Incontinence nocturne d'urine.

Les causes de cette affection sont : de mauvaises habi-

(1) Voir la formule détaillée, page 382 (Monti, *Constipation*).

tudes, des troubles nutritifs (scrofule, anémie, rachitisme) ou encore de l'atonie vésicale, suite d'une longue maladie.

Il faut combattre les causes efficientes, ne rien donner à boire à l'enfant au moment où il va se coucher, le réveiller souvent la nuit, faradiser la région vésicale, et s'il y a lieu introduire une électrode dans la vessie.

Pr. Sulfate de quinine, cinquante centigr.
Carbonate de fer saccharifié, cinquante centigr.
Sucre blanc, 2 gr.

Mêlez et divisez en X poudres ; deux poudres par jour.

Pr. Teinture de malate de fer, 10 gr.
Teinture amère, 10 gr. (1).

3 fois par jour, dix gouttes.

Dans les cas très tenaces :

Pr. Extrait de belladone, cinq milligr. à un centigr.
Sucre blanc, vingt-cinq centigr.

Pour une poudre ; faire dix poudres semblables ; 2 à 3 fois par jour une poudre.

Pr. Extrait de noix vomique, deux à cinq milligr.
Lactate de fer, trois centigr.

Mêlez pour une poudre ; faire dix poudres semblables ; 2 à 3 fois par jour une poudre.

Pr. Ergotine de Bombellon, quinze à vingt gouttes.
Eau dist., 70 gr.
Sirop d'écorces d'oranges, 10 gr.

Toutes les 2 heures une cuiller à café.

Vulvo-vaginite avec fleurs blanches.

Remonter aux causes, qui sont : la malpropreté, l'infection locale, les oxyures, le traumatisme, l'onanisme, le prurit et les troubles de nutrition.

(1) Voir page 122.

Repos au lit, alimentation peu abondante au début, dérivation intestinale. Compresses d'eau de Goulard glacées. Plus tard, astringents et désinfectants ; s'il y a lieu fer ou quinine à l'intérieur. Les pertes vaginales de l'enfance n'ont pas toujours le même caractère que celles qui procèdent de la blennorrhagie.

Pr. Alun, 10 gr.
Eau de fontaine, 200 gr.
(*Us. ext.*)

Pour injections.

Pr. Sulfo-phénate de zinc, 3 gr.
Eau de fontaine, 150 gr.
(*Us. ext.*)

Pour injections.

Pr. Thymol cristallisé, cinquante centigr.
Eau dist., 500 gr.
(*Us. ext.*)

Pour injections.

Pr. Créoline, dix à vingt gouttes.
Eau, 500 à 1000 gr.
(*Us. ext.*)

Pour injections.

Pr. Permanganate de potasse, 1 gr.
Eau commune, 100 gr.
(*Us. ext.*)

Doit être dilué.

Pr. Iodoforme, 5 gr.
Gomme arabique pulvérisée, 5 gr.

Faire de petits bâtonnets : introduire tous les jours un bâtonnet huilé dans le vagin.

Pr. Tannin, 5 gr.
Poudre de gomme arabique, 5 gr.
(*Us. ext.*)

Bâtonnets.

> *Pr.* Sous-nitrate de bismuth, 5 gr.
> Gomme arabique, 5 gr.
> (*Us. ext.*)

Bâtonnets.

> *Pr.* Sulfate ou tannate de quinine, 5 gr.
> Gomme arabique en poudre, 5 gr.
> (*Us. ext.*)

Bâtonnets.

Ichtyose.

Bains savonneux chauds pour détacher les amas épidermiques, puis frictions de :

> *Pr.* Spermaceti, 100 gr.
> Carbonate de plomb, 4 gr.
> (*Us. ext.*)

> *Pr.* Sublimé, cinq centigr.
> Eau dist., 100 gr.
> (*Us. ext.*)

Pour badigeonnages.

Ictère des nouveau-nés.

Si cette affection est d'ordre physiologique, il n'y a pas lieu de faire un traitement, car l'ictère disparaît peu à peu de lui-même.

L'ictère pyémique se manifeste par des diarrhées concomitantes, de la fièvre, un amaigrissement rapide et une prostration générale.

Dans ce dernier cas, on donnera :

> *Pr.* Sulfate de quinine, dix à vingt centigr.
> Eau dist., 70 gr.
> Acide sulfurique, q. s. pour faire dissoudre.
> Sirop d'écorces d'oranges, 10 gr.

Toutes les 2 heures une cuiller à café.

> *Pr.* Ammoniaque anisée, 5 gr.
> Éther acétique, 5 gr.

Toutes les heures dix gouttes, dans un peu d'eau sucrée.

Il faut en outre soigneusement traiter la plaie ombilicale ou celle produite par la circoncision, séparer l'enfant de la mère atteinte de fièvre puerpérale, et se procurer une bonne nourrice.

Spasme glottique.

Au moment de l'accès, aspersions d'eau froide : il faudra souvent recourir à la respiration artificielle.

> *Pr.* Bromure de potassium, vingt-cinq à
> cinquante centigr.

Pour une poudre; faire dix poudres pareilles; une poudre matin et soir.

> *Pr.* Hydrate de chloral, vingt-cinq centigr.
> Eau dist., 70 gr.
> Sirop d'écorces d'oranges, 10 gr.

Toutes les 2 heures une cuiller à café.

> *Pr.* Hydrate de chloral, cinquante centigr.
> Décoction de guimauve, 100 gr.

Pour deux clystères.

Le spasme de la glotte est une manifestation du rachitisme et se montre dans la première année de la vie. Les enfants qui en sont atteints présentent des os mous, facilement dépressibles, surtout vers l'occiput.

Pour éviter les symptômes graves de spasme laryngé, il est bon de soumettre les enfants présentant les particularités ci-dessus, à un traitement approprié, dès les premiers moments.

Passé la seconde année, on n'observe plus de cas de cette maladie, pour ainsi dire. Si l'on vient alors à constater des symptômes analogues, il ne faudra jamais perdre de vue la possibilité d'une épilepsie au début.

Le phosphore, qui a eu ses chauds partisans, est de nouveau abandonné : les martiaux, l'huile de foie de morue en hiver, le séjour à campagne, les bains salés, la suppression des féculents pendant un an, seront les mesures qu'il faudra prendre de préférence.

Pr.   Huile de foie de morue, 100 gr.
Phosphore, un centigr.

Tous les jours une à deux cuillers à café. (Kassowitz.)

Pr.   Huiles d'amandes douces, 30 gr.
Phosphore, un centigr.
Sucre blanc, 15 gr.
Gomme arabique en poudre, 15 gr.
Eau dist., 40 gr.

Tous les jours une à deux cuillers à café. (Kassowitz.)

Pr.   Sirop d'iodure de fer (1), 15 gr.
Sirop simple, 15 gr.

3 fois par jour, dix gouttes.

Pr.   Lactate de fer, cinq centigr.
Sucre blanc, vingt-cinq centigr.

Pour une poudre ; faire dix poudres pareilles ; matin et soir une poudre.

Pr.   Carbonate de fer saccharifié, cinq centigr.
Oléosaccharure d'acore, vingt-cinq centigr.

Pour une poudre ; faire dix poudres semblables ; matin et soir une poudre.

Pr.   Phosphate de chaux, 3 gr.
Carbonate de chaux, 3 gr.
Sucre de lait, 4 gr.

A prendre par pointes de couteau.

Pr.   Huile de foie de morue, 10 gr.
Looch huileux, 100 gr.
Sucre blanc, 10 gr.

(1) 100 grammes de sirop contiennent 12 grammes d'iodure de fer, dans h. autr. (Note du traducteur.)

Toutes les deux heures une cuiller à café.

> *Pr.* Huile de foie de morue, 10 gr.
> Looch huileux, 100 gr.
> Teinture de Bestuschef, quinze à vingt gouttes.
> Sucre blanc, 10 gr.

Toutes les 2 heures une cuiller à café.

Si l'enfant est plus âgé :

> *Pr.* Teinture de malate de fer, 15 gr.
> Teinture amère, 15 gr.

2 à 3 fois par jour, cinq à dix gouttes pour une cuiller de vin rouge.

Si l'on observe des troubles dyspeptiques :

> *Pr.* Teinture de malate de fer, 15 gr.
> Teinture de rhubarbe de Darel, 15 gr.

Comme ci-dessus.

Onanisme.

Cause : eczéma, balanite, oxyures, mauvaises lectures, influence pernicieuse de l'entourage, négligence des parents, couvertures trop chaudes. Traitement : quinine, martiaux, et surtout surveillance active, punitions, lit dur, hydrothérapie à l'eau froide, cautérisation du clitoris, incision du prépuce au thermocautère, *sans chloroformisation*, appareil protectif pour les organes génitaux.

Méningite purulente.

Cette affection est consécutive à des fractures du crâne, des insolations, des érésipèles, des otorrhées compliquées de carie du rocher ; elle peut prendre aussi la forme épidémique et est alors désignée sous le nom de :

Méningite cérébro-spinale.

Symptôme caractéristique : raideur tétanique de la nuque ; fièvre continue, vomissements continus d'origine méningitique, pouls accéléré, mais pas toujours irrégulier, enfin hyperesthésie considérable, vésicules nombreuses d'herpès et opisthotonus.

Repos absolu, compresses d'eau glacée sur la tête, et si la moëlle épinière est intéressée dans le processus, compresses sur le rachis, après frictions préalables de :

> Pr. Onguent napolitain, 10 gr.
> Onguent simple, 10 gr.
> (*Us. ext.*)

(Prendre gros comme un pois de la pommade pour une friction.)

> Pr. Infusion de feuilles de digitale, quinze à vingt
> centigr. sur 70 gr. d'eau.
> Acétate de potasse, 2 gr.
> Sirop d'écorces d'oranges, 10 gr.

Toutes les 2 heures une cuiller à café.

> Pr. Iodure de sodium, 1 gr.
> Eau, 70 gr.
> Sirop simple, 10 gr.

Toutes les 2 heures une cuiller à café.

> Pr. Calomel, deux à quatre centigr.
> Sucre blanc, vingt-cinq centigr.

Pour une poudre : donner 3 poudres pareilles par jour.

En cas de convulsions :

> Pr. Hydrate de chloral, 2 gr.
> Bromure de sodium, 2 gr.
> Sirop d'écorces d'oranges, 20 gr.

Toutes les deux heures une cuiller à café.

Pr. Hydrate de chloral, 1 à 2 gr.
Décoction de guimauve, 200 gr.
(*Us. ext.*)

Pour 4 clystères.

Pr. Chlorhydrate de morphine, un demi centigr.
Sucre blanc, vingt-cinq centigr.

Pour une dose.

Méningite tuberculeuse.

Cette affection joue un grand rôle dans la pathologie infantile, elle attaque les enfants héréditairement prédisposés et ceux qu'une affection cérébrale, en général de nature caséeuse, a affaiblis.

Les quatre stades qu'on peut distinguer se caractérisent par leur dénomination même :

1° Stade prodromique ;

2° Stade d'irritation ;

3° Stade de compression ;

4° Stade de convulsions.

Le tableau pathologique est si nettement tracé qu'on ne peut guère faire d'erreurs de diagnostic.

Les symptômes principaux sont les vomissements, l'irrégularité du pouls, l'hyperesthésie cutanée, l'amaigrissement rapide, le ventre en bateau, les soupirs méningitiques, les grincements de dents, les convulsions toniques et cloniques, le réflexe pupillaire lent ou supprimé, les rougeurs fugitives de la face, et s'il n'y a pas de complications, l'absence de fièvre.

La thérapeutique a jusqu'à ce jour vainement cherché à combattre cette maladie.

Il faut chaque jour surveiller les selles et les urines.

Pr. Iodure de potassium,
vingt-cinq centigr. à 1 gr.
Eau dist., 70 gr.
Sirop simple, 10 gr.

Toutes les deux heures une cuiller à café.

> *Pr.* Iodure' de sodium, 1 gr. à 1 gr. 50.
> Eau dist., 70 gr.
> Sirop d'écorces d'oranges, 10 gr.

Toutes les deux heures une cuiller à café.

> *Pr.* Iodoforme, 1 gr.
> Onguent simple, 10 gr.
> (*Us. ext.*)

A frictionner, gros comme un pois, sur le cuir chevelu.

> *Pr.* Acétate de potasse, 1 à 2 gr.
> Eau dist., 70 gr.
> Sirop simple, 10 gr.

Toutes les heures une cuiller à café.

En même temps, compresses d'eau glacée.

Si on constate la broncho-pneumonie ou de la bronchite concomitante :

> *Pr.* Infusion de racine d'ipéca,
> quinze centigr. sur 70 gr.
> Iodure de potassium,
> cinquante centigr. à 1 gr.
> Sirop simple, 10 gr.

Toutes les 2 heures une cuiller à café.

En cas de convulsions :

> *Pr.* Hydrate de chloral, cinquante centigr. à 1 gr.
> Décoction de guimauve, 100 gr.

Pour deux clystères ; on peut donner aussi la morphine à l'intérieur à la dose de cinq milligrammes.

Rougeole.

L'incubation, qui dure environ quinze jours, ne présente pas de symptômes.

Le stade prodromique, qui dure quelquefois 5 jours, se caractérise par l'irritation des muqueuses ; on observera la conjonctivite et une photophobie intense, le coryza avec des épistaxis fréquentes, l'hypérémie de la voûte palatine, une bronchite plus ou moins généralisée, qui peut facilement, chez l'enfant, se transformer en broncho-pneumonie, et enfin parfois quelques diarrhées.

L'éruption se développe avec une fièvre de 40° et davantage.

L'exanthème commence en général derrière les oreilles, sur le front : lorsque l'éruption est tout à fait sortie, la température baisse, et fait place au bout d'une semaine environ à une température normale. 4 à 5 jours après l'éruption, des taches pigmentaires brunes remplacent l'exanthème, et l'on voit se détacher une desquamation furfuracée qui met 15 jours à disparaître.

Le traitement est symptomatique et s'adresse surtout aux modifications de la muqueuse bronchique.

On séparera soigneusement l'enfant malade des autres bien portants, surtout si ces derniers n'ont pas encore eu la rougeole.

Un enveloppement de Priessnitz autour du thorax constitue un excellent moyen de favoriser l'expectoration en abaissant en même temps la température : on renouvellera cette pratique toutes les 2 heures.

> *Pr.* Infusion d'ipéca, quinze à
> vingt-cinq centigr. sur 70 gr.
> Ammoniaque anisée, vingt gouttes.
> Sirop simple, 10 gr.

Toutes les deux heures une cuiller à café.

> *Pr.* Potion gommeuse, 70 gr.
> Eau de laurier-cerise, quinze à vingt gouttes.
> Sirop simple, 10 gr.

Toutes les deux heures une cuiller à café.

> *Pr.* Extrait de jusquiame, quinze centigr.
> Eau dist., 70 gr.
> Sirop simple, 10 gr.

Toutes les 2 heures une cuiller à café.

Les affections consécutives, telles que broncho-pneumonie et tuberculose pulmonaire, doivent être traitées d'après les indications données plus haut.

Il arrive fort souvent que de nombreux cas de coqueluche suivent de près une épidémie de rougeole et vice-versa.

Purpura ou maladie de Werlhof.

Scorbut. Melaena neonatorum. Hémophilie.

Le purpura hémorrhagique et le scorbut sont des processus identiques, à la seule différence que le premier est moins intense que le second. Le melaena des nouveau-nés est spécial à la première enfance, et se rapproche beaucoup du scorbut. Le traitement est indiqué dans le paragraphe des affections intestinales. L'hémophilie se distingue des autres variétés par le fait que les hémorrhagies ne s'observent pas dans l'intestin seulement, mais aussi dans tous les organes, et surtout sur le moignon ombilical.

Dans des cas de ce genre, il ne faudra procéder qu'avec la plus grande prudence aux opérations chirurgicales de l'enfance, telles que la section du fil de la langue, la vaccination, la circoncision, l'avulsion des dents.

Pendant la maladie, il faut un repos absolu, de l'air frais en abondance, une alimentation tonique et facile à digérer. Lavages vinaigrés. Comme boisson, sucs de fruits acidulés.

En cas d'épistaxis, tamponnement avec de la gaze au tannin et à l'iodoforme, Penghawar-Djambi.

> *Pr.* Acide tartrique, cinquante centigr.
> Eau, 70 gr.
> Sirop simple, 10 gr.

Toutes les deux heures une cuiller à café.

> *Pr.* Suc de citron frais, 20 gr.
> Sirop d'écorces d'oranges, 40 gr.

Pour ajouter aux boissons.

Pr.   Perchlorure de fer à 30°, dix gouttes.
         Eau de cannelle, 100 gr.
         Sirop simple, 10 gr.

Pr.   Acétate de plomb, vingt centigr.
         Poudre de Dower, vingt centigr.
         Sucre blanc, 2 gr.

Mêler et divisez en X poudres : 3 fois par jour une poudre.

Pr.   Extrait aqueux de seigle ergoté, 1 gr.
         Eau dist., 70 gr.
         Laudanum de Sydenham, une à trois gouttes.
         Sirop d'écorces d'oranges, 10 gr.

Toutes les deux heures une cuiller à café.

Pr.   Décoction d'écorce de quinquina, 3 à 5 gr.
             sur 70 gr.
         Ergotine de Bombellon, quinze à vingt gouttes.
         Sirop d'écorces d'oranges, 10 gr.

Toutes les deux heures une cuiller à café.

Pr.   Ergotine de Bombellon, 15 gr.

1/2 à 1 seringue de Pravaz en injection hypodermique.

En cas d'hémorragie intestinale :

Pr.   Perchlorure de fer à 30°, dix à quinze gouttes.
         Laudanum de Sydenham, une à trois gouttes.
         Eau, 70 gr.
         Sirop simple, 10 gr.

Une cuiller à café toutes les heures ou toutes les 2 heures.

Pr.   Ergotine de Bombellon, dix à quinze gouttes.
         Teinture d'opium simple, une à cinq gouttes.
         Eau dist., 70 gr.
         Sirop simple, 10 gr.

Toutes les deux heures une cuiller à café.

Maladies de l'ombilic chez le nouveau-né.

Hémorragie. Lorsque le cordon tombe entre le 5e et le

10ᵉ jour, les artères ombilicales saignent quelquefois. Traitement : ligature, thermocautère, tampons d'ouate trempés dans du perchlorure de fer ou application de Penghawar-Djambi : le pansement sera fixé avec des bandes de sparadrap qui doivent exercer une certaine pression.

Noma.

Complications de maladies graves, telles que la variole, la scarlatine, la fièvre typhoïde, etc. Le traitement sera avant tout tonique, de même que le régime.

Si la gangrène se montre, il faut une désinfection minutieuse : les parties malades seront détruites au moyen de caustiques ou du thermocautère. La perte de substance que laisse après elle la guérison devra être comblée par l'autoplastie.

> *Pr.*   Décoction d'écorce de quinquina,
>   5 gr. sur 70 gr.
>   Teinture de Bestuschef, vingt gouttes.
>   Sirop d'écorces d'oranges, 10 gr.

Toutes les 2 heures une cuiller à café.

> *Pr.*   Teinture de rhubarbe de Darel, 10 gr.
>   Teinture de quinquina composée, 10 gr.
>   Teinture de malate de fer, 10 gr.

Dix gouttes 3 fois par jour pour une cuiller de vin rouge.

> *Pr.*   Chlorate de potasse, 5 gr.
>   Eau, 500 gr.
>   (*Us. ext.*)

Gargarisme.

> *Pr.*   Acide phénique, 4 gr.
>   Eau, 200 gr.
>   (*Us. ext.*)

Gargarisme.

> *Pr.*   Permanganate de potasse cristallisé, 5 gr.

A ajouter aux gargarismes.

Pr. Gypse bituminé, 100 gr.
(*Us. ext.*)

En applications.

Omphalite, artérite et phlébite ombilicale.

Éviter de tirailler le moignon ombilical, traitement antiseptique minutieux de la plaie ombilicale, séparer l'enfant de
la mère atteinte de fièvre puerpérale.

Pr. Poudre d'iodoforme, 15 gr.
(*Us. ext.*)

Pour mettre sur la plaie.

Pr. Acide salicylique, 1 gr. 50.
Onguent émollient, 30 gr.
(*Us. ext.*)

Otite.

En cas de douleurs violentes, sangsues derrière les oreilles.

Pr. Teinture d'opium, huit gouttes.
Glycérine, 10 gr.

Instiller dix gouttes, tièdes, dans le conduit auditif.

Pr. Chlorhydrate de cocaïne, vingt centigr.
Chlorhydrate de morphine, deux centigr.
Eau dist., 10 gr.
(*Us. ext.*)

Comme ci-dessus.

En cas d'otorrhée, lavages à l'eau tiède, avec une solution
diluée de permanganate de potasse ou :

Pr. Sulfo-phénate de zinc, 2 gr.
Eau dist., 200 gr.
(*Us. ext.*)

Pr. Sulfate de zinc, 1 gr.
Eau chlorée, 20 gr.
Eau dist., 200 gr.
(*Us. ext.*).

> *Pr.* Acide borique en poudre, 10 gr.
> (*Us. ext.*)

Souffler tous les jours cette poudre dans l'oreille au moyen d'un morceau de plume d'oie servant de tube.

Pemphigus.

Le pemphigus simple est d'un pronostic favorable, mais il n'en est pas de même du pemphigus des enfants cachectiques.

> *Pr.* Huile de lin, 100 gr.
> Eau de chaux, 100 gr.
> (*Us. ext.*)

> *Pr.* Acide salicylique, 25 gr.
> Poudre d'amidon, 25 gr.
> (*Us. ext.*)

> *Pr.* Poudre d'iodoforme.
> (*Us. ext.*)

> *Pr.* Oxyde de zinc, 10 gr.
> Poudre d'amidon 10 gr.
> (*Us. ext.*)

En même temps, donner des martiaux et de l'huile de foie de morue.

> *Pr.* Huile de foie de morue, 10 gr.
> Looch huileux, 100 gr.
> Teinture de Bestuschef, quinze gouttes.

Allaitement au sein si possible.

Prurigo.

Lieux d'élection : côté de l'extension sur les extrémités. Compresses à l'acide salicylique (1 %) en cas de grande extension de la maladie.

> *Pr.* Acide salicylique, 10 gr.
> Eau dist., 1.000 gr.
> (*Us. ext.*)

Si le processus est moins accentué :

> *Pr.* Acide salicylique, 2 gr.
> Onguent émollient, 100 gr.
> (*Us. ext.*)

A l'intérieur, pour s'opposer à la cachexie, on donnera :

> *Pr.* Liqueur de Fowler, 5 gr.
> Teinture de malate de fer, 5 gr.

3 fois par jour deux à trois gouttes.

> *Pr.* Liqueur de Fowler, 5 gr.
> Teinture d'absinthe, 5 gr.

Une fois par jour cinq à dix gouttes.

> *Pr.* Liqueur de Fowler, 5 gr.
> Eau de menthe poivrée, 5 gr.

Comme ci-dessus.

> *Pr.* Huile de cade, 50 gr.
> Huile de foie de morue, 50 gr.
> (*Us. ext.*)

> *Pr.* Huile de foie de morue, 10 gr.
> Looch huileux, 100 gr.
> Teinture de Bestuschef, quinze à vingt gouttes.

Toutes les deux heures une cuiller à café.

Rachitisme.

Voir *Spasme de la glotte.*

Rhumatisme articulaire.

Repos au lit : immobilisation des articulations atteintes.

Pr. Salicylate de soude, cinquante centigr. à 1 gr.

Pour une poudre : faire trois poudres pareilles.

A prendre vers le soir, d'heure en heure.

Pr. Antipyrine, vingt-cinq à cinquante centigr.

Pour une poudre : 2 à 3 poudres semblables par jour.

Si la fièvre diminue ainsi que les douleurs articulaires et les gonflements :

Pr. Salicylate de soude, 1 gr. à 1 gr. 50.
Eau dist., 70 gr.
Sirop d'écorces d'oranges, 10 gr.

Toutes les 2 heures une cuiller à café ; à l'extérieur, teinture d'iode, etc.

Scabies.

Mêmes symptômes et même traitement que pour l'adulte.

Chez le nourrisson cependant, on trouvera les sillons surtout à la tête et en général sur les points du corps qui sont souvent en contact avec la nourrice.

Frictions de tout le corps (visage excepté), avec du savon vert, et une demi-heure plus tard, un bain.

Une fois le corps bien sec, on passe à l'application, pendant vingt-quatre heures, d'une des pommades indiquées ci-dessous.

Puis, bain chaud. Si la gale est très intense, il faudra souvent faire 5 à 6 frictions.

Pr. Soufre sublimé, 40 gr.
Goudron de hêtre, 40 gr.
Savon vert, 80 gr.
Axonge, 80 gr.
Craie blanche pulvérisée, 5 gr.
(*Us. ext.*)

Pr. Carbonate neutre de potasse, 8 gr.
Soufre citrin, 20 gr.
Axonge, 80 gr.
(*Us. ext.*)

Pr. Styrax liquide 50 gr.
Glycérine, 50 gr.
Baume du Pérou, 5 gr.
(*Us. ext.*)

> *Pr.* Styrax liquide, 20 gr.
> Alcool rectifié, 10 gr.
> Onguent émollient, 50 gr.
> (*Us. ext.*)

Ces deux dernières pommades seront surtout applicables aux nourrissons.

Les traitements trop énergiques, qui occasionneront trop facilement des bronchites, ne sont pas employés.

Si la formation de pustules et d'ulcérations est considérable, on ne donnera tous les jours qu'un bain chaud, suivi de l'application du remède suivant :

> *Pr.* Fleurs de soufre, 20 gr.
> Axonge, 80 gr.
> (*Us. ext.*)
> *Pr.* Baume du Pérou, 80 gr.
> (*Us. ext.*)

Les bains de sublimé seront surtout utiles ici; on en donnera 4 à 6.

> *Pr.* Sublimé corrosif, 1 gr.
> Chlorhydrate d'ammoniaque purifié, 1 gr. 50
> Eau dist., un litre.

Pour ajouter à 2 bains.

L'eczéma consécutif sera traité par les moyens indiqués à propos de cette affection.

Scarlatine.

Incubation de 24 heures à 3 semaines.

Le stade d'éruption commence avec une fièvre intense (41° souvent), des vomissements, de la prostration et même des convulsions. Une rougeur intense du palais, des exsudats pseudomembraneux et même diphtéritiques feront toujours craindre l'invasion du stade prodromique de la scarlatine. L'exanthème se voit surtout sur le pubis et à la face interne des cuisses; il couvre tout le corps, le visage excepté, dure 2 à 8 jours et ternit ensuite peu à peu. La fièvre, qui a un caractère continu, ne disparaît pas pendant tout ce temps-là.

4 à 5 jours après la disparition de l'exanthème, commence la desquamation : elle débute à la nuque, et ne manque même pas dans les cas ou l'exanthème a soi-disant fait défaut. Au bout de 3 à 8 semaines la desquamation est terminée et l'affection peut être considérée comme guérie. Le régime sera, dans les quatre premières semaines, composé uniquement de lait et bouillon, plus tard de laitages variés. On ne donnera pas de viande avant la fin de la desquamation. Tous les jours on fera la recherche de l'albumine dans les urines.

Comme prophylaxie, il faudra isoler sévèrement le malade.

Traitement : au début de l'affection, on agira sur l'intestin :

> Pr.   Eau laxative de Vienne, 30 à 50 gr.
> Eau de cerises, 15 gr.
> Sirop de framboises, 15 gr.

A prendre en deux fois.

> Pr.   Décoction d'écorce de quinquina, 5 gr. sur 70 gr.
> Sirop d'écorces d'oranges, 10 gr.

Toutes les 2 heures une cuiller à café.

Si la température dépasse 39°, antipyrine, autant de décigrammes par demi-heure, en 2 ou 3 fois, que l'enfant a d'années d'âge.

> Pr.   Antipyrine, 2 gr.

Divisez en IV à VIII doses.

Si la diphtérie complique l'exanthème :

> Pr.   Décoction d'écorces de quinquina, 5 gr. sur 70 gr.
> Chlorate de potasse, cinquante centigr. à 1 gr.
> Sirop d'écorces d'oranges, 10 gr.

Toutes les 2 heures une cuiller à café.

> Pr. Chlorate de potasse, 5 gr.
> Eau, 500 gr.
> (Us. ext.)

Gargarisme.

En outre, enveloppements de linges placés autour du cou et cautérisation des points diphtéritiques avec de l'acide lactique concentré pur.

En cas de collapsus :

> Pr. Musc d'Orient, cinq à quinze centigr.
> Sucre blanc, cinquante centigr.

Mêlez pour une poudre ; faire quatre poudres pareilles.

Toutes les 2 heures une poudre.

> Pr. Ammoniaque anisée, 5 gr.
> Éther acétique, 5 gr.

Toutes les quinze à trente minutes, 5 à 10 gouttes.

> Pr. Éther sulfurique, 10 gr.
>
> Camphre, 1 gr.
> (Us. ext.)

Injecter une seringue de Pravaz pleine sous la peau.

> Pr. Camphre, vingt à cinquante centigr.
> Looch huileux, 100 gr.
> Sucre blanc, 10 gr.

Toutes les demi-heures une cuiller à café : donne lieu à des ulcérations de la muqueuse gastrique !

Si la scarlatine se passe bien, que l'urine ne devienne pas albumineuse, on donnera au bout de 3 à 4 semaines :

> Pr. Carbonate de fer saccharifié, cinq centigr.
> Sulfate de quinine, cinq centigr.
> Sucre blanc, vingt-cinq centigr.

Pour une poudre : faire dix poudres semblables : matin et soir une poudre.

A partir de la quatrième semaine, l'enfant pourra prendre

des bains de 26° à 28°, ainsi que des laitages variés. La viande n'est permise qu'au moment où la desquamation est terminée : l'aspect de la paume des mains et de la plante des pieds permettra de décider la question.

Chez l'enfant, à côté des affections pulmonaires, ganglionnaires, articulaires et méningées, toutes maladies fréquentes, on observe fort souvent aussi la néphrite scarlatineuse, complication redoutable de l'exanthème.

La néphrite se montre d'ordinaire dans la troisième semaine et commence avec une forte fièvre, des convulsions et l'excrétion d'une urine rare, brun-rougeâtre, riche en albumine et en cylindres.

Dans les cas simples :

> *Pr.* Infusion de feuilles de digitale, quinze
> centigr. sur 70 gr.
> Eau de laurier-cerise, quinze gouttes.
> Sirop simple, 10 gr.

Toutes les 2 heures une cuiller à café.

> *Pr.* Teinture de strophantus, 10 gr.

Cinq gouttes 2 à 4 fois par jour.

S'arrêter si les battements du cœur deviennent irréguliers, et si le pouls se tend et se ralentit en même temps.

Si la diurèse est faible :

> *Pr.* Infusion de feuilles de digitale,
> quinze centigr. sur 70 gr.
> Acétate de potasse, 1 à 4 gr.
> Sirop simple, 10 gr.

Toutes les 2 heures une cuiller à café.

Enveloppements de Priessnitz, sur la région du rein, eau de Bilin à boire.

Si l'urine contient beaucoup d'hématies, on donnera, alternativement avec la potion ci-dessus :

> *Pr.* Ergotine de Bombellon, dix à vingt gouttes.
> Eau dist., 70 gr.
> Sirop simple, 10 gr.

Toutes les 2 heures une cuiller à café.

> *Pr.* Extrait aqueux de seigle ergoté, 1 gr.
> Eau dist., 70.
> Sirop simple, 10 gr.

Toutes les 2 heures une cuiller à café.

> *Pr.* Tanin pur, dix centigr.
> Sucre blanc, vingt-cinq centigr.

Pour une poudre ; faire dix poudres pareilles ; 2 à 4 poudres par jour.

Si l'hydropisie est accentuée, bains chauds de 28° à 30°, jusqu'à trois par jour, de dix minutes au plus de durée : le malade sorti du bain sera frictionné avec des couvertures de laine. Limonade, et dans les cas désespérés :

> *Pr.* Chlorhydrate de pilocarpine, cinq centigr.
> Eau dist., 10 gr.

1 à 2 seringues de Pravaz à injecter.

En cas de convulsions éclamptiques :

> *Pr.* Hydrate de chloral, 2 gr.
> Décoction de guimauve, 200 gr.

Pour quatre clystères.

Au moment où les convulsions commencent, donner un lavement : compresses à l'eau glacée sur la tête.

Scrofulose.

Surveiller étroitement les catarrhes des voies digestives ou respiratoires. En outre, nourriture appropriée (viande, lait, œufs, légumes frais), séjour à l'air.

Stations balnéaires : Hall en Autriche, Darkau, Lipik.

> *Pr.* Huile de foie de morue, 100 gr.

2 fois par jour une cuiller à café.

S'arrêter en cas de dégoût du petit malade pour la médication ; dans le cas contraire, s'arrêter pendant quelques jours au bout de 2 à 3 semaines d'administration.

Le médicament est mieux accepté comme :

Pr. Mixture d'huile de foie de morue (1),
    5 à 10 gr. sur 100 gr.
Sucre blanc, 10 gr.

Toutes les 2 heures une cuiller à café.

Pr. Sirop d'iodure de fer, 15 gr. (2).
Sirop simple, 15 gr.

3 fois par jour dix gouttes.

Pr. Sulfate de quinine, cinquante centigr.
Carbonate de fer saccharifié, cinquante centigr.
Sucre blanc, 2 gr.

Divisez en X poudres : 2 poudres par jour.

Dans la saison chaude, les enfants boiront 1 à 2 petits gobelets d'eau iodée de Hall : en cas de périostites et d'adénites, compresses d'eau saturée de sel iodé de Hall.

En cas d'ozène :

Pr. Précipité rouge, dix à quinze centigr.
Onguent émollient, 10 gr.

Pommade pour le nez.

En cas de punaisie, désinfection avec du permanganate de potasse.

En cas d'eczéma scrofuleux :

Pr. Calomel, vingt centigr.
Lanoline, 20 gr.
Crème céleste, 1 gr.
    (Us. ext.)

En cas d'affections glandulaires et osseuses :

(1) Voir p. 382.
(2) Voir p. 574.

Pr.   Iode métalloïde, cinquante centigr.
Iodure de potassium, 2 gr. 50.
Glycérine, 50 gr.
   (*Us. ext.*)

Ne pas se presser d'intervenir : s'il se fait une suppuration avec issue du pus à l'extérieur :

Pr.   Iodoforme, 2 gr.
Onguent simple, 20 gr.
   (*Us. ext.*)

Ou bien :

Pr.   Nitrate d'argent, vingt centigr.
Onguent émollient, 20 gr.
Baume du Pérou, dix gouttes.
   (*Us. ext.*)

Muguet.

Nettoyage minutieux de la cavité buccale, avant chaque tétée, au moyen d'une des solutions ci-dessous : quand l'enfant a fini de prendre le sein, il faut enlever à l'eau tiède le lait qui reste dans la région buccale.

Pr.   Borax, 1 gr.
Eau dist., 100 gr.
   (*Us. ext.*)

Pr.   Chlorate de potasse, cinquante centigr.
Eau dist., 100 gr.

Ne pas donner à ce moment de sirops de fruits.

Gangrène de la bouche.

Avulsion des dents malades, nettoyage minutieux des dents saines.

Pr.   Chlorate de potasse, 3 gr.
Eau, 300 gr.
   (*Us. ext.*)

Gargarisme.

En même temps à l'intérieur :

    Pr. Chlorate de potasse, 1 gr.
        Eau, 100 gr.
        Sirop d'écorces d'oranges, 10 gr.

Toutes les 2 heures une cuiller à café.

Chez les enfants qui ne savent pas se gargariser, le chlorate de potasse sera donné à l'intérieur seulement (cinquante centigr. à 1 gr. par jour).

    Pr. Nitrate d'argent, cinquante centigr.
        Eau dist., 50 gr.
        (*Us. ext.*)

En badigeonnages. Flacon noir.

Stomatite aphteuse.

    Pr. Borax, 2 gr.
        Potion gommeuse, 70 gr.
        (*Us. ext.*)

En badigeonnages.

    Pr. Chlorate de potasse, 1 gr.
        Eau dist., 50 gr.
        (*Us. ext.*)

En badigeonnages.

    Pr. Chlorate de potasse, vingt-cinq centigr. à 1 gr.
        Eau, 100 gr.
        Sirop de framboises, 10 gr.

Toutes les 2 heures une cuiller à café.

Syphilis.

La *syphilis héréditaire* se montre déjà à la naissance sous l'aspect de grosses bulles de pemphigus, ou reste latente quelque temps. Dans le premier cas, l'accouchement est prématuré, l'enfant arrive mort ou meurt peu de temps après la naissance. Dans le second cas, l'affection apparaît en général au bout de six semaines. L'anamnèse montre souvent que la mère a déjà eu plusieurs fausses-couches. L'enfant devient cireux, la peau a l'aspect gris-jaunâtre, la peau de la paume des mains et de la plante des pieds devient sèche, se fendille, l'épiderme a l'aspect brillant et desquame par places. En outre se montre de l'ozène avec sécrétion muco-purulente, épaisse, une tuméfaction splénique et hépatique résistante ; les bords des deux organes sont nettement délimités. On observe en outre des rhagades aux lèvres et à l'anus (ces dernières se changent en général en plaques muqueuses larges). Les traits du visage deviennent immobiles, sans expression, et on voit apparaître l'exanthème caractéristique (formes maculeuse, papuleuse, squameuse ou bulleuse). Les exanthèmes envahissent surtout les extrémités, le tronc reste presque complètement indemne.

On constate en outre l'existence de phénomènes morbides du côté des muqueuses du canal intestinal, des voies respiratoires : la partie juxta-épiphysaire des os est aussi atteinte, et l'on observera des fractures spontanées en ces points. Citons enfin les paralysies qui frappent brusquement les extrémités, mais dont le pronostic est bénin.

Syphilis acquise. Cette forme provient tantôt d'une syphilis contractée par la mère à la fin de la grossesse, ce qui permet l'infection de l'enfant au moment de l'accouchement, tantôt de la nourrice ou d'une tierce personne.

Il est toujours, dans ces cas, nécessaire d'observer la plus grande prudence dans la divulgation de l'affection qu'on vient de reconnaître, pour éviter de graves dissensions de famille.

Si c'est possible, on laissera les enfants syphilitiques au sein de leur mère, ou bien on prendra une nourrice, mais en précisant bien les faits, pour éviter des demandes ultérieures en dommages et intérêts.

Pr. Calomel, cinq centigr.
Carbonate de fer saccharifié, trente centigr.
Sucre blanc, 2 gr.

Mêlez et divisez en X poudres; tous les jours une à deux poudres.

Il faudra répéter souvent cette formule.

On ajoute du fer pour combattre l'anémie qui accompagne ou suit toujours la syphilis.

On peut aussi employer cette formule moins usitée :

> *Pr.* Protoïodure d'hydrargyre, huit centigr.
> Sucre blanc, 2 gr.

Mêlez et divisez en VI poudres; 1 à 2 poudres par jour.

> *Pr.* Précipité rouge, dix centigr.
> Onguent émollient, 10 gr.
> (*Us. ext.*)

Pour enduire les narines.

On en appliquera gros comme un pois sur la muqueuse nasale. Il ne faudra pas négliger, si la muqueuse nasale est gonflée, de se servir de ce topique, car l'enfant aura beaucoup de peine à prendre le sein.

Les bains de sublimé donnent chez le nouveau-né d'excellents résultats : on en tirera bénéfice surtout quand on aura déjà donné, sans grand succès, du calomel à plusieurs reprises. On prendra de grandes précautions pour empêcher l'enfant d'avaler de l'eau du bain, et on en donnera un tous les deux jours en alternant avec des bains d'écorce de chêne. Une dizaine de bains suffiront d'ordinaire.

> *Pr.* Sublimé corrosif, cinquante centigr. à 1 gr.
> Chlorhydrate d'ammoniaque, 1 gr.
> Eau dist., 1000 gr.

Pour verser dans 2 bains.

Dans ces derniers temps, on a adopté à la clinique la méthode du professeur Bamberger, avec un très grand succès : cette méthode consiste à injecter tous les deux jours une seringue de Pravaz pleine de peptones mercuriques (un milligramme de sel par centimètre cube), dans la musculature des bras et des cuisses, en observant une alternance régulière.

Pr. Peptone mercurique de Bamberger, 10 gr.

Une injection d'un centimètre cube contiendra un milligramme de sel actif.

Si on a affaire à une récidive chez un enfant de six mois et davantage :

    Pr. Onguent napolitain, 5 gr.
        Onguent émollient ou lanoline, 5 gr.
        (*Us. ext.*)

Mêlez et divisez en V doses à mettre dans du papier paraffiné. Pour frictions.

Au bout de trois frictions, on suspend pendant un jour pour donner à l'enfant un bain de son tiède. On prescrira en outre du chlorate de potasse en gargarisme ou collutoire.

En cas de plaques muqueuses de l'anus ou des parties génitales, on réussira fort bien avec la poudre de calomel en applications locales ; immédiatement après avoir saupoudré, on applique une goutte de chlore liquide par-dessus, avec un pinceau.

    Pr. Calomel, 10 gr.
        (*Us. ext.*)

    Pr. Chlore liquide, 100 gr.
        (*Us. ext.*)

En cas de rhagades des lèvres :

    Pr. Sublimé corrosif, quinze centigr.
        Potion gommeuse, 50.

A appliquer avec un pinceau.

    Pr. Précipité rouge, cinq à dix centigr.
        Cérat, 10 gr.
        (*Us. ext.*)

On cautérisera aussi parfois au nitrate d'argent.

    Pr. Tanin pur, 1 gr. 50.
        Eau dist., 150 gr.
        (*Us. ext.*)

Pour humecter les parties privées d'épiderme.

Le rachitisme se montre souvent, à la suite de la syphilis, et sera traité en conséquence. Si on trouve de l'engorgement ganglionnaire :

> *Pr.*   Sirop d'iodure de fer (Pharm. autr.), 10 gr.

2 à 5 gouttes par jour dans de l'eau sucrée.

> *Pr.*   Sirop d'iodure de fer (Pharm. autr.), 10 gr.
> Eau dist., 35 gr.
> Sirop simple, 35 gr.

Matin et soir une cuiller à café.

Plus tard, on traitera les complications au moyen de bains d'eaux mères iodés (Hall en Autriche, Darkau, Lipik), ou par les bains de mer.

Ténia.

Pour les enfants de deux à cinq ans :

> *Pr.*   Écorces fraîches de racine de grenadier, 40 gr.

Faites macérer dans eau : 400 gr., pendant vingt-quatre heures, puis faites bouillir pendant douze heures et ramenez à 200 gr.

On divise cette mixture en trois parties, à prendre le matin à jeun à une demi-heure d'intervalle : la veille on aura purgé légèrement le malade au moyen de pruneaux cuits. — Il est prudent de préparer la dose double de décoction d'écorce de grenadier, car souvent une dose sera vomie, et l'on pourra ainsi recommencer une nouvelle administration au bout d'une demi-heure.

On préférera cependant la formule suivante :

> *Pr.*   Extrait éthéré de fougère mâle, 15 gr.

Il faut toujours se procurer un extrait frais, si l'on veut éviter des accidents sérieux.

La veille l'enfant prendra dans l'après-midi un laxatif.

Pr.   Eau laxative de Vienne, 30 à 50 gr.
     Eau de cerises, 15 gr.
     Sirop de framboises, 15 gr.

A prendre en 2 fois.

Le lendemain, café noir, puis, à intervalles d'une heure, l'extrait de fougère par cuillers à café, dans du pain azyme. Les petits enfants ne recevront qu'une seule cuiller. Le vomissement sera combattu par des pastilles de menthe, des pilules de glace, etc. Si une ou deux heures plus tard on n'obtient pas de selle, on prescrira 10 à 15 gr. d'huile de ricin dans des capsules de gélatine ou en clystère.

On diluera, pour retrouver la tête du ver, les selles dans un grand vase noirci.

Pr.   Fleurs de cousso en poudre, 10 gr.
     Miel, 25 gr.

Électuaire, à prendre en 2 fois.

Pr.   Poudre de Kamala, 4 gr.
     Extrait éthéré de fougère mâle, 2 gr.
     Eau de menthe poivrée, 120 gr.

A donner en 2 ou 3 fois, de demi-heure en demi-heure.

Le ver ne sera combattu que chez l'enfant âgé de plus d'un an, bien portant et peu enclin aux diarrhées Les petits enfants et ceux qui font des dents ne supportent aucun anti-helminthique, quelque bénin qu'il soit.

Les drastiques, tels que gomme-gutte, coloquinte ou huile de croton, sont absolument proscrits.

Trismus et tétanos.

Causes : intoxication, traumatisme, rhumatisme : la cause connue, on se guidera sur elle pour le traitement.

Repos absolu, bains tièdes, éviter l'éclat des lumières, les excitants physiques ou psychiques, les courants d'air. Si le trismus ne cède pas, nourrir l'enfant par le rectum au moyen de lavement de lait ou de peptones.

Pr.   Hydrate de chloral, cinquante centigr.
       à 1 gr., 50.
       Eau dist., 70 gr.
       Sirop d'écorces d'oranges, 10 gr.

Toutes les deux heures une cuiller à café.

Pr.   Décoction de guimauve, 100 gr.
       Hydrate de chloral, cinquante centigr.
         (*Us. ext.*)

Pour deux lavements.

Un autre médicament, qui malheureusement est difficile à obtenir frais et pur, est le suivant :

Pr.   Extrait de fève de Calabar, deux centigr.
       Eau dist., 10 gr.

Une à deux seringues de Pravaz en injections sous-cutanées.

Fièvre typhoïde.

Dans l'enfance, la maladie est plutôt bénigne, car la détermination iléo-cœcale est moins accentuée ; l'affection durera trois semaines, à moins de complications graves (bronchite, broncho-pneumonie, adénites suppurées, etc.).

Le traitement devra abaisser la fièvre et soutenir les forces.

Si la température monte entre 38° et 39°, on arrivera au but avec des doses de quinine de dix à trente centigrammes, deux fois par jour, avant le moment de la poussée fébrile qui arrive vers 3 heures de l'après-midi.

En outre, traitement à l'eau froide, mais localisé (lavages, compresses à 20°-25°). Si la température dépasse 39°, on donnera des bains de 24° à 26°, de dix minutes, 3 à 6 fois par jour. On peut, en rajoutant lentement de l'eau froide, abaisser la température du bain à 22°, sans jamais descendre à 18°.

Le collapsus, les hémorragies intestinales sont, cela va sans dire, des contre-indications, et dans ce cas on prescrira des excitants, des lavements d'eau glacée ou du perchlorure de fer.

Alimentation : au début, bouillons, potages légers, thé, lait avec cognac ; dans la convalescence, laitages, viandes légères. Il faudra toujours observer la plus grande prudence dans l'administration de nourriture solide.

Pr. Sulfate de quinine, dix à trente centigr.

Pour une poudre : 2 par jour.

Si les selles sont diarrhéiques :

Pr. Tannate de quinine, vingt à cinquante centigr.

Comme ci-dessus.

Pr. Sous-nitrate de bismuth, 1 à 2 gr.
Eau, 70 gr.
Ammoniaque anisée, vingt gouttes.
Sirop simple, 10 gr.

Toutes les 2 heures une cuiller à café.

En cas de forte bronchite :

Pr. Infusion d'ipéca, quinze à vingt-cinq centigr. sur 70 gr.
Ammoniaque anisée, vingt gouttes.
Sirop simple, 10 gr.

Toutes les 2 heures une cuiller à café.

En cas d'hémorrhagies intestinales :

Pr. Perchlorure de fer à 30°, 1 gr. à 1 gr. 50.
Eau dist., 70 gr.
Sirop d'écorces d'oranges, 15 gr.

Toutes les deux heures une cuiller à café.

Pr. Ergotine de Bombellon, dix gouttes.
Eau dist., 70 gr.
Sirop simple, 10 gr.

Toutes les 2 heures une cuiller à café.

Pr. Extrait d'hydrastis canadensis, 10 gr.
Vin de Malaga, 10 gr.

Deux fois par jour dix à quinze gouttes.

S'il y a lieu, injections d'ergotine : une seringue de Pravaz pleine.

Excitants : café noir, thé avec rhum, cognac, vin (Bordeaux surtout) : le champagne est moins indiqué, car il provoque du météorisme. En outre, injections d'éther, ammoniaque anisée, plusieurs gouttes à la fois, lavements au camphre, au musc.

> *Pr.* Éther sulfurique, 10 gr.

Pour injections.

> *Pr.* Camphre, 1 gr.
> Esprit de vin, 10 gr.

Pour injections.

> *Pr.* Musc, trente à cinquante centigr.
> Sucre blanc, 2 gr.

Divisez en VI poudres : une poudre toutes les 3 heures.

> *Pr.* Camphre, trente à soixante centigr.
> Décoction de guimauve, 150 gr.
> (*Us. ext.*)

Pour 3 lavements.

Dans les cas simples, en dehors de la quinine.

> *Pr.* Décoction de quinquina, 5 gr. sur 70 gr.
> Sirop d'écorces d'oranges, 10 gr.

Toutes les 2 heures une cuiller à café.

Ou encore :

> *Pr.* Acide phosphorique, 4 gr.
> Sirop de framboises, 40 gr.

A ajouter aux boissons.

APPENDICE

FORMULAIRE POUR L'ART DENTAIRE

PAR LE

Dr HILLICHER.

Nomenclature des dents.

Les dentistes, pour arriver rapidement et facilement à désigner les dents, se servent de la double ligne ci-dessous :

$$\frac{8.\ 7.\ 6.\ 5.\ 4.\ 3.\ 2.\ 1.\quad .1\ .2\ .3\ .4\ .5\ .6\ .7\ .8}{8.\ 7.\ 6.\ 5.\ 4.\ 3.\ 2.\ 1.\quad .1\ .2\ .3\ .4\ .5\ .6\ .7\ .8}$$

Ce schema représente une dentition humaine complète : en lisant de gauche à droite, on commence par la dent de sagesse de droite pour terminer par celle de gauche : au-dessus du trait horizontal se trouvent les dents du maxillaire supérieur, au-dessous celles du maxillaire inférieur : un point se trouve pour le côté droit, *à la suite* de chaque chiffre et pour le côté gauche *en avant* de chaque chiffre ; 5. voudra dire par conséquent, la cinquième dent à droite en haut, ou la seconde bicuspide supérieure de droite. La formule suivante :

$$\frac{7.\ 4.\quad .3\ .5}{6.\quad .4\ .8}$$

veut dire la 7e et la 4e à droite et en haut, la 3e et la 5e à gauche en haut la 6e à droite en bas, la 4e et la 8e à gauche en bas ; cet exemple montre la rapidité du procédé. Les dents de lait seront désignées par des lettres romaines :

$$\frac{V.\quad .III\ .V}{IV.\quad .II}$$

Principes généraux.

Les adultes et les enfants doivent s'astreindre à faire examiner leurs dents à des intervalles réguliers, les premiers une fois par an, les seconds au moins deux fois, et si la tendance à la carie est manifeste, plus souvent encore, surtout en cas d'affections fébriles : les femmes en outre se feront examiner au début d'une grossesse ou après leurs couches.

L'examen ne doit jamais se borner à la dent qui a été la cause de la visite du patient : il faut inspecter soigneusement toute la dentition. Il faut tenir surtout à ce que toutes les racines qui ne pourraient plus porter une couronne artificielle ou une dent à pivot, ainsi que toutes les dents qu'il n'est plus possible de conserver, soient arrachées. Car les racines pourries et les restes de dents cariées sont des causes d'infection pour le voisinage. Un plombage fait dans une bouche de ce genre ne se conservera pas et le dentiste consciencieux refusera de tenter cette opération.

Les racines en putréfaction modifient l'haleine, gênent la mastication, et font courir au maxillaire le danger permanent d'inflammations graves et d'abcès avec leurs conséquences. Les principes ci-dessus serviront de base au dentiste et fonderont sa bonne réputation, car les clients pusillanimes finiront toujours par revenir ; le jour où beaucoup de dentistes refuseront de plomber une dent dans une bouche qui contient des racines malades et des chicots, le grand public se pénétrera de l'importance hygiénique de la question et se guidera sur ces données.

Soins à donner à la bouche et aux dents.

Après avulsion des vieilles racines et des chicots, les dents restées saines devront être débarassées du tartre qui les couvre.

Le *tartre* devra être détaché de l'émail au moyen d'instruments pointus ; on en enlèvera les moindres parcelles. Si les dents sont détachées au collet et ébranlées, il faut les fixer avec les doigts de la main gauche pour éviter leur ébranlement.

Le *dépôt verdâtre* (Priestley), composé surtout de leptothrix, qu'on rencontre surtout sur les canines et les incisives, et sous lequel l'émail est déjà érodé, sera enlevé au moyen d'une tige de bois mou (liane, dragonwood) trempée dans de la teinture d'iode et de là dans de la poudre fine de pierre ponce. On frictionne énergiquement les points atteints, on fait laver la bouche et on polit l'ivoire à l'agathe.

Puis, on passera à l'obturation des dents cariées.

En premier lieu, il faut empêcher les substances septiques d'envahir le terrain nettoyé.

Dans ce but, on prescrit des eaux et des poudres dentifrices, ces dernières contenant quelquefois 5 à 10 % de savon médicinal. Il ne faut jamais que la proportion de savon atteigne 25 à 30 %. Matin et soir, il faut bien se nettoyer la bouche avec un verre d'eau, à la température appropriée, et contenant un peu d'eau dentifrice. En outre, tous les jours ou tous les deux jours, le matin, au moyen d'une brosse à dents pas trop tendre ou mieux au moyen d'un petit linge recouvrant l'index, et trempé au préalable dans l'eau et la poudre dentifrices, on frottera bien les dents dans toutes les directions. L'ongle de l'index recouvert de linge pénétrera bien mieux que la brosse dans les interstices. Après chaque repas, employer de nouveau l'eau dentifrice. Tous les restes d'aliments seront enlevés au moyen du cure-dents ou mieux au moyen d'un fil simple ou d'un fil de caoutchouc, qu'on passe dans les interstices. Si les gencives restent molles et saignent facilement, malgré l'avulsion des centres septiques, on frottera énergiquement, ce qui fera peu à peu disparaître l'hypérémie et le gonflement. On peut, dans ce cas, ajouter un astringent à l'eau dentifrice.

Le thymol est le meilleur antiseptique à employer dans les eaux dentifrices, car même à 1 pour 80,000, il enraye le développement des microorganismes. Une action antiseptique intense n'est pas ici nécessaire, et il faut craindre les effets caustiques. Les essences éthérées suffiront à masquer l'odeur du thymol, quand on est en présence de patients trouvant cette odeur désagréable.

Pr. Thymol, ving-cinq centigr.
Acide benzoïque, 3 gr.
Teinture d'eucalyptus, 12 gr.
Eau dist., 750 gr.

Eau dentifrice (Miller).

Pr. Thymol, 1 gr.
Alcool rectifié, 1,000 gr.
Cochenille pulvérisée, 3 gr.

Filtrez et ajoutez :

Essence de menthe poivrée, 3 gr.
Cannelle de Ceylan, 1 gr. 50.

Une cuiller à café pour un verre d'eau de 100 gr. environ·
(Formule de l'auteur).

Pr. Thymol, dix centigr.
Alcoolat de mélisse, 30 gr.
Teinture de ratanhia, 15 gr.
Teinture de myrrhe, 15 gr.

A employer quand les gencives saignent facilement, à la
dose de dix à quinze gouttes dans un verre d'eau.

Pr. Bicarbonate de soude, 10 gr.
Eau dist., 300 gr.
Alcoolat de menthe poivrée, 15 gr.
(Ou encore, au lieu de menthe :
Eau de Cologne, 15 gr.).

Cette eau dentifrice, simple et bon marché, peut être préparée à domicile et est à recommander dans la clientèle indi-
gente.

La même remarque s'applique à la formule : chlorate de
potasse 1 %, mélangé à un peu d'alcool de menthe.

Pour les enfants :

Pr. Borate de soude, 5 gr.
Eau de sauge ou
Infusion de feuille de sauge à 1 %
100 gr.
(*Us ext.*)

Le thymol peut être remplacé par d'autres antiseptiques, l'eucalyptol, l'hydroquinone, la créoline, etc., si le goût ou l'odeur de ces substances ne répugne pas au client. Les solutions de sublimé s'évaporant peu à peu, leur titre se modifie, aussi est-il plus prudent de s'en abstenir. Il faut absolument abandonner l'acide salicylique (qui fait partie intégrante de presque toutes les poudres et eaux dentifrices qu'on trouve toutes préparées dans les pharmacies), ainsi que l'alun, car ces deux produits attaquent l'émail.

Les poudres suivantes sont inscrites à la Pharmacopée autrichienne :

> *Pr.* Poudre d'iris de Florence, 5 gr.
> Carbonate de magnésie, 5 gr.
> Carbonate de chaux, 40 gr.
> Essence de menthe, cinq gouttes.
> (*Us. ext.*)

Faire une poudre impalpable.

> *Pr.* Poudre d'os de seiche, 5 gr.
> Poudre d'iris de Florence, 5 gr.
> Poudre de charbon, 5 gr.
> Essence de menthe, cinq gouttes.

Faire une poudre impalpable (Heider).

Il existe encore d'autres formules :

> *Pr.* Carbonate de chaux, 30 gr.
> Camphre en poudre, 3 gr.

Faire une poudre impalpable. (Formule anglaise).

> *Pr.* Carbonate de magnésie, 10 gr.
> Poudre d'os de seiche, 50 gr.
> Rhizomes d'acore, 50 gr.
> Essence de menthe, cinq gouttes.
> Essence de thym, trois gouttes.

Faire une poudre impalpable.

> *Pr.* Carbonate de chaux, 100 gr.
> Poudre de racine d'iris, 50 gr.

> Acide thymique, dix centigr.
> Savon médicinal, 10 gr.
> Carmin pur, dix centigr.
> Essence de menthe, huit gouttes.
> Essence de cannelle, cinq gouttes.

Cette préparation mousse légèrement et a une couleur rougeâtre. (Formule de l'auteur.)

> *Pr.* Salol, dix centigr.
> Poudre de racine de ratanhia, 10 gr.
> Crème de tartre, 10 gr.
> Corail rouge, 10 gr.
> Essence de bergamotte, quatre gouttes.

Faire une poudre impalpable, à employer dans les cas de gencives saignant facilement.

Odontalgies.

L'étiologie des odontalgies est variée, mais les causes principales consistent en :

1° la présence de *pertes de substance cunéiformes*, au collet des canines et des prémolaires, rarement des molaires et des incisives. Dans quelques cas rares, un processus analogue se manifestant par l'éraillement de l'émail sur la face labiale des incisives pourra être observé.

2° La présence *d'exostoses* (hyperplasie du cément). Il faut injecter de la cocaïne à la dose de cinq centigrammes, ou extraire la dent.

3° La présence *d'enostoses* ou odontomes internes qui pressent sur la pulpe et donnent lieu à de vives douleurs. Le seul moyen d'éviter les névralgies paroxystiques qui sont la conséquence de cette affection est l'ouverture de la cavité pulpaire, avec anesthésie et extraction de la pulpe (voir *Pulpite*). On termine l'opération en comblant la cavité pulpaire, et en se guidant sur les principes d'une antisepsie rigoureuse.

4° *L'ivoire* deviendra *sensible* par usure ou destruction chimique de l'émail qui le recouvre, surtout quand les sécrétions buccales sont fortement acides. Il faut, dans ce cas, employer des poudres et eaux dentifrices alcalines, toucher les parties mises à nu avec de la cocaïne, du nitrate d'argent, de la solution iodo-tannique, ou avec de la teinture d'abécédaire ou de gelsémium (sans valeur). On utilisera aussi la teinture d'aconit pure ou additionnée de teinture d'iode, et l'on fera au besoin un évidement de la partie malade à la fraise; cet évidement sera suivi d'une obturation exacte.

5° La *carie* provoque aussi des odontalgies : si la pulpe n'est pas irritée, il suffira de laver la cavité à l'eau tiède, d'extraire avec les instruments appropriés toutes les parties en voie de destruction ressortissant à l'émail ou à l'ivoire, de désinfecter la cavité à fond (glycérine et acide phénique, parties égales de chaque), et de faire, pour terminer, une bonne obturation.

6° La *pulpite* traumatique, la dent étant saine, est rare ; dans ce cas on essaye avec la solution iodo-tannique de modifier la gencive auparavant bien séchée. Par ce moyen dérivatif on peut éviter la congestion pulpaire : dans les cas nettement confirmés, il sera en général préférable d'agir comme dans les cas d'odontomes.

La cavité pulpaire des quatre incisives 2. 1. .1 .2, qui est facilement atteinte par cette affection, sera attaquée par la face linguale ; l'excavation se fera au moyen du tour de cabinet.

En cas de pulpite partielle partant d'une cavité cariée, à la suite d'influences nocives chimiques ou thermiques, on commence par enlever les parties cariées très exactement, et avec de petits tampons d'ouate trempés dans une solution de cocaïne de 2 à 5 %, on cherche continuellement à anesthésier ces tissus. (Le symptôme caractéristique dans ces cas est la sensibilité au froid.) Voici la formule de la solution cocaïnée.

Pr.   Chlorhydrate de cocaïne, quarante centigr. à 1 gr.
Eau dist., 20 gr.
Acide phénique cristallisé, trois gouttes.
   (*Us. ext.*)

Cela fait, on trempe un petit tampon dans de la glycérine phéniquée :

> *Pr.* Acide phénique.
> Glycérine.

Parties égales de chaque substance.
> (*Us. ext.*)

Le tampon sera placé dans la cavité desséchée au préalable, puis on obture au moyen d'un tampon trempé dans le mélange suivant :

> *Pr.* Sandaraque, 5 gr.
> Mastic, 5 gr.
> Alcool dilué, 30 gr.

Filtrez et évaporez jusqu'à réduction à 20 gr.
> (*Us. ext.*)

Dans des cas de cette catégorie, la « Carbolized Resin » de Fletscher à Warrington donne d'excellents résultats. (La base de cette formule est une laque au copal contenant 30 °/₀ de phénol.) La préparation se trouve dans les dépôts dentaires. On peut tremper le tampon au Carbolized Resin dans de la cocaïne ou de l'iodoforme, en poudre impalpable : on peut aussi employer l'iodol. Ceci fait, on obture avec le tampon la cavité. Cette manipulation sera recommencée le lendemain si c'est nécessaire, et aussi longtemps que la dent restera sensible : ensuite la cavité sera bien nettoyée, on respectera la couche de dentine non encore ramollie, bien qu'elle soit déjà sensible, et on placera dans la cavité quelques fibres d'amiante ou un peu de la pâte ci-dessus que l'on ne prépare qu'au moment du besoin :

> *Pr.* Oxyde de zinc préparé par voie humide,
> dix parties.
> Iodol, une partie.
> Essence de girofle, q. s. pour faire une pâte.

Par-dessus, on ferme provisoirement la cavité pour faire, 8 ou 15 jours plus tard, l'obturation définitive. Comme cette pâte devient très dure, on pourra en remplir toute la cavité provisoirement. Plus tard, une partie de la masse sera remplacée par une substance plus durable.

Si, en enlevant les masses cariées de dentine, on met à nu la pulpe, on tapissera la cavité au moyen de pâte à l'iodol (v. ci-dessus) ou au moyen d'une pâte analogue :

Pr. Acide phénique, 20 gr.
    (Iodoforme), 10 gr.
    Oxyde de zinc, 10 gr.
    Craie préparée, 10 gr.
    Glycérine.
    Essence de menthe, parties égales de chaque,
        q. s. pour faire une pâte molle.

Par-dessus, pour éviter toute espèce de pression, on place un petit couvercle métallique (cavity cap) ; on laissera au moins quinze jours en place ce pansement provisoire.

Il est indispensable que des dents, dont la pulpe n'est même que partiellement atteinte, soient préservées de la pression exercée par la dent opposée : dans ce but, on limera les tubercules de cette dernière. Malgré toutes les précautions, les pulpites, même partielles, sont difficiles à guérir, car l'inflammation gagne du terrain, la pulpe se nécrose, et l'on est forcé, comme dans la pulpite totale, de dévitaliser et d'extraire la pulpe (la chaleur est dans ces cas fort mal supportée). On arrivera au résultat cherché en insensibilisant à la cocaïne, puis en injectant une petite dose de solution de cocaïne de 10 à 20 % dans la pulpe même : au bout de quelques instants, on pourra ainsi extraire la pulpe sans douleur. L'extraction se fait au galvano-cautère, ou par application de la pâte arsenicale (obtenue par un mélange d'acide arsénieux avec une quantité suffisante de créosote). Les narcotiques, ajoutés à cette pâte, semblent inefficaces, mais on ne peut en dire autant de l'iodoforme :

Pr. Acide arsénieux.
    Iodoforme, parties égales ou 1 : 2
    Glycérine, q. s. pour faire une pâte.

Le cobalt cristallisé, que bien des opérateurs préfèrent,

n'agit que par des oxydations successives et n'a pas d'avantages sur l'acide arsénieux. Il faut très soigneusement obturer la cavité contenant la pâte, pour empêcher une action sur les parties molles voisines.

La « mort du nerf » n'est qu'un moyen propice à la conservation de la dent malade. Pour les dents qui ne peuvent être conservées, le dentiste consciencieux refusera l'opération et ne proposera que l'extraction seule.

Au bout de vingt-quatre, au plus tard quarante-huit heures, la pâte caustique sera enlevée, et l'on extraira autant que faire se peut la pulpe au moyen d'extracteurs. Les canaux radiculaires seront désinfectés à la seringue au moyen de solutions *ad hoc*. Puis, on introduira aussi haut que possible dans les canaux pulpaires des fibrilles d'ouate imprégnées d'iodoforme ou d'une autre substance antiseptique : cette opération faite au moyen d'un stylet fin sera renouvelée au bout de quelques jours, puis on obture les canaux avec une pâte antiseptique, ou encore avec :

> *Pr.* Iodoforme, q. s.
> Glycérine, q. s. pour faire une pâte.

La cavité sera ainsi obturée pour une quinzaine de jours, puis on fera l'obturation définitive.

7º La *périostite* donne aussi lieu à de violentes douleurs. Si, dans une dent dont les racines sont malades, la pulpe se trouve saine, au moins en partie, il faudra la dévitaliser au préalable et l'extraire : ensuite le traitement sera le même que dans la pulpite totale.

L'obturation provisoire sera, dans ces cas, laissée en place beaucoup plus longtemps. La gencive qui recouvre la racine atteinte sera imbibée de solution iodo-tannique : on recommandera au patient de placer sur ce point, matin et soir, pendant une demi-heure, un petit tampon d'ouate imbibé de :

> *Pr.* Teinture d'iode, 2 gr.
> Glycérine, 15 gr.
> (*Us. ext.*)

A la place de ce topique ou simultanément, on peut appliquer la méthode réfrigérante (petits morceaux de glace sur la gencive irritée).

Si le périoste radiculaire s'enflamme dans une dent plombée, si l'affection résiste au froid et à la glycérine iodée, il faudra enlever le plombage et recourir au traitement indiqué plus haut. S'il s'agit des incisives supérieures 2. 1. .1 .2, on pourra ne pas enlever le plombage et trépaner la cavité pulpaire du côté lingual, tout près du tubercule de la dent (voir Pulpite traumatique).

Si une bicuspide ou une molaire ne peut être soignée, en cas de périostite, selon les règles de l'art (p. ex. si le malade a des tendances à la syncope), on pourra essayer d'une trépanation au collet au moyen d'un foret très fin.

Dans ce but on commence par anesthésier la gencive du voisinage avec la cocaïne, puis on refoule le rebord gingival, pour que le trépan soit appliqué *sous* la gencive. De cette façon, on obtient une diminution de la pression intra-cavitaire et une diminution immédiate de la douleur, dans la plupart des cas. Mais quelquefois se développe malgré tout :

8° Une *périostite alvéolaire* et un *abcès alvéolaire*. On pourra, même dans ce cas, essayer de la conservation, en enlevant le plombage et les restes de pulpe nécrosée ; on fera ensuite l'antisepsie énergique des canaux, on appliquera la solution iodo-tannique, la glycérine iodée, on fera des incisions dans la gencive, on trépanera enfin et on appliquera dans l'ouverture une petite seringue au moyen de laquelle on aspirera les gaz et les produits inflammatoires, même s'ils sont liquides. Il est cependant malheureusement nécessaire, dans la plupart des cas, d'arriver à l'extraction de la dent : cette opération peut être faite même dans le moment où le gonflement est arrivé à son maximum.

Pour les six dents 3. 2. 1. .1 .2 .3, on peut songer à la replantation.

En tous cas une dent atteinte de pulpite ou de périostite ne doit pas toucher la dent opposée au moment où la mâchoire est fermée : la dent saine sera limée en conséquence.

Les fistules externes, débouchant dans la joue, doivent être

taries par avulsion de la dent qui provoque la suppuration :
la fistule même sera ensuite traitée chirurgicalement.

Dans les cas de fistules de la gencive, on obtiendra une
guérison en enlevant les reliquats de pulpe nécrosée, en traitant la fistule comme on traite la périostite, et en faisant de
fréquentes irrigations dans le trajet ; pour les dents antérieures et supérieures, on peut, le cas échant, essayer de la replantation.

Inflammations des alvéoles.

(Pyorrhée alvéolaire, gingivite purulente, périostite alvéolo-dentaire, etc.).

Dans la plupart des cas, l'état général joue ici un rôle, et
c'est ce qui devra surtout attirer l'attention : il faudra, en
dehors du traitement local, régler l'alimentation, conseiller
le séjour au bon air et le changement de climat. Une grande
propreté de la bouche, l'enlèvement du tartre et un traitement local énergique sont ici de mise. On réséquera le rebord
alvéolaire toujours malade, on le cautérisera à la potasse
caustique, mélangée avec parties égales d'acide phénique,
avec l'acide chromique, le nitrate d'argent en poudre, déposé
dans le cul-de-sac gingival.

On peut aussi obtenir des guérisons dans les cas compli-
qués de maladies générales graves (hépatite, processus aigus
et menant au marasme), ainsi que dans les cas d'atrophie localisée et prématurée, par des méthodes moins compliquées,
telles que le massage de la gencive, le lavage quotidien, à la
seringue, du cul-de-sac gingival avec des solutions antiseptiques, l'instillation des solutions antiseptiques ou astringentes concentrées, par exemple la solution iodo-tannique,
l'iodol en poudre ou en pâte (mélangé à de la glycérine),
appliqué au moyen de petits bâtonnets de bois ou d'instruments fins entourés d'ouate. Si les molaires manquent à la fois
en haut et en bas, il faut, en tous cas, en placer d'artificielles, pour permettre aux dents de devant d'avoir moins
de besogne. Les dents, ébranlées par la pyorrhée alvéolaire,

devront être soutenues par une pièce artificielle, qui remontera presque à leur surface de mastication.

Remarques sur le plombage des dents.

Il faut enlever dans les cavités atteintes de carie, toutes les masses de dentine ramollies, au moyen du trépan ou d'instruments à main. On s'ingéniera à obtenir une cavité très propre ainsi que des arêtes vives sur les faces proximales, surtout si l'on a affaire à des molaires ou à des bicuspides ; on ouvrira les cavités de préférence par la surface de mastication. Les dents trop serrées seront séparées par des disques diamantés ou des rondelles en papier de verre, de façon à obtenir des surfaces latérales divergeant, soit dans le sens de la surface de mastication, soit du côté lingual. Ces rondelles peuvent facilement blesser les parties molles de la bouche, et ne doivent jamais être employées sans protection. Les cavités seront faites de telle sorte que les masses obturantes tiennent d'elles-mêmes à leur intérieur ; la surface qui constitue la base du plombage sera donc plus large que le reste. Dans les cavités proximales des molaires, on enlèvera un peu plus qu'il ne faut pour pouvoir travailler facilement ; pour les canines et les incisives, on respectera du côté labial, autant que possible les tissus de la dent, pour empêcher que le plombage devienne trop visible. Les cavités, pendant l'opération, devront être mises à l'abri de l'humidité : auparavant, on aura fait disparaître l'humidité qu'elles recèlent au moyen de papier de soie, de coton hydrophile, d'amadou ou au moyen du soufflet à air chaud, s'il y a lieu. L'assèchement du champ opératoire sera obtenu au moyen de pincettes, ou de longues bandes de tissu de coton en plusieurs doubles, ou surtout au moyen de la méthode si remarquable de Barnum. Cette méthode consiste à mettre en place un morceau rectangulaire (de 12 centimètres de large sur 20 centimètres environ de long), de caoutchouc, sur lequel on fait de petites ouvertures : à travers ces ouvertures, on fait passer les dents à opérer ainsi que leurs voisines immédiates s'il y a lieu. Au moyen de fils de soie, on fixe le caoutchouc au collet de la dent. Les angles supérieurs de la bande de caoutchouc sont fixés par une attache autour de la tête, les angles inférieurs sont maintenus par de petits poids qui tendent le pansement. Dans les cas difficiles la digue sera fixée par des pinces appliquées au-dessus des dents. Avec un peu d'exercice, on peut exactement appliquer la digue même sur les dents de sagesse, surtout si l'on place une petite quantité de savon entre deux dents qui se serrent.

Il y a cinq espèces de plombages : les préparations de gutta-percha, les ciments (pâtes de zinc, chlorures de zinc, phosphate de zinc), les amalgames, l'étain et enfin l'or. Les préparations de gutta-percha (gutta-percha avec addition de minéraux) servent surtout à des obturations provisoires devant rester en place quelques semaines, quelques mois, quand les cavités sont très sensibles. Dans quelques cas rares (cavités buccales des molaires, surtout de la dent de sagesse), on peut les laisser longtemps en guise de pansement plus ou moins définitif. En dehors du « stopping de Hill », qui est excellent et se laisse pétrir à une chaleur modérée, on dispose aussi du « premium » de White et des préparations du Dr Caulk, qui deviennent très dures. La gutta-percha rendra aussi de grands services comme support des ciments au phosphate de zinc, à l'état sec ou à l'état de traumaticine, c'est-à-dire en dissolution dans du chloroforme.

Les pâtes de zinc à base d'huile sont des ciments : la première fut vendue comme remède secret sous le nom de « pulpine ». On mélange (voir plus haut) de l'oxyde de zinc préparé par voie humide (il ne faut pas choisir l'oxyde de zinc préparé par voie sèche) avec une quantité suffisante d'essence de girofle, on triture sur une plaque de verre et on ajoute pendant que l'on triture 10 % d'une substance antiseptique, de l'iodol ou du salol, par exemple, à la quantité d'oxyde de zinc utilisée. En outre, on ajoute un petit peu d'amiante très finement pulvérisé. La préparation deviendra encore bien plus compacte et présentera même la dureté de certains ciments, si, une fois le mélange fait on laisse durcir ; on pulvérise ensuite et on rajoute en triturant de l'essence de girofle, au moment de s'en servir.

Les ciments au chlorure de zinc, obtenus par mélange de chlorure et d'oxyde de zinc, seront appliqués en enlevant continuellement l'excès d'humidité avec l'ouate hydrophile : ces ciments sont assez irritants et s'usent rapidement. On les a de nos jours tout à fait abandonnés pour les ciments au phosphate de zinc : la partie pulvérulente est constituée dans ces pâtes par l'oxyde de zinc (il est coloré en plusieurs tons), la partie liquide par l'acide pyrophosphorique ; ce liquide contient un peu d'oxyde de zinc, ce qui empêche qu'en triturant la masse ne s'échauffe trop et ne durcisse par suite trop rapidement. Parmi ces préparations la plus ancienne, le dentinagène de Rostaing, est encore une des meilleures ; dans les formules modernes, citons l'odontolithe d'Ash, qui est bon. Les phosphates devraient être employés partout où l'or est inutilisable, ou refusé par le patient. Le professeur Miller de Berlin a prouvé, il est vrai, que les phosphates abandonnent une partie de leur acide aux liquides qui les baignent : il se pourrait donc que l'ivoire fût décalcifié par cet acide. Il est possible aussi qu'à travers des couches minces d'ivoire déjà modifiées la pulpe soit irritée, ce que nous indiquent les douleurs, simulant des tiraillements, que les patients ressentent dans les dents ainsi obturées. Ces douleurs disparaissent du reste si l'on remplace le ciment par une autre préparation. Cette complication peut être facilement évitée si l'on laisse sécher aussi longtemps que possible, à l'abri de la digue, les obturations que l'on vient d'exécuter. Une méthode encore préférable consiste à introduire sous le ciment, dans les grandes cavités, une couche mince de Hill's stopping ou de pulpine ; on peut encore mettre une couche de traumaticine, laisser évaporer le chloroforme, puis mettre par-dessus le ciment. Les obturations au ciment bien faites s'attachent admirablement aux parois formées par la dent ; en outre, elles ne s'usent que fort lentement et présentent une teinte inaltérable et peu apparente. Ce dernier avantage est inappréciable, et aucune autre substance obturante ne le présente à ce point.

Les amalgames, ou limailles de métaux titrés mélangées à du mercure, deviennent très dures par cristallisation, et ne s'usent pas par la mastication, mais ils changent plus ou moins de volume (Elliot va même jusqu'à dire qu'aucun amalgame ne reste même deux jours de suite dans le même état). Cette rétraction fait que les amalgames n'adhèrent plus très bien aux parois de la cavité ; en outre, ils deviennent foncés, même noirs et décolorent souvent la dent qui les contient. Les plombages de ce genre ne peuvent donc être utilisés dans les parties exposées à la vue. Dans les cavités proximales des molaires ou prémolaires, quand la perte de substance s'étend même sous le rebord gingival, on ne devrait pas davantage employer d'amalgames, car ils ne s'attachent qu'imparfaitement aux rebords de l'émail. Il faut que l'usage de ces produits se restreigne aux cavités centrales des molaires. Malheureusement, beaucoup de dentistes, et cela surtout en Allemagne, ont un faible pour les amalgames ; les dentistes allemands préconisent entr'autres l'amalgame de cuivre, héritage de leurs grands-pères auquel ils accordent des vertus antiseptiques spéciales. Ce produit prend des teintes qu'on peut hardiment qualifier d'horribles. L'amalgame de cuivre de Sullivan est composé de cuivre chimiquement pur, et de mercure purifié ; on le vend sous forme de petits bâtonnets octogones ; au moment de s'en servir on chauffe sur la lampe à esprit de vin dans une petite cuiller en fer, on triture dans un mortier, on lave, on exprime dans un morceau de peau de daim et on obture ensuite la cavité au moyen de fouloirs appropriés.

Les autres amalgames proviennent de métaux divers. L'amalgame or et platine de Fletcher contient 1,30 parties de platine 3,35 d'or, 43,35 d'argent, 1,65 de cuivre et 50,35 d'étain. L'amalgame d'or du Dr Telschow contient 4,18 parties d'or, 55,2 d'argent, 40,58 d'étain. L'amalgame bon marché de Townsend est formé de 42 parties d'argent pour 58 d'étain. La limaille doit être au préalable débarrassée (Polscher) de tout le fer qu'y ont introduit les coups de lime, au moyen d'un aimant ; ceci fait, on fait une trituration intime avec du mercure très pur, dans la paume de la main ou dans un mortier. On lave ensuite et l'on exprime avec une telle énergie à travers de la peau de daim, que tout le mercure non amalgamé est forcé de suinter. Il faut bien se garder de suivre les conseils erronés de praticiens qui ont proposé de se servir d'amalgames contenant du mercure en excès.

Les obturations à l'étain ne sont pour ainsi dire pas employées en Autriche, car elles sont presque aussi difficiles à appliquer que l'or, et s'usent fortement : leur seul avantage consiste dans ce qu'elles sont mauvaises conductrices de la chaleur. En Allemagne on combine l'étain à l'or et l'on prétend ainsi arriver à faire des obturations très durables, surtout pour les surfaces approximales des dents de lait. On prétend même que si l'humidité attaque ces obturations au moment où l'on opère, il se fait en elles des transformations moléculaires qui ne les rendent que plus résistantes. Le temps décidera sans doute du crédit qu'il faut ajouter à ces assertions : les plombages à l'étain sont, à notre avis, superflus, mais les débutants feront bien d'utiliser ce métal pour se faire la main.

La meilleure obturation se fait avec l'or : il est vrai que beaucoup de patients ont horreur de la couleur de ce métal. On se sert pour les obturations d'or cristallisé, de feuilles cohésives et non cohésives. L'obturation au cristal est relativement la plus facile à faire, mais elle demande à être exécutée si minutieusement que l'on ne l'emploie plus guère aujourd'hui. Les feuilles d'or seront avant l'usage, plissées en ruban, mises en boules, en cylindres, en pellets : les fabriques les livrent toutes prêtes sous ces deux dernières formes. Les feuilles non adhésives s'appliquent surtout à l'obturation de grandes cavités centrales, et la trituration des feuilles en fait une sorte de feutrage. Les feuilles adhésives sont accumulées couche par couche, puis comprimées : elles servent surtout aux obturations de contour. Les feuilles non adhésives le deviennent par chauffage sur la lampe à esprit de vin. En obturant avec les feuilles adhésives, on fait de petits points de rétention dans les côtés de la cavité, en respectant minutieusement la cavité pulpaire, si possible du côté opposé à cette cavité. On aura ainsi des points d'attache pour les premières parcelles d'or. Sur ces premières parcelles, on vient en placer d'autres que l'on fixe avec les fouloirs, *chaque couche sera fixée et condensée à part.* La condensation s'obtient par pression manuelle dans les cas de coque dentaire mince, dans les autres cas avec le maillet. Il y a les maillets à main, les automatiques (agissant par détente d'un ressort), les pneumatiques, les maillets reliés au tour et les maillets électriques. Herbst de Brème préconise la méthode rotatoire, au moyen de laquelle chaque couche d'or vient se comprimer sur la précédente sous l'influence d'un instrument à action rotatoire, au moyen du tour. Il faut surtout être attentif au moment où il s'agit de fixer exactement l'or sur les rebords des cavités. Il faut faire dépasser les rebords par la masse obturante ; on enlève plus tard, en polissant, la masse superflue. Le polissage se fait à la lime fine, au papier d'émeri en bandes minces, à la rondelle ou au brunissoir. Les bonnes variétés d'or sont : Globe Gold Foil de White (adhésif et non adhésif), le cylindre de William, les cylindres de Velvet Gold de White, l'or pur à 1,000, ainsi que les feuilles et cylindres de Wollrab à Brème.

Les parties manquantes peuvent en outre, sur les dents, être remplacées par des parcelles adaptées, constituées par des corps solides.

La méthode ancienne de l'ajustage consistait en l'adaptation d'un petit morceau d'ivoire d'hippopotame dans les petites cavités, surtout à la surface labiale des 2. 1. .1 .2. Actuellement on trouve dans le commerce de petits morceaux d'émail avec ou sans tige de platine, qui servent à remplir des cavités labiales des incisives, même des cavités centrales de molaires.

Si les cavités des incisives ne peuvent s'obturer avec de l'or, par suite de trop grandes pertes de substance, ce qui les rendrait par trop visibles, ma méthode est la suivante dans ce cas : je prends une empreinte de la cavité, je moule à la stéatite la partie à remplacer en la faisant trop grande de la quantité que perd l'émail à la cuisson ; je fais ensuite de ce moule une matrice, et dans cette matrice je coule la masse d'émail, à laquelle je donne la couleur appropriée d'après une dent échantillon. Les parcelles d'émail munies de petites tiges de platine, seront passées au four à émailler. Le morceau, à peine visible et très durable, sera fixé au ciment dans la dent à obturer.

Herbst de Brême emploie, pour un procédé analogue, de l'émail blanc ou brun.

Chaque obturation, qu'elle soit de ciment, d'amalgame, d'or ou d'autres substances, ne doit que remplacer la perte de substance et jamais la dépasser. Deux obturations approximales devront toujours être séparées complètement, et jamais le tubercule de la dent opposée au plombage ne doit pouvoir presser sur ce dernier, quand le patient ferme la bouche fortement.

Empyème de l'antre d'Hyghmore.

(Traitement des seuls cas où l'empyème est causé par une dent malade.)

Les causes sont les périostites dentaires avec abcès alvéolaire consécutif des molaires, plus rarement des canines du maxillaire supérieur. Les dents les plus fréquemment intéressées sont les 7. .7 ; l'inflammation se termine par irruption du pus dans l'antre d'Hyghmore avec inflammation et suppuration de la muqueuse. L'extraction des dents sus-nommées, dans le cas où elle est suivie de blessure de l'os, peut avoir aussi pour conséquence l'inflammation et l'empyème de l'antre d'Hyghmore. Il faudra enlever les parties osseuses nécrosées ou fracturées, et laver tous les jours la cavité avec des solutions antiseptiques, astringentes et légèrement caustiques ; nous recommandons : le sulfate de cuivre à 1 %, le nitrate d'argent à 1 %, et l'acide phénique à 2 % ou la solution iodo-tannique mélangée à 4 parties d'eau. Pendant le temps que dure la suppuration, on placera une petite canule, fixée par vulcanisation sur une petite plaque de caoutchouc : cette plaque s'attache aux dents voisines. Dès que la production du pus a cessé, il faut enlever la canule, pour que l'ouverture puisse se fermer.

Replantation, implantation, transplantation.

La replantation et la réposition d'une dent dans son alvéole peut se faire avec une dent dont la pulpe est encore vivante ou bien avec une dent dont la pulpe est morte. Le premier cas concerne les dents arrachées par erreur, par exemple ; il faudra laver rapidement l'alvéole avec une solution antiseptique, reposer la dent en place, limer les tubercules de la dent opposée, pour empêcher toute pression, et l'on verra le plus souvent la dent opérée guérir en 5 ou 6 jours sans réaction importante : la pulpe ne meurt pas et la dent a repris toutes ses fonctions.

On pourra aussi replanter des dents tournées sur leur axe : on élargira légèrement et on désinfectera exactement l'alvéole, puis on remettra la dent en position normale.

Il s'agit cependant dans la plupart des cas de chercher à conserver pour quelque temps une des six dents : 3. 2. 1. .1 .2 .3 présentant une périostite chronique, quelquefois avec fistule.

La dent sera extraite avec grand soin, la péridentine sera ruginée exactement, l'extrémité de la racine sera ruginée, surtout si elle est atteinte de nécrose, le bout où s'est fait la résection sera bien égalisé, et les restes de pulpe minutieusement enlevés. Ceci fait, on désinfecte à fond la dent en la plongeant dans une solution chaude de sublimé, d'acide phénique ou de thymol. Pendant ce temps, l'alvéole et le trajet fistuleux, s'il y en a, sont irrigués plusieurs fois et on introduit dans la cavité des tampons à l'iodoforme. Puis, on remplit hermétiquement le canal de la dent désinfectée avec de l'or ou du ciment, et on replante la dent dans l'alvéole. D'ordinaire la dent tient bien, mais si elle s'abaissait on prendrait un petit morceau de la digue dont on ferait une sorte de petit hamac qu'on attacherait à deux dents voisines. On peut aussi attacher la dent, au moyen de fils, aux dents voisines.

Il n'y a que peu de phénomènes inflammatoires dans l'alvéole ou la gencive (cette dernière doit être badigeonnée énergiquement tous les jours à la solution iodo-tannique) après la replantation, et la dent sera déjà un peu fixée au bout de 3 à 4 jours, et plus fortement encore au bout de 10 à 12 jours. Des dents de cette espèce pourront ainsi être gardées pendant 3 ans et davantage, sans incommoder le patient en quoi que ce soit.

Il n'en est pas de même pour la transplantation; cette opération consiste dans le transfert d'une dent appartenant à un sujet, dans l'alvéole correspondante de la mâchoire d'un autre sujet. L'implantation à l'américaine consiste dans le fait de prendre une dent naturelle préparée d'avance, et de chercher à la fixer dans une alvéole, qu'on élargira s'il y a lieu, ou qu'on construira de toutes pièces si c'est nécessaire.

Ces méthodes ne devraient servir qu'à l'expérimentation physiologique sur les animaux. Bien peu de dentistes sérieux voudraient en effet extraire une dent d'une alvéole atteinte d'abcès, et aller la replanter (même après désinfection) dans une alvéole appartenant à un autre patient, car c'est pour ainsi dire vouloir cultiver la septicémie et la pyémie *in animá vili*.

Blanchiment des dents.

Les dents antérieures mortes changent de couleur, et si ce processus est intense, il en résulte un aspect désagréable, contre lequel on peut lutter par le blanchiment, qui rendra à la dent une teinte plus satisfaisante sans cependant que l'illusion puisse être complète, car jamais on ne retrouve le brillant de la dent saine. En premier lieu, il faut nettoyer avec le plus grand soin les cavités cariées et le canal pulpaire. S'il n'existe pas de cavité cariée, on trépane du côté lingual et l'on fait une large ouverture pour arriver à la cavité pulpaire. Puis, on ferme l'extrémité radiculaire du canal pulpaire avec de la gutta-percha ou de l'or, pour empêcher les vapeurs d'entrer dans l'alvéole, et l'on introduit dans la cavité des substances donnant naissance à du chlore libre ou à de l'acide sulfureux. Pendant que les vapeurs agissent, on ferme à la gutta-percha la cavité de la dent protégée par la digue. Quand on juge l'effet suffisant, on enlève l'opercule de la cavité, on nettoie bien cette dernière et on obture. Les substances blanchissantes sont :

1° Le chlorure de sodium humecté d'un peu d'acide sulfurique impur dilué.

2° L'alun pulvérisé mélangé à la liqueur de Labarraque.

3° Le permanganate de potasse mélangé à l'acide sulfureux.

4° Une pâte de chlorure de chaux et chloroforme.

5° Chlorure de chaux et acide tartrique, parties égales, introduits à sec puis humectés à l'eau distillée.

6° Le peroxyde de baryum mélangé à l'acide sulfurique dilué.

7° Le sulfure de sodium (10 parties), l'acide borique (7 parties), mélangés en une poudre fine dans un mortier, sont introduits dans la dent, puis humectés.

8° On lave la cavité et le canal pulpaire à l'eau oxygénée, on introduit quelques cristaux d'alun, on humecte avec de l'eau oxygénée, on laisse en place environ 4 minutes, puis on lave soigneusement la cavité avec de l'eau distillée et une solution de borax à 50 %; on sèche soigneusement, on badigeonne les parois à l'éther, au copal, et l'on sèche. La dent sera obturée au chlorure de zinc, qu'on peut remplacer, après dessèchement, en partie par de l'or. L'eau oxygénée est un excellent moyen de blanchiment, se distinguant des autres par le fait que son action est beaucoup plus durable et que la dent n'en est pas attaquée.

Extraction des dents.

Un dentiste sérieux, prié de décider si une dent doit ou non être extraite, se basera sur les principes suivants. Si l'extraction de la dent malade forçait le patient, qui d'ailleurs possède des dents suffisantes à la mastication normale, à porter une pièce, il faudra par tous les moyens possibles conserver la dent en litige. Le même principe s'applique à l'extraction d'une dent, quand cette opération aurait pour conséquence la nécessité de transformer complètement une pièce jusqu'alors utilisable.

L'extraction est au contraire indiquée si la dentition est fort défectueuse et si l'avulsion force moralement le patient à se faire faire une pièce depuis longtemps indispensable à la régularisation de ses digestions. Il en est de même lorsque la dent n'est plus à conserver, ou qu'un abcès en voie de formation met en danger les tissus voisins, ou influence défavorablement l'état général.

Les premières molaires $\frac{6. \quad .6}{6. \quad .6}$ sont physiologiquement des dents de transition, destinées surtout à permettre à l'enfant, entre 6 et 12 ans, à continuer à pouvoir mastiquer pendant que les premières dents tombent. Elles devront être extraites dans tous les cas où les dents sont très serrées ou montrent une grande tendance à la carie, et l'opération se fera entre la 11e et la 12e année, dès que les $\frac{7. \quad .7}{7. \quad .7}$ apparaissent. La lacune produite ainsi disparaîtra complètement et les dents de sagesse, en avançant, auront la place de se développer à leur aise.

Quand les maxillaires sont trop étroits, que leur élargissement par des procédés orthopédiques n'est pas possible, et que les canines $\frac{3. \quad .3}{3. \quad .3}$ apparaissent en dehors de la rangée des autres dents, on extrait les $\frac{4. \quad .4}{4. \quad .4}$.

On se sert pour l'extraction de daviers, car on s'est enfin décidé à abandonner la clef et le pied de biche. Pour les dents du maxillaire supérieur on a adopté de préférence le davier en forme de baïonnette, pour les racines l'élévateur, pour les $\overline{8. \quad .8}$ le plus souvent l'élévateur de Lécluse.

Les dents ou racines à extraire doivent être saisies profondément : puis on les ébranle énergiquement dans le sens de la moindre résistance, et on les luxe. Les dentistes peu exercés font souvent la faute de ne pas oser luxer assez longtemps, surtout s'il s'agit de bicuspides, ce qui provoque en général une fracture de la dent. Pour luxer les $\overline{1. \quad .1}$ et les $\overline{3. \quad .3}$ on les fait tourner sur leur axe. Les autres dents seront rapidement secouées du côté labial vers le côté lingual et vice-versa, jusqu'au moment où on les sent céder à la traction du davier. On ressort suivant une ligne courbe pour éviter les autres dents et l'on extrait ainsi la dent.

Il est rationnel, quand il s'agit des dents du maxillaire inférieur droit, de se tenir derrière le patient fortement incliné en arrière. Pour toutes les autres dents, il faut se tenir devant le patient et à sa droite.

En cas d'inflammation et de gonflement, ou si le patient est faible ou présente une tendance à l'hémophilie, il sera préférable de n'enlever qu'une seule dent en une séance. Si l'on nettoie une bouche dans le but de placer une pièce, il sera préférable de terminer en aussi peu de séances que possible les opérations que nécessitent la pose du dentier.

Traitement des plaies, hémorragie après extraction.

Après l'extraction, on comprime légèrement les rebords de la plaie, on lave la plaie avec une solution antiseptique (phénol, thymol), l'on enlève le tartre et les moisissures s'il y a lieu, car le patient, excité avant l'opération, ne permettrait pas au dentiste de commencer par le nettoyage.

Si la douleur après extraction est violente, on emploiera la glace, les badigeonnages de solution iodo-tannique. Le plus souvent on verra disparaître ces douleurs presque instantanément en plaçant dans la plaie un tampon d'une taille correspondante à la plaie : ce tampon est imbibé d'une solution de cocaïne de 10 à 20 % et d'iodoforme : on le laissera en place 24 heures.

Les hémorragies légères cèdent au vinaigre ou à l'eau glacée. Si l'hémorragie est plus sérieuse, on introduit dans la plaie des tampons de Penghawar Djambi (filaments provenant du *Cibotium glaucescens*) imbibés d'iodoforme ou d'ouate au perchlorure de fer de Ehrle. Le perchlorure de fer liquide produit une cautérisation peu facile à délimiter et quelquefois des embolies, ce qui doit le faire rejeter.

Cazin, Rothe et quelques autres dentistes recommandent l'infusion de fleurs d'ortie dioïque. Dans beaucoup de cas, il suffira d'introduire de la poudre de tanin, ou une poudre composée de parties égales de charbon de peuplier, de colophane et de gomme arabique. Les tampons imbibés de : chloroforme, 2 gr., eau, 100 gr., sont très hémostatiques. Dans les cas graves, on emploiera le fer rouge, la compression mécanique au moyen de pelotes faites de pâte à modeler et de gutta-percha. Dans les cas extrêmement graves, ligature de la carotide.

Anesthésie, narcose.

a) *Locale*. Le spray aux vapeurs d'éther produira une congélation de la gencive atteinte par les vapeurs, ce qui diminuera en partie la sensibilité, en donnant lieu cependant, en général, à des douleurs consécutives violentes (l'éther n'est plus actuellement employé que par exception). Le badigeonnage à la cocaïne ne pourra servir que pour des dents ou des racines ébranlées, surtout chez les enfants et les vieillards. L'injection de cocaïne (cinq à dix centigrammes) produira facilement de l'anémie cérébrale et des accidents graves. Les solutions devront toujours être fraîches et additionnées de quelques gouttes d'acide phénique. La meilleure préparation est l'injection stérilisée de Bernatzik (Engelapothecke Vienne).

b) *Générale*. Il serait préférable de ne plus s'adresser à la narcose chloroformique, trop dangereuse, ou à l'éthérisation, dont les suites sont si désagréables, quand il s'agit d'extraction de dents.

Le protoxyde d'azote ne peut s'employer qu'avec une soupape pour l'expiration et une pour l'inspiration; sans cela le patient réinspire les gaz expirés. Ces narcoses sont pour ainsi dire sans danger, bien que la pression sanguine soit augmentée, ce qui est une contre indication dans les cas de cœur gras, d'affections mentales. La narcose n'a pas du reste besoin d'être profonde pour les opérations dentaires.

Le mélange d'oxygène et de protoxyde d'azote est bien préférable. Il faut mélanger 88 parties de protoxyde à 12 d'oxygène dans un récipient, ou bien, si l'on s'adresse aux appareils perfectionnés, on réunira les deux gaz d'abord séparés, a moyen de robinets qui les dirigent dans le tube aspirateur ce procédé permet de faire varier les proportions de chaqu gaz suivant la susceptibilité individuelle du patient. Le pro cédé du mélange évite l'augmentation de la pression sanguine; il s'applique par conséquent à tous les cas indistinctement.

Le bromure d'éthyle est, dans ces derniers temps, souvent employé en Allemagne pour les narcoses. Il suffit de 10, 20, 30 grammes, inhalés au moyen de l'appareil d'Esmarch, si le revêtement de ce dernier est imperméable. Malheureusement, ce produit est un toxique cardiaque, ainsi que semblent le prouver des expériences en cours : on connaît déjà deux cas de mort après son emploi.

Remplacement des dents.

Lorsqu'on se trouve en présence d'une dentition complète ou à peu près, et que les couronnés de quelques dents ont disparu, que du reste les racines ont été, par un traitement antiseptique, nettoyées à fond, qu'une inflammation intercurrente peut enfin être facilement combattue, on pourra placer des dents à pivot et des couronnes artificielles. Il existe plusieurs variétés de pièces de ce genre : ce sont ou bien des couronnes d'émail avec tiges métalliques pour les canaux radiculaires, ou des couronnes vides en or que l'on remplit de pâte de ciment, pour pouvoir les fixer sur les moignons et les racines. Les couronnes à tiges métalliques sont fixées par les tiges dans les canaux, au moyen de ciment et d'amalgame.

Les pièces appelées pièces à ponts ou bridge-works, sont faites de plusieurs dents, avec couronnes soudées sur le métal ; on les fait passer par-dessus les parties édentées et on les fixe aux racines qui existent encore. Ces pièces, même faites aussi bien que possible, sont toujours des réservoirs pour les restes d'aliments et les produits de décomposition : les dentistes imbus d'idées médicales les considèrent comme septiques et pouvant avec le temps nuire à la santé générale.

Dès qu'il n'y a plus dans une bouche suffisamment de molaires pour permettre la mastication, ou bien qu'il ne manque que quelques dents dont les racines sont impropres à recevoir des couronnes artificielles, il faudra confectionner un râtelier que l'on puisse enlever et replacer à volonté, pour en permettre le lavage fréquent.

Il faut dans ce cas s'appuyer sur les deux principes suivants :

1º Toutes les racines et toutes les dents qu'on ne peut plus conserver, ainsi que celles qui par leur forme anormale ou leur position défavorable empêchent la confection d'un râtelier bien fait, devront être en tous cas extraites.

2º Toutes les dents manquantes (sauf les dents de sagesse), devront être remplacées ; il est évidemment insuffisant de ne faire qu'un seul râtelier pour la mâchoire supérieure, quand il n'existe pas à la mâchoire inférieure suffisamment de dents servant à la mastication.

Il faut rester aussi longtemps que possible sur la réserve, tant qu'il s'agit de poser la première dent artificielle ; mais si la nécessité d'un râtelier est inéluctable, il faut bannir toute timidité. Malheureusement, ce principe n'est encore que trop méconnu de nos jours, il en résulte que le nombre de râteliers que le patient ne peut utiliser reste très grand, et qu'on assiste souvent à des accidents produits par l'engagement de râteliers mal faits dans les voies digestives.

Les dents artificielles pourront être placées sans danger, même s'il s'agit de molaires, de suite après l'extraction, quand le patient ne tient pas à rester quelques semaines avec une brèche dans sa dentition. Des pièces de ce genre ne peuvent être que provisoires : au bout de quelques semaines ou de quelques mois il faudra faire une autre pièce. Les canines et les incisives, au contraire, seront de préférence remplacées de suite après l'extraction, car la dent artificielle sera introduite jusqu'au collet dans la plaie, et de cette façon la cicatrisation se fera plus normalement ; la dent artificielle aura ainsi l'air d'être fixée dans la gencive comme une dent naturelle. Dans les cas appropriés il sera en conséquence préférable d'enlever en premier lieu les bicuspides et les molaires, de laisser les plaies se cicatriser pendant quelques semaines, et de terminer par l'extraction des incisives et des canines, suivie aussi rapidement que possible de l'application du râtelier.

Pour prendre l'empreinte on se sert, dans le cas où il ne reste plus de dents ou qu'il n'y a que quelques dents isolées de forme conique, de plâtre, car c'est certainement cette substance qui donne la meilleure épreuve négative. Dans les autres cas, on se sert d'une masse résineuse (la meilleure est celle préparée par Stent), que l'on ramollit dans l'eau chaude. Cette empreinte sera plus exacte encore si, après durcissement, on la sort de la bouche et on la découpe de façon à pouvoir la remettre facilement en place. Le moulage ainsi corrigé sera alors rempli de plâtre en couche mince et remis dans la bouche. En remplissant de plâtre l'empreinte négative, on aura un moulage exact de la mâchoire. Si dans la bouche qu'on examine n'existent pas de dents ou qu'elles soient en si petit nombre qu'on ne trouve plus trois points éloignés les uns des autres où deux dents se rencontrent, on calculera au moyen d'un modèle en cire la distance entre les deux maxillaires; ce qui constitue l'articulation. Le modèle servira à placer à leurs vraies distances les dents artificielles. Ceci fait, on monte les dents à la cire ou à la gutta percha, et l'on essaye ces dents, avant d'exécuter le râtelier, dans la bouche du patient.

Les râteliers sont faits de substances diverses. Le celluloïde disparaît pour ainsi dire de la bouche, l'aluminium est attaqué par les liquides buccaux, la base chéoplastique (mélange d'argent, d'étain, de bismuth et d'un peu d'antimoine) a perdu tout crédit. On se sert aujourd'hui de vulcanite, d'or, de platine avec couche émaillée.

Les pièces en vulcanite et en caoutchouc sont bon marché et rendent des services, mais elles sont un peu cassantes.

Les râteliers en or peuvent être faits bien plus élégamment, et ils deviennent pour ainsi dire indispensables dans les cas où, les maxillaires étant très rapprochés, avec dents supérieures proéminentes, les incisives du maxillaire inférieur viennent s'appliquer sur la gencive en arrière des dents supérieures : dans ce cas, les plaques de caoutchouc sont bientôt perforées. Les râteliers en or, bien faits, dont la plaque a été estampée à la main, au marteau ou à la presse, tiennent fort bien, même sur un maxillaire complètement édenté, aussi doit-on faire les râteliers définitifs en or, si les moyens du patient le lui permettent. La vulcanite sera utile pour les pièces provisoires. Les pièces en or seront faites avec de l'or à 18 ou 20 carats.

Les râteliers en platine avec revêtement d'émail sont chers, mais beaux. Le platine sera estampé comme l'or, les dents seront soudées à la plaque avec de l'or fin et la base mêlée à de l'émail colorié sera appliquée sur le platine et le tout porté au four à émailler.

La masse d'émail est composée de cristal de roche, de feldspath, de kaolin, de borax et d'un peu de potasse caustique ou de carbonate de potasse. Le liant sera constitué par de l'eau sucrée ou amidonnée, la couleur de la gencive sera imitée par un peu de chlorure d'or (environ 1 %). Les râteliers partiels tiennent dans la bouche par l'application exacte contre les dents naturelles ; dans les cas difficiles on met des crochets. Les râteliers complets du maxillaire supérieur s'appliquent, si le moulage a été minutieusement fait, si exactement sur la muqueuse palatine, que l'air est chassé et que la pression atmosphérique extérieure tient les râteliers en place. Les ventouses placées au milieu de la pièce sont toujours inutiles et souvent fort dangereuses, car elles produisent de l'hypérémie, du gonflement, de l'ulcération de la muqueuse, et même la nécrose du palais sous-jacent.

Si malgré une bonne exécution, la pièce ne tient pas, les premiers temps, par manque d'habitude du patient, on applique sur elle au pinceau, surtout avant le repas, de la poudre d'adragante.

Pr. Gomme adragante très finement pulvérisée,
    15 gr.
    (*Us. ext.*)

Les pièces pour la mâchoire inférieure devront être aussi lourdes que possible : si l'on a choisi la vulcanite, il faudra prendre du caoutchouc métallique pour alourdir la pièce. Si le bord alvéolaire du maxillaire est atrophié, on rattache la pièce supérieure à l'inférieure au moyen de ressorts d'or. Si les pièces supérieures donnent au début des nausées, on touche la muqueuse palatine avec de la cocaïne (cette pratique est aussi utile quand on prend l'empreinte sur des muqueuses irritables). Si la pièce fait mal quand le patient est en train de manger, on fait mordre sur des bandelettes de papier à copier pour voir si certaines parties de la pièce portent. Les parties colorées par le papier devront être limées. Si la gencive est douloureuse par place, on prescrira au patient de frictionner les points atteints avec la poudre suivante :

> *Pr.*   Chlorhydrate de cocaïne, vingt-cinq centigr.
> Chlorhydrate de morphine, deux centigr.
> Sucre blanc, 5 gr.
> (*Us. ext.*)

Mêlez.

Orthopédie de la bouche.

Si le maxillaire inférieur avance, de sorte que les dents du maxillaire supérieur passent en arrière des dents inférieures, on placera sur le menton une mentonnière solide. Quand les deux rangées se sont rapprochées, on fait un appareil pour le maxillaire inférieur. Le corps de l'appareil passe derrière les incisives supérieures en biais, de façon à passer sous les incisives et à exercer une pression en avant. On commence à opérer à partir de huit ans.

Si les dents du maxillaire supérieur avancent trop, on fera une plaque palatine avec plusieurs oeillères, pour l'adaptation de petits anneaux de caoutchouc qui passent par-dessus les incisives, ce qui fait que ces dernières sont attirées dans la direction linguale. Si les maxillaires sont si rapprochés que les incisives inférieures viennent mordre dans la gencive en arrière des dents supérieures, on met une capsule partant de la plaque palatine sur les 6 . . 6 ; ainsi les mâchoires s'écarteront et les bicuspides pourront pousser à leur aise, et de cette façon l'articulation deviendra définitive. Cette opération sera praticable à partir de la dixième année.

Si une incisive ou une canine supérieure isolée vient s'articuler en arrière des dents de la mâchoire inférieure, on adapte sur la dent, derrière laquelle la supérieure vient se placer, un petit plan incliné, sur lequel la dent mal placée vient mordre. Cette opération peut se faire en tout temps et réussira souvent en quinze jours.

Si les dents d'une mâchoire sont placées en coulisse les unes derrière les autres, on fera de la place en enlevant les $\frac{6. \quad .6,}{6. \quad .6}$ s'il y a lieu les $\frac{4.. \quad .4}{4. \quad .4}$, ce qui produit en général, sans autre intervention, un redressement des autres dents. Si le maxillaire supérieur est trop étroit, on placera une plaque palatine à ressort, qui chasse les dents latérales du côté buccal. Cette opération ne doit être en général faite qu'après l'apparition des $\frac{3. \quad .3}{3. \quad .3}$.

Certaines dents sortant de l'alignement seront redressées par traction au moyen d'anneaux de caoutchouc, ou déplacées par pression d'une vis.

Les dents tordues sur leur axe recevront de petits anneaux d'or tenant bien, avec des œillères écartées l'une de l'autre de 180° environ; on y attachera des anneaux de caoutchouc que l'on fixera aux dents voisines de façon que la traction tende à redresser la dent. On peut aussi extraire ces dents et les reposer en bonne position.

Obturateurs.

En cas de défauts congénitaux ou acquis du palais mou ou du palais osseux, il faut placer un appareil, dont la partie postérieure soit capable de fermer et ouvrir alternativement la communication entre le pharynx et l'arrière-cavité des fosses nasales, pour permettre l'émission correcte des sons. Ces obturateurs sont formés d'une plaque palatine et d'un appendice recouvrant le palais mou et arrivant jusque dans le pharynx : cet appendice sera fait en caoutchouc durci ou mou : l'articulation des deux pièces peut être fixe, ou mobile au moyen d'un ressort. Les enfants ayant une gueule de loup recevront un obturateur aussitôt que possible, mais il faut pouvoir le fixer aux dents, aussi l'opération ne pourra-t-elle pas être tentée avant la 7e année, et ne se fera-t-elle d'ordinaire que plus tard.

Dents de lait.

Les dents congénitales ne seront pas extraites. Dans les cas de dentition difficile, si la gencive est fortement tuméfiée et rougie, incision, lavages fréquents de la bouche avec des solutions antiseptiques. Kaczorowski recommande la solution suivante :

> *Pr.* Chlorure de sodium, 1 gr.
> Teinture d'iode, cinquante centigr.
> Eau dist., 100 gr.
> (*Us. ext.*)

Il faut éviter les influences nocives extérieures, les fautes dans l'alimentation, les différences trop brusques de température, et ne donner que fort peu de médicaments internes. Les caries des dents de lait seront de suite nettoyées et obturées aussi bien que possible, les préparations à la gutta percha, surtout le premium, et les pâtes à l'oxyde de zinc seront souvent préférables aux autres substances. Il faut tâcher de conserver les dents de lait jusqu'au moment de leur remplacement, à moins qu'il n'y ait periostite radiculaire ou abcès. L'extraction peut se faire au moyen du gaz recommandé plus haut (mélange d'oxygène et de protoxyde d'azote).

FIN.

TABLE DES MATIÈRES.

Pages.

FIN DE LA TABLE DES MATIÈRES.

www.ingramcontent.com/pod-product-compliance
Lightning Source LLC
LaVergne TN
LVHW050120060726
842524LV00001B/45